临床处方审核案例详解丛书

总主编 吴新荣 杨 敏 副总主编 李茹冰 王景浩 主审 郑志华

感染性疾病

主 审 陈吉生

主 编 吴红卫 陈 杰

副主编 王金平 陈文瑛

编 委 (按姓氏笔画排序)

王金平 (深圳市第二人民医院) 吴丽瑶 (南方医科大学第三附属医院)

邓蔓青 (深圳市第二人民医院) 陈 杰 (中山大学附属第一医院)

冯焕村 (南方医科大学第三附属医院) 陈文瑛 (南方医科大学第三附属医院)

闫佳佳 (中山大学附属第一医院) 陈吉生 (广东药科大学附属第一医院)

李 祥 (广州市胸科医院) 段萍萍 (南方医科大学第三附属医院)

李 璐 (深圳市第二人民医院) 郭凯欣 (深圳市第二人民医院)

杨彩华 (南方医科大学南方医院) 赖 莎 (广东药科大学附属第一医院)

吴红卫 (广东药科大学附属第一医院) 薛莲芳 (暨南大学附属第一医院)

人民卫生出版社

·北 京·

图书在版编目（CIP）数据

感染性疾病 / 吴红卫，陈杰主编 . —北京：人民
卫生出版社，2023.11
（临床处方审核案例详解丛书）
ISBN 978-7-117-35083-9

Ⅰ.①感…　Ⅱ.①吴…②陈…　Ⅲ.①感染 —疾病 —
处方　Ⅳ.①R451

中国国家版本馆 CIP 数据核字（2023）第 142744 号

人卫智网	www.ipmph.com	医学教育、学术、考试、健康，购书智慧智能综合服务平台
人卫官网	www.pmph.com	人卫官方资讯发布平台

临床处方审核案例详解丛书
感染性疾病
Linchuang Chufang Shenhe Anli Xiangjie Congshu
Ganranxing Jibing

主　　编：吴红卫　陈　杰
出版发行：人民卫生出版社（中继线 010-59780011）
地　　址：北京市朝阳区潘家园南里 19 号
邮　　编：100021
E - mail: pmph @ pmph.com
购书热线：010-59787592　010-59787584　010-65264830
印　　刷：北京铭成印刷有限公司
经　　销：新华书店
开　　本：710 × 1000　1/16　印张：31
字　　数：573 千字
版　　次：2023 年 11 月第 1 版
印　　次：2023 年 12 月第 1 次印刷
标准书号：ISBN 978-7-117-35083-9
定　　价：89.00 元

打击盗版举报电话：010-59787491　E-mail: WQ @ pmph.com
质量问题联系电话：010-59787234　E-mail: zhiliang @ pmph.com
数字融合服务电话：4001118166　E-mail: zengzhi @ pmph.com

《临床处方审核案例详解丛书》
分册目录

序号	书名	分册主编
1.	处方审核基本知识	郑锦坤　邱凯锋　吴晓松
2.	感染性疾病	吴红卫　陈　杰
3.	心血管系统疾病	刘春霞　郑　萍　陈艳芳
4.	呼吸系统疾病	魏　理
5.	消化系统疾病	常惠礼　黎小妍
6.	内分泌代谢疾病	伍俊妍　王　燕
7.	神经系统疾病与精神障碍	张晓娟　温预关
8.	五官科疾病	张紫萍　王延东

序　一

在新医改的变革浪潮下，我国的医疗卫生服务体系面临着以疾病为中心向以患者为中心的方向转变，药师的服务模式也面临巨大挑战。当前，无论是医院药师还是社会药店药师，都要积极行动起来，主动适应药学服务从传统的调剂方式向以合理用药为目标、以患者为中心的全方位药学服务的转变，尤其是应加强患者个体化的合理用药支持工作。

在过去的几十年中，为解决缺医少药的问题，我国的传统药学教育培养了一大批"会做药"的药师。随着医改和健康中国战略的实施，我们不仅需要"会做药"的药师，还需要能服务于临床药物治疗和患者用药的"会用药"的药师。补齐当前缺乏"会用药"的药师这一短板是当务之急。

2018年6月29日，国家卫生健康委员会办公厅、国家中医药管理局办公室、中央军委后勤保障部办公厅联合印发《医疗机构处方审核规范》(简称《规范》)，《规范》中明确了"药师是处方审核工作的第一责任人"，在肯定药师在合理用药中的地位的同时，也对药师的服务水平提出了更高层次的要求，并把处方审核作为药师进行合理用药服务工作的最重要的一环，因此提升药师的处方审核能力就变得极为重要。

本丛书的作者团队均为具有丰富的一线经验的处方审核专家，他们不辞辛苦，走遍大江南北，举办了多期药师处方审核能力培训班，积累了丰富的实战经验，结合工作中的真实案例形成此书。这种理论和案例相结合的编写模式是本丛书的一大特色。

本丛书不仅可以为一线药师提供实用的身临其境的帮助和指导，有助于药师处方审核实践能力的提升，同时也是对我国"会用药"的药师队伍建设的学术贡献。

仅以此简序，祝贺《临床处方审核案例详解丛书》出版！

李大魁

2020年5月

序　二

　　2018 年，国家卫生健康委员会等 3 个部门联合制定了《医疗机构处方审核规范》，明确了"药师是处方审核工作的第一责任人"，并对处方审核管理和流程作出了具体规范。

　　不合理用药是全球性问题，已成为影响医疗质量和医疗费用的重要因素。药师的审方能力与医学素养和综合能力直接相关。我国的审方药师普遍存在知识结构缺陷和医学知识不足问题，缺乏及时发现并制止不合理处方的能力。因此，统一审方标准，规范审方行为，提高药师的综合素质，培养合格的审方药师已成为我国药学服务的当务之急。广东省药学会从 2018 年 7 月中旬启动"处方审核能力"培训学习班，并相继发布了《广东省药师处方审核能力培训标准》《处方审核标准索引（2019 年版）》，出版了国内第一部审方教材《药师处方审核培训教材》；广东省省内培训实现全覆盖，并拓展到全国其他省区，同时为满足广大药师的需求开辟了线上培训。截至 2019 年 12 月，本项目已为全国各省市培训超过 15 000 名合格的审方药师，占我国医院药师总数的 1/30，培训效果得到广泛肯定，处方审核培训项目广受欢迎，经培训合格的审方药师以其培训所获知识、技能已有效应用于临床审方实践中，成果颇丰。

　　随着《国务院办公厅关于加强三级公立医院绩效考核工作的意见》（国办发〔2019〕4 号）的发布，以及医院绩效考核工作的不断推进，合理用药考核指标举足轻重，审方药师培训更需要与之相适应。广东省药学会在两年多的培训实践中，收集和积累了大量宝贵的问题处方案例，对提高审方药师的处方分析能力及审方技能具有十分重要的应用价值。为了更好地总结经验，并希望起到抛砖引玉的作用，广东省药学会组织各大医院专家和资深临床药师，共同编写了《临床处方审核案例详解丛书》，旨在为医院药师和社会药店药师提供审方指导和参考。本套丛书共 8 个分册。

　　本套丛书采取理论结合实践的撰写方式，按照系统疾病分类，列举了各系统常见疾病的流行病学特点、临床特点、诊断特点及相关疾病的高危因素及预防、治疗方法，重点分析处方常见问题。每个典型处方案例均来源于真实病例，书中详细解析各处方案例审核方法，明确学习目的，陈述案例客观资料，总结案例特征，并以药品说明书为基础，结合指南或专家共识，全面系统分析处方中药物使用的合理性及存在的问题,力求实用,以不断提高审方药师的审方专业技能。

　　本套丛书的出版,要特别感谢受邀参编的药学专家,他们以满腔的热情、丰富的经验,在较为紧迫的时间内以较高质量完成了本丛书的编写工作;此外,广大审方培训班学员也提出了很多建设性意见,在此一并感谢。

　　由于医药科学迅猛发展,因此本丛书所述的案例及机制分析有可能存在滞后情况,衷心希望专家和其他读者惠予纠正。

丛书编委会

2020 年 5 月

前　言

抗菌药物的应用大大减少了感染性疾病对人类的危害,使人类的健康水平和期望寿命有了显著提高。但是抗菌药物的广泛应用甚至滥用导致与之相关的药品不良事件发生率大幅提升,细菌耐药性快速增长。耐药菌的出现、传播和扩散对抗菌药物的疗效造成了极大的挑战,抗菌药物毒副作用的增加、细菌耐药性急剧增长、院内及二重感染、患者经济负担加重等问题引起社会的广泛关注。合理使用抗菌药物、遏制细菌耐药性的快速增长,是临床上亟待解决的一大问题。自 2011 年抗菌药物专项整治活动开始,国家颁发了一系列抗菌药物管理文件,提出建立完善的抗菌药物临床应用技术支撑体系,特别强调临床药师在抗菌药物临床应用中的重要作用。2018 年国家卫生健康委员会等 3 部门联合制定的《医疗机构处方审核规范》指出,药师是处方审核工作的第一责任人,处方审核的目的是保障患者用药安全、促进临床合理用药,感染性疾病的处方审核尤为重要,可以从源头上保证抗菌药物选择的合理性,促进临床规范诊治感染性疾病。

广东省药学会组织了一批临床及教学经验丰富的临床药师共同编写了《临床处方审核案例详解丛书——感染性疾病》。全书共十四章,各章节简要论述了每种感染性疾病的概况、临床表现及评估、治疗原则,归纳整理了常见的不合理用药处方,每个处方案例分析包括【处方描述】【处方问题】【机制分析】和【干预建议】四个部分,全书简洁明了、方便读者查阅。作者结合处方和患者的基本信息,力求从理论和临床实践经验两方面分析处方存在的问题,并对不适宜处方提出调整的建议。

本书的编写目的是为感染性疾病的处方审核提供参考。通过处方分析,使审方药师对所列感染性疾病的药物相关知识有全面的了解,培养其独立思考、分析问题以及挖掘问题的能力,提高临床感染性疾病诊疗及药学服务水平,从而提升医疗机构抗菌药物治疗水平和医疗质量,促进临床安全、有效、经济适当用药。此外,本书还可作为临床药师、临床医师、护士、临床药学专业学生的参考用书。

本书凝聚了临床药师大量的工作经验和日常积累,他们为本书的编写和校对花费了大量的心血,在此一并表示诚挚的敬意和衷心的感谢!但是由于作者知识水平与实践经验有限,不足之处在所难免。另外由于编写时间仓促,书中难免有不尽完善之处,期盼同仁不吝指正,使我们的工作得到不断的改进。

本分册的编写、出版得到广东药科大学附属第一医院"国家临床重点专科建设项目(临床药学)经费"资助,在此表示感谢!

主编

2023 年 9 月

目　　录

第一章
感染性疾病与抗菌药物总论

感染性疾病是指由病原体入侵人体后所引起的传染或非传染性的疾病。这些有生命力的病原体侵袭机体并生长、繁殖,引起机体功能的失调或损害,有别于一般意义上的疾病。入侵机体的病原体种类繁多,人体的每一个组织器官都有可能被侵袭。机体感染不同的病原体,可能出现相同的临床表现,而相同的病原体在机体不同的组织器官发生感染,可能出现不一样的临床表现。此外,病原体凋亡后产生的内毒素、外毒素等,可以给机体带来直接损伤。抗菌药物治疗的目标是"病原体",而"战场"在机体,因此,抗感染治疗包含了药物 - 病原体 - 机体的三重关系,有别于一般疾病的治疗,因而感染性疾病的诊疗有其特殊性,更为复杂,更具挑战。

第一节　感染性疾病总论

引起感染性疾病的常见病原体主要有细菌、真菌、病毒、非典型病原体及寄生虫等。根据疾病的传播性,可分为传染病和非传染病。根据感染的病原体不同,分为:病毒性疾病,如流行性感冒、病毒性肝炎、流行性腮腺炎、流行性乙型脑炎、登革热、艾滋病等;立克次体病,如斑疹伤寒、恙虫病、Q 热等;衣原体、支原体感染,如沙眼衣原体结膜炎、支原体肺炎、泌尿生殖道炎症;细菌感染性疾病,如白喉、百日咳、伤寒与副伤寒、炭疽病、结核病以及条件致病菌引起的各种感染性疾病等;真菌病,如念珠菌病、隐球菌病、马尔尼菲蓝状菌病、诺卡菌病、肺孢子菌病等;螺旋体病,如梅毒、莱姆病、回归热等;寄生虫病,如阿米巴病、疟疾、华支睾吸虫病、蛔虫病、蛲虫病等。也可以根据感染的系统器官分类,如呼吸道感染、胆道感染、泌尿道感染、皮肤软组织感染、骨关节感染、中枢神经系统感染等。

一、病原体感染的特点

(一) 细菌性疾病

在正常人的体表以及与外界相通的腔道,如呼吸道、消化道、泌尿生殖道等存在各种微生物,在人体免疫功能正常的情况下,它们对人体有益无害,称为正常菌群。当机体抵抗力降低时,或由于各种原因引起防御免疫功能降低时(如衰老,糖尿病,肝硬化,肿瘤,血液病,化疗,放疗,免疫抑制剂、激素及抗菌药物应用等),原来正常的寄居菌或致病力很低的细菌可能侵入人体其他部位引起感染,这一类细菌也称为条件致病菌。目前引起临床感染的细菌主要为条件致病菌。

1. 常见的致病菌

(1)革兰氏阳性球菌:常见的如金黄色葡萄球菌、凝固酶阴性葡萄球菌、溶血性链球菌、肺炎球菌、肠球菌等,主要存在于自然环境、人体和动物的皮肤与黏膜部位,可引起多种局部化脓性或全身感染,如皮肤感染、疖肿、脓肿、丹毒、蜂窝织炎、伤口感染、咽炎、喉炎、脑膜炎、心内膜炎、泌尿系感染、食物中毒、脓毒血症和中毒性休克综合征等。

(2)革兰氏阴性双球菌:如脑膜炎球菌、淋球菌、卡他莫拉菌等,可引起脑膜炎、社区呼吸道感染、心内膜炎、关节炎、中耳炎和鼻窦炎等。

(3)非发酵革兰氏阴性杆菌:不动杆菌属、假单胞菌属、寡养单胞菌属、伯克菌属、产碱杆菌属、黄杆菌属、军团菌属等,是医院感染的主要病原菌,可引起呼吸机相关性肺炎、手术切口感染、尿路感染、脑膜炎、心内膜炎、烧伤创面感染、脑脓肿、外耳道炎等。

(4)发酵型革兰氏阴性杆菌:如肠杆菌目细菌(大肠埃希菌、沙门菌属、志贺菌属、克雷伯菌属、变形杆菌属等)、弧菌科细菌(霍乱弧菌、El Tor 弧菌、副溶血弧菌)、气单胞菌属、流感嗜血杆菌等,可引起血流感染、腹腔感染、肺部感染、尿路感染、伤口感染、局部脓肿和新生儿脑膜炎;志贺菌可引起中毒性菌痢,伤寒沙门菌可引起致死性伤寒,鼠疫耶尔森菌可引起鼠疫,霍乱弧菌引起的霍乱,属于甲类传染病。

(5)厌氧菌:脆弱类杆菌、梭形杆菌、消化链球菌、费氏球菌等。

(6)形成芽孢的细菌:炭疽杆菌、蜡样杆菌、破伤风杆菌、产气荚膜杆菌、肉毒杆菌、难辨梭菌等。

(7)不形成芽孢的细菌:有单核细胞增多性李斯特菌、红斑丹毒丝菌等。

(8)此外,重要的致病菌还有白喉杆菌、结核分枝杆菌、麻风杆菌、放线菌等。

2. 细菌性疾病的临床表现 细菌性疾病早期多表现为原发炎症,其特点是局部的红、肿、热、痛和功能障碍。原发炎症在不同的系统表现各异。例如在呼吸系统表现为咳嗽咳痰、胸痛气促等；在泌尿系统表现为尿频、尿急、尿痛等。原发炎症的晚期或感染严重者可出现严重炎症反应，表现为发热、头痛、恶心、呕吐、腹胀、腹痛、周身不适、肌肉及关节痛等，部分可发展为脓毒症或者严重脓毒症，临床上以寒战、高热、皮疹、关节痛及肝脾肿大为特征，如果治疗不及时或有其他高危因素者，如老年人、儿童、有糖尿病等慢性疾病或免疫功能低下者，可进展为脓毒症休克，表现为烦躁、四肢厥冷及发绀、脉细速、呼吸加快、血压下降等。

细菌性疾病常见的症状和体征：

（1）发热：多数细菌性疾病都会发热，如脑膜炎、结核病、感染性心内膜炎等，发热时间长短、高低不一。

（2）严重炎症反应：病原菌的各种代谢产物，如细菌毒素，可引起除发热以外的多种症状，如疲乏，全身不适，厌食，头痛，肌肉、关节和骨疼痛。严重者可有意识障碍、谵妄、脑膜刺激征、中毒性脑病、呼吸衰竭及休克等表现，有时还可引起肝肾器官损害、功能改变。

（3）单核巨噬细胞系统反应：在病原菌及其代谢产物的作用下，单核巨噬细胞系统可出现充血、增生等反应，临床上表现为肝、脾和淋巴结肿大。

（4）皮疹：少数患者会出现发热伴皮疹、脓疱、疱疹、出血疹、斑丘疹等。

（二）侵袭性真菌病

侵袭性真菌病（invasive fungal disease，IFD）是指各种真菌侵入人体，在组织、器官或血液中生长、繁殖，并导致炎症反应及组织损伤的感染性疾病。根据病原菌的致病力，真菌可分为致病性真菌和条件致病性真菌。致病性真菌本身具有致病性，包括组织胞浆菌、粗球孢子菌、巴西副球孢子菌、皮炎芽生菌、暗色真菌、足分枝菌和孢子丝菌等，此类真菌所致感染多呈地区流行。条件致病性真菌有念珠菌属、隐球菌属、曲霉属、毛霉属、镰刀菌属等，此类真菌致病性低，通常不感染正常人，但正常人大量接触或免疫功能低下者易感染，当前我国以念珠菌、曲霉和隐球菌的感染常见。由于条件致病性真菌，如念珠菌属等可寄居于人的体表、肠道、口腔、上呼吸道、泌尿生殖道等部位，因此必须区分真菌感染和真菌定植状态，仅前者需进行抗真菌治疗。

侵袭性真菌感染起病隐匿且临床症状不典型，与细菌感染引起的症状的差异不明显，但是其治疗周期长，治疗困难，特别是真菌性血流感染死亡率高。随着临床广谱抗菌药物、激素及免疫抑制剂等的大量应用，侵袭性真菌病逐年增多，越来越受到重视，新的治疗药物也在不断上市。

（三）病毒感染

1. 常见病毒 病毒是一类结构简单的非细胞型微生物。70%人类感染性疾病中由病毒引起。引起人类感染的病毒主要有以下几种。

(1)肝炎病毒：导致肝脏组织病变的病毒。包括甲型肝炎病毒(hepatitis A virus，HAV)、乙型肝炎病毒(hepatitis B virus，HBV)、丙型肝炎病毒(hepatitis C virus，HCV)、丁型肝炎病毒(hepatitis D virus，HDV)、戊型肝炎病毒(hepatitis E virus，HEV)和庚型肝炎病毒(hepatitis G virus，HGV)。

(2)疱疹病毒：是一类对人和动物有致病性的DNA病毒，导致人类疾病的疱疹病毒称为人疱疹病毒(human herpesvirus)如Ⅰ型和Ⅱ型单纯疱疹病毒(herpes simplexvirus，HSV)、水痘-带状疱疹病毒(varicella-zoster virus，VZV)、人巨细胞病毒(human cytomegalovirus，HCMV)和EB(Epsten-Barr virus，EBV)病毒等。

(3)呼吸道病毒：它是一大类能侵犯呼吸道，引起呼吸道局部病变或以呼吸道为侵入门户引起呼吸道以外的组织器官病变的病毒。包括流感病毒、副流感病毒、鼻病毒、呼吸道合胞病毒、禽流感病毒、腺病毒、冠状病毒，还有麻疹病毒、风疹病毒、腮腺炎病毒等。

(4)肠道病毒：指一类经消化道感染并引起肠道或其他组织器官病变的病毒。包括脊髓灰质炎病毒、柯萨奇病毒、埃可病毒和新肠道病毒，以及肠道腺病毒、轮状病毒、杯状病毒、星状病毒等。

(5)嗜神经病毒：导致中枢神经系统疾病的病毒，如狂犬病毒，患者因被患狂犬病的动物咬伤，接触含病毒的唾液而患病。

(6)肿瘤病毒：如人乳头瘤病毒、多瘤病毒、疱疹病毒及痘病毒。

(7)虫媒病毒：指一大类通过吸血的节肢动物叮咬人、家畜及野生动物而传播疾病的病毒，具有自然疫源性。包括流行性乙型脑炎病毒、森林脑炎病毒、登革病毒、黄热病病毒及汉坦病毒等。

(8)新发传染病相关病毒：新发传染病指的是新近确定而先前未知的病毒或旧传染病重新引起局部或世界范围内流行和传播的传染病，包括可引起新生儿小头畸形的寨卡病毒(Zika virus，ZIKV)、埃博拉病毒(Ebola virus)、严重急性呼吸综合征(severe acute respiratory symdrome，SARS)、冠状病毒、禽流感病毒(H5N1)、引起手足口病的柯萨奇病毒A16型(Coxsackie virus A16，Cox A16)和肠道病毒71型(enterovirus 71，EV71)、甲型H1N1流感病毒等。

(9)反转录病毒：该类病毒为RNA病毒，均具有病毒编码的反转录酶。此酶可将病毒RNA基因组反转录为DNA，然后再转录为RNA，如人类嗜T淋巴细胞病毒(human T-cell lymphotropic virus，HTLV)、人类免疫缺陷病毒(human immunodeficiency virus，HIV)等。

(10)亚病毒：是一种比病毒更简单的生命形式，包括类病毒、拟病毒和朊病毒。类病毒仅由独立侵染性的RNA组成；拟病毒一般仅由裸露的RNA或

DNA 组成,是在真病毒中寄生的一种有缺陷的病毒;朊病毒又称朊粒或蛋白质侵染子,是一种不含核酸的传染性蛋白质分子。目前仅发现朊病毒可引起人类和动物感染。朊病毒是人类传染性海绵状脑病(transmissible spongiform encephalopathy,TSE)的病原体。疯牛病即牛海绵状脑病(bovine spongiform encephalopaty,BSE)是 TSE 的一种。

2. 病毒感染的临床表现

(1)潜伏期:病毒感染人体后至发病前都有一段潜伏期,短者只有 1~3 日,如流感病毒;长者可达数月甚至数年,如狂犬病毒。人体感染病毒后大多能产生免疫力,但维持时间长短不一。

(2)急性期

1)发热:是病毒感染的主要特征。多数为低热;少数可高热,如流行性出血热、登革热、麻疹等;甚至过高热,如流行性乙型脑炎、森林脑炎等。

2)皮疹:多数表现为丘疹及斑丘疹,为充血性,常见于麻疹、风疹、幼儿急疹、急性 EBV 感染、流行性出血热的早期等。少数为出血性皮疹,如流行性出血热中晚期、登革出血热、埃博拉出血热等。不同病症皮疹形态及出疹顺序不同,麻疹、风疹等病毒感染是发热 2~3 日后开始出疹,从耳后发际开始,向全身播散,最后手足心出疹,通常伴有口腔黏膜疹。痘疹主要发生于痘病毒或疱疹病毒感染,如水痘带状疱疹病毒,单纯疱疹病毒、带状疱疹病毒、猴痘病毒、天花病毒等。

3)严重炎症反应:表现为头痛、身痛、乏力、全身关节肌肉疼痛、厌食等。严重者可出现谵妄、惊厥、抽搐、甚至昏迷等。

4)肝脾淋巴结肿大:一般为轻度的肝、脾肿大,伴有压痛及叩痛;主要为淋巴结肿大,质软,光滑活动,伴轻压痛。局部皮肤无明显红肿。

5)脏器功能损害:肝功能异常主要表现为谷丙转氨酶(glutamic-pyruvic transaminase,GPT)及谷草转氨酶(glutamic-oxaloacetic transaminase,GOT)升高,少数出现黄疸,主要见于重症病毒性肝炎、急性 EBV 感染引起的传染性单核细胞增多症、巨细胞病毒(cytomegalo virus,CMV)等感染;肾脏功能异常,以流行性出血热等出血性病毒感染疾病为常见。心肌炎以肠道病毒、EBV、CMV 等感染最为常见,表现为心悸、心律失常,严重者可引起心力衰竭。

6)病毒性脑炎:一般为低热或高热后出现意识障碍,表现为昏迷、抽搐、运动及意识障碍。

7)病毒性肺炎:表现为咳嗽,以干咳为主,病情严重者迅速发展为广泛渗出性肺炎,出现呼吸功能衰竭,引起死亡,常见流感病毒感染、冠状病毒感染、禽流感病毒感染等。

(3)慢性期

1)发热:可有低热,多数无发热。

2）全身感染症状：可有头晕、头痛、全身不适、厌食、食欲缺乏等，但比急性病毒感染症状轻。

3）单核巨噬细胞增生性反应：全身淋巴结肿大可能不明显，以肝脾肿大较为明显。

4）皮疹：可有斑丘疹；瘀斑及瘀点常见于慢性病毒感染引起血小板减少的患者，如慢性乙肝病毒、丙肝病毒、CMV 等感染。疣状皮疹，常见的有各种疣（寻常疣、跖疣、扁平疣、尖锐湿疣、传染性软疣等）。疱疹病毒感染，多在皮肤黏膜引起疱疹和 / 或溃疡。

5）脏器损害：不同病毒感染，其损害的脏器部位有所差异，多数病毒都有表现突出的感染器官。许多病毒所致脑炎及心肌炎可引起死亡。①肝功能异常：主要见于传染性肝炎病毒感染，如甲、乙、丙、丁、戊型肝炎；其次为非嗜肝病毒感染，包括 EBV、CMV、单纯疱疹病毒（herpes simplex virus，HSV）及其他肠道病毒感染。这些病毒多在肝脏定植引起炎症病变或介导免疫性损害。②肾功能异常：引起慢性肾炎或肾病，通常是病毒介导的免疫性损害，如乙肝病毒、丙肝病毒、人类免疫缺陷病毒等。表现为腰痛、水肿、血尿及蛋白尿等。③病毒性脑炎：EBV、CMV、麻疹病毒等可引起脑炎，出现剧烈头痛、呕吐、昏迷、抽搐等。④心肌炎：EBV、CMV、肠道病毒等均可引起病毒性心肌炎。表现为心悸及心律失常等。⑤肺炎：主要见于 CMV 感染，表现为间质性肺炎，以咳嗽、干咳为主，经常合并喘息。⑥多脏器损害：如巨细胞病毒感染、EBV 感染、流行性出血热病毒、埃博拉病毒（Ebola virus）、发热伴血小板减少综合征病毒（severe fever with thrombocytopenia sydromevirus，SFTSV）感染等可引起多脏器功能衰竭综合征。常见的损害器官包括神经系统及肝脏、肾脏、心脏等实质器官。⑦其他表现：巨细胞病毒感染主要损害的器官是肝脏，尚可引起心肌炎、脉络膜视网膜炎。风疹病毒可透过胎盘屏障引起胎儿发育畸形。

6）病毒感染相关肿瘤：例如，HPV 引起的宫颈癌，EBV 引起的淋巴瘤、鼻咽癌，乙肝、丙肝病毒引起的肝癌。

二、临床病原体检测

由于病原体种类繁多，各种感染性疾病有其特定的病原体。因此，通过各类实验室检测技术，检出病原体是确诊感染性疾病的主要依据，这对细菌感染性疾病尤为重要。尽早明确病原体，根据病原体种类及药物敏感试验结果选用抗感染药。准确的病原学诊断是合理使用抗感染药物的先决条件，在开始用药前应留取相应标本送细菌培养，尽一切努力分离出病原体（主要为细菌及真菌）。对某些病原体如引起肺部感染的不典型病原体、真菌等也可采用血清学试验,有助于病原的诊断。由于细菌除了固有的耐药性之外,还存在着获得性耐药,因此,分离和鉴定病原菌体后应进行细菌药物敏感试验(简称药敏试验),据此选择最合适的抗菌药物用于临床治疗。联合药敏试验对免疫缺陷者感染、多重耐药细菌感染有重要意义,选用体外有协同作用的抗菌药物联合有望提高疗效。

（一）临床标本的采集要求

送检标本的质量是保证病原检出效率的核心。为了能灵敏、准确地检出病原体,临床标本采集时应注意下列事项。

（1）送细菌培养的标本应尽可能避免污染,从感染部位采集,保证无菌操作。考虑厌氧菌感染时使用厌氧培养箱运送标本。

（2）标本采集应尽可能在抗菌药物使用前,如用药后采集,应在血药浓度最低的时候采集,减少药物的影响。血液标本可选在高热前、寒战时采集。

（3）应采集足量的标本。例如,成人血培养标本每次采血量应不少于10ml。

（4）送检标本若有特殊检测要求,应在化验单上标明或与实验室人员沟通说明情况。

（5）根据流行病学和临床表现,提示存在高致病性病原体感染的标本。其采集过程应加强个体防护和环境保护,并参照国家相关规定将标本送至有相应资质的实验室进行检测。

（二）病原体常规检测技术

临床微生物实验室常规检测的病原体以细菌、真菌为主,常规的检测方法包括涂片、染色、镜检、生化鉴定及药物敏感性试验测定等。

1. 涂片、染色、镜检　临床标本(如脑脊液、痰、尿、粪便和脓液及生殖道分泌物等)的直接涂片检查,对快速诊断或提示某些感染有实用价值。临床标本进行革兰氏染色镜检找细菌或真菌是细菌鉴定最基本、最快速的方法之一,对于选用抗菌药物具有重要的指导意义。其他染色抗酸染色、负染色、荧光染色等对临床的明确诊断具有重要的意义,如抗酸染色对检出分枝杆菌属有相当高的诊断价值;负染色法用以检测隐球菌及某些细菌的荚膜;暗视野显微镜技术和相差显微镜技术主要用于不染色的活体形态或某些结构(如鞭毛)的观察,常用于检测霍乱弧菌及钩端螺旋体;荧光染色是对标本进行荧光染色并在荧光显微镜下观察,可快速鉴定某些病原菌,如结核分枝杆菌、麻风分枝杆菌、白喉棒状杆菌和真菌等,结合免疫荧光技术检查有关抗原,可快速鉴定链球菌属、葡萄球菌属、致病性大肠埃希菌、百日咳鲍特菌、志贺菌属、沙门菌属、霍乱弧菌、梅毒螺旋体和炭疽杆菌等多种细菌;普通光学显微镜可用于细菌和真菌的检测。

2. 病原菌的分离、培养和鉴定　病原体的培养、分离和鉴定结果对于感染病的诊断有重要价值。病原体的培养是用人工的方法,提供病原体生长繁殖所需要的营养及最适生长的条件,如温度、湿度及气体环境等,使细菌在培养基上生长繁殖。大多数细菌、真菌和支原体属可在体外人工培养,不同的病原体需要选择合适的培养基才能够生长。有的细菌需要含有特殊的生长因子的营养条件才能生长,如流感嗜血杆菌、肺炎链球菌、脑膜炎奈瑟菌和淋病奈瑟菌等在含 5%~10% 二氧化碳的环境中生长最好;生长缓慢的细菌需培养 2~7 日,结核分枝杆菌的生长需要更长时间;专性厌氧菌则必须在无氧环境下才能生长;需氧或兼性厌氧菌一般采用需氧培养,温度为 35~36℃,18~24 小时即可生长;弯曲菌属在微需氧(含氧量为 3%~5%)环境中生长最好。还有一些病原体不能进行体外人工培养,如梅毒螺旋体在体外不能培养,必须动物接种才能分离;病毒、立克次体和衣原体等则必须用活细胞才能进行分离、培养,包括动物接种、鸡胚培养和细胞培养等技术。

3. **药物敏感试验** 抗菌药物敏感试验(antimicrobial susceptibility test,AST)是测试抗菌药物在体外对病原体有无抑制或者杀灭作用的方法。常用药敏试验方法包括纸片扩散法(K-B 法)、稀释法、E- 试验法(epsilometer test,E-test)。纸片扩散法是将含有抗菌药的纸片贴在涂有细菌的琼脂平板上,抗菌药在琼脂内由纸片中心向四周扩散,浓度呈梯度递减,因此,在纸片周围一定距离内的细菌生长受到抑制,过夜培养后形成抑菌圈,其直径大小与药物浓度的对数成线性关系。纸片扩散法操作简单,是目前使用最广泛的药敏试验方法。稀释法是指以一定浓度的抗菌药与含受试菌培养基进行一系列不同倍数的稀释(通常为双倍稀释),经培养后观察其最低抑菌浓度(MIC),稀释法的最大优点是可以精准测得药物的 MIC。E-test 是由纸片扩散法改良而成的,方法是将不同浓度的抗菌药吸附在 5mm × 50mm 的不透明薄型塑料带上,并标记药物浓度。操作步骤与纸片扩散法相同,抑菌圈边缘与 E-test 试条交叉处的标记药物浓度即该菌的 MIC,该方法操作简便,但缺点是价格较高。

(1)MIC 法:即体外抑制细菌生长所需的最低药物浓度,试验时肉眼观察未见细菌生长的最低药物浓度。MIC 是衡量抗菌药抗菌活性的指标,显示药物抑制病原体的能力。MIC 50 和 MIC 90 分别表示某种抗菌药能抑制同批受试菌中 50% 和 90% 菌株生长所需的 MIC。

(2)最低杀菌浓度(minimal bactericidal concentration,MBC):即体外能使受试菌最初的活菌总数减少 99.9% 或以上所需的最低抗菌药浓度。MBC 也是衡量抗菌药物抗菌活性的指标,显示药物杀灭病原微生物的能力。MBC 50、MBC 90 表示药物能将受试菌中 50%、90% 活菌总数减少 99.9% 或以上所需的 MBC。

(3)临床微生物实验室通常采用敏感(susceptible,S)、中介(intermediate,I)及耐药(resistant,R)分别表示受试菌对抗菌药的敏感性。"S"表示抗菌药按常规剂量给药时达到的平均血药浓度,常为该药对细菌 MIC 的 5 倍或以上,受试菌所致的感染采用抗菌药常规剂量治疗有效;"I"表示抗菌药采用常规剂量时达到的平均血药浓度相当于或略高于该药对细菌的 MIC,受试菌所致的感染在用高剂量药物时才可获得临床疗效,或者细菌处于体内该抗菌药物浓度高的部位或体液(如尿、胆汁、肠腔等)中时才能被抑制;"R"表示抗菌药对受试菌的 MIC 高于治疗剂量的药物在血液或体液内可能达到的药物浓度,或该菌能产生灭活抗菌药的酶,受试菌所致的感染在采用常规及高剂量抗菌药治疗下,均无法获得临床疗效。

（三）病原体检测技术进展

1. 高通量测序技术(next generation sequencing,NGS)　所有的病原体均含有特定的核酸序列,其耐药性等相应生物学表型由特定核酸序列编码。由于该方法理论上可对标本中的所有核酸进行序列分析,无须预先知晓病原核酸序列及相关特异性引物,故可检测标本中所有微生物,包括尚未被认识的未知病原。随着新一代高通量测序技术的蓬勃发展,高通量测序技术在病原检测中的应用日渐增多。该技术为疑难危重感染提供了快速、精准的检测方法。NGS 也是目前临床应用最受欢迎的检测方法之一,但由于价格昂贵受到限制。

2. 质谱检测技术　不同的微生物有自身独特的蛋白质组成,拥有独特的蛋白质指纹图谱。基质辅助激光解吸电离飞行时间质谱仪(matrix-assisted laserdesorption ionization-time of flight mass spectrometry,MALDI-TOF MS),针对不同细菌的蛋白质进行质谱分析,根据不同细菌蛋白质形成的谱图差异,确定特定细菌的特征峰,实现细菌的快速鉴定,鉴定过程可在数分钟内完成。

3. 气相色谱法　利用气相色谱仪可分析微生物的代谢产物,如各种挥发性和非挥发性脂肪酸或其他成分;有助于识别各种专性厌氧菌、铜绿假单胞菌、军团菌属、奈瑟菌属和分枝杆菌属等。气相色谱可直接检测临床标本,检测体液内某种特定化合物及其量的变化,从脓液或早期培养物中检出异丁酸、丁酸和异戊酸,是快速诊断厌氧菌的有效方法。将裂解法和气相色谱法结合,比较裂解气相色谱峰,可以鉴定分枝杆菌属、肠道杆菌属、链球菌属、葡萄球菌属、放线菌属、支原体属、皮肤真菌和病毒等。

4. 聚合酶链反应(polymerase chain reaction,PCR)　PCR 技术是极微量的核酸在体外迅速倍增的核酸检测技术,可应用到细菌鉴别和药敏试验中。实验室必须有充足的实验场地和严格的防污染措施,故在临床微生物实验室中的应用受到限制。随着 RT-qPCR 技术及微流控技术的应用,已有一次性使用、充分整合的全封闭式检测试剂盒上市。标本仅需数分钟简单处理后上机即可,不需实验室分区并最大限度地减少了污染的可能,应用前景广泛。

5. DNA 芯片技术　有望成为感染性疾病病原快速诊断的方法之一。该技术是基于核酸杂交原理建立的检测技术,通常与 PCR 检测技术相结合,以提高检测的敏感性及特异性,理论上可实现所有已知病原体的检测。同时,凭借微阵列制作技术及自动化控制技术的支持,不但继承了传统核酸检测方法的特异性强、灵敏度高等优点,而且在高通量、检测过程自动化方面的优势也日益凸显。

6. 免疫学检测技术　用于多种病毒、细菌和真菌的抗原或抗体的检测。常用荧光素标记免疫球蛋白作为抗原、抗体特异性结合的指示物。单克隆抗体技术及标记抗体技术的出现与应用,使免疫诊断方法的特异性、敏感性都有所提高。该方法分为直接法和间接法。直接法是用荧光素标记各种微生物的特异性抗体,用于检查对应的抗原。间接法标记的是抗特异性抗体的抗体。荧光素标记的单克隆抗体试剂盒已上市,可用于沙眼衣原体、嗜肺军团菌和百日咳鲍特菌等的诊断。采用病原体特异抗原或单克隆抗体包被乳胶颗粒建立的乳胶凝集检测方法近年也大量出现。

7. 拉曼光谱检测技术　拉曼光谱检测技术是基于拉曼散射效应,对与入射光频率不同的散射光光谱进行分析,以得到物质分子振动、转动方面信息,可用于分子结构精密分析的一种检测技术。已有采用拉曼光谱对细菌进行菌种鉴定的报道。

第二节　常用抗菌药物的特点

按照治疗的病原体不同,抗感染药物大致分为抗细菌药(包括非典型病原体)、抗病毒药、抗真菌药和抗寄生虫类。抗病毒和抗真菌后面有专门章节,这里重点总结抗细菌药物的特点。

一、β-内酰胺类

β-内酰胺类是指化学结构中含有β-内酰胺环的一大族抗菌药物,其共同的作用机制是通过抑制细胞壁的合成,导致细菌细胞溶胀而死亡,是繁殖期快速杀菌剂,属于时间依赖性抗菌药物。包括青霉素类、头孢菌素类、非典型β-内酰胺类,对β-内酰胺酶有抑制作用的酶抑制剂也习惯归到本类。该类抗菌药物具有临床使用广、抗菌活性强、抗菌谱广、适应证广、疗效高、毒性低、品种多等优点。

（一）有关 β-内酰胺类药物的皮试问题

根据国家卫生健康委员会（简称卫健委）2021年发布的《β-内酰胺类抗菌药物皮肤试验指导原则（2021年版）》，有关β-内酰胺类药物的皮试问题，给出了以下的指导。

1. 青霉素类抗菌药物　根据说明书、《抗菌药物临床应用指导原则》（2015年版）和《中华人民共和国药典临床用药须知》（2020年版）均要求在使用青霉素类抗菌药物之前常规进行青霉素皮试。应当注意，青霉素皮试阳性，提示过敏性休克风险大，但仍有近半数为假阳性，故皮试阳性而无过敏反应的患者，在过敏史中应表述为"曾青霉素皮试阳性"，而不应表述为"青霉素过敏"。

2. 头孢菌素给药前常规皮试对过敏反应的临床预测价值无充分循证医学证据支持，大多数头孢菌素类抗菌药物的说明书、《抗菌药物临床应用指导原则》（2015年版）和《中华人民共和国药典临床用药须知》（2020年版）均未要求头孢菌素用药前常规进行皮试，因此，不推荐头孢菌素用药前常规进行皮试。对于有过敏性疾病病史的患者，如过敏性鼻炎、过敏性哮喘、特应性皮炎、食物过敏和其他药物（非β-内酰胺类抗菌药物）过敏，发生头孢菌素过敏的概率并不高于普通人群，应用头孢菌素前也无须常规进行皮试。头孢菌素在以下情况需要进行皮试：①既往有明确的青霉素或头孢菌素Ⅰ型（速发型）过敏史患者。②药品说明书中规定需进行皮试的。

3. 单环类、头霉素类、氧头孢烯类、碳青霉烯类、青霉烯类等其他β-内酰胺类抗菌药物均无循证医学证据支持皮试的预测作用，给药前无须常规进行皮试。

（二）青霉素类

青霉素类药物适用于敏感细菌所引起的皮肤软组织感染、腹腔感染、呼吸系统、消化系统、泌尿生殖系统、中枢神经系统以及骨关节的感染。此外，对钩端螺旋体病、回归热、鼠咬热、早期梅毒、放线菌病、多杀巴斯德菌以及李斯特菌等不典型病原菌引起的感染也有效。

1. 青霉素类药物的分类及其抗菌特点

（1）天然窄谱青霉素类：青霉素钠（钾）、青霉素V等，主要作用于球菌，包括革兰氏阳性、阴性球菌和某些革兰氏阴性杆菌如嗜血杆菌属。

（2）耐青霉素酶的窄谱青霉素类：甲氧西林、苯唑西林、氯唑西林、氟氯西林等，对产β-内酰胺酶葡萄球菌属有良好作用。

（3）广谱青霉素（氨基青霉素）类：氨苄西林、阿莫西林等，在青霉素的药敏基础上加强了革兰氏阴性杆菌的活性。

（4）抗假单胞菌青霉素类：哌拉西林、替卡西林、阿洛西林、美洛西林等，对革兰氏阳性菌的作用较天然青霉素或氨基青霉素差，但对革兰氏阴性杆菌包括铜绿假单胞菌有抗菌活性。

2. 含青霉素类药物的处方审核注意事项

(1)青霉素类有严重的过敏性休克反应,致死率高,禁用于过敏患者。因此,无论成人或儿童,无论口服、静脉滴注或肌内注射等不同给药途径,使用青霉素类药物前均应进行皮试。停药 72 小时以上,应重新皮试。

(2)青霉素相对稳定,但是水溶液不稳定,应现配现用,长时间放置会导致药效下降的同时致敏物质增多。青霉素类药物宜单独滴注,不可与其他药物同瓶滴注。

(3)青霉素类药物的药动学/药效学参数符合时间依赖性模型,药物的抗菌疗效与有效血药浓度维持的时间相关,而大多数的青霉素类药物的半衰期比较短,因此,缩短给药间隔和增加给药次数可以提高药物的疗效。

(4)与其他药物的相互作用

1)与氨基糖苷类药物联合,产生药理协同作用,加强对革兰氏阴性菌(简称 G^- 菌)的杀菌效果,但是二者有理化配伍禁忌,不能置于同一容器内给药。

2)与大环内酯类联合有药理拮抗作用,一般不建议联合,但是,有指南推荐,社区获得性肺炎肺部感染的治疗,β- 内酰胺类药物联合新型大环内酯类药物,加强对不典型病原菌的覆盖,有一定的获益。

3)氯霉素、四环素类、磺胺类可干扰青霉素的活性,故不宜与这些药物合用。但是在球菌性脑膜炎时可与氯霉素联用。

4)丙磺舒、阿司匹林、吲哚美辛、保泰松和磺胺减少青霉素的肾小管分泌而延长本类药物的血清半衰期。

5)氨苄西林能刺激雌激素代谢或减少其肝肠循环,因而可降低口服避孕药的效果。别嘌醇可使氨苄西林皮疹反应发生率升高,多见于高尿酸血症患者。

6)哌拉西林与肝素、香豆素、茚满二酮等抗凝血药及非甾体抗炎药合用时可增加出血危险,与溶栓剂合用可发生严重出血。青霉素可增强华法林的抗凝作用。

(三)头孢菌素类

头孢菌素类与青霉素类有相似的 β- 内酰胺类结构,相同的作用机制,但抗菌作用更强且耐青霉素酶,过敏性休克较青霉素少见。抗菌谱广,对革兰氏阳性菌(简称 G^+ 菌)、革兰氏阴性菌以及部分厌氧菌都有效,但是对肠球菌天然耐药。此类品种多,各代药物之间抗菌谱有差异,并且毒性低,广泛应用于临床的各种感染的预防与治疗。

1. 头孢菌素类药物的分类及其抗菌特点　头孢菌素类药物根据抗菌谱、抗菌活性、对 β- 内酰胺酶的稳定性以及肾毒性的不同,分为四代,各代的作用特点见表 1-1。

表 1-1　各代头孢菌素类药物的抗菌特点与临床常用品种

分类	抗菌谱特点	常用药品
第一代	需氧革兰氏阳性球菌,仅对少数革兰氏阴性杆菌有一定抗菌活性	头孢氨苄、头孢羟氨苄、头孢唑林、头孢拉定
第二代	对革兰氏阳性球菌的活性与第一代相仿或略差,对部分革兰氏阴性杆菌亦具有抗菌活性	头孢呋辛、头孢替安、头孢孟多、头孢克洛、头孢丙烯
第三代	对革兰氏阳性球菌作用弱;对肠杆菌科细菌等革兰氏阴性杆菌具有强大抗菌作用;对假单胞菌亦具较强抗菌活性	头孢他啶、头孢哌酮
	对革兰氏阳性球菌作用强;对肠杆菌科细菌等革兰氏阴性杆菌具有强大抗菌作用;对假单胞菌无抗菌活性	静脉注射:头孢噻肟、头孢曲松、头孢地嗪 口服:头孢克肟、头孢泊肟酯、头孢地尼、头孢布烯
第四代	对肠杆菌科细菌作用与第三代头孢菌素大致相仿或略强,对革兰氏阳性球菌作用优于第三代头孢菌素	头孢吡肟、头孢匹罗、头孢噻利

2. 含头孢菌素类药物的处方审核注意事项

(1)头孢菌素的抗菌谱广,作用强,容易诱发二重感染,特别是第三、第四代头孢,对 G^+ 菌、G^- 菌以及厌氧菌都有较好的覆盖,长疗程的治疗可能诱发口腔黏膜白色假丝酵母菌感染及艰难梭菌引起的伪膜性肠炎。

(2)原则上不能与其他药物混合静脉给药。头孢曲松钠与钙离子产生难溶性的头孢曲松钙,因此头孢曲松均不得与含钙溶液混合或同时使用,即使通过不同的输液管,对于新生儿和儿童仍有较大的风险。

(3)头孢菌素可影响凝血功能导致出血,头孢孟多、头孢哌酮、拉氧头孢可致凝血酶原减少、血小板减少或血小板功能不全。

(4)多数药物主要经肾脏排泄,有一定肾毒性,主要表现为血尿、蛋白尿、管型及肾功能减退。中度以上肾功能不全患者,应根据肌酐清除率调整剂量。头孢曲松、头孢哌酮是由肝、肾双通道排泄,重度以上肝肾功能减退时,可能需要调整剂量。氨基糖苷类和第一代头孢菌素注射剂合用,肾毒性加重,应注意监测肾功能。

(5)具有甲硫四氮唑结构的头孢菌素,例如头孢哌酮、头孢曲松、头孢唑林、头孢他啶、头孢拉定、头孢孟多、头孢氨苄、头孢克洛等,抑制乙醇代谢,患者若在用药期间饮酒,则会出现双硫仑样反应:轻者脸色及全身皮肤潮红、眩晕、心悸、恶心、呕吐,重者可致急性充血性心力衰竭、呼吸抑制。

(6)头孢菌素具有广谱、有效(杀菌剂而非抑菌剂)、能覆盖外科手术部位感染大多数病原菌,并兼顾安全、价廉等优点。《抗菌药物临床应用指导原则(2015年版)》推荐头孢唑林和头孢呋辛作为首选手术预防用药。

(四) 碳青霉烯类

碳青霉烯类是非典型 β- 内酰胺抗菌药物,其结构与青霉素类相似,作用机制相同。对各种水解酶高度稳定、抗菌谱广,对革兰氏阳性球菌、阴性杆菌等都有很好的抗菌活性,是治疗危重感染或初始抗感染治疗失败的复杂感染的重要抗菌药物之一。因此,本类药物不宜用于治疗轻症感染,不可作为一般预防用药,不宜在基层医院普遍使用。

1. 碳青霉烯类药物的分类与抗菌特点　碳青霉烯类抗菌药物分为具抗非发酵菌和不具抗非发酵菌两组,前者包括亚胺培南 / 西司他丁、美罗培南、帕尼培南 / 倍他米隆和比阿培南;后者为厄他培南。前者对各种革兰氏阳性球菌、革兰氏阴性杆菌(包括铜绿假单胞菌、不动杆菌属)和多数厌氧菌具有强大抗菌活性,对多数 β- 内酰胺酶高度稳定,但对甲氧西林耐药的金黄色葡萄球菌、屎肠球菌、嗜麦芽窄食假单胞菌等耐药。厄他培南与其他碳青霉烯类抗菌药物相比,有两个重要差异:血半衰期较长;对铜绿假单胞菌、不动杆菌属等非发酵菌抗菌作用差。

2. 含碳青霉烯类药物的处方审核注意事项

(1)根据我国抗菌药物分级管理要求,本类药物注射剂为"特殊使用"级别,门诊不得使用;临床使用时要经抗感染专家会诊同意,并且实行专档管理;在用药前应行病原学检查,要求治疗送检率不低于 80%;住院医嘱处方权限要求为:高级职称医师。

(2)严格掌握本类药物的用药适应证:用于病原菌尚未查明的免疫缺陷患者、重症感染的经验治疗以及敏感的多重耐药菌所致严重感染。美罗培南、帕尼培南 / 倍他米隆则除上述适应证外,尚可用于 3 个月以上的细菌性脑膜炎患儿。此外,厄他培南被批准用于社区获得性肺炎的治疗。

(3)在癫痫以及肾功能减退未减量用药的患者,可能发生严重中枢神经系统反应。中枢神经系统感染患者不宜应用亚胺培南 / 西司他丁,有指征可应用美罗培南或帕尼培南 / 倍他米隆。碳青霉烯类抗菌药物与丙戊酸联合应用,可能导致后者血药浓度低于治疗浓度而诱发癫痫。

(4)婴儿、孕妇及哺乳期妇女使用本品应权衡利弊。肝功能不全时可维持原剂量不变,但肾功能不全者及老年患者应用本类药物时,应根据肾功能减退程度减量用药。

(5)严重不良反应:过敏性休克,急性肾功能衰竭,抗生素相关性肠炎,间质性肺炎,痉挛、意识障碍等中枢神经系统症状,中毒性表皮坏死症(Lyell 综合征)、皮肤黏膜眼综合征(Stevens-Johnson综合征)、全血细胞减少、无粒细胞症、溶血性贫血、白细胞减少、血小板减少等。严重不良反应一旦发生,可危及生命。

(五)其他β-内酰胺类

1. 氨曲南 为单酰胺环内酰胺类抗菌药物,抗菌谱窄,对需氧革兰氏阴性杆菌有效,对革兰氏阳性菌和厌氧菌无抗菌活性。对β-内酰胺酶稳定,对包括铜绿假单胞菌在内的革兰氏阴性杆菌的作用均与头孢他啶相似,2022年CHINET的监测结果提示,该药对铜绿假单胞菌的耐药率逐年改善。氨曲南处方审核注意事项。

(1)氨曲南的免疫原性弱,与青霉素、头孢菌素之间无交叉过敏反应,但对青霉素严重过敏及过敏体质者仍需慎用。

(2)氨曲南能通过胎盘进入胎儿循环,虽然动物实验无毒性和无致畸作用,但缺乏孕妇的临床研究,对孕妇或有妊娠可能的妇女应权衡利弊后决定。可经乳汁分泌,浓度不及母体血药浓度的1%,用药期间应暂停哺乳。

2. 头霉素类 头霉素类与头孢菌素类似,主要品种有头孢西丁、头孢美唑、头孢替坦、头孢米诺、头孢拉宗等。头霉素与第二代头孢菌素相仿,对革兰氏阴性菌作用强,对革兰氏阳性菌的作用较第一代头孢菌素弱,但对厌氧菌抗菌作用较头孢菌素类强。本类药物对β-内酰胺酶稳定,对超广谱β-内酰胺酶(extended spectrum β lactamase,ESBL)稳定性显著增强。但是,对甲氧西林耐药的葡萄球菌、肠球菌、铜绿假单胞菌无抗菌作用。头霉素类处方审核注意事项。

(1)使用头孢美唑、头孢米诺期间,应避免饮酒以免发生双硫仑样反应。

(2)严重肾损害者使用头孢美唑,有可能出现血药浓度升高、半衰期延长。宜调整给药剂量。

(3)主要不良反应:胃肠道反应、皮肤过敏反应、血细胞减少、骨髓抑制,一过性的肝肾功能指标升高;菌群失调,口腔炎,假丝酵母菌病,罕见出现伴有便血的抗生素相关性肠炎;维生素缺乏症。头孢西丁可能导致高血压、重症肌无力患者症状加重。头孢美唑可能导致头痛、急性肾功能衰竭、间质性肺炎等。

(4)可用于胃肠道手术、经阴道子宫切除、经腹腔子宫切除或剖宫产等手术的预防用药。

3. 氧头孢烯类 氧头孢烯类与头孢菌素类似,现有品种为拉氧头孢和氟氧头孢。对肠杆菌科细菌、流感嗜血杆菌、脑膜炎奈瑟菌、链球菌属、甲氧西林敏感葡萄球菌和拟杆菌属等厌氧菌具有良好抗菌活性,但对铜绿假单胞菌活性较弱。含氧头孢烯类处方审核注意事项如下。

(1)拉氧头孢有N-甲基四氮唑侧链,可导致凝血酶原缺乏、血小板减少和功能障碍而引起出血,并可出现戒酒硫样反应。氟氧头孢无 N- 甲基四氮侧链,未发现致凝血功能障碍和戒酒硫样反应。

(2)应用拉氧头孢期间应每日补充维生素 K,以减少凝血功能障碍和出血等不良反应。

4. β- 内酰胺酶抑制剂的复方制剂　β- 内酰胺酶抑制剂与细菌 β- 内酰胺酶活性部位结合,灭活细菌的耐药酶,而阻断耐药途径。

(1)分类及抗菌特点:目前临床使用的 β- 内酰胺酶抑制剂有克拉维酸、舒巴坦、他唑巴坦、阿维巴坦。他唑巴坦和舒巴坦的抑酶谱比克拉维酸广。对酶的作用强度依次为他唑巴坦>舒巴坦>克拉维酸。本类制剂在抑制酶的活性的同时也诱导细菌产耐药酶,其酶诱导作用的强度依次为克拉维酸>舒巴坦>他唑巴坦。

目前临床常用的品种有阿莫西林 / 克拉维酸、氨苄西林 / 舒巴坦、头孢哌酮 / 舒巴坦、替卡西林 / 克拉维酸、哌拉西林 / 他唑巴坦。头孢他啶 / 阿维巴坦于 2019 年也在中国上市。

阿莫西林 / 克拉维酸、氨苄西林 / 舒巴坦对甲氧西林敏感葡萄球菌、粪肠球菌、淋病奈瑟菌、脑膜炎奈瑟菌等球菌以及大肠埃希菌、沙门菌属等肠杆菌科细菌、流感嗜血杆菌、卡他莫拉菌等杆菌以及脆弱拟杆菌、梭杆菌属等厌氧菌具良好抗菌作用。

头孢哌酮 / 舒巴坦、替卡西林 / 克拉维酸和哌拉西林 / 他唑巴坦最主要的特点是对产 ESBL 的肠杆菌科细菌、产酶的铜绿假单胞菌以及拟杆菌属等厌氧菌具有良好抗菌活性。舒巴坦除了酶抑制剂作用之外,对不动杆菌属具有抗菌活性。头孢哌酮 / 舒巴坦、替卡西林 / 克拉维酸对嗜麦芽窄食单胞菌有抗菌活性。头孢他啶 / 阿维巴坦对碳青霉烯耐药的肠杆菌科细菌有抗菌活性。

(2)处方审核注意事项:①肾功能明显降低的患者舒巴坦清除减少,应调整用药方案。②舒巴坦对不动杆菌属细菌有一定的抗菌活性,舒巴坦可与其他药物联合治疗多重耐药不动杆菌属所致感染。③在血液透析患者中,舒巴坦的药物动力学特性有明显改变。头孢哌酮在血液透析患者中的血清半衰期轻微缩短,因此应在血液透析结束后给药。遇严重感染,必要时可单独增加头孢哌酮的用量。

二、大环内酯类

大环内酯类是由链霉菌产生的一类弱碱性广谱抗菌药物,具有 12~16 碳内酯环结构,通过阻断 50S 核糖体中肽酰转移酶的活性来抑制细菌蛋白质合成,属于快速抑菌剂。

1. 大环内酯类药物的分类及其抗菌特点　按其化学结构大环内酯类可分为以下几类。14元环：红霉素、克拉霉素、罗红霉素等；15元环：阿奇霉素；16元环：吉他霉素、麦迪霉素、螺旋霉素、交沙霉素等。其抗菌谱和抗菌活性基本相似，对多数革兰氏阳性菌以及阴性球菌、厌氧菌、军团菌属、衣原体属、支原体属等具良好抗菌作用。以口服为主，组织分布广泛，肝、肾、肺等组织中的浓度可高出血药浓度数倍；在胸、腹水、脓液、痰、尿、胆汁（可达血药浓度的10~40倍）等均可达到有效浓度，但不易透过血脑屏障；经胆道排泄，可经肝肠循环再吸收。阿奇霉素、罗红霉素和克拉霉素等半衰期长，对流感嗜血杆菌、淋病奈瑟菌和卡他莫拉菌作用增强，临床适应证有所扩大。

2. 含大环内酯类药物的处方审核注意事项

(1) 恶心、腹痛等消化道不良反应较为常见，有一定的肝毒性，用药期间要加强监测肝功能。肝病患者和妊娠期患者不宜应用红霉素酯化物。

(2) 大环内酯类药物静脉快速滴注可发生心律失常、Q-T间期延长等心脏毒性。红霉素及克拉霉素禁止与特非那定、阿司咪唑、西沙必利合用，以免引起Q-T间期延长及严重心律失常。

(3) 大环内酯类药物具有较强的肝药酶抑制作用，可抑制卡马西平、苯妥英钠、丙戊酸钠、环孢素、三唑仑等药物的代谢。

(4) 大环内酯类药物可抑制茶碱的正常代谢（罗红霉素影响小），使茶碱血药浓度异常升高而致中毒；与华法林合用时可导致凝血酶原时间延长，增加出血的危险性；与氯霉素、林可霉素类药物相互拮抗，应避免联用。

三、氨基糖苷类

氨基糖苷类是由氨基糖与氨基环醇以苷键结合而易溶于水的碱性抗生素。氨基糖苷类作用于细菌蛋白质合成的全过程，作用点在细胞30S核糖体亚单位。氨基糖苷类为静止期杀菌剂，属于浓度依赖性抗菌药物，一日一次的给药方案用于肾功能正常的患者有助于提高疗效，但不宜用于新生儿、孕妇、感染性心内膜炎、革兰氏阴性杆菌脑膜炎、骨髓炎、肾功能减退者、大面积烧伤及肺囊性纤维化等患者。

1. 氨基糖苷类药物的分类及其抗菌特点　氨基糖苷类药物按照其来源可分为两类：一类是由链霉菌产生的，例如链霉素、新霉素、核糖霉素、卡那霉素、妥布霉素以及半合成品阿米卡星；另一类是由小单胞菌产生的，例如庆大霉素、小诺米星、西索米星及半合成品奈替米星。该类药物的水溶性好、抗菌谱广，除链霉素外对葡萄球菌属、需氧革兰氏阴性杆菌均有良好抗菌作用，多数品种对铜绿假单胞菌亦具抗菌活性；其中链霉素、阿米卡星对结核分枝杆菌和其他分枝杆菌属亦有良好作用。

2. 含氨基糖苷类药物的处方审核注意事项

(1)有交叉过敏反应,对一种氨基糖苷类过敏的患者可能对其他氨基糖苷类也过敏。

(2)葡萄球菌属、肠球菌属、鲍曼不动杆菌、铜绿假单胞菌等细菌感染,即使是药敏结果提示敏感,也不单独使用,常与其他抗菌药物联合应用。

(3)肾毒性:临床早期症状有蛋白尿、管型尿、尿中有红细胞、尿量减少,严重的可出现氮质血症和无尿。庆大霉素和阿米卡星的肾毒性相似,妥布霉素次之,链霉素最小。肾功能减退患者用药,需根据其肾功能减退程度减量给药,并应进行血药浓度监测,调整给药方案,实现个体化给药。与头孢菌素类联合应用,可致肾毒性加强。右旋糖酐可加强本类药物的肾毒性。

(4)耳毒性:表现为前庭功能和耳蜗神经的损害,前庭功能失调多见于链霉素、庆大霉素。耳蜗神经损害多见于卡那霉素、阿米卡星。与强利尿药(呋塞米、依他尼酸)联用耳毒性增强。

(5)神经肌肉阻滞:本类药物具有类似箭毒阻滞乙酰胆碱和络合钙离子的作用,能引起心肌抑制、呼吸衰竭等,以链霉素较多发生,其他品种也不除外。与肌肉松弛药或具有此种作用的药物(如地西泮)联合应用可致神经肌肉阻滞作用的加强。

(6)新生儿、婴幼儿、老年患者应慎用该类药物,如确有应用指征,有条件应进行血药浓度监测。妊娠期、哺乳期患者应避免使用或用药期间停止哺乳。本类药物不可用于眼内或结膜下给药,可能引起黄斑坏死。

四、四环素类

四环素类为广谱抗菌药物,作用机制主要是药物与细菌核糖体 30S 亚单位结合,抑制肽链延长、抑制蛋白质合成。为快速抑菌剂,高浓度时有一定的杀菌活性。对葡萄球菌属、链球菌属、肠杆菌科(大肠埃希菌、克雷伯菌属)、不动杆菌属、嗜麦芽窄食单胞菌等具有抗菌活性,且对布鲁菌属具有良好抗菌活性。目前的细菌耐药监测结果显示,对临床高分离的金黄色葡萄球菌、肠杆菌科细菌的耐药率高。

1. 四环素类药物的分类与抗菌特点　四环素类有四环素、金霉素、土霉素,以及半合成四环素类如多西环素、美他环素和米诺环素等,临床全身用药主要是半合成类。口服吸收好,能较好地渗透到肺、胆汁、前列腺以及女性生殖器官等。主要经肾排泄,不易透过血脑屏障。首选于立克次体病,包括斑疹伤寒、恙虫病和 Q 热。也可用于以下疾病:①支原体感染如支原体肺炎、脲解脲原体所致的尿道炎等;②衣原体感染,包括肺炎衣原体肺炎、鹦鹉热、性病淋巴肉芽肿、宫颈炎及沙眼衣原体感染等;③回归热、布鲁菌病(需与氨基糖苷类联合应用)、霍乱、鼠疫耶尔森菌所致的鼠疫。此外,四环素类亦可用于对青霉素类抗菌药物过敏患者的破伤风、气性坏疽、雅司病、梅毒、淋病和钩端螺旋体病的治疗。米诺环素可作为多重耐药鲍曼不动杆菌感染的联合用药之一。

2. 含四环素类药物的处方审核注意事项

(1)四环素类可沉积于牙和骨骼中,影响发育期患者(胚胎期至 8 岁)牙齿、骨骼发育。本品可进入胎盘,故孕妇和 8 岁以下儿童禁用。哺乳期患者应避免应用或用药期间暂停哺乳。

(2)四环素类药物可与碱性药物及牛奶中所含的二、三价金属离子络合,影响其肠道吸收,不可同服,可间隔 2 小时服用。

(3)本类药物可抑制肠道菌群,影响避孕药的效果,应避免联用。用药期间应补充维生素,以防止因菌群失调引起的维生素缺乏。

(4)四环素类可致肝损害,肝病患者不宜应用,确有指征使用者减少剂量。四环素类可加重氮质血症,已有肾功能损害者应避免应用四环素,但多西环素及米诺环素仍可谨慎应用。

五、磺胺类、喹诺酮类及硝基咪唑类

磺胺类、喹诺酮类及硝基咪唑类都是人工合成的抗菌药物,广泛用于临床。

(一)磺胺类

磺胺类药物是第一个有效防治人类细菌性感染的全身应用的化学合成药物。作用机制为竞争性抑制细菌二氢叶酸合成酶,阻断叶酸代谢,抑制细菌的核酸合成,从而抑制细菌的生长繁殖;甲氧苄啶抑制细菌二氢叶酸还原酶,与磺胺类联合,双重阻断叶酸的合成,产生协同作用,是磺胺增效剂。在抗生素尚未用于临床的早期,该类药物品种多、抗菌谱广、口服吸收迅速、局部用药效果好,在感染治疗上发挥重要作用,虽然临床现已由高效低毒的其他类药物替代,但对于一些特殊感染依然是不可替代的。

1. 磺胺类药物的分类与抗菌特点 根据药代动力学特点和临床使用情况,可分为三类。

(1)肠道易吸收可全身应用的磺胺,如磺胺嘧啶(sulfadiazine,SD)、磺胺甲噁唑/甲氧苄啶(sulfamethoxazole-trimethoprim,SMZ-TMP)等,主要用于全身感染,如尿路感染、伤寒、骨髓炎等。

(2)肠道难吸收的磺胺,如柳氮磺吡啶(sulfasalazine,SASP),能在肠道保持较高的药物浓度,主要用于肠道感染如菌痢、结肠炎等。

(3)局部应用磺胺药:如磺胺醋酰(sulfacetamide,SA)、磺胺嘧啶银盐(sukfadiazine silver,SD-Ag)、磺胺米隆(mafenide acetate,SML),主要用于灼伤

感染、化脓性创面感染、眼科疾病等。

磺胺类药物对革兰氏阳性菌、革兰氏阴性菌以及非典型病原体均具有抗菌作用，目前临床仅在一些少见菌感染时使用，如星形奴卡菌、卡氏肺孢子菌、嗜麦芽窄食单胞菌、恶性疟原虫和鼠弓形虫等。局部应用磺胺类药主要用于预防或治疗Ⅱ、Ⅲ度烧伤继发创面细菌感染。

2. 含磺胺类药物的处方审核注意事项

(1)可致肾损害，用药期间多饮水，以防结晶尿的发生，必要时可同时服用碳酸氢钠或者柠檬酸钾等药物，碱化尿液降低结晶尿的风险。

(2)可致肝脏损害，引起黄疸、肝功能减退；严重者可发生肝坏死，肝病患者应避免使用本类药物。新生儿、特别是早产儿可致脑核性黄疸，禁用于新生儿及2月龄以下婴儿。

(3)可致粒细胞减少、血小板减少及再生障碍性贫血，葡萄糖-6-磷酸脱氢酶(G6PD)缺乏患者易发生溶血性贫血及血红蛋白尿，在新生儿和儿童中较成人多见。

(4)本类药物引起的过敏反应多见，可表现为光敏反应、药物热、血清病样反应等，偶可表现为严重的渗出性多形红斑、中毒性表皮坏死松解型药疹等。因此过敏体质及对其他药物有过敏史的患者应尽量避免使用本类药物。

(5)有交叉过敏反应，禁用于对任何一种磺胺类药物过敏以及对呋塞米、砜类(如氨苯砜、醋氨苯砜等)、噻嗪类利尿药、磺酰脲类、碳酸酐酶抑制剂过敏的患者。

(6)药物相互作用：与口服抗凝血药、降血糖药、甲氨蝶呤和苯妥英钠等合用，由于本药可取代这些药物的蛋白结合部位或抑制其代谢，故可以致药物作用增强、时间延长或毒性增加；与酸性药物如维生素C合用，可析出结晶；可能干扰青霉素类药物的杀菌作用，应避免同时使用。

(二) 喹诺酮类

喹诺酮类抗菌药是吡酮酸类化学合成抗菌药。药物作用的靶点是细菌的DNA旋转酶及拓扑异构酶，抑制细菌DNA合成，起快速杀菌作用。喹诺酮类药物的抗菌谱广，对革兰氏阴性杆菌活性高，与其他抗生素无交叉耐药。喹诺酮类药物属于浓度依赖性抗菌药物。左氧氟沙星和莫西沙星口服吸收好，体内分布广，组织药物浓度高，药物半衰期长，有一定的生物后效应，采用每日剂量一次给药的方式，可以单药用于门诊上呼吸道、肺部感染的治疗，而需住院的重症感染患者，常联合β-内酰胺类药物治疗。但是，国家细菌耐药监测网监测结果提示，细菌耐药率较高，国家卫生行政管理部门发文加强对这类药物的临床应用管理。

1. 喹诺酮类药物的分类与抗菌特点 喹诺酮类药物按发明先后及其抗

菌性能的不同,分为一、二、三、四代。

第一代:有萘啶酸和吡咯酸,窄谱,只对大肠埃希菌、痢疾杆菌、克雷伯杆菌、少部分变形杆菌有效。

第二代:吡哌酸是国内主要应用品种。抗菌谱有所扩大,在第一代基础上,对铜绿假单胞菌、沙雷杆菌也有一定抗菌作用。

第三代:有诺氟沙星、氧氟沙星、左氧氟沙星、环丙沙星、吉米沙星等,是目前临床使用的主要品种。结构中引入了氟,也称为“氟喹诺酮”,抗菌谱进一步扩大,除了革兰氏阴性杆菌之外,对肺炎链球菌、A 族溶血性链球菌等革兰氏阳性球菌、衣原体属、支原体属、军团菌等细胞内病原体的作用强大。

第四代:有莫西沙星、加替沙星、奈诺沙星、司他沙星等,在第三代的基础上,增强了对大部分厌氧菌的抗菌活性。

成人伤寒沙门菌感染可作为首选;志贺菌属、非伤寒沙门菌属、副溶血弧菌等成人肠道感染可作为首选;可用于甲氧西林敏感葡萄球菌属感染;部分品种可与其他药物联合用于治疗耐药结核分枝杆菌和其他分枝杆菌感染的二线用药。左氧氟沙星、莫西沙星、加替沙星、吉米沙星对肺炎链球菌、A 族溶血性链球菌等革兰氏阳性球菌、肺炎衣原体属、肺炎支原体属、军团菌等细胞内病原体及厌氧菌的作用强,称为呼吸喹诺酮类。

2. 含喹诺酮类药物的处方审核注意事项

(1)禁忌证:本类药物在动物实验中可引起幼子关节软骨损害,故禁用于18 岁以下人群;可透过胎盘屏障、可分泌至乳汁,禁用于孕妇、哺乳期妇女;氟喹诺酮类有神经肌肉阻滞作用,加重重症肌无力患者的肌无力症状,禁用于此类患者。

(2)不良反应:药物临床应用广,收集到的药物不良反应较多。可引起血糖的波动,糖尿病患者慎用;有一定的肝肾毒性,肝肾功能不全者慎用;药物可引起 Q-T 间期延长综合征,可发展为尖端扭转型室性心动过速;药物偶发关节疼痛、肌肉痛、腱鞘炎、跟腱炎、跟腱断裂,严重时出现横纹肌溶解症。最近还发现氟喹诺酮类增加主动脉夹层的风险。

中枢神经反应表现以轻微的头痛和头晕为主,其次是失眠和情绪改变,幻觉、谵妄和抽搐罕见;有中枢神经系统疾病史(癫痫)者慎用。周围神经病变症状包括疼痛、烧灼痛、麻刺感、麻木、无力,或者对轻微的触碰、疼痛、温度感觉或体位觉改变。

过敏反应有皮疹、荨麻疹、药物热等,偶见渗出性多形性红斑及血管神经性水肿,少数患者有光敏反应和光毒性,严重时可发生中毒性表皮坏死松解(Leyell 综合征)及重症多形性红斑。用药期间应尽量避免阳光照射。

（3）药物相互作用

1）与金属离子螯合，如铝（抗酸药）、镁、钙、铁、锌，可减少药物的口服吸收，药效下降；与利福平及伊曲康唑、氯霉素联合，本类药物的作用减弱，萘啶酸和诺氟沙星的作用完全消失，氧氟沙星和环丙沙星的作用部分抵消。

2）氟喹诺酮类特别是依诺沙星、培氟沙星等，与咖啡因、丙磺舒、茶碱类、华法林和环孢素联合用药，可减慢后者的清除，使其血药浓度升高，可能出现相应的毒性反应。

3）氟喹诺酮类与其他多种可能会导致 Q-T 间期延长的药物（如胺碘酮、西沙必利、红霉素、抗精神病药和三环类抗抑郁药）同时使用，此效应可能增强，会增加尖端扭转性室性心动过速和猝死的风险。

（三）硝基咪唑类

硝基咪唑类是一类具有硝基咪唑环结构的药物，具有抗原虫和很强的抗厌氧菌活性。具有抗厌氧菌谱广、杀菌作用强、口服吸收好、组织分布广、能透过血脑屏障等优点。

1. 硝基咪唑类药物的分类与抗菌谱特点   目前国内常用的硝基咪唑类药物主要有甲硝唑、奥硝唑、替硝唑、吗啉硝唑等。临床用于治疗滴虫、阿米巴等各种原虫感染，为厌氧菌感染的首选药物，常与其他抗菌药物联合应用于各个系统的厌氧菌与需氧菌混合感染，以及盆腔、肠道及腹腔等手术感染的预防。本类药物临床应用以来，耐药菌少见。

2. 含硝基咪唑类药物的处方审核注意事项

（1）本类药物可干扰乙醇的氧化过程，引起体内乙醛蓄积，发生双硫仑样反应，用药期间或停药后 3 日内不可饮酒。

（2）口服可用于艰难梭菌所致的假膜性肠炎、幽门螺杆菌所致的胃窦炎、牙周感染及加德纳菌阴道炎等。但应注意幽门螺杆菌对甲硝唑耐药率上升趋势并有地区差异。

（3）常见头痛、消化道症状、金属味感、皮疹、白细胞减少等不良反应，极少数患者出现惊厥、共济失调和肢体感觉异常等神经系统症状。

（4）药物相互作用：减缓华法林的代谢，而加强其作用；西咪替丁等肝药酶诱导剂可使本品加速消除而降效。

六、林可酰胺类

临床使用的林可酰胺类有林可霉素及克林霉素，克林霉素是林可霉素的半合成衍生物，其体外抗菌活性优于林可霉素，口服吸收好，在骨关节中药物浓度高。

1. 林可酰胺类药物的抗菌特点   该类药物对革兰氏阳性菌及厌氧菌具

良好抗菌活性,用于敏感的金黄色葡萄球菌、肺炎链球菌、溶血性链球菌以及脆弱拟杆菌、梭杆菌、产气荚膜梭菌所致的下呼吸道感染、皮肤及软组织感染、骨髓炎、妇产科感染、腹腔感染。妇产科及腹腔感染需同时与抗革兰氏阴性需氧菌药物联合应用。对白喉棒状杆菌、破伤风杆菌和诺卡菌属也有良好的抗菌活性。对肠球菌、革兰氏阴性杆菌以及大部分艰难梭菌耐药,发生抗生素相关腹泻和假膜性肠炎的风险高。

2. 含林可酰胺类药物的处方审核注意事项

(1)本类药物有神经肌肉阻滞作用,应避免与其他神经肌肉阻滞剂合用。

(2)肝功能损害者尽量避免使用,确有应用指征时宜减量应用。肾功能损害患者,林可霉素需减量;严重肾功能损害时,克林霉素也需调整剂量。

(3)前列腺增生老年男性患者使用剂量较大时,偶可出现尿潴留。

七、多肽类

多肽类是具有多肽结构特征的一类抗菌药物,包括糖肽类以及多黏菌素类。

(一)糖肽类

糖肽类抗菌药物有万古霉素、去甲万古霉素和替考拉宁等。去甲万古霉素、替考拉宁的化学结构、作用机制及抗菌谱与万古霉素相仿。药物通过不可逆地与细菌细胞壁肽聚糖的侧链终端形成复合物,阻断细胞壁蛋白质的合成,进而使细菌死亡,为时间依赖性杀菌剂。

1. 糖肽类药物的抗菌特点　糖肽类抗菌药物对革兰氏阳性菌有活性,包括甲氧西林耐药的金黄色葡萄球菌或甲氧西林耐药的凝固酶阴性葡萄球菌、氨苄西林耐药粪肠球菌、屎肠球菌及青霉素耐药肺炎链球菌所致感染。也可用于对青霉素类过敏患者的严重革兰氏阳性菌感染。万古霉素尚可用于脑膜炎败血黄杆菌感染治疗。替考拉宁不用于中枢神经系统感染。口服万古霉素或去甲万古霉素不作为治疗假膜性肠炎的首选药物,可用于甲硝唑治疗无效的艰难梭菌肠炎患者。目前国内肠球菌属对万古霉素等糖肽类的耐药率<5%,尚无对万古霉素耐药葡萄球菌的报道。

2. 含糖肽类药物的处方审核注意事项

(1)替考拉宁、万古霉素、去甲万古霉素为"特殊使用级"抗菌药物,处方和医嘱应符合相关管理要求。通常不用于手术前预防用药,但在 MRSA 感染发生率高的医疗单位有指征用万古霉素或去甲万古霉素单剂预防感染。

(2)本类药物具一定肾毒性、耳毒性,有用药指征的肾功能不全者、老年人、新生儿、早产儿或原有肾、耳疾病患者应根据肾功能减退程度调整剂量,同时监测血药浓度,此外,应避免将本类药物与各种肾毒性、耳毒性药物合用。

(3)糖肽类属妊娠期用药 C 类,孕妇应避免应用,哺乳期患者用药期间应暂停哺乳。

（二）多黏菌素类

多黏菌素类药物由于肾毒性大，很少全身用药，主要是供局部应用，但随着多重耐药革兰氏阴性菌日益增多，多黏菌素类药物的使用有所增加，临床定位于多重耐药菌的治疗。临床使用制剂有多黏菌素 B 及多黏菌素 E。

1. 多黏菌素类药物的抗菌特点　对碳青霉烯类耐药肠杆菌科细菌、多重耐药铜绿假单胞菌、多重耐药鲍曼不动杆菌等对多黏菌素类药物耐药率低，临床用于多重耐药革兰氏阴性菌感染的治疗。对沙雷菌属、变形杆菌属、伯克霍尔德菌属、奈瑟菌属及脆弱拟杆菌不具抗菌活性。与复方新诺明、利福平联合，对革兰氏阴性菌具协同作用。

2. 含多黏菌素类药物的处方审核注意事项

(1) 为"特殊使用级"抗菌药物，处方和医嘱应符合相关管理要求。

(2) 肾毒性高，肾功能不全者不宜选用。应用超过推荐剂量的药物可能引起急性肾小管坏死、少尿和肾功能衰竭，并且腹膜透析不能清除药物，血液透析能清除部分药物。与氨基糖苷类、万古霉素等其他肾毒性药物合用，可加重本品的肾毒性。

(3) 局部应用：多黏菌素类可局部用于创面感染，呼吸道感染可用振动筛孔雾化器雾化给药；口服用作结肠手术前准备，或中性粒细胞缺乏患者清除肠道细菌，降低细菌感染发生率；口服不吸收，用于儿童大肠埃希菌的肠炎及其他敏感菌所致肠道感染。

(4) 可引起不同程度的精神、神经毒性反应，也可引起可逆性神经肌肉阻滞，不宜与肌肉松弛剂、麻醉剂等合用。

八、其他类抗菌药物

（一）利奈唑胺

为全合成的噁唑烷酮类抗菌药物，通过与细菌核糖体 50S 亚基结合，抑制细菌蛋白质的合成。为时间依赖性抗菌药物，有注射和口服剂型，口服吸收好，用于敏感细菌引起的医院获得性肺部感染（hospital acquired pneumonia，HAP）、复杂皮肤软组织感染的治疗。

1. 利奈唑胺的抗菌特点　对葡萄球菌属、肠球菌属和链球菌属等革兰氏阳性球菌有良好的抗菌作用。包括 MRSA、MRCNS、氨苄西林耐药菌或者万古霉素耐药的粪肠球菌和屎肠球菌、青霉素类耐药的链球菌等。对厌氧菌作用与万古霉素相似，对拟杆菌和梭杆菌有一定的抗菌作用，对衣原体和支原体、结核分枝杆菌和鸟分枝杆菌有一定的抑制作用，但是对于革兰氏阴性菌无效。

2. 利奈唑胺处方审核注意事项

(1)利奈唑胺注射剂型一般按"特殊使用级"抗菌药物管理,处方和医嘱应符合相关管理要求。

(2)常见的不良反应:恶心、呕吐、腹泻、便秘、头晕头痛、皮疹等,还有肝功能异常和血尿素氮(blood urea nitrogen,BUN)升高。

(3)用药超过 2 周的患者发生血小板减少风险高,此外还有贫血、白细胞减少或全血细胞减少等。疗程超过 4 周,发生周围神经病、视神经病变以及其他不良反应的概率高。

(4)与肾上腺素或 5- 羟色胺类药物联合用药,可能有发热、高血压等 5- 羟色胺综合征的症状。

(二) 磷霉素

磷霉素为广谱抗菌药物,对革兰氏阳性菌和革兰氏阴性菌都有抗菌活性。

1. 磷霉素抗菌特点 磷霉素对葡萄球菌属、链球菌属、肠球菌属、大肠埃希菌以及对部分产 ESBL 和碳青霉烯酶的肠杆菌科细菌等有一定的抗菌作用,对假单胞菌属有不同程度敏感性,对不动杆菌属作用差。

(1)磷霉素口服制剂有磷霉素氨丁三醇和磷霉素钙:前者用于治疗急性单纯性膀胱炎,亦可用于预防尿路感染,后者主要用于肠道感染。

(2)磷霉素钠注射剂:用于敏感细菌所致呼吸道感染、尿路感染、皮肤及软组织感染等。治疗严重感染时需加大治疗剂量并常需与其他抗菌药物联合应用,如治疗 MRSA 重症感染时与糖肽类抗菌药物联合应用。

2. 含磷霉素的处方审核注意事项

(1)磷霉素钠盐一日剂量为 4~12g,严重感染可增至一日 16g,每克含 0.25g 钠。心功能不全、高血压及需要控制钠离子摄入量的患者应用本药时需加以注意。

(2)磷霉素钠主要经肾排出,肾功能减退和老年患者应根据肾功能减退程度减量应用。

(3)磷霉素与 β- 内酰胺类、氨基糖苷类联合呈协同抗菌作用。

(4)常见不良反应以轻度的消化道症状为主;静脉用药时可引起静脉炎,注意控制滴注速度不宜过快。

(三) 替加环素

替加环素为甘氨酰环素类抗菌药物,通过抑制细菌蛋白质合成发挥抗菌作用。临床用于敏感细菌所致复杂性腹腔感染、复杂性皮肤和软组织感染以及嗜肺军团菌所致肺炎。此外还用于多重耐药的革兰氏阴性菌的联合治疗。

1. 替加环素的抗菌特点 替加环素对葡萄球菌属(甲氧西林敏感及耐药株)、糖肽类中介金黄色葡萄球菌、粪肠球菌、屎肠球菌和链球菌属具高度抗菌活性。棒状杆菌、乳酸杆菌、明串珠菌属、单核细胞增生李斯特菌等其他革兰氏阳性菌也对替加环素敏感。对大肠埃希菌、肺炎克雷伯菌等肠杆菌科细菌具有良好的抗菌作用,对鲍曼不动杆菌、嗜麦芽窄食单胞菌体外具抗菌活性。对碳青霉烯类耐药肠杆菌科细菌和不动杆菌具有良好抗菌活性。对于拟杆菌属、产气荚膜梭菌以及微小消化链球菌等厌氧菌有较好作用。对支原体属、快速生长分枝杆菌亦具良好抗菌活性。但铜绿假单胞菌和变形杆菌属对其耐药。

2. 含替加环素的处方审核注意事项

(1)对替加环素过敏者禁用,对四环素类抗菌药物过敏的患者慎用。

(2)轻至中度肝功能损害患者无须调整剂量,重度肝功能损害患者慎用替加环素,必须使用时首剂剂量不变,维持剂量减半,并密切监测肝功能。

(3)使用替加环素后怀疑引发胰腺炎者应停药。

(4)孕妇患者避免应用。18 岁以下患者不推荐使用本品。

(5)替加环素能轻度降低地高辛的血药浓度,可能使华法林血药浓度升高,可导致口服避孕药作用降低。

第三节　感染性疾病的治疗原则

感染性疾病涉及各个组织器官,患者分布在临床各个专科,各种感染性疾病又以细菌、真菌感染最为常见,也是目前抗感染治疗目标最为清晰的病原体。目前上市的抗菌药物品种多,如何规范临床合理应用抗菌药物、提高疗效、延缓细菌耐药的产生,需要循证证据支持和科学化的管理。国家卫生部在2004 年发布了《抗菌药物临床应用指导原则(试行版)》,并于 2015 年修订为《抗菌药物临床应用指导原则(2015 年版)》;2012 年卫生部发布了中华人民共和国卫生部令第 84 号《抗菌药物临床应用管理办法》,同年出版了《国家抗微生物治疗指南》,2023 年修订为《国家抗微生物治疗指南(第 3 版)》。一系列的规范和指引,加强了医疗机构抗菌药物临床应用管理,规范了临床抗感染治疗。同时也给药师处方审核提供了非常重要的依据。

一、抗菌药物的应用指征

抗菌药物的临床应用根据用药目的可分为预防性应用与治疗性应用,诊断为细菌性感染者才有治疗用药指征,有细菌感染高风险时才有预防用药的指征。一般而言,有临床感染诊断可视为有抗菌药物用药适应证,处方审核的难点在预防用药指征的理解与掌握。

1. 治疗性应用抗菌药物指征　根据患者的症状、体征、实验室检查或放射、超声等影像学结果,诊断为细菌、真菌感染者方有指征应用抗菌药物;由结核分枝杆菌、非结核分枝杆菌、支原体、衣原体、螺旋体、立克次体及部分原虫等病原体所致的感染亦有指征应用抗菌药物。缺乏细菌及上述病原体感染的临床或实验室证据,感染诊断不成立者,没有抗菌药物的用药指征。

2. 预防性应用抗菌药物指征　随着对感染性疾病的深入认识,人们对抗菌药物的依赖性越来越强,试图以药物预防所有病原体的感染,导致了抗菌药物的过度使用。在外科手术治疗以及侵入性操作中,常容易引起医源性的细菌感染,也成了人们关注的重点。越来越多的循证证据提示,抗菌药物并不能阻断所有的感染,也并不是所有的"手术"和侵入性操作都有预防用药指征。详细的预防用药原则以及处方审核要点在第二章详细叙述。

二、抗菌药物的选择原则

感染性疾病的治疗常常分为经验治疗与目标治疗。对于感染性疾病,特别是危重症患者,在抗感染治疗之初,尚未获知感染的目标菌,但是从临床诊断的角度,需要启动抗感染治疗,此时谓之"经验治疗"。在获知致病菌及其药敏结果后,针对致病菌的治疗谓之"目标治疗"。

启动经验治疗之前,尽可能地留取病原学检查标本并送检。经验治疗抗菌药物的选择,原则上应根据患者的病史、发病情况、发病场所、感染部位、抗菌药物用药史及其治疗反应、基础疾病、肝肾功能等信息,参照指导原则、各专业的指南指引,分析和推测可能的病原体,结合当地细菌耐药性监测结果,选择抗菌药物经验治疗。除了考虑上述的患者因素之外,药物的特点也是经验治疗药物优选需要掌握的基础,包括抗菌药物的抗菌谱、药物的分布与代谢、药效学和药动学参数特征等,据此可综合判断治疗药物的优选方案。

在获取病原学药敏结果之后,必须先要对经验治疗效果进行评判,如果有效,可以按原方案继续治疗,也可以根据培养结果降阶梯;如果效果不佳,根据培养结果的病原菌种类及药敏试验结果尽可能选择针对性强、窄谱、安全、价格适当的抗菌药物进行目标治疗。

三、抗感染治疗的给药方案

抗感染治疗的给药方案应综合患者病情、病原菌种类及抗菌药物特点三个方面来制订抗菌治疗方案。给药方案除了抗菌药物的选用品种之外,还包括给药剂量、给药频次、给药途径、疗程及联合用药等。

1. 给药剂量　一般按抗菌药物的治疗剂量范围给药,重症感染,如血流感染、感染性心内膜炎等,药物分布低的感染部位,如中枢神经系统感染等,抗菌药物剂量宜大,选择治疗剂量范围的高限;治疗单纯性下尿路感染时,由于一般药物的尿药浓度远高于血药浓度,可应用治疗剂量范围的低限。

2. 给药途径　对于轻、中度感染的大多数患者,应予口服治疗,选取口服吸收良好的抗菌药物品种,不必采用静脉或肌内注射给药。仅在下列情况下可先予以注射给药:①不能口服或不能耐受口服给药的患者(如吞咽困难者);②患者存在明显可能影响口服药物吸收的情况(如呕吐、严重腹泻、胃肠道病变或肠道吸收功能障碍等);③所选药物有合适抗菌谱,但无口服剂型;④需在感染组织或体液中迅速达到高药物浓度以达杀菌作用者(如感染性心内膜炎、化脓性脑膜炎等);⑤感染严重、病情进展迅速,需给予紧急治疗的情况(如脓毒血症、重症肺炎患者等);⑥患者对口服治疗的依从性差。

肌内注射给药时难以使用较大剂量,其吸收也受药动学等众多因素影响,因此,只适用于不能口服给药的轻、中度感染者,不宜用于重症感染者。

接受注射用药的感染患者经初始注射治疗病情好转并能口服时,应及早转为口服给药。

抗菌药物的局部应用宜尽量避免:皮肤黏膜局部应用抗菌药物后,很少被吸收,在感染部位不能达到有效浓度,容易导致耐药菌产生,因此应避免局部应用抗菌药物。抗菌药物的局部应用只限于少数情况:①全身给药后在感染部位难以达到有效治疗浓度时,加用局部给药作为辅助治疗(如治疗中枢神经系统感染时某些药物可同时鞘内给药,包裹性厚壁脓肿脓腔内注入抗菌药物等);②眼部及耳部感染的局部用药等;③某些皮肤表层及口腔、阴道等黏膜表面的感染可采用抗菌药物局部应用或外用,但应避免将主要供全身应用的品种作局部用药。局部用药宜采用刺激性小、不易吸收、不易导致耐药性和过敏反应的抗菌药物。青霉素类、头孢菌素类等较易产生过敏反应的药物不可局部应用。氨基糖苷类等耳毒性药不可局部滴耳。

3. 给药频次 为保证药物在体内发挥最大药效,杀灭感染灶病原菌,应根据药动学和药效学相结合的原则给药。青霉素类、头孢菌素类和其他 β- 内酰胺类、红霉素、克林霉素等时间依赖性抗菌药,应一日多次给药。氟喹诺酮类和氨基糖苷类等浓度依赖性抗菌药可一日给药一次。

4. 抗感染疗程 抗菌药物疗程因感染不同而异,一般宜用至体温正常、症状消退后 72~96 小时,有局部病灶者需用药至感染灶控制或完全消散。但脓毒血症、感染性心内膜炎、化脓性脑膜炎、伤寒、布鲁菌病、骨髓炎、B 族链球菌咽炎和扁桃体炎、侵袭性真菌病、结核病等需较长的疗程方能彻底治愈,并减少或防止复发。

5. 抗菌药物的联合应用原则 单一药物可有效治疗的感染不需联合用药。联合用药时宜选用具有协同或相加作用的药物联合,如青霉素类、头孢菌素类或其他 β- 内酰胺类与氨基糖苷类联合。联合用药通常采用 2 种药物联合,3 种及 3 种以上药物联合仅适用于个别情况,如结核病的治疗。此外必须注意联合用药后药物不良反应亦可能增多。联合用药的指征包括以下内容。

（1）病原菌尚未查明的严重感染，包括免疫缺陷者的严重感染。

（2）单一抗菌药物不能控制的严重感染，需氧菌及厌氧菌混合感染，2种及2种以上复数菌感染，以及多重耐药菌感染。

（3）需长疗程治疗，但病原菌易对某些抗菌药物产生耐药性的感染，如某些侵袭性真菌病；或病原菌含有不同生长特点的菌群，需要应用不同抗菌机制的药物联合使用，如结核和非结核分枝杆菌。

（4）毒性较大的抗菌药物，联合用药时剂量可适当减少，但需有临床资料证明其同样有效。如两性霉素 B 与氟胞嘧啶联合治疗隐球菌脑膜炎时，前者的剂量可适当减少，以减少其毒性反应。

四、药动学 / 药效学（PK/PD）参数应用

抗菌药物的药效通常采用最低抑菌浓度（MIC）、最低杀菌浓度（MBC）等静态指标，这些仅能反映药物抗菌活性的高低，不能反映药物作用时程药效的动态变化。机体对抗菌药物的作用可采用药动学模型，描述药物浓度随时间的变化，但未能表达其抗菌活性。为此，20世纪70年代后期药学专家开始进行药物抗菌活性的时程研究，建立了药动学 / 药效学（PK/PD）结合模型，描述药物的抗菌效应随着浓度而变化的动力学过程，反映了药物与机体之间的双向相互作用。

PK/PD 模型的建立，将药物浓度 - 时间曲线下面积（AUC）/MIC、药物峰浓度（C_{max}）/MIC、时间（t）>MIC、APE 等预测抗菌药物疗效的有意义的参数引入了临床。对评价药物的有效性、推测最佳治疗剂量和用药间隔，使不良反应最小化，避免或减少药物耐药性都有指导性的作用，特别是在设计抗菌药物治疗方案中具有重要价值。根据 PK/PD 的特性，可将抗感染药物分成时间依赖型和浓度依赖型两大类。

1. 时间依赖型 时间依赖性抗菌药物的杀菌作用主要取决于药物在血与组织中浓度维持在细菌 MIC 以上的时间（t>MIC）。当 t>MIC 占给药间隔时间的比例超过 40% 时，才能达到良好的细菌清除率。这个比例因病原菌的不同而不同，对于葡萄球菌，t>MIC 达到或超过 40% 时显示最大杀菌疗效；对肺炎球菌和肠道细菌，则需超过 60% 才显示最大疗效。因此，时间依赖性抗菌药物关键在于优化细菌暴露于药物的时间。药物使用后 40%~60% 时间体内血药浓度或组织药物浓度超过致病菌 MIC，抗菌疗效最佳，临床上常需每日多次给药方可达到此目的。对于 MIC 高的耐药菌甚至可采用持续静脉输注的方法以达到最佳的杀菌效果。

2. 浓度依赖型 浓度依赖性药物的抗菌活性随血药浓度升高而增强，但达到最高抗菌浓度之后药物浓度再升高，其抗菌活性不再增强，有时反而下降。此类药物的 PK/PD 参数是 AUC/MIC、C_{max}/MIC。一般喹诺酮类药物的参

数更倾向于 AUC/MIC,氨基糖苷类药物的参数偏向于 C_{max}/MIC。

免疫健全的动物在感染肺炎链球菌时,喹诺酮类药物的 AUC/MIC>25,有满意的疗效;而免疫缺陷的动物在感染肠杆菌时,喹诺酮类药物的 AUC/MIC 则需约为 100,才有满意的疗效。氨基糖苷类药物的 PK/PD 参数 C_{max}/MIC 在 8~10 之间,有效率 90%,高于 10~12 倍以上能取得理想的疗效。浓度依赖性抗菌药物合理给药的关键在于:增加 AUC/MIC 和 C_{max}/MIC。国外专家首先建议将氨基糖苷类药物给药方案从每日 2~3 次改成日剂量单次给药,这样可提高杀菌力。氨基糖苷类药物的杀菌作用呈浓度依赖性,但其毒性却与血药浓度呈非线性关系。此类药物(如阿米卡星、妥布霉素、奈替米星等)日剂量单次给药时其药效更好或不变,但肾毒性及对高频音的听力影响反而降低,因此对于氨基糖苷类药物不仅可提高抗菌疗效,而且使肾毒性及高频耳毒性减少。

但对于喹诺酮类药物,杀菌作用与毒性作用都呈浓度依赖性,故国内外对于该类药物日剂量单次给药的方法的争议较大。中国药品监督管理局已通过了左氧氟沙星、加替沙星、莫西沙星说明书修改,采用日剂量单次给药。

除了时间依赖性、浓度依赖性抗菌药物以外,还有部分抗菌药物,如阿奇霉素、四环素、糖肽类、克林霉素、利奈唑胺等,其杀菌效果呈时间依赖性,但杀菌持续时间与 AUC 相关,给药方案的目标在于优化药物的剂量,AUC/MIC 是与药效相关的主要参数。当病原菌对抗菌药物的敏感性降低时,药物便不具有预期的清除细菌所必需的 PK/PD 参数,此时应对常规的用药方案进行调整。

3. 抗生素后效应(post-antibiotic effect,PAE) PAE 是指抗生素或抗菌药物作用于细菌一定时间后,停止用药,对细菌的生长抑制作用仍可持续的时间。PAE 的长短与是否存在,除与药物种类及细菌本身有关外,在一定范围内,还与药物浓度及与药物接触的时间成正比。研究还发现,细菌处在 PAE 期的许多特征发生了改变,故可延长给药间隔,减少用药剂量,降低用药费用,且使不良反应减少。针对致病菌具有较长 PAE 的药物(如喹诺酮类、氨基糖苷类、新大环内酯类),可根据其血浆清除半衰期 PAE 适当延长给药间隔,进一步优化给药方案,如日剂量单次给药;而 PAE 不明显的药物如青霉素、头孢菌素,原则上投药应缩短间隔时间,使 24 小时内血药浓度至少高于致病菌 MIC 的 40%~60%。PAE 的存在延长了抗生素的作用时间。PAE 越长,感染菌发生再生长的时间越向后移,这提示如果单次大剂量给药,由于 PAE 延长,当药物在血清或组织中的浓度已低于 MIC 的一段时间内,仍能维持杀菌效果,这可望提高控制致病菌感染的疗效。PAE 已成为研究抗生素药效学的重要参数之一,结合体内外杀菌作用,亚 PAE 效应、抗生素作用后白细胞增多效应、首次接触效应等 PK/PD 参数一起分析,对于合理用药,制订个体化治疗方案均有重要参考价值。

五、特殊人群抗菌药物的应用原则

（一）肾功能减退患者抗菌药物的应用

大部分的抗菌药物原型经肾排泄，因此，一些抗菌药物具有肾毒性，肾功能减退的感染患者应用抗菌药物应遵循以下原则。

1. 尽量避免使用肾毒性抗菌药物，确有应用指征时，严密监测肾功能情况。

2. 根据感染的严重程度、病原菌种类及药敏试验结果等选用无肾毒性或肾毒性较低的抗菌药物。

3. 使用主要经肾排泄的药物，须根据患者肾功能减退程度以及抗菌药物在人体内清除途径调整给药剂量及方法。

（二）肝功能减退患者抗菌药物的应用

肝功能减退时，抗菌药物的选用及剂量调整需要考虑肝功能减退对该类药物体内过程的影响程度，以及肝功能减退时该类药物及其代谢物发生毒性反应的可能性。肝功能减退时抗菌药物的应用有以下几种情况。

1. 药物主要经肝脏或有相当量经肝脏清除或代谢，肝功能减退时清除减少，并可导致毒性反应的发生，肝功能减退患者应避免使用此类药物，如氯霉素、利福平、红霉素酯化物等。

2. 药物主要由肝脏清除，肝功能减退时清除明显减少，但并无明显毒性反应发生，肝病时仍可正常应用，但需谨慎，必要时减量给药，治疗过程中需严密监测肝功能。红霉素等大环内酯类（不包括酯化物）、克林霉素、林可霉素等属于此类。

3. 药物经肝、肾两种途径清除，肝功能减退者药物清除减少，血药浓度升高，同时伴有肾功能减退的患者血药浓度升高尤为明显，但药物本身的毒性不大。严重肝病患者，尤其肝、肾功能同时减退的患者在使用此类药物时需减量应用。经肾、肝两种途径排出的青霉素类、头孢菌素类等均属此种情况。

4. 药物主要由肾排泄，肝功能减退者不需调整剂量。氨基糖苷类、糖肽类抗菌药物等属此类。

（三）老年患者抗菌药物的应用

由于老年人组织器官呈生理性退行性变，免疫功能下降，一旦罹患感染，在应用抗菌药物时需注意以下事项。

1. 老年人肾功能呈生理性减退，按一般常用量接受主要经肾排出的抗菌药物时，由于药物自肾排出减少，可导致药物在体内积蓄，血药浓度升高，易发生药物不良反应。因此老年患者，尤其是高龄患者接受主要自肾排出的抗菌药物时，可按轻度肾功能减退减量给药。青霉素类、头孢菌素类和其他 β- 内酰胺类的大多数品种即属此类情况。

2. 老年患者宜选用毒性低并具杀菌作用的抗菌药物,无用药禁忌者可首选青霉素类、头孢菌素类等 β- 内酰胺类抗菌药物。氨基糖苷类具有肾、耳毒性,应尽可能避免应用。万古霉素、去甲万古霉素、替考拉宁等药物应在有明确应用指征时慎用,必要时进行血药浓度监测,并据此调整剂量,使给药方案个体化,以达到用药安全、有效的目的。

(四)新生儿患者抗菌药物的应用

新生儿一些重要器官尚未完全发育成熟,在此期间其生长发育随日龄增加而迅速变化,因此,新生儿感染使用抗菌药物时需注意以下事项。

1. 新生儿肝、肾均未发育成熟,肝代谢酶的产生不足或缺乏,肾清除功能较差,因此新生儿感染时应避免应用毒性大的抗菌药物,包括主要经肾排泄的氨基糖苷类、万古霉素、去甲万古霉素等,以及主要经肝代谢的氯霉素等。确有应用指征时,需进行血药浓度监测,据此调整给药方案,个体化给药,以使治疗安全有效。

2. 新生儿避免应用可能发生严重不良反应的抗菌药物。可影响新生儿生长发育的四环素类、喹诺酮类应避免应用,可导致脑性核黄疸及溶血性贫血的磺胺类和呋喃类药物应避免应用。

3. 新生儿由于肾功能尚不完善,主要经肾排出的青霉素类、头孢菌素类等 β- 内酰胺类药物需减量应用,以防止药物在体内蓄积导致严重中枢神经系统毒性反应的发生。

4. 新生儿的组织器官日益成熟,抗菌药物在新生儿的药动学亦随日龄增长而变化,因此使用抗菌药物时应按日龄调整给药方案。

(五)儿童患者抗菌药物的应用

儿童患者在应用抗菌药物时应注意以下几点。

1. 氨基糖苷类 该类药物有明显耳、肾毒性,儿童患者应避免应用。临床有明确应用指征且又无其他毒性低的抗菌药物可供选用时,方可选用该类药物,并在治疗过程中严密观察不良反应。有条件者应进行血药浓度监测,根据结果个体化给药。

2. 糖肽类 该类药物有一定肾、耳毒性,儿童患者仅在有明确指征时方可选用。在治疗过程中应严密观察不良反应,有条件者应进行血药浓度监测,个体化给药。

3. 四环素类 可导致牙齿黄染及牙釉质发育不良,不可用于 8 岁以下儿童。

4. 喹诺酮类 由于对骨骼发育可能产生不良影响,该类药物避免用于 18 岁以下未成年人。

(六)妊娠期和哺乳期患者抗菌药物的应用

1. 妊娠期患者抗菌药物的应用 妊娠期抗菌药物的应用需考虑药物对

母体和胎儿两方面的影响。

（1）对胎儿有致畸或明显毒性作用者，如利巴韦林，妊娠期禁用。

（2）对母体和胎儿均有毒性作用者，如氨基糖苷类、四环素类等，妊娠期避免应用；但在有明确应用指征，经权衡利弊，用药时患者的受益大于可能的风险时，也可在严密观察下慎用。氨基糖苷类等抗菌药物有条件时应进行血药浓度监测。

（3）药物毒性低，对胎儿及母体均无明显影响，也无致畸作用者，妊娠期感染时可选用。如青霉素类、头孢菌素类等β-内酰胺类抗菌药物。

2. 哺乳期患者抗菌药物的应用　哺乳期患者接受抗菌药物后，某些药物可自乳汁分泌，通常母乳中药物含量不高，不超过哺乳期患者每日用药量的1%；少数药物乳汁中分泌量较高，如氟喹诺酮类、四环素类、大环内酯类、氯霉素、磺胺甲噁唑、甲氧苄啶、甲硝唑等。青霉素类、头孢菌素类等β-内酰胺类和氨基糖苷类等在乳汁中含量低。然而无论乳汁中药物浓度如何，均存在对乳儿潜在的影响，并可能出现不良反应，如氨基糖苷类可导致乳儿听力减退，氯霉素可致乳儿骨髓抑制，磺胺甲噁唑等可致核黄疸和溶血性贫血，四环素类可致乳齿黄染，青霉素类可过敏反应等。因此治疗哺乳期患者时应避免用氨基糖苷类、喹诺酮类、四环素类、氯霉素、磺胺药等。哺乳期患者应用任何抗菌药物时，均宜暂停哺乳。

第四节　抗菌药物处方审核常见问题及处理

处方审核的目的是保障患者用药安全，促进合理用药。根据《医疗机构处方审核规范》（国卫办医发【2018】14号）、《医院处方点评管理规范（试行）》（卫医管发〔2010〕28号）等要求，药学专业技术人员运用专业知识与实践技能，根据国家药品管理相关法律法规以及技术规范、指南、临床路径、药品说明书，国家处方集等，对医师在诊疗活动中为患者开具的处方，进行合法性、规范性和适宜性审核，并决定是否同意调配发药。

目前大多数的医疗机构采用电子处方，其合法性和规范性的形式审核可以通过HIS系统直接管理。例如，对开具抗菌药物处方限定了处方的用药天数；根据抗菌药物的分级目录以及医师的职称，在程序上限定了处方医师的权限，加强了越级使用的管理等。抗菌药物处方适宜性审核常见问题以及处理如下。

一、适应证不适宜

适应证不适宜是指处方用药与诊断不相符的情况，具体来说，就是处方中抗菌药物、抗病毒药物、抗真菌药物等要有感染诊断或者感染预防的依据。常见的处方审核问题包括：①处方中有抗菌药物，而没有细菌、真菌感染诊断；②处方中有抗菌药物，患者没有预防用药指征；③手术野和手术入路没有细菌定植以及没有感染高危因素的清洁手术或者侵入性操作，使用抗菌药物预防感染。比如急性上呼吸道感染是最常见的社区获得性感染，多由鼻病毒、冠状病毒、流感病毒、副流感病毒、腺病毒所致，有时也由肠道病毒所致，病程多为自限性，一般不需要使用抗菌药物，少数患者可能继发细菌性感染，抗菌药物仅限于出现细菌感染症状，或者实验室检查支持合并细菌感染，如咳脓痰或流脓涕、白细胞增多等时才应用。

二、未注明皮试、免试

根据说明书、《抗菌药物临床应用指导原则(2015 年版)》和《中华人民共和国药典临床用药须知(2020 年版)》的要求，在使用青霉素类抗菌药物之前，需做青霉素皮试。因此，处方或者医嘱中应当有相应的标注："青霉素皮试"或者"免试"。而其他的抗菌药物如果说明书上明确有要求在用药前行皮试的，也应当按照说明书的要求进行皮试，并在处方上标注"皮试"。若患者皮试阴性，或者停药没有超过 3 日，应在处方上标注"免试"。

三、抗菌药物选择不适宜与遴选药品不适宜

年轻患者诊断为化脓性扁桃体炎，使用头孢他啶抗感染。化脓性扁桃体炎常见的致病菌以 G^+ 球菌为主，而头孢他啶对 G^- 杆菌，特别是铜绿假单胞菌有良好的抗菌活性，对革兰氏阳性球菌包括链球菌属的抗菌活性很弱，此时抗菌药物选择不适宜。

遴选药品不适宜是指处方上的药物对于该患者是用药禁忌证或者存在其他的问题。例如儿童、老年人、孕妇及哺乳期妇女、肝肾功能不全等特殊人群，其用药是否有禁忌证；患者是否有食物及药物过敏史禁忌证、诊断禁忌证、疾病史禁忌证与性别禁忌证等；导致的遴选药品不适宜。如对儿童使用喹诺酮类药物；对孕妇使用利巴韦林；对重症肌无力患者使用氨基糖苷类药物；对重度葡萄糖 -6- 磷酸脱氢酶缺乏患者使用复方新诺明等。

四、用法、用量不适宜

指给药剂量和给药间隔，一般是以说明书的适应证为依据，参考指南、指导原则的推荐。重症感染或者药物分布低的感染部位，给予高剂量；轻症或者药物浓度高的感染部位，给予低剂量。给药剂量可按照体重或者体表面积计算，儿童还可以根据年龄粗略折算。给药间隔除了说明书推荐之外，还可以按照药动学与药效学的原理，β- 内酰胺类抗菌药物、红霉素、克林霉素等时间依

赖性抗菌药应一日多次给药；氟喹诺酮类、氨基糖苷类等浓度依赖性抗菌药可一日给药 1 次（重症、老年人、儿童感染者例外）；万古霉素、多黏菌素等是抗菌后效应长的浓度依赖性抗菌药物，可以一日给药 2 次。

五、剂型与给药途径不适宜

抗菌药物应用遵循轻中度感染应尽量选用口服治疗。静脉或肌内注射给药限于：①不能耐受口服给药，或肠道吸收功能障碍的患者；②选用药物口服不吸收；③感染严重、病情进展迅速，需在感染组织或体液中迅速达到高药物浓度以达杀灭病原体作用者。其中，肌内注射给药时剂量受限、吸收影响因素多，只适用于不能口服给药的轻、中度感染者。病情好转并能口服时，应及早转为口服给药。

抗菌药物的局部应用在感染部位难以达到有效浓度，反易引起过敏反应或导致细菌耐药，因此，其应用应严格限于：①全身给药后在感染部位难以达到有效治疗浓度时辅以局部给药，如中枢神经系统感染全身给药加鞘内给药。②眼、耳、口腔、阴道等黏膜表面的局限性感染。局部用药途径包括雾化吸入、滴鼻、滴眼、球结膜下注射、玻璃体内注射、鞘内注射、皮肤和黏膜应用等。

六、溶媒选择不适宜

注射给药的抗菌药物，其溶媒选择不适宜包括：溶媒品种不适宜或者是溶媒的用量不适宜。例如，葡萄糖注射液的 pH 低，青霉素钠在葡萄糖注射液中不稳定，应选用氯化钠注射液；头孢曲松钠与钙离子产生不溶性头孢曲松钙而出现浑浊，头孢曲松钠不适宜选择林格氏液为溶媒。对于一些特殊情况下用药，对溶媒量有限定，例如，术前 30 分钟给予头孢唑林预防感染，宜选用 100ml 溶媒，以便于在手术开始药物可以全部进入循环，发挥预防感染作用。

七、存在配伍禁忌

是指注射剂在体外与其他药物配伍时出现的理化配伍问题，不是体内的药物相互作用。一般是指 2 种或者 2 种以上的药物同瓶输注时存在配伍禁忌，而不是药物的使用禁忌证。例如，肺部感染患者，使用头孢哌酮舒巴坦钠抗感染，氨溴索化痰，头孢哌酮舒巴坦钠与氨溴索混合出现浑浊，二者有配伍禁忌。

八、联合用药不适宜

联合用药不适宜包括两种情况。

(1)按照抗菌药物联合用药原则判定为无指征联合或者联合品种超过 2 种或者联合产生拮抗、毒性增大等。一般而言，单用一种抗菌药物治疗有效就不必联合多种药物,联合用药治疗要根据抗菌药物的抗菌谱和作用机制特点,不能为了"保险"而大包围。

(2)重复用药以及"有临床意义的相互作用"。包括联合后导致的药物毒性反应、药动学和药效学的相互影响。发生药效学的药理拮抗作用或者是影响抗菌药物的吸收、分布、代谢、排泄等药动学过程。例如:美罗培南和丙戊酸钠联用,会导致丙戊酸钠血药浓度下降 60% 以上而导致癫痫发作;莫西沙星和红霉素联用,导致 Q-T 间期延长的不良反应增加。

(薛莲芳　吴红卫)

参考文献

[1] 颜青,夏培元,杨帆,等.临床药物治疗学:感染性疾病.北京:人民卫生出版社,2017.

[2] 国家卫生健康委合理用药专家委员会.国家抗微生物治疗指南.3 版.北京:人民卫生出版社,2023.

[3] 抗菌药物临床应用指导原则修订工作组.抗菌药物临床应用指导原则(2015 年版).北京:人民卫生出版社,2015.

[4] 《中国国家处方集》编委会.中国国家处方集.北京:人民军医出版社,2010.

[5] 王明贵.感染性疾病与抗微生物治疗.4 版.上海:复旦大学出版社,2020.

[6] 中华医学会,中华医学会杂志社,中华医学会临床学分会,等.成人社区获得性肺炎基层合理用药指南.中华全科医师杂志,2020, 19 (9): 783-791.

[7] 中华人民共和国国家卫生健康委员会.β- 内酰胺类抗菌药物皮肤试验指导原则(2021 年版).中华人民共和国国家卫生健康委员会官网,2021 年.

第二章

抗菌药物的预防性应用处方审核案例详解

根据抗菌药物的用药目的,可以分为预防用药和治疗用药。没有明确的感染诊断,而有感染的高危因素并有预防感染的循证证据时,应启动预防用药。在抗菌药物的预防性应用中又以手术和侵入性操作最为常见,但是随着国家对抗菌药物使用的管理越来越严格,特别是对抗菌药物使用率的管控,非手术的预防也非常关注其用药的适应证。

第一节 手术预防用药

手术切口感染是指外科手术的切口发生的感染;手术部位感染(surgical site infection,SSI)是指手术切口以及手术所涉及的组织器官及腔隙发生的感染;围手术期感染是指外科手术住院期间发生的感染,涵盖手术部位感染以及住院期间其他器官继发的感染。

手术预防用药的目的是预防手术部位感染,指手术切口与手术涉及的组织、器官腔隙的感染,不包括与手术无直接关系以及术后可能发生的其他部位感染。因此手术预防用药,应根据手术切口类别、创伤程度、手术持续时间、感染发生机会和后果严重程度,手术可能污染细菌种类、抗菌药物预防效果的循证医学证据、对细菌耐药性的影响和经济学评估等,综合各种因素考虑决定是否预防用药和如何预防用药。

一、手术预防用药的指征

手术预防用药指征可以参照手术切口的分类来判断,我国 2015 年发布的《抗菌药物临床应用指导原则(2015 年版)》(以下简称《指导原则》),手术切口分为 I、II、III、IV 类,各类切口手术的预防用药指征建议如下。

Ⅰ类切口手术（清洁手术），手术部位或者手术路径不涉及呼吸道、消化道、泌尿生殖道等人体与外界相通的器官。手术部位为人体无菌部位，若无炎症、无污染、局部无损伤，通常不需预防用抗菌药物。但在下列情况感染风险增加，可考虑预防用药：①手术范围大、手术时间长、污染机会增加。②手术涉及重要脏器，一旦发生感染将造成严重后果者，如头颅手术、心脏手术等。③异物植入手术，如人工心瓣膜植入、永久性心脏起搏器放置、人工关节置换等。④有感染高危因素的患者，如年龄因素，参照国家抗菌药物临床应用监测网的建议，超过70岁或者小于2岁；糖尿病并血糖控制不理想的情况；免疫功能低下，尤其是接受器官移植者。还有营养不良、肥胖等都是临床常见的易感因素。

Ⅱ类切口和Ⅲ类切口，由于手术部位存在大量人体寄生定殖菌群，或者已造成严重污染，手术暴露时污染的细菌可能导致手术部位感染，故此类手术通常需预防用抗菌药物。而Ⅳ类切口手术在手术前已开始治疗性应用抗菌药物，术中、术后继续治疗，不属预防应用范畴。

我国在病案首页自2011年开始，手术切口分为0、Ⅰ、Ⅱ、Ⅲ类。0类切口是指体表无切口，手术经人体自然腔道进行或者经皮单孔腔镜手术。前者手术野有细菌定植有预防用药指征，后者视手术部位是否有细菌定植或感染而定是否有预防用药指征。其Ⅱ类切口相当于《指导原则》的Ⅱ、Ⅲ类，都有预防用药指征；而其Ⅲ类切口手术，相当于《指导原则》的Ⅳ类切口，术前已经是感染，不属预防应用的范畴。

二、手术预防用药的选择

临床应用的抗菌药物种类繁多，抗菌谱和作用机制各异，科学地管理和优化预防用药的选择将可以延缓临床耐药菌的产生，产生良好的预防手术部位感染的效果。预防用药的选择一般根据手术切口可能污染的细菌种类，细菌对抗菌药物敏感性，药物的作用机制以及药物能否在手术部位达到有效浓度等综合考虑。首选对污染菌针对性强、有充分的循证医学证据，安全、使用方便及价格适宜的品种。头孢菌素具有抗菌谱广、抗菌效力强，安全性与经济性有优势，是手术预防用药的首选。

心血管、头颈、胸腹壁、四肢软组织手术和骨科手术等皮肤切口的手术，可选择针对金黄色葡萄球菌的一代头孢。结肠、直肠和盆腔手术，应选用对革兰氏阳性菌、阴性菌和厌氧菌都有效的头霉素类，或者选择二代头孢联合对厌氧菌有效的咪唑类抗菌药物。一代头孢首选有循证证据的头孢唑林，二代头孢首选头孢呋辛。不宜随意选用广谱抗菌药物作为手术预防用药。鉴于国内大肠埃希菌对氟喹诺酮类药物耐药率高，应严格控制氟喹诺酮类药物作为外科手术预防用药，除非是在有病原学证据支持的泌尿外科手术的预防。

当手术患者对头孢菌素过敏，针对革兰氏阳性菌可用克林霉素、万古霉素、去甲万古霉素，一般而言，万古霉素和去甲万古霉素更多的是推荐在MRSA高分离的机构使用；针对革兰氏阴性杆菌可选用氨曲南、磷霉素或氨基糖苷类。对于可能有厌氧菌和需氧菌混合感染的手术切口，如涉及消化道、生殖道的Ⅱ类、Ⅲ类切口手术，建议克林霉素联合氨基糖苷类，或者氨基糖苷类联合甲硝唑。参照国家卫生行政管理部门发布的《指导原则》以及《国家抗微生物治疗指南》(简称《指南》)整理了手术预防用药的品种选择建议见表2-1。

表2-1　手术预防应用抗菌药物的品种选择

手术名称	切口类别	抗菌药物
脑外科手术(清洁,无植入物) 脑脊液分流术	Ⅰ	第一、二代头孢菌素,MRSA感染高发医疗机构的高危患者可用去甲万古霉素
脑外科手术(经鼻窦、鼻腔、口咽部手术)	Ⅱ	第一、二代头孢菌素 ± 甲硝唑,或克林霉素 + 庆大霉素
眼科手术(如白内障、青光眼或角膜移植、泪囊手术、眼穿通伤)	Ⅰ、Ⅱ	局部应用妥布霉素或左氧氟沙星等 必要时选择第一代头孢菌素
头颈部手术(经口咽部黏膜)	Ⅱ	第一、二代头孢菌素 ± 甲硝唑,或克林霉素 + 庆大霉素
颌面外科(下颌骨折切开复位或内固定,面部整形术有移植物手术,正颌手术)	Ⅰ	第一、二代头孢菌素
耳鼻喉科(复杂性鼻中隔鼻成形术,包括移植)	Ⅱ	第一、二代头孢菌素
乳腺手术(乳腺癌、乳房成形术,有植入物如乳房重建术)	Ⅰ	第一代头孢菌素
胸外科手术(食管、肺)	Ⅱ	第一、二代头孢菌素
胸外科手术(心脏手术、安装永久性心脏起搏器、腹主动脉重建)	Ⅰ	第一代头孢菌素,MRSA感染高发医疗机构的高危患者可用去甲万古霉素
血管手术(下肢手术切口涉及腹股沟、任何血管手术植入人工假体或异物)	Ⅰ	第一代头孢菌素
肝、胆系统及胰腺手术 结肠、直肠、阑尾手术	Ⅱ、Ⅲ	第一、二代头孢菌素或头孢曲松 ± 甲硝唑,或头霉素类
胃、十二指肠、小肠手术	Ⅱ、Ⅲ	第一、二代头孢菌素,或头霉素类

续表

手术名称	切口类别	抗菌药物
泌尿外科手术:进入泌尿道或经阴道的手术(经尿道膀胱肿瘤或前列腺切除术、异体植入及取出,切开造口、支架的植入及取出)及经皮肾镜手术	Ⅱ	第一、二代头孢菌素,或氟喹诺酮类
泌尿外科手术:涉及肠道的手术	Ⅱ	第一、二代头孢菌素或氨基糖苷类+甲硝唑
经直肠前列腺活检	Ⅱ	氟喹诺酮类
妇科手术:经阴道或经腹腔子宫切除术、腹腔镜子宫肌瘤剔除术(使用举宫器)	Ⅱ	第一、二代头孢菌素(经阴道手术加用甲硝唑),或头霉素类
产科手术:羊膜早破或剖宫产术、Ⅲ度、Ⅳ度会阴撕裂修补术	Ⅱ	第一、二代头孢菌素±甲硝唑
皮瓣转移术(游离或带蒂)或植皮术	Ⅱ	第一、二代头孢菌素
关节置换成形术、截骨、骨内固定术、腔隙植骨术、脊柱术(应用或不用植入物、内固定物)	Ⅰ	第一、二代头孢菌素,MRSA感染高发医疗机构的高危患者可用去甲万古霉素
外固定架植入术	Ⅱ	第一、二代头孢菌素
截肢术、开放骨折内固定术	Ⅰ、Ⅱ	第一、二代头孢菌素±甲硝唑

注:第一、二代头孢菌素是指有循证医学证据的头孢唑林、头孢呋辛;表中"±"是指两种药物可联合应用或者不联合应用。

三、手术预防用药的给药时机与术中追加

手术操作会为细菌污染创造机会,因此首次预防用药的给药时机对预防感染而言极为重要。在发生细菌污染而未发生感染时给予足量的抗菌药物,防止手术部位污染的细菌定植和感染,将是预防感染的最佳给药时机,过早或者过晚给药都可能影响预防感染的效果。目前推荐的给药方法是:在皮肤、黏膜切开前0.5~1小时内或麻醉开始时用少量溶媒快速静脉给药,在开始手术已输注完毕,保证手术部位暴露时,局部组织中抗菌药物浓度已达到足以杀灭手术过程中污染细菌的浓度。万古霉素或氟喹诺酮类等由于需输注较长时间,应在手术前1~2小时开始给药。

　　手术预防用抗菌药物的有效覆盖时间应包括整个手术过程。手术时间较短（＜2 小时）的手术，术前给药 1 次即可。如手术时间超过 3 小时或超过所用药物半衰期的 2 倍以上，或成人出血量超过 1 500ml，术中应追加 1 次，手术时间特别长时可以考虑用第 3 次，或者直接选择半衰期长的药物在术前 30 分钟用药，不再术中追加。表 2-2 摘录了常用药物的血清半衰期及用量供参考。

表 2-2　常用药物的半衰期及用量

药名	半衰期 /h	剂量 /g	间隔
头孢唑林	1.5~2	1.0~2.0	q.8h.、q.12h.
头孢呋辛	1.2~1.6	1.5	q.8h.、q.12h.
头孢曲松	8	1.0~2.0	q.d.
头孢美唑	1	1.0~2.0	q.8h.、q.12h.
头孢西丁	1	1.0~2.0	q.8h.
头孢米诺	2.5	1.0	q.8h.
氨曲南	1.5~2	2.0	q.8h.、q.12h.
克林霉素	2.4~3	0.6~1.2	q.8h.、q.12h.
磷霉素	3~5	2.0~4.0	q.6h.、q.8h.
万古霉素	6	1.0	q.12h.
去甲万古霉素	6~8	0.8	q.12h.

四、手术预防用药的给药途径

　　手术预防给药途径主要为静脉给药，药物进入循环并可以快速到达手术部位的组织器官，产生良好的预防细菌感染的目的。但是在个别情况下推荐局部给药或者口服给药，眼科手术建议在术前 24 小时之内开始滴眼药水，术后继续给予眼药水，晚上给予眼药膏等。下消化道手术、盆腔手术，在手术前一日分次给予口服不吸收或者少吸收的药物：新霉素 1g 或红霉素 1g ＋ 甲硝唑 1g，配合口服导泻药清洁肠道。

五、手术预防用药时间

　　手术预防用药的目的是预防手术部位污染的细菌感染，目前的建议是清洁手术的预防用药时间不超过术后 24 小时。有预防用药指征并手术时间不足 2 小时的清洁手术，术前用药 1 次即可。有明显的感染高危因素的手术如心脏手术、颅脑手术、骨科有人工植入物的内固定手术等，可视情况延长至手术后 48 小时。清洁 - 污染手术和污染手术的预防用药时间一般亦为手术后 24 小时,污染手术必要时延长至 48 小时。过度延长用药时间并不能进一步提高预防效果,且预防用药时间过长,继发耐药菌感染机会增加。

第二节　侵入性操作的预防用药

随着医疗技术的进步,越来越多的治疗手段进入临床,放射介入治疗和内镜微创诊疗等,都在快速发展和普及。一部分临床常见特殊诊疗操作的预防用药,根据现有的循证医学证据、国际有关指南推荐和国内专家的意见,在《指导原则》以及《指南》中提出了一些建议。但是在医疗机构开展新技术,需要一个操作熟练的过程,操作时间长,感染风险也因此增加,随着熟练程度的提高,操作的时间会逐渐缩短,感染风险降低。因此,药师在做处方审核时要多与临床交流,对于新开展项目多加关注,不应刻板地追求对标,要在规范使用抗菌药物的同时协助临床给予患者最大的保护。

一、侵入性操作的预防用药指征

参照《指导原则》以及《指南》,以下情况的侵入性操作有预防用药指征。

1. 侵入性操作部位或者入路等操作涉及的部位有细菌定植,感染的风险因此增高,有预防用药的指征。例如,经皮肝穿刺胆道引流、经内镜胃造口术、经结肠前列腺活检术等。

2. 侵入性操作虽然是在无菌部位,但是一旦发生感染危害性高,有指征预防用药。例如,主动脉支架植入术、先天性心脏病封堵术、脾动脉栓塞术等;7 日内再次行血管介入手术者。

3. 患者有易感因素,侵入性操作可能导致感染的发生。例如,人工关节置换术后 2 年内的患者,接受可能引起一过性菌血症的侵入性操作时,例如,困难的拔牙术需要预防用药。

4. 妇科经阴道的侵入性操作,如宫颈扩张 / 刮宫术、人工流产等;泌尿外科经尿道的侵入性操作,如膀胱镜活检、电灼、切除等,由于这些操作感染的风险高,预防用药可以降低感染的发生率。

二、侵入性操作的药物选择与给药方案

对于有指征预防用药的侵入性操作,预防用药的选择应根据操作部位定植的细菌或者手术入路可能污染的细菌种类,有目标的选择药物,以革兰氏阳性(G^+)菌为主选择第一代头孢;G^+ 菌和革兰氏阴性(G^-)菌混合感染选择第二代头孢;有病原体查结果支持并药物高度浓集部位的侵入性操作,还可以选

择氟喹诺酮类,如泌尿系的有创操作;在非典型病原菌高分离的部位,还可以选择氟喹诺酮类或者多西环素等药物,如妇科人工流产后清宫术。

侵入性操作除了住院期间的患者还可以是门诊患者,因此,给药方案也比较多样化。最常用的方案与上一节提到的手术预防用药一样,术前30~60分钟静脉给药,药物进入循环并可以快速到达手术部位的组织器官,产生良好的预防细菌感染的目的。在个别情况下可以口服给药,人工流产手术、经直肠前列腺穿刺、高危患者的拔牙等,建议术前1~2小时口服给药。参照《指导原则》及《指南》整理一部分侵入性操作的预防用药建议,见表2-3。

表2-3 侵入性操作的抗菌药物预防应用

诊疗操作名称	预防用药建议	推荐药物
经血管介入手术(包括冠状动脉造影术、成形术、支架植入术及导管内溶栓术)	不推荐常规预防用药。对于7日内再次行血管介入手术者、需要留置导管或导管鞘超过24小时者,则应预防用药	第一代头孢菌素
主动脉内支架植入术高危患者	建议使用1次	第一代头孢菌素
先天性心脏病封堵术	建议使用1次	第一代头孢菌素
脾动脉、肾动脉栓塞术	建议使用24小时内	第一代头孢菌素
肝动脉化疗栓塞(transcatheter arterial chemoembolization,TACE)	建议使用24小时内	第一、二代头孢菌素 ± 甲硝唑
食管静脉曲张硬化治疗	建议使用24小时内	第一、二代头孢菌素
经颈静脉肝内门 - 腔静脉分流术(transjugular intrahepatic portosystemic shunt,TIPS)	建议使用24小时内	氨苄西林 / 舒巴坦或阿莫西林 / 克拉维酸
经皮椎间盘摘除术及臭氧、激光消融术	建议使用	第一、二代头孢菌素
经内镜逆行胰胆管造影(endoscopic retrograde cholangiopancreatography,ERCP)	建议使用1次	第二代头孢菌素或头孢曲松
经皮肝穿刺胆道引流或支架植入术	建议使用	第一、二代头孢菌素或头霉素类

续表

诊疗操作名称	预防用药建议	推荐药物
经皮内镜胃造瘘置管	建议使用 24 小时内	第一、二代头孢菌素
内镜黏膜下剥离术	一般不推荐预防用药；如为感染高危切除(大面积切除,术中穿孔等)建议用药时间不超过 24 小时	第一、二代头孢菌素
腹膜透析管植入术	建议使用 1 次	第一代头孢菌素
经直肠前列腺活检术 经膀胱镜侵入性操作(活检、电灼、切除)	建议使用 1 次	术前 1 小时口服环丙沙星
人工流产术	术前 1 小时及术后 30 分钟口服	多西环素
人工关节置换术后 2 年内,困难拔牙等可能引起一过性菌血症的侵入性操作	术前 1 小时口服	阿莫西林克拉维酸钾或头孢呋辛酯

注:手术部位感染预防用药有循证医学证据的第一代头孢菌素主要为头孢唑林,第二代头孢菌素主要为头孢呋辛。

第三节 非手术预防用药

抗菌药物有其特殊性,可以抑制和杀灭致病菌,治疗感染性疾病。过度使用或者不合理使用会破坏体内菌群的平衡,筛选出条件致病菌,也可以诱导体内的定植菌产生耐药性,进而发展为棘手的复杂感染。因此,"有指征用药"是抗菌药物合理用药非常重要的一环。除了手术和侵入性操作有感染高风险,有预防用药指征之外,当患者处在某些特殊情况下感染风险高,也有预防用药的指征。

一、非手术预防用药的原则

非手术患者抗菌药物的预防用药目的是:预防特定病原菌所致的或特定人群可能发生的感染。因此,预防用药的原则是:

1. 用于尚无细菌感染征象但暴露于致病菌感染的高危人群。例如暴露于炭疽、鼠疫暴发疫区的感染高危者。

2. 预防用药适应证和抗菌药物选择应基于循证医学证据。例如肝硬化门静脉高压伴腹水患者,预防性地使用头孢菌素可以降低自发性细菌性腹膜炎的风险。

3. 应针对一种或两种最可能细菌的感染进行预防用药,不宜选用广谱抗菌药或多药联合,以期预防多种细菌多部位感染。例如,HIV 感染患者的机会感染,指南强烈推荐卡氏肺孢子菌、分枝杆菌、弓形虫的预防,但是并不推荐长期使用抗菌药物常规预防一般的细菌感染。

4. 应限于针对某一段特定时间内可能发生的感染,而非任何时间可能发生的感染。例如,骨髓移植患者在强化免疫抑制治疗期间,应用抗菌药物预防潜在致病的内源性定植菌继发感染。

5. 预防用药同时应积极纠正导致感染风险增加的原发疾病或基础状况。可以治愈或纠正者,预防用药价值较大;原发疾病不能治愈或纠正者,药物预防效果有限,应权衡利弊决定是否预防用药。

二、非手术预防用抗菌药物常见的问题

根据上述原则,药师在处方审核中常遇到的问题有以下几类。

1. 明确为病毒感染的疾病一般有自限性,在早期没有合并细菌感染,不应预防使用抗菌药物,在门诊处方审核时会遇到诊断为普通感冒、麻疹、水痘等病毒性疾病的患者,无指征预防性使用抗菌药物。

2. 患者处于昏迷、中毒、心力衰竭、非感染性休克等比较危重的状态,没有明确的感染便没有目标地预防性使用抗菌药物。

3. 晚期肿瘤、应用肾上腺皮质激素等患者,无指征地预防感染。

4. 留置导尿管、留置深静脉导管、气管插管或气管切开、人工喉、临时腹壁造瘘、术后留置的引流管等情况,虽然有感染风险,但是也并不建议常规预防用药。

三、非手术预防用药指征与方案

在某些情况下,一些细菌感染的高危人群,也有预防性使用抗菌药物的指征。总结《指导原则》和《指南》的推荐,预防对象和推荐预防方案归纳到表 2-4。

抗菌药物在预防非手术患者某些特定感染中的应用。此外,严重中性粒细胞缺乏(ANC ≤ 0.1×10^9/L)持续时间超过 7 日的高危患者和实体器官移植及造血干细胞移植的患者,也有预防用抗菌药物的指征,但由于涉及患者基础疾病、免疫功能状态、免疫抑制剂药物治疗史等诸多复杂因素,其预防用药指征及方案需参阅相关专题文献。

表 2-4 特定感染患者的预防用药

预防疾病	适用人群	预防用药抗菌药物
风湿热复发	①风湿性心脏病儿童患者；②经常发生链球菌咽峡炎或风湿热的儿童及成人	苄星青霉素、青霉素 V 青霉素过敏者：复方磺胺磺胺异噁唑或者红霉素
流行性脑脊髓膜炎	流行时：①托儿所、部队、学校中的密切接触者；②患者家庭中的儿童	利福平(孕妇不用)、环丙沙星(限成人)、头孢曲松
流感嗜血杆菌脑膜炎	①患者家庭中未经免疫接种的≤4 岁儿童；②有发病者的幼托机构中≤2 岁未经免疫接种的儿童；③幼托机构在 60 日内发生 2 例以上患者,且入托对象未接种疫苗时,应对入托对象和全部工作人员预防用药	利福平(孕妇不用)
新生儿 B 族溶血性链球菌(group B streptococci,GBS)感染	①孕妇有 GBS 菌尿症。②妊娠 35~37 周阴道和肛拭培养筛查有 GBS 寄殖。③孕妇有以下情况之一者：<37 周早产；羊膜早破≥18 小时；围产期发热,体温 38℃以上者；以往出生的新生儿有该菌感染史者	青霉素或氨苄西林 青霉素过敏但发生过敏性休克危险性小：头孢唑林 青霉素过敏,有发生过敏性休克危险性者：克林霉素或红霉素
新生儿淋病奈瑟菌或衣原体眼炎	每例新生儿	四环素或红霉素眼药水滴眼
肺孢子菌病	①艾滋病患者 CD4 细胞计数<200/mm^{3}者；②造血干细胞移植及实体器官移植受者	复方新诺明
百日咳	主要为与百日咳患者密切接触的幼儿和年老体弱者	红霉素
结核病	结核病密切接触者,35 岁以下结核菌素皮肤试验新近阳性	异烟肼或异烟肼＋利福平
霍乱	霍乱接触者	多西环素
猩红热	猩红热接触者	青霉素 V
实验室相关感染	实验室工作者暴露于布鲁菌：高危者(接触量多)低危者(接触量少)每周 2 次血清试验,转阳时开始用药	多西环素＋利福平
	实验室工作者暴露于鼠疫耶尔森菌	多西环素或复方新诺明

第四节 常见处方审核案例详解

一、适应证不适宜

案例1
【处方描述】

性别：男 年龄：23 岁

临床诊断：流感、发热。

处方内容：

奥司他韦胶囊	75mg×10 片	75mg	b.i.d.	p.o.
阿奇霉素片	0.25g×6 片	0.5g	q.d.	p.o.
对乙酰氨基酚片	0.5g×6 片	0.5g	p.r.n.	p.o.

【处方问题】适应证不适宜。

【机制分析】患者年轻，发热，诊断为流感，常为流感病毒所致，奥司他韦推荐用于甲型和乙型流感的治疗。阿奇霉素为大环内酯类抗菌药物，推荐用于呼吸道细菌和不典型病原体感染的治疗。在流感早期极少合并细菌感染，没有预防应用阿奇霉素的指征。

【干预建议】建议处方取消阿奇霉素片。

案例2
【处方描述】

性别：女 年龄：73 岁

临床诊断：带状疱疹。

处方内容：

盐酸伐昔洛韦片	0.3g×20 片	0.3g	b.i.d.	p.o.
多西环素片	0.1g×14 片	0.1g	b.i.d.	p.o.
双氯芬酸钠缓释片	50mg×24 片	50mg	p.r.n.	p.o.

【处方问题】适应证不适宜，用法不适宜。

【机制分析】

(1)患者被诊断为带状疱疹，为病毒感染所致。伐昔洛韦是阿昔洛韦的前体,口服后吸收迅速并可在体内很快转化为阿昔洛韦,发挥抗病毒作用。多西环素片为四环素类抗菌药物,可用于敏感细菌引起的皮肤软组织感染。带状疱疹如果皮损有可能引起局部的细菌感染,但是处方诊断没有提示皮肤软组织感染,没有多西环素片的用药适应证。

(2)双氯芬酸钠缓释片用于带状疱疹引起的神经性疼痛止痛治疗,应定时给药,而非疼痛时用药。双氯芬酸钠缓释片应每8~12小时1片,定时给药,不宜疼痛时才吃1片。

【干预建议】建议处方取消多西环素片;双氯芬酸钠缓释片改为每8~12小时1片。

案例3

【处方描述】

性别:男　　　年龄:62 岁　　　体重:70kg

临床诊断:腹股沟疝,前列腺增生症。

临床资料:患者左侧腹股沟可纳性包块十余年,自觉近日增大。无药物过敏史,择期全麻下行腹腔镜下腹股沟疝无张力修补术,手术持续 0.8 小时。

处方内容:

| 0.9% 氯化钠注射液 | 100ml | } 术前 30 分钟　i.v.gtt. |
| 注射用头孢唑林 | 2g | |

【处方问题】适应证不适宜。

【机制分析】腹股沟疝无张力修补术的手术部位没有涉及消化道、呼吸道以及泌尿生殖道,没有细菌定植,为Ⅰ类切口清洁手术,手术时间短,范围不大,患者没有其他感染高危因素,虽然有补片植入,但是有循证证据提示腹股沟疝补片植入导致感染的风险低,《国家抗微生物治疗指南》(第3版)中也建议该类手术无感染高危因素者无须用药。

【干预建议】停用抗菌药物。

案例4

【处方描述】

性别:女　　　年龄:57 岁　　　体重:54kg

临床诊断:乳腺原位癌。

　　临床资料:患者健康体检发现左乳外上象限肿物就诊。行乳腺区段切除术,备乳腺癌改良根治术。术中冰冻病理结果为良性肿物,术后病理结果示为恶性肿瘤。手术持续 1.4 小时。

　　处方内容:

0.9% 氯化钠注射液	100ml	} 术前 30 分钟、术后 4 小
注射用头孢唑林	1g	时各 1 次 i.v.gtt.

　　【处方问题】适应证不适宜。

　　【机制分析】患者行乳腺区段切除,手术部位没有涉及消化道、呼吸道以及泌尿生殖道,没有细菌定植,为Ⅰ类切口清洁手术。一般没有预防用药适应证,但是术前未除外恶性肿瘤,可能术中改为乳腺癌根治术,可能手术时间长、范围大,在手术前 30 分钟用药 1 次符合预防用药原则。但是,最终只做了乳腺区段切除术,手术时间短,手术范围不大,患者也没有行新辅助化疗、放疗等,影响切口愈合的治疗。术后诊断病理为恶性肿瘤,不是继续预防用药的指征,术后的预防用药无指征。

　　【干预建议】不建议术后 4 小时再用 1 次抗菌药物。

案例 5

【处方描述】

　　性别:女　　　　年龄:45 岁　　　　体重:50kg

　　临床诊断:结肠息肉。

　　临床资料:患者行肠镜检查,发现息肉 1 粒,行内镜下结肠病损氩气刀治疗术(argon plasma co-agulation,APC),内镜下结肠黏膜切除术。

　　处方内容:

0.5% 左氧氟沙星注射液	100ml	b.i.d.(术后)	i.v.gtt.

　　【处方问题】适应证不适宜。

　　【机制分析】患者行肠镜检查并切除息肉 1 粒,面积小、无穿孔等情况,没有感染高危因素,一般不推荐预防用药。若有感染高危因素,按照《指导原则》推荐术前 30 分钟使用第一、二代头孢菌素,而不是氟喹诺酮类。

　　【干预建议】建议处方取消左氧氟沙星。

二、抗菌药物选择不适宜与遴选药品不适宜

案例6
【处方描述】

性别：男　　　年龄：14 岁　　　体重：40kg
临床诊断：跌倒外伤，急诊行左小腿外伤清创缝合术。
处方内容：

破伤风抗毒素注射液	1 500IU×1		st.	i.h.
0.2% 左氧氟沙星注射液	100ml×1	0.2g	st.	i.v.gtt.
左氧氟沙星胶囊	0.1g×12 粒	0.2g	b.i.d.	p.o.

【处方问题】抗菌药物选择不适宜，未注明皮试。

【机制分析】

(1) 动物实验提示喹诺酮类药物导致幼龄动物关节病变和骨 / 软骨病变。对儿童的安全性尚未确立，喹诺酮类药物禁用于 18 岁以下人群。患儿 14 岁，有用药禁忌证，抗菌药物选择不适宜。

(2) 破伤风抗毒素注射液为马血清生物制剂，有免疫抗原性，说明书要求用药前皮试，阴性方可用药。阳性按脱敏注射法给药，或者改用破伤风人免疫蛋白注射液。

【干预建议】

(1) 预防用药建议改为口服 β- 内酰胺类药物，如果有过敏史或者其他原因不能用，也可以推荐口服克林霉素，能覆盖皮肤常见的 G^+ 球菌以及梭状芽孢杆菌属的厌氧菌。

(2) 破伤风抗毒素注射液在处方上要有"皮试"医嘱方可发药。

案例7
【处方描述】

性别：男　　　年龄：51 岁　　　体重：71kg
临床诊断：肾结石伴肾积水，输尿管结石伴扩张，前列腺增生。
临床资料：患者既往体健，无药物过敏史。诉偶有腰部涨疼可忍，再发 1 日入院。入院检查如下。血常规：白细胞计数 $6.7×10^9$/L，中性粒细胞百分比 70%；血肌酐：87μmol/L；中段尿培养：无菌生长。全麻下行经皮肾镜激光碎石术，经尿道输尿管镜输尿管激光碎石术，经尿道输尿管支

架置入术。手术持续 3.8 小时。

处方内容：

0.9% 氯化钠注射液	100ml	术前 30 分钟；GOT（–）
注射用哌拉西林舒巴坦钠	3g	b.i.d.×5 日（术后） i.v.gtt.

【处方问题】抗菌药物选择不适宜，预防用药疗程长。

【机制分析】

（1）患者的手术部位在泌尿道，有细菌定植而没有感染，为Ⅱ类切口清洁 - 污染手术，有预防用药指征。按照《指导原则》推荐，应选择使用头孢呋辛。哌拉西林舒巴坦钠是青霉素类联合酶抑制剂，更适用于产超广谱 β- 内酰胺酶的耐药菌的治疗，主药哌拉西林的半衰期只有 1 小时，手术持续了近 4 小时，体内有效药物浓度不足以抑制和杀灭细菌。

（2）清洁 - 污染切口手术预防用药应在术后 24 小时停药，不宜用药 5 日。延长术后用药时间并不能提高预防效果，反而有诱导耐药菌的风险。

【干预建议】建议改为 1.5g 头孢呋辛加到 100ml 0.9% 氯化钠注射液，术前 30 分钟给药 1 次，术中 3 小时追加 1 剂，术后 24 小时内停药。

案例 8

【处方描述】

性别：男　　　年龄：32 岁　　　体重：72kg

临床诊断：颅底脑膜瘤。

临床资料：患者既往体健，无药物过敏史。行经额脑膜病损切除术、硬脑膜补片修补术，出血 800ml。手术持续 8.5 小时。

处方内容：

0.9% 氯化钠注射液	100ml	术前 30 分钟、术中 3 小时
注射用头孢曲松	1g	各一次 i.v.gtt.
0.9% 氯化钠注射液	100ml	b.i.d.　i.v.gtt. 3 日（术后）
注射用头孢他啶	1g	

【处方问题】抗菌药物选择不适宜，术中追加不适宜。

【机制分析】患者所行的颅脑手术是清洁手术，由于涉及重要器官并手术时间长有预防用药指征，预防的目标菌为皮肤定植的 G^+ 球菌为主，目前预防用药推荐使用头孢唑林。考虑到手术时间特别长选用头孢曲松，对 G^+ 球菌有较强的杀菌效果，半衰期长，有效血药浓度覆盖手术全程，无须术中反复多次追加,在这方面优于头孢唑林,有一定的意义。但是术后不适宜改为头孢他啶,同为第三代头孢菌素,头孢他啶对 G^+ 球菌效果差。

【干预建议】术后改为头孢唑林 2.0g,一日 2~3 次,术后 24 小时停药。

案例 9
【处方描述】

性别:男　　　年龄:69 岁　　　体重:73kg

临床诊断:股骨颈坏死。

临床资料:患者务农,既往体健,酗酒,每天 0.8~1 斤白酒,二十余年,无药物过敏史。行髋关节置换术,手术时间 1.7 小时,出血 300ml。

处方内容:

注射用头孢唑林	2g		
0.9% 氯化钠注射液	100ml	术前 30 分钟	i.v.gtt.

【处方问题】抗菌药物选择不适宜。

【机制分析】患者行髋关节置换术,为 I 类清洁切口手术,有人工植入物故有预防用药指征,选择头孢唑林预防用药符合原则,但是患者酗酒,头孢唑林抑制乙醛脱氢酶,阻挠了乙醇的正常代谢,使血中乙醛浓度上升。酗酒者使用头孢唑林,有可能出现双硫仑样作用,颜面潮红、心悸、眩晕、头痛、恶心等。

【干预建议】建议改为克林霉素预防用药。

案例 10
【处方描述】

性别:女　　　年龄:30 岁

临床诊断:早孕,人工流产术后。

处方内容:

头孢克肟胶囊	0.1g×12 粒	0.2g	b.i.d.	p.o.
甲硝唑片	0.2g×12 片	0.4g	t.i.d.	p.o.

【处方问题】抗菌药物选择不适宜。

【机制分析】一般人工流产手术在门诊预约进行,有创操作,《指南》推荐术前 1 小时及术后半小时,各口服多西环素片 0.1g。单药口服预防,无须联合用药。

【干预建议】建议改为多西环素片口服。

案例 11
【处方描述】

性别：女　　　年龄：7 岁　　　体重：24kg

临床诊断：腺样体肥大。

临床资料：患儿有青霉素严重过敏史，行腺样体切除术。手术持续 1.2 小时。围手术期抗菌药物用药处方摘录如下。

处方内容：

0.9% 氯化钠注射液	100ml	术前 30 分钟
左氧氟沙星注射液	0.1g	b.i.d.　i.v.gtt.

【处方问题】遴选药品不适宜。

【机制分析】

(1) 在动物实验中观察到，喹诺酮类药物对幼崽关节和软骨发育有影响。对儿童的安全性尚未确立，禁用于 18 岁以下人群。

(2) 抗菌药物管理要求：应严格限制喹诺酮类药物作为外科围手术期预防用药。

【干预建议】建议处方取消左氧氟沙星，改为克林霉素。

案例 12
【处方描述】

性别：女　　　年龄：27 岁　　　体重：64kg

临床诊断：急性阑尾炎。

临床资料：患者宫内妊娠 26^{+3} 周，急性阑尾炎，行阑尾切除术。手术持续时间为 0.9 小时。围手术期抗菌药物用药处方摘录如下。

处方内容：

0.9% 氯化钠注射液	100ml	术前 30 分钟
注射用头孢呋辛	1.5g	b.i.d.　i.v.gtt.
甲硝唑注射液	0.5g	b.i.d.　i.v.gtt.

【处方问题】遴选药品不适宜。

【机制分析】甲硝唑有致畸风险，说明书禁用于孕妇和哺乳期妇女。

【干预建议】建议处方取消甲硝唑，改为吗啉硝唑注射液。

三、用法、用量不适宜

案例 13
【处方描述】

性别：男　　　年龄：71 岁

临床诊断：前列腺增生症。

临床资料：患者前列腺增生 PSA 升高，行经直肠前列腺穿刺活检术，术后。

处方内容：

注射用头孢唑林	2g			
0.9% 氯化钠注射液	100ml	q.d.	i.v.gtt.	
左氧氟沙星胶囊	0.1g×24 粒	0.2g	b.i.d.	p.o.

【处方问题】用法、用量不适宜，联合用药不适宜。

【机制分析】患者行侵入性操作，手术入路黏膜有细菌定植，有预防用药指征，推荐术前口服喹诺酮类。患者是在术后静脉给药，给药时机和给药途径不适宜，也没有头孢菌素与喹诺酮联合用药的适应证。

【干预建议】建议停止静脉用药，术前 1 小时单次口服喹诺酮类药物。

案例 14
【处方描述】

性别：女　　　年龄：58 岁　　　体重：50kg

临床诊断：甲状腺癌术后（左侧）。

临床资料：患者 5 年前行甲状腺癌切除术（左侧），现临床考虑为甲状腺恶性肿瘤。择期手术，行甲状腺全切术，根治性颈淋巴结清扫，喉返神经探查术，筋膜成形术，手术持续 3.8 小时，留置引流管接负压瓶。

处方内容：

注射用头孢唑林钠	1g			
0.9% 氯化钠注射液	100ml	b.i.d.	i.v.gtt.	3 日

【处方问题】用法、用量不适宜。

【机制分析】

(1) 甲状腺癌手术虽然是 Ⅰ 类清洁切口手术，但是患者术前考虑为甲状腺恶性肿瘤,有根治性颈淋巴结清扫的可能,手术范围相对大,并且患者5年前已行一次手术,现二次手术,难度增加,可能手术时间长,因此应在手术前30分钟给予一剂头孢唑林,以产生最佳的预防效果。案例的给药时机不适宜。

（2）Ⅰ类切口手术的预防用药时间应在手术后24小时内停药,现患者用药3日,预防用药时间长。

【干预建议】建议术前用一次头孢唑林,术中3小时追加1剂,术后24小时停药。

案例 15

【处方描述】

性别:女　　　年龄:27岁　　　体重:66kg

临床诊断:妊娠40^{+3}周,胎膜早破。

临床资料:患者入院25小时急诊行剖宫产,手术时间为10:30—11:13。手术后继续用药2日。

处方内容:

注射用头孢呋辛	1.5g	} st.	i.v.gtt. 术前3小时
0.9%氯化钠注射液	100ml		
注射用头孢呋辛	1.5g	} b.i.d.	i.v.gtt. 2日
0.9%氯化钠注射液	100ml		

【处方问题】用法、用量不适宜。

【机制分析】

（1）在产科的指引中建议,诊断"胎膜早破",预防用药可降低宫内感染的风险,因此患者有指征在术前3小时（早上7:20）开始预防用药,用法、用量适宜。

（2）用药3小时后在手术室行剖宫产,剖宫产为Ⅱ类切口手术,有预防用药指征。手术开始时药物代谢已超过2个半衰期,在术前30分钟或者夹闭脐带时再给予1剂头孢呋辛将更有利于感染的预防。有关剖宫产的预防用药时机,术前30分钟和夹闭脐带时给药各有利弊,更多是循证证据支持术前30分钟开始预防用药。用法、用量不适宜。

（3）Ⅱ类切口手术应在手术后24小时停药,用药2日并不能提高预防感染效果。用法、用量不适宜。

【干预建议】建议剖宫产术前30分钟用一次头孢呋辛,术后24小时停药。

案例 16

【处方描述】

性别:男　　年龄:77 岁　　体重:69kg

临床诊断:腹股沟嵌顿疝。

临床资料:腹股沟包块不可回纳,嵌顿 13 小时入院。急诊行腹腔镜下腹股沟疝无张力修补术,术中见肠管嵌顿、水肿,回纳后血供良好,无缺血坏死,手术持续 1.5 小时。

处方内容:

注射用头孢唑林　　　　2.0g　　　⎫　b.i.d.　i.v.gtt.　　3 日
0.9% 氯化钠注射液　　　100ml　　⎭　(术后医嘱)

【处方问题】用法不适宜,抗菌药物选择不适宜。

【机制分析】

(1)有临床循证证据支持,腹股沟疝无张力修补术感染风险低,无须预防用药。但是该患者为嵌顿疝,嵌顿物如果为肠管、膀胱等空腔脏器时,黏膜有细菌定植,嵌顿物缺血或者坏死,菌群移位继发感染风险高,应在手术前 30 分钟开始预防用药,在手术开始时,手术部位血药浓度可以达到有效预防细菌感染的浓度。术后停药时间视患者情况而定。

(2)该病例手术预防感染的细菌主要是来源于肠道,因此选择第二代头孢菌素对 G^- 杆菌覆盖优于头孢唑林。

【干预建议】建议术前 30 分钟开始预防用药;推荐选择头孢呋辛预防感染。

四、剂型与给药途径不适宜

案例 17

【处方描述】

性别:女　　年龄:68 岁　　体重:57kg

临床诊断:老年性白内障。

临床资料:患者行白内障超声乳化抽吸术,白内障摘除伴人工晶体一期置入术,手术持续 0.4 小时。

处方内容:

0.9%氯化钠注射液	100ml	⎫ 术前30分钟 i.v.gtt.
注射用头孢唑林钠	1g	⎭
左氧氟沙星眼药水	8ml	⎫ 0.05ml q.i.d. 交替滴眼
妥布霉素地塞米松眼药水	5ml	⎭

【处方问题】给药途径不适宜。

【机制分析】患者白内障摘除伴人工晶体一期置入术,是Ⅰ类清洁切口手术,虽然有人工晶体植入,有预防用药适应证,但是根据《我国白内障摘除手术后感染性眼内炎防治专家共识(2017 年)》,推荐在术前 1 日开始滴眼药水;推荐术中前房注射 10g/L 头孢呋辛 0.1ml,术后继续滴眼药水和涂眼药膏,可有效预防白内障摘除手术后发生眼内炎;没有高危因素不建议静脉给药。

【干预建议】停止静脉全身用药,改为前房注射局部给药。

案例 18

【处方描述】

性别:男   年龄:67 岁   体重:73kg

临床诊断:前列腺增生。

临床资料:患者既往体健,排尿困难,择期行经尿道前列腺电切术、经尿道膀胱颈电切术,围手术期抗菌药物的用药处方摘录如下。

处方内容:

0.9%氯化钠注射液	100ml	⎫ 术前30分钟,b.i.d.
注射用头孢呋辛	1.5g	⎭ i.v. gtt. 2 日
0.9%氯化钠灭菌溶液	1 500ml	⎫ 持续膀胱冲洗12 小时
硫酸庆大霉素注射液	24 万单位	⎭ b.i.d.

【处方问题】给药途径不适宜。

【机制分析】患者术前没有提示手术部位细菌感染,没有局部用药的指征。抗菌药物局部冲洗时,药物与细菌接触时间短,不足以杀灭细菌,可能诱发细菌耐药。不推荐用硫酸庆大霉素注射液稀释后膀胱冲洗预防局部感染。

【干预建议】单用生理盐水持续冲洗,预防血凝块阻塞尿道。若术前已明确有泌尿道感染,有明确指征时可以选用 0.02% 呋喃西林灭菌溶液冲洗。

五、溶媒选择不适宜

案例 19
【处方描述】

性别：男　　年龄：18 岁　　　　体重：70kg

临床诊断：急性单纯性阑尾炎。

临床资料：转移性右下腹疼痛 19 小时，急诊行阑尾切除术。

处方内容：

0.9% 氯化钠注射液	250ml	} 术前 30 分钟
注射用头孢呋辛	1.5g	b.i.d.　i.v.gtt.
0.5% 甲硝唑氯化钠注射液	100ml	b.i.d.　i.v.gtt.

【处方问题】溶媒选择不适宜。

【机制分析】患者急诊手术，术前 30 分钟给予头孢呋辛所用的氯化钠注射液 250ml，溶媒量大，静脉滴注时间长。目前建议手术预防用药在手术前 30 分钟静脉给药，在手术开始时药物全部进入循环，可以快速分布到手术部位杀灭手术中污染的细菌侵入，预防手术部位感染。

【干预建议】建议术前 30 分钟给药的氯化钠注射液改为 100ml。

六、联合用药不适宜

案例 20
【处方描述】

性别：男　　年龄：62 岁　　　　体重：58kg

临床诊断：胆囊结石伴慢性胆囊炎急性发作。

临床资料：患者无发热、恶心呕吐，腹痛可忍，墨菲氏征（±）。术前血常规：白细胞为 $8.1 \times 10^9/L$，中性粒细胞百分比为 68%，CRP 31.27mg/L。结合影像学检查诊断明确，全麻下行腹腔镜下胆囊切除术，围手术期抗菌药物用药摘录如下。

处方内容：

0.9% 氯化钠注射液	100ml	} 术前 30 分钟
注射液头孢呋辛	1.5g	b.i.d.　i.v.gtt.　2 日
0.5% 甲硝唑氯化钠注射液	100ml	b.i.d.　i.v.gtt.　2 日

【处方问题】联合用药不适宜,疗程长。

【机制分析】

(1)患者术前全身感染症状不严重,表现为局部感染。行胆囊切除术,手术部位涉及消化道,有细菌定植,为Ⅱ类清洁-污染切口,有预防用药指征。手术部位细菌来源上消化道,厌氧菌感染风险低,推荐单用第二代头孢菌素,不需要联合甲硝唑预防厌氧菌。

(2)Ⅱ类切口手术预防用药时间建议在术后24小时停药,患者用药2日,预防用药时间长。

【干预建议】停用甲硝唑氯化钠注射液,术后24小时停药头孢呋辛。

案例21

【处方描述】

性别:女　　　年龄:72岁　　　体重:53kg

临床诊断:右肺中叶恶性肿瘤、慢性阻塞性肺疾病(chronic obstructive pulmonary disease,COPD)、高血压病3级(极高危)。

临床资料:患者有COPD、高血压病3级(极高危)慢性疾病史,吸烟史50年,一日约1~2包。全麻下行胸腔镜下肺叶切除术、胸腔镜纵隔淋巴结清扫术。手术持续1.4小时。围手术期抗菌药物用药处方摘录如下。

处方内容:

0.9% 氯化钠注射液	100ml	术前30分钟
注射液头孢呋辛	1.5g	b.i.d.　i.v.gtt.　3 日
0.9% 氯化钠注射液	250ml	q.d.　i.v.gtt.　3 日
阿米卡星注射液	0.5g	

【处方问题】联合用药不适宜。

【机制分析】患者手术部位涉及呼吸道,有细菌定植,为Ⅱ类清洁-污染切口,有预防用药指征。指导原则推荐单用第二代头孢菌素,没有指征联合用药。

【干预建议】停用阿米卡星。

案例 22

【处方描述】

性别：女　　　年龄：62 岁　　　体重：53kg

临床诊断：食管胸中段恶性肿瘤，COPD。

临床资料：患者 COPD 病史 5 年，偶有急性发作，坚持吸入 ICS+LABA 复方制剂治疗 2 年余，最近 1 年没有住院病史。因食管癌行胸腹联合切口食管部分切除术、胸内食管胃吻合术。手术持续 5.4 小时。围手术期抗菌药物用药摘录如下。

处方内容：

0.9% 氯化钠注射液	100ml	术前 30 分钟		
注射用头孢呋辛	1.5g	b.i.d.	i.v.gtt.	3 日
0.4% 莫西沙星注射液	100ml	q.d.	i.v.gtt.	3 日

【处方问题】联合用药不适宜，用法、用量不适宜。

【机制分析】

(1)患者手术部位涉及消化道，有细菌定植，为Ⅱ类清洁 - 污染切口，有预防用药指征，术前 30 分钟预防用药符合原则。

(2)手术持续时间长，应在术中 3 小时追加 1 剂头孢呋辛，以维持手术期间的有效药物浓度。

(3)虽然有 COPD 疾病基础，但不是手术的预防用药的目的，手术没有联合用药的指征，在没有肺部感染的诊断之前没有预防使用喹诺酮类的证据。

【干预建议】建议处方取消莫西沙星注射液。

案例 23

【处方描述】

性别：女　　　年龄：57 岁　　　体重：70kg

临床诊断：腰椎椎管狭窄、腰椎间盘突出。

临床资料：患者既往体健，有青霉素过敏性休克用药史。行腰椎间盘切除伴椎管减压术、腰椎椎体间融合术。手术持续 3.5 小时。围手术期抗菌药物用药处方摘录如下。

处方内容：

0.9% 氯化钠注射液	100ml	术前 30 分钟	
注射用克林霉素	0.6g	b.i.d.	i.v.gtt.

0.9%氯化钠注射液	100ml	
阿米卡星注射液	0.5g	q.d.　i.v.gtt.

【处方问题】联合用药不适宜。

【机制分析】患者手术部位和手术入路没有涉及呼吸道、消化道以及泌尿生殖道，为Ⅰ类清洁切口，由于手术时间长、有人工植入物，有预防用药指征。患者有β-内酰胺类药物过敏性休克用药史，按指导原则推荐选择克林霉素预防用药即可，没有指征联合用药。克林霉素与阿米卡星都有神经肌肉接头阻滞作用，联合用药可能加重神经肌肉接头阻滞的不良反应。

【干预建议】建议处方取消阿米卡星，单用克林霉素。

第五节　小　　结

随着医疗机构对抗菌药物管理的要求越来越高，临床中预防性应用抗菌药物的处方和医嘱并不多。但是在进行方审核时要注意，对使用抗菌药物而又没有感染诊断的处方或者医嘱，要严格按照"非手术预防用药指征"进行用药适宜性审核。相对而言，手术预防用药的"合理用药"标准更为清晰，对于"手术或者侵入性操作"的处方或医嘱的审核，对照预防用药指征进行用药适宜性审核。一般Ⅱ、Ⅲ类切口手术有预防用药指征，而清洁切口手术一般无须预防用药，只有在手术涉及重要器官，或者手术中有人工植入物，或者手术时间长、范围大、感染风险高，或者患者个体有感染发生高危因素，例如高龄（高于70岁）、低龄（小于2岁）、营养不良等情况下，发生感染的风险高，清洁切口手术才有预防用药指征。此外，重点审核开始用药的时机是不是在术前30~60分钟，即最佳的预防用药时机，以产生最佳的预防效果。最后就是对整个预防用药方案进行审核，包括药物遴选要符合《指导原则》推荐、给药剂量和给药间隔应符合说明书要求。溶媒总容量，宜在30分钟内可以滴注完毕，若药物的配伍需要更大量的溶媒稀释时，应提前到术前1~2小时开始滴注。给药途径以静脉为主，也要符合预防用药的目的，选择最佳途径。基于预防用药的目的是预防手术部位感染，因此，应在手术结束后24~48小时内停药，延长给药时间并不能提高预防效果，相反会制造耐药的高危因素，使继发感染的治疗更为棘手。

（吴红卫）

参考文献

［1］颜青，夏培元，杨帆，等. 临床药物治疗学：感染性疾病. 北京：人民卫生出版社，2017.

［2］国家卫生健康委合理用药专家委员会. 国家抗微生物治疗指南. 3 版. 北京：人民卫生出版社，2023.

［3］抗菌药物临床应用指导原则修订工作组. 抗菌药物临床应用指导原则 (2015 年版). 北京：人民卫生出版社，2015.

［4］《中国国家处方集》编委会. 中国国家处方集. 北京：人民军医出版社：2010.

［5］王明贵. 感染性疾病与抗微生物治疗. 4 版. 上海：复旦大学出版社，2020.

［6］中华医学会眼科学分会白内障及人工晶状体学组. 我国白内障摘除手术后感染性眼内炎防治专家共识. 中华眼科杂志，2017, 5 (11): 810-813.

［7］国家药典委员会. 中华人民共和国药典临床用药须知化学药和生物制品卷. 2020 年版. 北京：中国医药科技出版社，2022.

［8］中华医学会，中华医学会杂志社，中华医学会临床药学分会，等. 成人社区获得性肺炎基层合理用药指南. 中华全科医师杂志，2020, 19 (9): 783-791.

第三章

呼吸系统感染处方审核案例详解

第一节　呼吸系统感染总论

一、呼吸系统的生理解剖特点

(一) 呼吸系统组成

呼吸系统由呼吸道、肺、胸膜组成。呼吸道是气体进出肺的通道,以环状软骨为界,分为上、下呼吸道。

1. 上呼吸道　由鼻、咽、喉构成。主要生理功能是对吸入气体的加温、湿化和机械阻拦作用。

2. 下呼吸道　起自气管,止于呼吸性细支气管末端。气管在隆凸处分为左右两主支气管,在肺门处分为肺叶支气管,进入肺叶。右支气管较左支气管粗、短而陡直,左支气管相对较细长,因此,异物更易进右肺。

(二) 呼吸系统生理功能

1. 肺呼吸功能　呼吸系统与体外环境相通,具有肺通气与肺换气功能,吸入氧气,排出二氧化碳。

2. 呼吸系统的防御、免疫功能　呼吸系统防御功能包括物理防御(鼻部加温过滤、喷嚏、咳嗽等)、化学防御(溶菌酶、铁蛋白、抗氧化谷胱甘肽等)、细胞吞噬及免疫防御功能(B 细胞分泌 IgA、IgM 等)。气管、支气管黏膜表面由纤毛柱状上皮细胞构成,正常情况下杯状细胞和黏液腺分泌少量黏液。黏液纤毛运载系统和咳嗽反射是下呼吸道的重要防御机制。

二、呼吸系统细菌定植与感染

健康人上呼吸道有数百种细菌定植,这些菌群相对稳定,而下呼吸道是无菌的。一些疾病如慢阻肺、支气管扩张存在细菌定植。定植尚不是感染,但是感染的重要来源和危险因素。当接受抗菌药治疗、侵入性操作等,或者定植菌致病力强、数量多,机体防御功能不良时,会进一步发生定植菌感染。

第二节 急性上呼吸道感染

一、疾病概述

急性上呼吸道感染(upper respiratory tract infection,URTI,简称上感)是由各种病毒和/或细菌引起的主要侵犯鼻、咽或喉部急性炎症的总称。以病毒多见,占70%~80%,细菌感染占20%~30%。通常病情较轻、病程短、可自愈、预后良好。

根据病因和病变范围的不同,分为以下类型。

(一) 普通感冒

俗称"伤风",又称急性鼻炎或上呼吸道卡他,以鼻咽部卡他症状为主要临床表现。起病较急,发病同时或数小时后可有喷嚏、鼻塞、流清水样鼻涕等症状。2~3日后鼻涕变稠,常伴咽痛、流泪、味觉减退、呼吸不畅、声嘶等。一般无发热及全身症状,或仅有低热、不适、轻度畏寒、头痛。体检可见鼻腔黏膜充血、水肿、有分泌物,咽部轻度充血。一般5~7日可痊愈。

流行性感冒与普通感冒不同,是流感病毒引起的一种急性呼吸道传染病,起病急,传染性强,甲型、乙型流感病毒呈季节性流行。流感起病急,大多自限性,但老年人、幼儿、肥胖者、孕产妇和有慢性基础疾病等高危人群易发展为重症流感,并发肺炎。主要以发热(体温可达39~40℃)可有畏寒、寒战,多伴全身肌肉酸痛、乏力、食欲减退等全身症状,可有鼻塞、流涕等卡他症状。

(二) 急性病毒性咽炎或喉炎

1. 急性病毒性咽炎 临床特征为咽部发痒或灼热感,咳嗽少见,一般咽痛不明显。当吞咽疼痛时,常提示有链球菌感染。体检咽部明显充血水肿,颌下淋巴结肿大且触痛。

2. 急性病毒性喉炎 临床特征为声嘶、发声困难,常有发热、咽痛或咳嗽。体检可见喉部水肿、充血,局部淋巴结轻度肿大和触痛,可闻及喉部的喘鸣音。

(三) 急性疱疹性咽峡炎

多于夏季发作,儿童多见,偶见于成人。表现为明显咽痛、发热,体检可见咽充血,软腭、悬雍垂、咽及扁桃体表面有灰白色疱疹及浅表溃疡,周围有红晕,以后形成疱疹。病程约为1周。

(四) 咽结膜热

咽结膜热是一种表现为急性滤泡性结膜炎,并伴有上呼吸道感染和发热的病毒性结膜炎,常发生于夏季,儿童多见,游泳者易于传播。临床主要表现为发热、咽炎、结膜炎三大症状。病程为 4~6 日。

（五）细菌性咽炎及扁桃体炎

起病急、临床表现为咽痛、畏寒、发热（体温可达 39℃以上）。体检可见咽部明显充血,扁桃体肿大、充血,表面可有黄色脓性分泌物,可伴有颌下淋巴结肿大、压痛,肺部无异常体征。

二、治疗原则

（一）一般治疗

多具有自限性,对症治疗为主,注意休息,多饮水,保持室内空气流通,防止受凉。

（二）病因治疗

1. 抗病毒治疗　大多数急性上呼吸道感染如普通感冒、喉炎为病毒所致,由于目前没有特效的抗病毒药,无须积极抗病毒治疗。若考虑流行性感冒时可加用抗流感病毒的药。常用的治疗和预防流感病毒药物有神经氨酸酶抑制剂、血凝素抑制剂和 M_2 离子通道阻滞剂三种。常用的抗流感病毒的药物有奥司他韦、扎那米韦、帕拉米韦、阿比多尔等。

2. 抗菌治疗　单纯病毒感染无须使用抗菌药物,有外周血白细胞计数升高、扁桃体肿大化脓、咳黄痰等细菌感染证据时,可酌情使用青霉素类、第一代头孢菌素、大环内酯类或喹诺酮类。极少需要根据病原菌选用敏感的抗菌药物。

第三节　急性支气管炎

一、疾病概述

急性气管 - 支气管炎是由感染、物理、化学刺激或过敏等因素引起的急性气管 - 支气管黏膜炎症,常发生于寒冷季节或气温突然变冷时。急性起病,主要症状为咳嗽,可伴有其他呼吸道症状如咳痰、气喘、胸痛,上述症状无其他疾病原因解释,可临床诊断本病。

二、治疗原则

（一）一般治疗

1. 镇咳　一般不镇咳,当频繁或剧烈咳嗽影响学习、生活、工作和睡眠时,可酌情应用右美沙芬、喷托维林或苯丙哌林等镇咳药。痰多者不宜使用可待因等强力镇咳药。驾驶、从事高空作业或机械作业、操作精密仪器者,慎用可待因或其他含阿片镇咳药。可待因和右美沙芬对症治疗,不宜长期使用。

2. 祛痰 咳嗽有痰而痰不易咳出者可用祛痰药,如溴己新、氨溴索、乙酰半胱氨酸和标准桃金娘油等。

3. 解痉抗过敏 对于支气管痉挛(喘鸣)的患者,可给药解痉平喘和抗过敏治疗,如氨茶碱、沙丁胺醇和马来酸氯苯那敏等。

(二) 抗感染治疗

不推荐对急性单纯性气管 - 支气管炎进行常规抗菌药物治疗。对存在过去一年曾住院治疗、口服皮质类固醇、糖尿病或充血性心力衰竭其中一项且年龄≥80岁的患者,或者存在两项且年龄≥65岁的患者,可酌情使用抗菌药物。常见的病原菌为肺炎链球菌、肺炎支原体等,首选阿莫西林、头孢呋辛,备选左氧氟沙星。

第四节 细菌性肺炎

一、疾病概述

肺炎(pneumonia)是指终末气道、肺泡和肺间质的炎症,可由细菌、病毒、真菌、寄生虫等致病微生物、理化因素、免疫损伤、过敏及药物所致。细菌性肺炎是肺炎最常见的类型。按肺炎的获得环境分成两类:社区获得性肺炎和医院获得性肺炎。

(一) 成人社区获得性肺炎

1. 定义 成人社区获得性肺炎(community acquired pneumonia,CAP)是指在医院外罹患的肺实质(含肺泡壁,即广义上的肺间质)炎症,包括具有明确潜伏期的病原体感染在入院后于潜伏期内发病的肺炎。

2. 流行病学 欧洲及北美国家成人 CAP 的发病率为 5~11/(1 000 人·年)。中国目前仅有 CAP 年龄构成比的数据,尚无成人 CAP 的发病率数据。CAP致病原的组成和耐药特性在不同国家、地区之间存在着明显差异。肺炎链球菌和肺炎支原体是我国成人 CAP 的重要致病原,其他常见病原体包括流感嗜血杆菌、肺炎衣原体、肺炎克雷伯菌及金黄色葡萄球菌,而铜绿假单胞菌和鲍曼不动杆菌少见,社区获得性甲氧西林耐药金黄色葡萄球菌(CA-MRSA)肺炎仅有少量儿童及青少年病例报道。病毒检出率为 15.0%~34.9%,其中流感病毒最常见,其他病毒包括副流感病毒、鼻病毒、腺病毒、人偏肺病毒及呼吸道合胞病毒等。病毒检测阳性患者中,5.8%~65.7% 可合并细菌或非典型病原体感染。

耐药情况,肺炎链球菌对大环内酯类药物的耐药率为 63.2%~75.4%,

对口服青霉素的耐药率达24.5%~36.5%,对第二代头孢菌素的耐药率为39.9%~50.7%,但对注射用青霉素和第三代头孢菌素的耐药率较低,分别为1.9%和13.4%;肺炎支原体对红霉素的耐药率达58.9%~71.7%,对阿奇霉素的耐药率为54.9%~60.4%。

(二)医院获得性肺炎

1. 定义　医院获得性肺炎(hospital acquired pneumonia,HAP)是指患者入院时不存在,也不处于潜伏期,而于入院48小时后在医院内发生的肺炎。HAP还包括呼吸机相关性肺炎(ventilator-associated pneumonia,VAP)指气管插管或气管切开患者接受机械通气48小时后发生的肺炎,机械通气撤机、拔管后48小时内出现的肺炎也属于VAP范畴。

2. 流行病学　住院患者中医院获得性感染的发生率为3.22%~5.22%,其中医院获得性下呼吸道感染为1.76%~1.94%。美国的住院患者中医院获得性感染的发生率为4.0%,其中肺炎占医院获得性感染的21.8%。非免疫缺陷患者的HAP通常由细菌感染引起,由病毒或真菌引起者较少,常见的病原菌中鲍曼不动杆菌占16.2%~35.8%,铜绿假单胞菌占16.9%~22.0%,金黄色葡萄球菌占8.9%~16.0%,肺炎克雷伯菌占8.3%~15.4%。二级医院铜绿假单胞菌和鲍曼不动杆菌的比例略低于三级医院,而肺炎克雷伯菌比例高于三级医院。65岁以上的患者是HAP的主要群体,约占70%;铜绿假单胞菌比例高,鲍曼不动杆菌比例稍低。常见病原菌的分布及其耐药性特点随地区、医院等级、患者人群及暴露于抗菌药物的情况不同而异,并且随时间而改变。

耐药性情况,常见的耐药细菌包括碳青霉烯类耐药的鲍曼不动杆菌(carbapenem-resistant Acinetobacter baumannii,CRAB)、碳青霉烯类耐药的铜绿假单胞菌(carbapenem-resistant Pseudomonas aeruginosa,CRPA)、产超广谱β-内酰胺酶(extended-spectrum β lactamase,ESBL)的肠杆菌科细菌、甲氧西林耐药的金黄色葡萄球菌(methicillin resistant Staphylococcus aurus,MRSA)及碳青霉烯类耐药的肠杆菌科细菌(carbapenem resistant enterobacteriaceae,CRE)等。2021年全国监测网数据:在各种标本中(血、尿、痰等)CRAB分离率全国平均为54.3%,CRPA分离率全国平均为17.7%,产ESBL的肺炎克雷伯菌和大肠埃希菌的全国平均分离率分别为29.8%和50.0%,MRSA的全国平均分离率为29.4%。痰标本中的MRSA的发生率往往更高。

二、治疗原则

(一)CAP病情评估及治疗原则

1. CAP临床表现　咳嗽是最常见症状,可伴有或不伴有咳痰。细菌感染者常伴有咳痰。铁锈色痰常提示肺炎链球菌感染,砖红色痰常提示肺炎克雷伯菌感染,金黄色脓痰常提示金黄色葡萄球菌感染,黄绿色脓痰常提示铜绿假单胞菌感染。肺炎支原体、肺炎衣原体、嗜肺军团菌等非典型致病原感染常表现为干咳、少痰。肺炎累及胸膜时可出现胸痛,多为持续性隐痛,深吸气时加重。胸闷、气短和呼吸困难多提示病变范围较广、病情较重、合并大量胸腔积液或心功能不全等。咯血在 CAP 并不少见,多为痰中带血或血痰,但较少出现大咯血。

全身症状和肺外症状:发热是最常见的全身症状,常为稽留热或弛张热,可伴有寒战或畏寒。部分危重患者表现为低体温。其他伴随非特异症状包括头痛、乏力、食欲缺乏、腹泻、呕吐、全身不适、肌肉酸痛等。当出现感染性休克及肺外脏器受累的相应表现提示病情危重。某些特殊病原体感染除发热和呼吸道症状外,全身多脏器受累的情况较为突出。当肺炎患者伴有显著的精神或者神经症状(例如头痛、谵妄、嗜睡、昏迷等)、多脏器功能损害、腹泻、低钠血症、低磷血症时,应警惕军团菌肺炎可能。高龄 CAP 患者往往缺乏肺炎的典型临床表现,可无发热和咳嗽,全身症状较突出,常常表现为精神不振、神志改变、食欲下降、活动能力减退等,需引起警惕。

2. 病情评估　根据 CAP 的严重程度,选择治疗场所及转诊。可采用 CURB-65(C: confusion,U: uremia,R: respiratory rate,B: blood pressure)、CRB-65 和肺炎严重指数(pneumonia severity index,PSI)评分标准进行评估。基层医疗机构推荐 CURB-65 或 CRB-65 评分。常用 CAP 严重程度评分系统,见表 3-1 所示。

表 3-1　社区获得性肺炎严重程度常用评分系统

评分系统	预测指标	死亡风险评估	特点
CURB-65 评分	共 5 项指标,满足 1 项得 1 分:①意识障碍;②血尿素氮 > 7mmol/L;③呼吸频率 ≥30 次/min;④收缩压 <90mmHg 或舒张压 ≤60mmHg;⑤年龄 ≥65 岁	0~1 分:低危,门诊治疗 2 分:中危,建议住院治疗或严格随访下院外治疗 3~5 分:高危,应住院治疗,部分需转诊	简洁,敏感度高,易于临床操作
CRB-65 评分	共 4 项指标,满足 1 项得 1 分:①意识障碍;②呼吸频率 ≥30 次/min;③收缩压 <90mmHg 或舒张压 ≤60mmHg;④年龄 ≥65 岁	0 分:低危,门诊治疗 1~2 分:中危,建议住院或严格随访下院外治疗 ≥3 分:高危,应住院治疗,部分需转诊	适用于不方便进行生化检测的医疗机构

续表

评分系统	预测指标	死亡风险评估	特点
PSI 评分	年龄(女性 10 分)加所有危险因素得分总和。①居住在养老院(10 分)。②基础疾病：肿瘤(30 分)；肝病(20 分)；充血性心力衰竭(10 分)；脑血管疾病(10 分)；肾病(10 分)。③体征：意识状态改变(20 分)；呼吸频率≥30 次/min(20 分)；收缩压<90mmHg(20 分)；体温<35℃或≥40℃(15 分)；脉搏≥125 次/min(10 分)。④实验室检查：动脉血 pH<7.35(30 分)；血尿素氮≥11mmol/L(20 分)；血钠<130mmol/L(20 分)；血糖≥14mmol/L(10 分)；血细胞比容<30%(10 分)；PaO_2<60mmHg(或指氧饱和度<90%)(10 分)。⑤胸部影像：胸腔积液(10 分)	低危：Ⅰ级(<50 分，无基础疾病)；Ⅱ级(51~70 分)；Ⅲ级(71~90 分)中危：Ⅳ级(91~130 分)高危：Ⅴ级(>130 分)Ⅳ和Ⅴ级需住院治疗	判断患者是否需要住院的敏感指标，特异性高，评分系统复杂

注：C—confusion；U—uremia；R—respiratory rate；B—blood pressure；PSI—肺炎严重指数；1mmHg≈0.133kPa。

3. 治疗原则

(1)针对性经验治疗：抗感染治疗应尽早进行,由于病原学诊断在时间上的滞后性使大多数 CAP 抗菌治疗特别是初始治疗都是经验性用药。①对于轻症可在门诊治疗的 CAP 患者,年轻而无基础疾病的患者推荐使用生物利用度好的口服抗感染药物治疗,建议口服阿莫西林或阿莫西林/克拉维酸治疗。②青年无基础疾病的患者或考虑支原体、衣原体感染的患者可口服多西环素或米诺环素。③对于需要住院的 CAP 患者,推荐单用 β-内酰胺类或联合多西环素、米诺环素、大环内酯类或单用呼吸喹诺酮类。④对有误吸风险的 CAP 患者应优先选择氨苄西林/舒巴坦、阿莫西林/克拉维酸、莫西沙星等有抗厌氧菌活性的药物,或联合应用甲硝唑等。⑤年龄≥65 岁或有基础疾病(如充血性心力衰竭、心脑血管疾病、慢性呼吸系统疾病、肾功能衰竭、糖尿病等)的住院 CAP 患者,要考虑肠杆菌科细菌感染的可能。存在以下危险因素的患者应进一步评估产 ESBL 菌感染风险：①产 ESBL 菌定植或感染史；②曾使用第三代头孢菌素；③有反复或长期住院史；④留置植入物；⑤肾脏替代治疗等。高风险患者经验性治疗可选择头霉素类、哌拉西林/他唑巴坦或头孢哌酮/舒巴坦等。在流感流行季节,对怀疑流感病毒感染的 CAP 患者,可应用神经氨酸酶抑制剂奥司他韦抗病毒治疗。流感流行季节需注意流感继发细菌感染的可能,其中肺炎链球菌、金黄色葡萄球菌及流感嗜血杆菌较为常见。不同人群 CAP 初始经验性抗感染药物的选择建议,如表 3-2。

表 3-2　不同人群社区获得性肺炎(CAP)初始经验性抗感染药物的选择

不同人群	常见病原体	抗感染药物选择	备注
门诊治疗(推荐口服给药)			
无基础疾病青壮年	肺炎链球菌、肺炎支原体、流感嗜血杆菌、肺炎衣原体、流感病毒、腺病毒、卡他莫拉菌	①氨基青霉素、青霉素类/酶抑制剂复合物;②第一、二代头孢菌素;③多西环素或米诺环素;④呼吸喹诺酮类;⑤大环内酯类	①根据临床特征鉴别细菌性肺炎、支原体或衣原体肺炎和病毒性肺炎;②门诊轻症支原体、衣原体和病毒性肺炎多有自限性
有基础疾病或老年人	肺炎链球菌、流感嗜血杆菌、肺炎克雷伯菌等肠杆菌科细菌、肺炎衣原体、流感病毒、呼吸道合胞病毒、卡他莫拉菌	①青霉素类/酶抑制剂复合物;②第二、三代头孢菌素(口服);③呼吸喹诺酮类;④青霉素类,酶抑制剂复合物,第二代头孢菌素,第三代头孢菌素联合多西环素、米诺环素或大环内酯类	年龄>65 岁、存在基础疾病(慢性心脏、肺、肝、肾疾病及糖尿病、免疫抑制)、酗酒、3 个月内接受 β- 内酰胺类药物治疗是耐药肺炎链球菌感染的危险因素,不宜单用多西环素、米诺环素或大环内酯类药物
需入院治疗(非 ICU)可选择静脉或口服给药			
无基础疾病青壮年	肺炎链球菌、流感嗜血杆菌、卡他莫拉菌、金黄色葡萄球菌、肺炎支原体、肺炎衣原体、流感病毒、腺病毒、其他呼吸道病毒	①青霉素、氨基青霉素、青霉素类/酶抑制剂复合物;②第二、三代头孢菌素、头霉素类、氧头孢烯类;③上述药物联合多西环素、米诺环素或大环内酯类;④呼吸喹诺酮类;⑤大环内酯类	①我国成人 CAP 致病菌中肺炎链球菌对静脉青霉素耐药率仅 1.9%,中介率仅 9% 左右,青霉素中介肺炎链球菌感染的住院 CAP 患者仍可以通过提高静脉青霉素剂量达到疗效;②疑似非典型病原体感染时首选多西环素、米诺环素或呼吸喹诺酮,在支原体耐药率较低地区可选择大环内酯类

续表

不同人群	常见病原体	抗感染药物选择	备注
有基础疾病或老年人	肺炎链球菌、流感嗜血杆菌、肺炎克雷伯菌等肠杆菌科细菌、流感病毒、呼吸合胞病毒、卡他莫拉菌、厌氧菌、军团菌	①青霉素类/酶抑制剂复合物；②三代头孢菌素或其酶抑制剂复合物、头霉素类、氧头孢烯类；③上述药物单用或联合大环内酯类；④呼吸喹诺酮类	①有基础病息者及老年人要考虑肠杆菌科细菌感染的可能，并需要进一步评估产 ESBL 肠杆菌科细菌感染的风险；②老年人需关注吸入风险因素

注：ESBL 为超广谱 β- 内酰胺酶。

（2）初始治疗后评估及处理：在初始治疗后 48~72 小时对病情进行评估。评估包括以下方面：呼吸道及全身症状、体征；一般情况、意识、体温、呼吸频率、心率和血压等生命体征；血常规、血生化、血气分析、CRP 等指标。治疗有效可维持原方案，或序贯同类或抗菌谱相近、对致病菌敏感的口服制剂。治疗失败，再次确认 CAP 的诊断，注意排除或确定有无非感染性疾病如心力衰竭、肺栓塞、肺部肿瘤等。参考病原学结果、辅助检查等调整抗感染药物。

（3）疗程：抗感染治疗一般可至体温正常 2~3 日且主要呼吸道症状明显改善后停药，但疗程应视病情严重程度、缓解速度、并发症以及不同病原体而异，不能以肺部阴影吸收程度作为停用抗菌药物的指征。通常轻、中度 CAP 患者疗程 5~7 日，重症以及伴有肺外并发症患者可适当延长抗感染疗程。非典型病原体治疗反应较慢者疗程延长至 10~14 日。金黄色葡萄球菌、铜绿假单胞菌、克雷伯菌属或厌氧菌等容易导致肺组织坏死，抗菌药物疗程可延长至 14~21 日。

（4）对症支持治疗：注意休息，补充足够的蛋白质、热量及维生素。剧烈胸痛者，可酌用少量镇痛药，如可待因 15mg。剧烈咳嗽者，可适当给予镇咳药，避免使用抑制呼吸的镇咳药。痰液黏稠不易咳出可予化痰药。发热的处理：体温过高时可采用物理降温或使用解热退热药物，但需注意退热药物可能造成患者大量出汗，产生水、电解质紊乱，增加消化道出血的风险，故临床应用时需谨慎。

（二）HAP 病情评估及治疗原则

1. HAP 病情评估　HAP/VAP 病情严重程度的评估对于经验性选择抗菌药物和判断预后有重要意义，但目前尚无统一的标准。常用的病情严重程度评分系统有序贯器官衰竭（sequential organ failure assessment，SOFA）评分及急性生理与慢性健康（acute physiology and chronic health evaluation，APACHE）Ⅱ评分等。各评分系统预测死亡的效力相当，病死率随着分值的升高而升高。HAP 患者若符合下列任一项标准，可考虑存在高死亡风险，视为危重症患者：

①需要气管插管机械通气治疗；②感染性休克经积极液体复苏后仍需要血管活性药物治疗。

2. 治疗原则 包括抗感染治疗、呼吸支持技术、器官功能支持治疗、非抗菌药物治疗等综合治疗措施，其中抗感染是最主要的治疗方式，包括经验性抗感染治疗和病原(目标)治疗。确认诊断后，先采集呼吸道分泌物和血液标本，进行病原微生物及感染相关生物标志物检测，随后尽早启动经验性抗感染治疗。

3. 经验抗感染方案 应根据患者的病情严重程度、所在医疗机构常见的病原菌、耐药情况及患者耐药危险因素等选择恰当的药物，同时也应兼顾患者的临床特征、基础疾病、器官功能状态、药物的 PK/PD 特性、既往用药情况和药物过敏史等相关因素选择抗菌药物，初始经验治疗可参考表 3-3。我国不同地区和不同等级医院的病原学及其耐药性差别较大，所以治疗推荐仅仅是原则性的，需要结合患者的具体情况进行选择。

表 3-3 HAP 的初始经验性抗感染治疗建议

非危重患者		危重患者[a]
MDR 菌感染低风险	MDR 菌感染高风险	
单药治疗	单药或联合治疗[b,c]	联合治疗[b,c]
抗铜绿假单胞菌青霉素类(哌拉西林等)或 β- 内酰胺酶抑制剂合剂(阿莫西林/克拉维酸、哌拉西林/他唑巴坦、头孢哌酮/舒巴坦等)或第三代头孢菌素(头孢噻肟、头孢曲松、头孢他啶等)或第四代头孢菌素(头孢吡肟、头孢噻利等)或氧头孢烯类(拉氧头孢、氟氧头孢等)或喹诺酮类(环丙沙星、左氧氟沙星、莫西沙星等)	抗铜绿假单胞菌 β- 内酰胺酶抑制剂合剂(哌拉西林/他唑巴坦、头孢哌酮/舒巴坦等)或抗铜绿假单胞菌头孢菌素类(头孢他啶、头孢吡肟、头孢噻利等)或抗铜绿假单胞菌碳青霉烯类(亚胺培南、美罗培南、比阿培南等)以上药物单药或联合下列中的一种：抗铜绿假单胞菌喹诺酮类(环丙沙星、左氧氟沙星等)或氨基糖苷类(阿米卡星、异帕米星等)有 MRSA 感染风险时可联合：糖肽类(万古霉素、去甲万古霉素、替考拉宁等)或利奈唑胺	抗铜绿假单胞菌 β- 内酰胺酶抑制剂合剂(哌拉西林/他唑巴坦、头孢哌酮/舒巴坦等)或抗铜绿假单胞菌碳青霉烯类(亚胺培南、美罗培南、比阿培南等)以上药物联合下列中的一种：抗铜绿假单胞菌喹诺酮类(环丙沙星、左氧氟沙星)或氨基糖苷类(阿米卡星、异帕米星等)有 XDR 阴性菌感染风险时可联合下列药物：多黏菌素(多黏菌素 B、多黏菌素 E)或替加环素有 MRSA 感染风险时可联合：糖肽类(如万古霉素、去甲万古霉素、替考拉宁等)或利奈唑胺

注：MDR 为多重耐药，XDR 为广泛耐药；[a] 危重患者包括需要机械通气和感染性休克患者；[b] 通常不采用 2 种 β- 内酰胺类药物联合治疗；[c] 氨基糖苷类药物仅用于联合治疗。

4. 病原治疗　即目标性(针对性)抗感染治疗,是指针对已经明确的感染病原菌,参照体外药敏试验结果制订相应的抗菌药物治疗方案(窄谱或广谱、单药或联合用药)。

抗感染治疗前或调整方案前尽可能送检合格的病原学标本,并评估检查结果,排除污染或定植的干扰。根据检测出的病原菌及其药敏试验结果,在初始经验性治疗疗效评估的基础上酌情调整治疗方案。HAP/VAP 常出现 XDR 或 PDR 菌感染,应以早期、足量、联合为原则使用抗菌药物,并应根据具体的最低抑菌浓度(minimum inhibitory concentration,MIC)值及 PK/PD 理论,推算出不同患者的具体给药剂量、给药方式及给药次数等,以优化抗菌治疗效能。常见耐药菌抗感染治疗方案的推荐意见,见表 3-4。

表 3-4　HAP 常见耐药菌抗感染治疗方案

病原菌类别	病原菌	推荐药物	备注
革兰氏阳性球菌	MRSA	糖肽类(万古霉素、去甲万古霉素、替考拉宁)或利奈唑胺	万古霉素等糖肽类和利奈唑胺大致等效,万古霉素谷浓度应维持在 10~15mg/L,重症患者应给予 25~30mg/kg 的负荷剂量,谷浓度维持在 10~20mg/L。替考拉宁应给予 6~12mg/kg(或 400~800mg),1 次 /12h 的负荷剂量,连续 3 次,再以 400mg,1 次 /d 维持
	VRE	利奈唑胺或替考拉宁	VRE 较少引起肺部感染,需排除定植和污染;VRE 对头孢菌素类等多种抗菌药物天然耐药,应结合药敏试验结果选择;替考拉宁仅用于 VanB 型 VRE 感染
肠杆菌科细菌	产 ESBL 肠杆菌科细菌	轻中度感染:头霉素类(头孢西丁、头孢美唑、头孢米诺)、氧头孢烯类(拉氧头孢、氟氧头孢)、β- 内酰胺酶抑制剂合剂(哌拉西林 / 他唑巴坦、头孢哌酮 / 舒巴坦) 中重度感染:碳青霉烯类(亚胺培南、美罗培南、比阿培南),或联合治疗方案 联合治疗方案:碳青霉烯类 + 喹诺酮类或氨基糖苷类,β- 内酰胺酶抑制剂合剂 + 喹诺酮类或氨基糖苷类	方案应结合药敏试验结果及个体因素选择;大部分仅需单药治疗,仅少数严重感染需要联合用药

续表

病原菌类别	病原菌	推荐药物	备注
肠杆菌科细菌	CRE	主要治疗药物:多黏菌素类(多黏菌素 B、多黏菌素 E)、替加环素、头孢他啶/阿维巴坦 联合治疗药物:磷霉素、氨基糖苷类(阿米卡星、异帕米星)、碳青霉烯类(亚胺培南、美罗培南、比阿培南) 当碳青霉烯类 MIC 为 4~16μg/ml 时,需与其他药物联合使用;增加给药次数或剂量,延长滴注时间;当碳青霉烯类 MIC>16μg/ml 时,应避免使用 当多黏菌素 B 或多黏菌素 E 的 MIC ≤2μg/ml 时可使用,吸入 XDR 或 PDR 菌感染时可同时辅助多黏菌素 E;当多黏菌素 B 或多黏菌素 E MIC >2μg/ml,联合使用敏感药物(如磷霉素、替加环素)。因缺乏证据,当 MIC>8μg/ml 时需慎用联合治疗方案 含碳青霉烯类方案:碳青霉烯类+多黏菌素或替加环素;碳青霉烯类+多黏菌素+替加环素 不含碳青霉烯类方案:替加环素+氨基糖苷类或磷霉素;多黏菌素+替加环素或磷霉素;氨基糖苷类+磷霉素或氨曲南	应以早期、足量、联合为原则,针对我国流行的碳青霉烯酶(主要是 KPC):头孢他啶/阿维巴坦、多黏菌素 B(剂量可增加至 300mg/d),美罗培南(2g,1 次/8h,持续静脉滴注 3 小时以上),比阿培南(0.3~0.6g,1 次/6~8h,持续静脉滴注 3 小时以上) 2 种碳青霉烯类联用:厄他培南+多利培南,或亚胺培南,或美罗培南,由于体内研究证据较少,需谨慎使用
非发酵菌	铜绿假单胞菌	具有抗铜绿假单胞菌活性药物:头孢菌素类(头孢他啶、头孢吡肟、头孢噻利)、碳青霉烯类(亚胺培南、美罗培南、比阿培南)、β-内酰胺酶抑制剂合剂(哌拉西林/他唑巴坦、头孢哌酮/舒巴坦)、喹诺酮类(环丙沙星、左氧氟沙星)、氨基糖苷类(阿米卡星、妥布霉素、异帕米星)、氨曲南、多黏菌素类(多黏菌素 B、多黏菌素 E) 单药治疗:非 MDR 轻症患者且无明显基础疾病时,可单独应用除氨基糖苷类外的具有抗铜绿假单胞菌活性的抗菌药物	给予充足的剂量:如哌拉西林/他唑巴坦(4.5g,1 次/6h,持续滴注 3 小时);严重感染时,可增加剂量、延长滴注时间或持续滴注 双 β-内酰胺类联用可能有效,但需慎用

续表

病原菌类别	病原菌	推荐药物	备注
非发酵菌	铜绿假单胞菌	联合方案如下： MDR 菌 抗铜绿假单胞菌 β- 内酰胺类 + 氨基糖苷类、喹诺酮类、磷霉素 多黏菌素 +β- 内酰胺类、环丙沙星、磷霉素；氨基糖苷类 + 环丙沙星、左氧氟沙星 XDR 菌 多黏菌素 +β- 内酰胺类 + 环丙沙星、磷霉素 XDR 或 PDR 菌引起的肺炎：可在静脉用药的基础上，雾化吸入氨基糖苷类（如妥布霉素、阿米卡星）、多黏菌素 E 双 β- 内酰胺类联用：头孢他啶或氨曲南 + 哌拉西林 / 他唑巴坦、头孢他啶 + 头孢哌酮 / 舒巴坦；头孢他啶或头孢吡肟 + 氨曲南 对碳青霉烯类耐药的铜绿假单胞菌多黏菌素，多黏菌素 +β- 内酰胺类或环丙沙星或磷霉素或碳青霉烯类；β- 内酰胺类 + 氨基糖苷类或磷霉素；氨基糖苷类 + 环丙沙星或左氧氟沙星	
	鲍曼不动杆菌	可供选择的药物：舒巴坦及其合剂（头孢哌酮 / 舒巴坦、氨苄西林 / 舒巴坦）、碳青霉烯类（亚胺培南 / 西司他丁、美罗培南、比阿培南）、多黏菌素类（多黏菌素 B 或多黏菌素 E）、替加环素、四环素类（米诺环素、多西环素）、氨基糖苷类（阿米卡星、异帕米星）或喹诺酮类（环丙沙星、左氧氟沙星、莫西沙星） 对非 MDR 感染，可根据药敏结果选用 β- 内酰胺类抗菌药物 对 XDR 或 PDR，可采用联合方案：	对于 MDR 感染，舒巴坦剂量可增至 6~8g/d，碳青霉烯类可增加剂量、延长滴注时间

续表

病原菌类别	病原菌	推荐药物	备注
非发酵菌	鲍曼不动杆菌	舒巴坦及其合剂＋多黏菌素或替加环素或多西环素或碳青霉烯类；多黏菌素＋碳青霉烯类；替加环素＋碳青霉烯类或多黏菌素；舒巴坦及其合剂＋多西环素＋碳青霉烯类；舒巴坦及其合剂＋替加环素＋碳青霉烯类；亚胺培南／西司他丁＋利福平＋多黏菌素或妥布霉素 对碳青霉烯类耐药的鲍曼不动杆菌：多黏菌素、舒巴坦及其合剂、替加环素 常用联合方案：多黏菌素＋舒巴坦及其合剂,碳青霉烯类,利福平,氨基糖苷类或替加环素	
	嗜麦芽窄食单胞菌	可供选择的药物：磺胺甲噁唑／甲氧苄啶、β-内酰胺酶抑制剂合剂(头孢哌酮／舒巴坦、替卡西林／克拉维酸)、氟喹诺酮类(左氧氟沙星、环丙沙星、莫西沙星)、替加环素、四环素类(米诺环素、多西环素)、头孢菌素(头孢他啶、头孢吡肟) 联合治疗方案： 磺胺甲噁唑／甲氧苄啶＋替卡西林／克拉维酸或头孢哌酮／舒巴坦或氟喹诺酮类或四环素类或头孢他啶或多黏菌素 氟喹诺酮类或多黏菌素＋替卡西林／克拉维酸或头孢哌酮／舒巴坦或头孢他啶	联合用药适用于严重感染、XDR 或 PDR 菌感染等,对碳青霉烯类天然耐药,替加环素的临床经验有限

注：MRSA 为耐甲氧西林金黄色葡萄球菌；VRE 为耐万古霉素肠球菌；CRE 为对碳青霉烯类耐药的肠杆菌科细菌；KPC 为指产 KPC 酶的肺炎克雷伯菌。

5. 抗感染疗程　一般为 7 日或以上。经验性治疗 48~72 小时应进行疗效评估。如获得明确的病原学结果后,应尽早转为目标治疗或降阶梯治疗(由联合治疗转为单药治疗,或由广谱抗菌药物转为窄谱抗菌药物)。如治疗无效且病原学不明,需进一步进行病原学检查,并重新评估病原学,调整治疗药物。

如果初始经验性抗感染治疗恰当，单一致病菌感染，对治疗的临床反应好，无肺气肿、囊性纤维化、空洞、坏死性肺炎和肺脓肿且免疫功能正常者，疗程为 7~8 日。对于初始抗感染治疗无效、病情危重、XDR 或 PDR 菌感染、肺脓肿或坏死性肺炎者，应酌情延长疗程。

抗菌药物治疗的停药指征：根据患者的临床症状和体征、影像学和实验室检查（特别是 PCT）等结果决定停药时机。

第五节　支气管扩张急性加重

一、疾病概述

支气管扩张症是由各种病因引起反复发生的化脓性感染，导致中小支气管反复损伤和 / 或阻塞，致使支气管壁结构破坏，引起支气管异常和持久性扩张，临床表现为慢性咳嗽、大量咳痰和 / 或间断咯血、气促和呼吸衰竭轻重不等。我国目前尚无大规模支气管扩张症流行病学调查数据，一项在 7 个省市城区 40 岁以上居民的电话调查研究结果显示，1.2%（135/10 811）的居民曾被诊断支气管扩张症，其中男性患病率为 1.5%（65/4 382），女性患病率为 1.1%（70/6 429），支气管扩张症的患病率随着年龄增长而增加。

支气管扩张症的急性加重定义为：咳嗽、痰量变化、脓性痰、呼吸困难或者运动耐受度、乏力或不适、咯血，这 6 项症状中的 3 项及以上出现恶化，时间超过 48 小时，且临床医师认为需要处理的情况。严重而频繁的急性加重会导致生活质量下降，日常症状加重，导致与总体预后相关的肺功能下降，病死率升高。

临床表现：咳嗽是支气管扩张症最常见的症状（>90%），且多伴有咳痰（75%~100%），痰液可为黏液性、黏液脓性或脓性。合并感染时咳嗽和咳痰量明显增多，可呈黄绿色脓痰，重症患者痰量可达每日数百毫升。72%~83% 患者伴有呼吸困难，这与支管扩张的严重程度相关，且与 FEV_1 下降及高分辨率 CT 显示的支气管扩张程度及痰量相关。半数患者可出现不同程度的咯血，多与感染相关。咯血可从痰中带血至大量咯血，咯血量与病情严重程度、病变范围并不完全一致。部分患者以反复咯血为唯一症状，临床上称为"干性支气管扩张"。约三分之一的患者可出现非胸膜性胸痛。支气管扩张症患者常伴有焦虑、发热、食欲减退、消瘦、贫血及生活质量下降。

二、治疗原则

(一) 一般治疗(促进气道分泌物清除)

1. 物理排痰技术　常用排痰技术如下。①体位引流:采用适当的体位,依靠重力的作用促进某一肺叶或肺段中分泌物的引流;②震动拍击:腕部屈曲,手呈碗形在胸部拍打,或使用机械震动器使聚积的分泌物易于咳出或引流,可与体位引流配合应用;③主动呼吸训练:支气管扩张症患者应练习主动呼吸训练促进排痰;④辅助排痰技术:包括气道湿化(清水雾化)、雾化吸入盐水、短时雾化吸入高张盐水、雾化吸入特布他林以及无创通气。

2. 促进气道分泌物清除的药物　常用的祛痰药有氨溴索、桉柠蒎胶囊、愈创木甘油醚、乙酰半胱氨酸等。根据病情选用,首选口服。雾化吸入用乙酰半胱氨酸溶液也能取得较好疗效。

(二) 抗感染治疗

1. 抗菌药物使用指征　支气管扩张症患者出现急性加重合并症状恶化,即咳嗽、痰量增加或性质改变、脓痰增加和/或喘息、气急、咯血及发热等全身症状时,应考虑应用抗菌药物。仅有黏液脓性或脓性痰液或仅痰培养阳性不是应用抗菌药物的指征。

2. 病原谱　支气管扩张慢性气道感染最常见致病菌是流感嗜血杆菌、铜绿假单胞菌,而卡他莫拉菌、金黄色葡萄球菌、肠杆菌科细菌相对少见。

3. 经验性抗感染治疗　经验性抗菌治疗应参考既往的痰培养结果;既往无痰培养结果的支气管扩张症患者,轻、中症患者如口服可耐受尽可能选择口服抗感染治疗,如阿莫西林、阿莫西林/克拉维酸钾、克拉霉素、左氧氟沙星等。中重度患者需评估铜绿假单胞菌感染的风险,如有铜绿假单胞菌感染高危因素的患者(近期住院、每年多次使用抗菌药、长期口服激素、原有铜绿假单胞菌感染史等),可选择具有抗铜绿假单胞菌的抗菌药:环丙沙星、左氧氟沙星、头孢他啶、头孢哌酮/舒巴坦、哌拉西林/他唑巴坦及碳青霉烯类(亚胺培南、美罗培南)等,必要时联合用药。

4. 病原学治疗　支气管扩张症急性加重抗菌药物使用之前常规痰培养送检,临床疗效欠佳时,需根据药敏试验结果调整抗菌药物,并即刻重新送检痰培养,有条件可行支气管镜下灌洗及刷检取样进行微生物培养。支气管扩张症也可合并肺炎克雷伯菌、金黄色葡萄球菌、曲霉菌、非结核分枝杆菌等感染,相应选择具有针对性的抗菌药物治疗,可参考社区获得性肺炎的相关章节选药。

5. 疗程　急性加重期抗菌药物治疗的最佳疗程尚不确定,建议疗程为14日,轻度急性加重的支气管扩张症患者可适当缩短疗程。

6. 稳定期长期抗菌药物治疗　对于每年急性加重 ≥ 3 次的支气管扩张症患者,可考虑长期(≥ 3 个月)口服小剂量大环内酯类抗菌药物治疗。由于大环内酯类单药治疗会增加非结核分枝杆菌和铜绿假单胞菌的耐药性,因此,在开始长期抗菌药物治疗前,需明确患者有无活动性非结核分枝杆菌感染、肝肾功能不全等情况,每月随访评估患者的疗效、毒副作用,定期检测痰培养和药敏试验。阿奇霉素的不良反应发生率可能与剂量有关,建议起始剂量为250mg(3 次 / 周至 1 次 /d),然后根据临床疗效和不良事件调整或停药。红霉素一般按照 250mg(1 次 /d)的剂量维持。对于有急性加重高危因素(如免疫缺陷)的支气管扩张症患者,长期使用抗菌药物的指征可适当放宽。对于采取了最佳的基础治疗和针对性的病因治疗后仍有急性加重者,或者急性加重对于患者的健康影响较大时,尽管急性加重<3 次 /a,也建议给予大环内酯类药物治疗。对于吸入性抗菌药物,由于我国尚无上市的吸入抗菌药物,且缺乏循证医学证据,暂不推荐。

第六节　慢性阻塞性肺疾病急性加重及哮喘急性发作

一、疾病概述

(一) 慢性阻塞性肺疾病急性加重

慢性阻塞性肺疾病(chronic obstructive pulmonary disease,COPD)简称慢阻肺,起病缓慢,病程较长,主要症状包括慢性咳嗽、咳痰、气短或呼吸困难,晚期患者有体重下降、食欲减退等。慢阻肺可分为稳定期和急性加重期(acute exacerbation chronic obstructive pulmonary disease,AECOPD)。

因气道感染或非感染因素引起气道黏液分泌增多、气流阻塞加剧,表现为呼吸困难加重、痰量增多、痰液变为脓性,常伴有咳嗽、喘息加剧。当上述症状加重程度超出日常的变异,达到需要加强治疗甚至就诊的程度即为 AECOPD。50%~70% 急性加重是由感染引起,包括呼吸道细菌、病毒、非典型病原体等感染,其他引起慢阻肺症状加重的因素包括吸烟、环境污染、吸入过敏原、外科手术、应用镇静药物、维持治疗中断,以及气胸、胸腔积液、肺栓塞、充血性心力衰竭、心律失常等肺内外合并症或并发症。

(二) 哮喘急性发作

哮喘是由多种细胞以及细胞组分参与的慢性气道炎症性疾病,临床表现为反复发作的喘息、气急,伴或不伴胸闷或咳嗽等症状,同时伴有气道高反应性和可变的气流受限,随着病程延长可导致气道结构改变,即气道重塑。哮喘急性发作是指患者喘息、气促、胸闷、咳嗽等症状在短时间内出现或迅速加重,肺功能恶化,需要给予额外的缓解药物进行治疗的情况。

哮喘发作的常见诱因有接触变应原、各种理化刺激物或上呼吸道感染等,部分哮喘发作也可以在无明显诱因的情况下发生。

二、治疗原则

(一)慢性阻塞性肺疾病急性加重

1. 病情评估 根据临床表现与所需治疗层次不同,AECOPD 分为①轻度:仅使用短效支气管扩张剂治疗;②中度:需要短效支气管扩张剂联合抗菌药物,部分患者需加用口服糖皮质激素治疗;③重度:需要住院或急诊就诊,可能合并急性呼吸衰竭。根据其严重程度与可能的合并症决定门诊治疗或住院治疗。

2. 病原谱 上呼吸道病毒感染是 AECOPD 最早、最常见的诱发因素,约占 50%,常见病毒为鼻病毒、肠病毒、流感病毒和呼吸道合胞病毒等。细菌感染是 AECOPD 常见诱因。40%~60% 的 AECOPD 患者痰液中可以分离出细菌。国外最常见的病原体是流感嗜血杆菌、卡他莫拉菌和肺炎链球菌,其次为铜绿假单胞菌、肠杆菌科细菌、金黄色葡萄球菌和副流感嗜血杆菌等。我国多中心病原学调查报告不多,与国外分离菌种类差异较大。一项研究显示 AECOPD 下呼吸道分离菌 78.8% 为革兰氏阴性菌,最常见的是铜绿假单胞菌和肺炎克雷伯菌,其次为流感嗜血杆菌;约 15% 为革兰氏阳性菌,主要是肺炎链球菌和金黄色葡萄球菌。

(二)治疗原则

1. AECOPD 的治疗目标 减轻急性加重的病情,预防再次急性加重的发生。抗菌药物的使用可以缩短恢复时间,改善肺功能和低氧血症,减少早期复发和治疗失败的风险,缩短住院时间;除流感病毒外,不推荐应用抗病毒药物。

2. 抗菌药物的应用指征 推荐 AECOPD 患者接受抗菌药物治疗的指征如下。①在 AECOPD 时,患者同时出现以下三种症状:呼吸困难加重、痰量增加和痰液变脓;②患者仅出现以上三种症状中的两种但包括痰液变脓这一症状;③严重的急性加重,需要有创或无创机械通气。三种临床表现出现两种加重但无痰液变脓或者只有一种临床表现加重的 AECOPD,一般不建议应用抗菌药物。

3. 初始抗菌治疗的建议 在病原学检测和药敏结果出来前通常给予经验性治疗,不同的病程、肺功能损害严重程度、特定病原体感染的危险因素、既往抗菌药物应用史、稳定期痰细菌定植种类等因素均可影响病原谱。根据危险分层和铜绿假单胞菌感染风险制订抗感染方案,此外还要根据当地 AECOPD 常见的病原微生物及细菌耐药情况,结合患者病情、既往用药史、病原学检查及药物特性进行选择。单纯慢阻肺可选用大环内酯类(阿奇霉素、克拉霉素),第一代或第二代头孢菌素(如头孢呋辛)等治疗;复杂慢阻肺无铜绿假单胞菌感染风险者可选用阿莫西林/克拉维酸,也可选用左氧氟沙星或莫西沙星口服或静脉治疗;有铜绿假单胞菌感染风险的患者如能口服则可选用环丙沙星或左氧氟沙星,需要静脉用药时可选择抗铜绿假单胞菌的β-内酰胺类或联合左氧氟沙星。如患者出现以下数项中的一项,应考虑可能存在铜绿假单胞菌感染的危险:①近期住院史;②经常(>4次/a)或近期(近3个月内)抗菌药物应用史;③病情严重(FEV1>30%);④应用口服糖皮质激素(近2周服用泼尼松>10mg/d);⑤既往分离培养出铜绿假单胞菌。可参考的抗菌药物推荐方案(表3-5为AECOPD的抗菌药物初始经验性治疗)。病情稳定可更改用药途径(静脉给药改为口服)。

表3-5　AECOPD的抗菌药物初始经验性治疗

病情适于门诊治疗			病情适于住院治疗	
无预后不良危险因素	有预后不良危险因素		无PA感染风险	有PA感染风险
	无PA感染风险	有PA感染风险		
无抗PA活性的口服阿莫西林/克拉维酸、口服第二代头孢菌素,如头孢呋辛、头孢克洛或第三代头孢菌素如头孢地尼、头孢泊肟;口服四环素类如多西环素;口服大环内酯类如克拉霉素、阿奇霉素	无抗PA活性的口服β-内酰胺类(如阿莫西林/克拉维酸),口服喹诺酮类(如莫西沙星、左氧氟沙星、奈诺沙星)	口服喹诺酮类(如环丙沙星、左氧氟沙星)	无抗PA活性的β-内酰胺类(如阿莫西林/克拉维酸、氨苄西林/舒巴坦、头孢曲松、头孢噻肟、头孢洛林)喹诺酮类(如左氧氟沙星、莫西沙星)	β-内酰胺类(如头孢他啶、头孢吡肟、哌拉西林/他唑巴坦、头孢哌酮/舒巴坦)喹诺酮类(如环丙沙星、左氧氟沙星)

注:①预后不良危险因素包括年龄>65岁、有合并症(特别是心脏病)、重度慢阻肺、急性加重≥2次/a或3个月内接受过抗菌治疗;②PA:铜绿假单胞菌。

4. 抗菌药物的应用途径和时间　患者的感染特征及严重程度、进食能力和抗菌药物的药代动力学决定了药物治疗的途径(口服或静脉给药)。如感染情况不重,首选口服治疗,如果病情较重,需短时间内控制感染症状,建议酌情使用静脉给药。轻中度AECOPD患者抗菌药物疗程为5~7日,疗程延长并未发现临床获益。重度 AECOPD、合并支气管扩张症、机械通气患者铜绿假单胞菌和耐药菌感染风险明显增高,抗菌药物疗程可适当延长,明确铜绿假单胞菌感染疗程可延长至 10~14 日。

5. 抗感染疗效评估　呼吸困难改善和痰量减少提示治疗有效。抗感染治疗既要关注短期疗效,又要将细菌负荷降低到低水平,以减少患者未来急性加重风险,延长缓解期。初始经验治疗反应不佳的原因可能与以下因素有关:①糖皮质激素与支气管扩张剂使用不规范;②初始治疗未能覆盖感染病原微生物,如铜绿假单胞菌、耐药肺炎链球菌、其他非发酵菌和金黄色葡萄球菌[包括甲氧西林耐药金黄色葡萄球菌(methiciilin-resistant staphylococcus aureus,MRSA)];③曲霉感染;④并发医院内感染。

6. 继发医院获得性肺炎　经验性抗感染治疗策略需依据所在医院的HAP/VAP 病原谱及药敏结果制定。呼吸道存在 MRSA 定植,或居住在 MRSA 分离率较高的医疗单元,建议覆盖 MRSA。对于具有多重耐药铜绿假单胞菌及其他多重耐药革兰氏阴性菌感染危险因素的患者,以及具有死亡高危因素患者,建议联合使用 2 种不同类抗菌药物。尽早做痰液培养,应根据药敏,评估当前抗感染方案的合理性,必要时给予调整。具体选药参考医院获得性感染部分。

(三) 哮喘急性发作

1. 病情评估　哮喘发作时肺功能恶化以呼气流量降低为特征,通过比较PEF 或 FEV1 与发作前的变化可以量化哮喘发作的严重程度。哮喘发作的程度轻重不一,病情发展的速度也有不同,可以在数小时或数天内出现,偶尔可在数分钟内危及生命。

2. 治疗原则　急性发作期的治疗原则是去除诱因,根据严重程度不同,作相应的治疗。

(1)轻度急性发作,可自我处理,通过吸入短效支气管扩张剂(SABA)缓解。

(2)中度急性发作标准:PEF 占预计值或个人最佳值的 60%~80%;体检:中度症状、辅助呼吸肌活动。治疗:吸入 SABA 4~10 喷,采用定量气雾剂＋储雾器,每 20 分钟吸入 1 次,重复 1 小时,若症状不能迅速缓解,尽早使用全身糖皮质激素。过敏性哮喘出现危象时,如休克,应给予肌内注射肾上腺素。

(3)严重发作标准:具有濒于致死性哮喘的高危因素;PEF 占预计值或个人最佳值 %<60%;体检:静息时症状严重,有"三凹征";初始治疗无改善。治疗:吸氧,联合雾化吸入 β_2 受体激动剂和抗胆碱药物;静脉使用糖皮质激素;考虑静脉使用茶碱类药物;过敏性哮喘给予肌内注射肾上腺素。

3. 抗感染治疗　哮喘发作不必常规应用抗菌药物,有细菌感染依据时,如感染指标升高、体温升高、合并咳嗽咳痰等才有使用抗菌药指征。

第七节　常见处方及案例详解

一、适应证不适宜

案例1

【处方描述】

性别:女　　　年龄:6岁　　　体重:22kg

临床诊断:疱疹性咽峡炎。

处方内容:

注射用头孢呋辛钠	0.75g/支	1.5g	st.	i.v.gtt.
0.9%氯化钠注射液	100ml/袋	100ml	st.	i.v.gtt.
布洛芬混悬液	100ml:2g	5ml	p.r.n.	p.o.

【处方问题】

(1)适应证不适宜:注射用头孢呋辛钠不适宜。

(2)用法、用量不适宜:注射用头孢呋辛钠不适宜。

(3)给药途径不适宜:注射用头孢呋辛钠不适宜。

【机制分析】

(1)疱疹性咽峡炎是由肠道病毒引起,抗菌药无效,头孢呋辛属于无适应证用药。

(2)头孢呋辛推荐儿童每日剂量为30~100mg/kg,分3次或4次给药。1.5g单次剂量过大,应该分成3次给药。

(3)非急重症患者一般也不建议输液,能口服则不输液。

【干预建议】建议处方取消注射用头孢呋辛钠。

案例2

【处方描述】

性别:女　　　年龄:37岁

临床诊断:急性支气管炎。

处方内容:

左氧氟沙星片	0.5g×7片	0.5g	q.d.	p.o.
地氯雷他定胶囊	5mg×6粒	5mg	q.d.	p.o.
氨溴索片	30mg×21片	30mg	t.i.d.	p.o.

【处方问题】适应证不适宜，左氧氟沙星片不适宜。

【机制分析】不推荐单纯性急性气管-支气管炎进行常规抗菌药物治疗。对存在过去一年曾住院治疗、口服皮质类固醇、糖尿病或充血性心力衰竭其中一项且年龄≥80岁的患者，或者存在两项且年龄≥65岁的患者，可酌情使用抗菌药物。此患者年轻女性，无基础疾病，不存在细菌感染的危险因素，急性支气管炎与病毒感染相关，无使用抗菌药指征。

【干预建议】建议处方取消左氧氟沙星片。

案例3
【处方描述】

性别：男　　　年龄：72岁

临床诊断：AECOPD。

临床资料：患者咳嗽加重，咳少量白黏痰2日，活动后气促明显，休息可缓解，无发热，血常规：WBC 5.1×10^9/L，NEUT% 65%，CRP 11.97mg/L。

处方内容：

头孢克洛缓释片	0.375g×14片	0.375g b.i.d. p.o.
多西环素片	10mg×14片	10mg b.i.d. p.o.
沙美特罗氟替卡松粉吸入剂	沙美特罗50μg和丙酸氟替卡松500μg×1盒	1吸 b.i.d. 吸入
氨溴索片	30mg×21片	30mg t.i.d. p.o.

【处方问题】适应证不适宜：头孢克洛和多西环素片不适宜。

【机制分析】AECOPD患者接受抗菌药物治疗的指征：

(1)在AECOPD时，患者同时出现以下三种症状：呼吸困难加重、痰量增加和痰液变脓。

(2)患者仅出现以上三种症状中的两种但包括痰液变脓这一症状。

(3)严重的急性加重，需要有创或无创机械通气。三种临床表现出现两种加重但无痰液变脓或者只有一种临床表现加重的AECOPD，一般不建议应用抗菌药物。

该患者从临床表现来看，仅咳少量白黏痰，无使用抗菌药物的指征，且该患者联用两种口服抗菌药物，更不合理。

【干预建议】不建议使用抗菌药物，取消处方中的头孢克洛缓释片和多西环素片。

二、抗菌药物选择不适宜与遴选药品不适宜

案例 4
【处方描述】

性别：男　　　年龄：34 岁
临床诊断：急性上呼吸道感染。
处方内容：
克林霉素胶囊　　0.15g×20 粒　0.15g　b.i.d.　p.o.
尼美舒利胶囊　　0.1g×20 粒　　0.1g　　p.r.n.　p.o.

【处方问题】

(1) 抗菌药物选择不适宜：克林霉素胶囊选择不适宜。

(2) 用法、用量不适宜：克林霉素胶囊用法、用量不适宜。

(3) 遴选药品不适宜：尼美舒利胶囊用于儿童不适宜。

【机制分析】

(1) 急性上呼吸道感染，是由各种病毒和/或细菌引起的主要侵犯鼻、咽或喉部急性炎症的总称，病毒多见，占 70%~80%，细菌感染占 20%~30%。单纯病毒感染无须使用抗菌药物，有外周血白细胞计数升高、咽部脓苔、咳黄痰等细菌感染证据时，可酌情使用青霉素，第一、二代头孢菌素，大环内酯类或喹诺酮类。克林霉素为抑菌剂，属于时间依赖性抗菌药，对金黄色葡萄球菌、肠球菌、厌氧菌效果好。推荐剂量为 0.15~0.3g，3~4 次/d。急性上呼吸道感染不宜选用克林霉素，且 0.15g b.i.d. 用法、用量不适宜。

(2) 急性上呼吸道感染常伴有发热症状，尼美舒利是非甾体抗炎药的一种，由于它的肝毒性，此药仅用于慢性骨关节炎的疼痛、手术和急性创伤后的疼痛，原发性痛经的症状治疗，而且 12 岁以下的儿童禁用。发热患者不宜选用此药退热。

【干预建议】

(1) 查询病历确认是否有细菌感染的依据，如感染指标升高、黄脓痰等。如果没有建议不用抗菌药；若有建议选用青霉素、第一代或第二代头孢菌素、大环内酯类等口服抗菌药，不宜选用克林霉素胶囊。

(2) 退热药建议选用安全性好、经济的布洛芬或者对乙酰氨基酚，不建议选用尼美舒利胶囊。

案例 5
【处方描述】

性别：男　　　年龄：52 岁

临床诊断：社区获得性肺炎。

处方内容：

对乙酰氨基酚片	0.5g/片 ×6 片	1 片	p.r.n.	p.o.
阿米卡星注射液	0.2g/支 ×3 支	0.4g	q.d.	i.v.gtt.
5% 葡萄糖注射液	250ml/袋 ×3 袋	250ml		

【处方问题】抗菌药物选择不适宜：选择阿米卡星注射液不适宜。

【机制分析】对于轻症可在门诊治疗的 CAP 患者，年轻而无基础疾病患者常见的病原菌为肺炎链球菌、肺炎支原体等，推荐使用生物利用度好的口服抗感染药物治疗，建议口服阿莫西林或阿莫西林 / 克拉维酸治疗，考虑支原体、衣原体感染患者可口服多西环素或米诺环素。阿米卡星为氨基糖苷类抗菌药，对 G⁻ 菌效果好，对呼吸系统常见病原菌如肺炎链球菌、支原体效果差，常用于医院获得性肺炎存在耐药菌感染时联合用药，一般不作为 CAP 首选。

【干预建议】取消处方中阿米卡星注射液，选用口服阿莫西林或阿莫西林 / 克拉维酸治疗，若考虑支原体、衣原体感染患者可口服多西环素或米诺环素。

案例 6
【处方描述】

性别：男　　　年龄：57 岁

临床诊断：医院获得性肺炎；大面积脑梗死。

临床资料：1 个月突发大面积脑梗 ICU 治疗，治疗过程中患者出现肺部感染，双肺听诊呼吸音粗，昏迷状态，气管切口，体温波动在 37.8~38.8℃，PCT 1.5ng/ml，hsCRP 231.08mg/L，WBC 9.34×10^9/L，NEUT% 84.2%。肺泡灌洗液培养提示：嗜麦芽窄食单胞菌，CT 提示双肺感染较前加重。

处方内容：

注射用美罗培南	1.0g/瓶	1g	q.8h.		i.v.ggt
0.9% 氯化钠注射液	100ml/袋	100ml			
氨溴索注射液	15mg：2ml	30mg	t.i.d.	st.	i.v.gtt.
0.9% 氯化钠注射液	250ml/袋	250ml			

【处方问题】抗菌药物选择不适宜：注射用美罗培南不适宜。

【机制分析】嗜麦芽假单胞菌（SM）属于假单胞菌属，是非发酵的革兰氏阴性杆菌，广泛存在于自然界，为临床常见的条件致病菌，呼吸道感染最多见。有基础疾病、长期住院、长期应用抗生素及使用各种侵入性医疗器械检查和治疗，易引起该细菌感染。SM 对碳青霉烯类药物天然耐药，因此不宜选用美罗培南。SM 感染可选择：磺胺甲噁唑 / 甲氧苄啶、β- 内酰胺酶抑制剂合剂（头孢哌酮 / 舒巴坦、替卡西林 / 克拉维酸）、氟喹诺酮类（左氧氟沙星、环丙沙星、莫西沙星）、替加环素、四环素类（米诺环素、多西环素）、头孢菌素（头孢他啶、头孢吡肟）等。根据药敏结果，若是多重耐药的 SM，可考虑联合治疗。联合治疗方案：磺胺甲噁唑 / 甲氧苄啶 + 替卡西林 / 克拉维酸或头孢哌酮 / 舒巴坦或氟喹诺酮类或四环素类或头孢他啶或多黏菌素；氟喹诺酮类或多黏菌素 + 替卡西林 / 克拉维酸或头孢哌酮 / 舒巴坦或头孢他啶。

【干预建议】取消处方中的注射用美罗培南，可选择对 SM 耐药率低的磺胺类药物、头孢哌酮 / 舒巴坦等，待药敏结果出来后根据药敏结果精准用药。

案例 7

【处方描述】

性别：男　　　年龄：62 岁

临床诊断：支气管扩张伴感染。

临床资料：反复咳嗽、咳痰 10 余年，加重 3 个月。3 个月前咳嗽、咳痰较前加重，咳黄白色黏液痰，偶有灰黑色痰，伴胸闷、喘息，咳嗽剧烈时可闻及咽喉部哮鸣音，2 周多前至当地诊所就诊，予口服"头孢呋辛、茶碱"治疗，效果欠佳，10 日前出现痰中带鲜血，2 日前出现发热入院，最高体温 38.7℃，血常规：WBC 10.51×10^9/L，NEUT% 72%，CRP 25mg/L。既往痰培养：铜绿假单胞菌。

处方内容：

| 莫西沙星氯化钠注射液 | 400mg/ 瓶 | 400mg | q.d. | i.v.gtt. |
| 氨溴索片 | 30mg×21 片 | 30mg | t.i.d. | p.o. |

【处方问题】抗菌药物选择不适宜：莫西沙星氯化钠注射液不适宜。

【机制分析】根据《成人支气管扩张症诊治专家共识》支气管扩张症患者频繁应用抗菌药物易造成细菌对抗菌药物耐药，且支气管扩张症患者气道细菌定植部位易于形成生物被膜，阻止药物渗透，因此推荐对大多数患者进行痰培养，急性加重期开始抗菌药物治疗前应送痰培养，在等待培养结果时即应开始经验性抗菌药物治疗。最常见的定植菌为铜绿假单胞菌,因此需评估铜绿假单胞菌感染的风险。如果患者符合4条中的2条及既往细菌培养结果选择抗菌药物:①近期住院;②频繁(每年4次以上)或近期(3个月以内)应用抗生素;③重度气流阻塞(FEV1<30%);④口服糖皮质激素(最近2周每日口服泼尼松>2周)。对有铜绿假单胞菌感染高危因素的患者,应选择有抗铜绿假单胞菌活性的抗菌药物,还应根据药敏试验的监测结果调整用药,并尽可能应用支气管穿透性好且可降低细菌负荷的药物。

该患者有支气管扩张症且频繁应用抗菌药物,近期有抗菌药物暴露史,既往痰培养:铜绿假单胞菌,头孢呋辛治疗效果欠佳,经验性治疗时应考虑覆盖铜绿假单胞菌的抗生素。抗菌药使用前送痰培养,明确病原菌。根据患者有无过敏史、伴发疾病、肝肾功能等个人情况遴选覆盖铜绿假单胞菌的抗菌药物,例如β-内酰胺类抗生素(如头孢他啶、头孢吡肟、哌拉西林/他唑巴坦、头孢哌酮/舒巴坦、亚胺培南、美罗培南等),氨基糖苷类、喹诺酮类(环丙沙星或左氧氟沙星),喹诺酮类药物中莫西沙星对铜绿假单胞菌的效果欠佳。

【干预建议】建议处方取消莫西沙星氯化钠注射液,根据患者有无过敏史、伴发疾病、肝肾功能等个人情况选用环丙沙星或者β-内酰胺类抗生素(如头孢他啶、头孢吡肟、哌拉西林/他唑巴坦、头孢哌酮/舒巴坦)。

案例8

【处方描述】

性别:男　　　年龄:16岁
临床诊断:肺炎。
处方内容:
左氧氟沙星片　　　0.5g×7片　　　0.5g　　　q.d.　　　p.o.

【处方问题】遴选药品不适宜。

【机制分析】对于轻症可在门诊治疗的CAP患者,年轻而无基础疾病患者的常见的病原菌为肺炎链球菌、肺炎支原体、流感嗜血杆菌、肺炎衣原体、流感病毒、腺病毒、卡他莫拉菌,可选用:①氨基青霉素、青霉素类/酶抑制剂复合物;②第一、二代头孢菌素;③多西环素或米诺环素;④呼吸喹诺酮类;⑤大环内酯类。患者年龄16岁,喹诺酮类说明书中指出:18岁以下患者禁用该类药物的全身制剂。

【干预建议】取消处方中的左氧氟沙星片,选用口服阿莫西林或阿莫西林/克拉维酸治疗,若考虑支原体、衣原体感染患者可联用阿奇霉素片。

案例 9

【处方描述】

性别：男　　　年龄：76 岁

临床诊断：肺炎；高血压；心功能Ⅳ级；电解质紊乱：低钾血症。

处方内容：

| 莫西沙星片 | 0.4g×3 片 | 0.4g | q.d. | p.o. |

【处方问题】遴选药品不适宜。

【机制分析】患者心功能Ⅳ级，不除外有心力衰竭伴左心室射血分数降低，同时还存在电解质紊乱低血钾，这类型的患者使用莫西沙星后可能会导致心脏电生理改变，表现为 Q-T 间期延长，基于安全性考虑，禁用莫西沙星。

【干预建议】建议处方取消莫西沙星片，选用口服阿莫西林或阿莫西林/克拉维酸治疗，若考虑支原体、衣原体感染患者可联用阿奇霉素片。

三、用法、用量不适宜

案例 10

【处方描述】

性别：男　　　年龄：38 岁

临床诊断：社区获得性肺炎；肾移植术后 5 年。

临床资料：患者无明显诱因出现咳嗽，咳褐色痰，无咯鲜血，无伴发热，伴胸闷，无伴胸痛，气促，CT：右肺斑片状渗出性病变，提示肺部感染。肺泡灌洗液提示：烟曲霉菌感染。WBC $7.6×10^9/L$，NEUT% 65.5%，hsCRP 32.16mg/L，PCT（−），Cr 56μmol/L。

处方内容：

| 伏立康唑片 | 50mg×10 片 | 200mg | q.12h. | p.o. |
| 他克莫司胶囊 | 0.5mg×50 粒 | 0.5mg | q.12h. | p.o. |

【处方问题】

(1) 用法、用量不适宜：伏立康唑片不适宜。

(2) 联合用药不适宜：伏立康唑片和他克莫司胶囊不适宜。

【机制分析】患者肾移植术后，长期服用免疫抑制剂他克莫司，免疫力低下。近期出现了咯血症状，感染指标不高，肺泡灌洗液培养，提示烟曲霉，考虑为侵袭性曲霉病,需要根据病因进行治疗,选用伏立康唑合理。患者病情不危重,伏立康唑口服生物利用度高,选用口服是合理的。根据说明书推荐的给药方式,体重≥40kg的患者:①负荷剂量(第 1 个 24 小时给予),一次 400mg,每12 小时 1 次;②维持剂量(开始用药 24 小时后给予),一次 200mg,一日 2 次。如应答欠佳,可增量至一次 300mg,一日 2 次。为了尽快达到稳态,首日应给予复合剂量,次日再按处方维持剂量给予。

伏立康唑为 CYP3A4 抑制药,可抑制他克莫司胶囊经 CYP3A4 代谢,故合用可使他克莫司的血药浓度升高,药理作用增强,可能导致相关毒副反应增强。避免合用,必须合用时应密切监测他克莫司的血药浓度,并根据需要减少他克莫司胶囊的剂量。

【干预建议】

(1)伏立康唑片 400mg q.12h.(第 1 日),第 2 日开始 200mg q.12h.,再根据疗效评估是否需要调药,有条件可检测伏立康唑血药浓度。

(2)伏立康唑和他克莫司联用期间,监测他克莫司血药浓度,根据血药浓度调整剂量。

案例 11

【处方描述】

性别:女　　　年龄:83 岁　　　体重:56kg

临床诊断:肺部感染,双侧胸腔积液,冠状动脉粥样硬化,慢性肾功能不全。

临床资料:咳嗽 1 周,有痰不易咳出,伴气喘,夜间加重,偶有反酸。

血常规:白细胞 12.0×10^9/L,中性粒细胞 7.16×10^9/L,CRP 14.73mg/L,Cr 175μmol/L。CT:提示肺部感染,双侧少量胸腔积液。

处方内容:

哌拉西林 / 他唑巴坦注射液	4.5g/ 支 ×3 支	4.5g	q.8h.	i.v.gtt.
+0.9% 氯化钠注射液	100ml/ 袋 ×3 袋	100ml	q.8h.	i.v.gtt.
氨溴索分散片	30mg×9 片	30mg	t.i.d.	p.o.
布地奈德混悬液	1mg×6 支	1mg	b.i.d.	雾化
乙酰半胱氨酸溶液	3ml:0.3g×6 支	3ml	b.i.d.	雾化

【处方问题】哌拉西林 / 他唑巴坦注射液用法、用量不适宜。

【机制分析】患者为老年女性,有冠状动脉硬化、慢性心功能不全等基础疾病,常见的病原菌为肺炎链球菌、流感嗜血杆菌、肺炎克雷伯菌等肠杆菌科细菌、流感病毒、军团菌等,可选用的抗菌药:①青霉素类/酶抑制剂复合物;②三代头孢菌素或其酶抑制剂复合物、头霉素类、氧头孢烯类;③上述药物单用或联合大环内酯类;④呼吸喹诺酮类。哌拉西林/他唑巴坦是一种广谱半合成青霉素,对许多革兰氏阳性菌和革兰氏阴性菌的需氧菌及厌氧菌具有抗菌活性,选用合理。

哌拉西林以药物原型快速排泄,他唑巴坦及其代谢产物主要由肾脏排泄清除,肾功能受损时,特别是在肌酐清除率小于20ml/min时,哌拉西林和他唑巴坦半衰期比肾功能正常的患者分别延长2倍与4倍,因此当肌酐清除率小于20ml/min时,建议调整剂量。此患者肌酐清除率为18.97ml/min,需调整剂量。

【干预建议】建议哌拉西林/他唑巴坦剂量调整为4.5g q.12h.。

四、剂型与给药途径不适宜

案例 12
【处方描述】

性别:女　　　年龄:26 岁
临床诊断:急性喉炎。
处方内容:

| 庆大霉素注射液 | 8 万 U/ 支×3 支 | 8 万 U | st. | 雾化 |
| 地塞米松注射液 | 5mg/ 支 ×3 支 | 5mg | st. | 雾化 |

【处方问题】剂型与给药途径不适宜。

【机制分析】急性喉炎是指声门区为主的喉黏膜急性弥漫性卡他性炎症,可单独发生,也可继发于急性鼻炎和急性咽炎。病毒或细菌感染是急性喉炎的主要病因,发声不当或用声过度、吸入有害气体或过多粉尘也可引起急性喉炎。声嘶是急性喉炎的主要症状,多突然发病,严重时完全失声;常有咳嗽,初为干咳,后期分泌物增多;可伴喉部疼痛及异物感等;全身症状轻。成人急性喉炎以发音休息为最主要的治疗,喉黏膜充血肿胀显著者可加用糖皮质激素雾化吸入治疗。临床上常雾化吸入布地奈德混悬液1~2mg/ 次,1~2 次 /d,疗程 7~10 日。痰多、痰液黏稠患者可给予祛痰治疗,推荐雾化吸入 N- 乙酰半胱氨酸溶液 0.3g/ 次,2 次 /d,疗程 5~10 日。

庆大霉素注射液、地塞米松注射液非雾化剂型,用于雾化时存在以下问题:①产生的雾化颗粒粒径较大,达不到 3~5μm 的有效粒径;②注射剂中含有一些防腐剂、抑菌剂等添加剂,雾化可引起过敏反应;③地塞米松结构中无亲脂性基团,前体药物需在肝脏转化后才发挥作用,因此很难在局部直接产生疗效。庆大霉素、地塞米松雾化其疗效及安全性缺乏充分的循证医学证据,不宜选用,对症治疗可参考指南选用布地奈德雾化。

【干预建议】建议处方取消庆大霉素注射液、地塞米松注射液雾化,可选用布地奈德混悬液雾化。

案例 13
【处方描述】

性别:男　　　年龄:67 岁

临床诊断:AECOPD。

临床资料:患者劳累后咳嗽加重,痰量增加为黄脓痰 2 日,活动后气促明显,休息可缓解,偶有发热 T_{max} 37.5℃,血常规: WBC 11.3×10^9/L,NE% 75%,CRP 45.9mg/L。

处方内容:

左氧氟沙星注射液	0.5g×3d	0.5g	q.d.	i.v.gtt.
+0.9% 氯化钠注射液	100ml/袋×3d	100ml	q.d.	i.v.gtt.
氨溴索片	30mg×9 片	30mg	t.i.d.	p.o.

【处方问题】剂型与给药途径不适宜。

【机制分析】AECOPD 患者接受抗菌药物治疗的指征:

(1)在 AECOPD 时,患者同时出现以下三种症状:呼吸困难加重、痰量增加和痰液变脓。

(2)患者仅出现以上三种症状中的两种,但包括痰液变脓这一症状。

(3)严重的急性加重,需要有创或无创机械通气。

患者劳累后咳嗽加重,有黄脓痰,且伴发热、感染指标升高,有使用抗菌药指征。左氧氟沙星抗菌谱广,对肺炎链球菌、支原体、铜绿假单胞菌均有良好的抗菌效果,选药合理。左氧氟沙星生物利用度高,口服与静脉给药的效果相当,根据能口服不注射的原则,建议选择口服左氧氟沙星片。

【干预建议】建议处方取消左氧氟沙星注射液,换用左氧氟沙星片。

五、联合用药不适宜

案例 14

【处方描述】

性别：男　　　年龄：47 岁

临床诊断：急性化脓性扁桃体炎。

处方内容：

注射用青霉素钠（皮试阴性）	80 万 U/支	480 万 U	st.	i.v.gtt.
+0.9% 氯化钠注射液	100ml/袋	100ml	st.	i.v.gtt.
盐酸克林霉素棕榈酸酯分散片	150mg×9 片	150mg	t.i.d.	p.o.
咽粒爽滴丸	0.025g×36 丸	2 丸	q.i.d.	含服

【处方问题】

（1）联合用药不适宜：注射用青霉素钠联合盐酸克林霉素棕榈酸酯分散片不适宜。

（2）用法、用量不适宜：注射用青霉素钠不适宜。

【机制分析】

（1）急性化脓性扁桃体炎为 A 族溶血性链球菌感染上呼吸道疾病，首选青霉素类，无须联用克林霉素。若处方中开具克林霉素棕榈酸分散片是作为青霉素的序贯治疗，则选药不当，两者不是一类药，克林霉素非链球菌首选。

（2）青霉素是时间依赖性抗生素，每日分 2~4 次注射，处方中使用频次为 1 次，用法、用量不适宜。门、急诊患者多次给药依从性差，不宜选用青霉素的注射剂型，可考虑口服剂型。

【干预建议】非重症能口服不注射，建议选用阿莫西林或阿莫西林/克拉维酸口服制剂。

案例 15

【处方描述】

性别：女　　　年龄：40 岁

临床诊断：社区获得性肺炎。

处方内容：

头孢克洛胶囊	0.25g×12 粒/盒	1 粒	q.8h.	p.o.
左氧氟沙星片	0.5g×28 片/盒	1 片	q.d.	p.o.
氨溴索口服液	100ml/瓶	10ml	t.i.d.	p.o.

【处方问题】联合用药不适宜。

【机制分析】无基础疾病的中年人患社区获得性肺炎,常见病原体为肺炎链球菌、肺炎支原体、流感嗜血杆菌、肺炎衣原体、流感病毒、腺病毒、卡他莫拉菌,根据指南推荐口服给药,抗感染药物选择为:①氨基青霉素、青霉素类/酶抑制剂复合物;②第一、二代头孢菌素;③多西环素或米诺环素;④呼吸喹诺酮类;⑤大环内酯类,联合用药推荐青霉素类或头孢类联合大环内酯类,呼吸喹诺酮类药对 CAP 常见病原菌覆盖广,抗菌活性强,单一药物可有效治疗的感染无须联用。本处方头孢克洛胶囊联合左氧氟沙星片,属于联合用药不合理。

【干预建议】建议处方取消头孢克洛胶囊,单用左氧氟沙星片。

案例 16
【处方描述】

性别:女　　　年龄:37 岁

临床诊断:社区获得性肺炎;房颤。

处方内容:

左氧氟沙星片	0.5g×7 片	0.5g	q.d.	p.o.
胺碘酮片	200mg×7 片	0.2g	q.d.	p.o.

【处方问题】联合用药不适宜:左氧氟沙星片和胺碘酮片。

【机制分析】对于轻症可在门诊治疗的 CAP 患者,年轻而无基础疾病患者的常见的病原菌为肺炎链球菌、肺炎支原体、流感嗜血杆菌、肺炎衣原体、流感病毒、腺病毒、卡他莫拉菌,推荐使用生物利用度好的口服抗感染药物治疗,建议口服阿莫西林或阿莫西林/克拉维酸治疗。考虑支原体、衣原体感染患者可口服多西环素或米诺环素。左氧氟沙星与胺碘酮片合用,延长 Q-T 间期的作用可能相加,可能发生罕见的心律失常,不推荐合用。如需合用,需进行密切的临床监测。

【干预建议】取消左氧氟沙星片,选用口服阿莫西林或阿莫西林/克拉维酸治疗,若考虑支原体、衣原体感染患者可口服多西环素或米诺环素。

案例 17
【处方描述】

性别:女　　　年龄:36 岁

临床诊断:垂体大腺瘤术后,肺部感染。

临床资料：垂体大腺瘤术后 2 日，氢化可的松替代治疗。体温正常，咳嗽、咳黄痰，痰不易咳出，CT 提示肺部感染。WBC 15×10^9/L，NEUT% 85.5%，hsCRP 50.16mg/L，PCT 0.95ng/ml。

处方内容：

注射用头孢曲松注射液	1g/ 支	2g	q.d.	i.v.gtt.
+0.9% 氯化钠注射液	100ml/ 袋	100ml	q.d.	i.v.gtt.
氢化可的松注射液	10mg×10 瓶 / 盒	100mg	q.d.	i.v.gtt.
+0.9% 氯化钠注射液	100ml/ 袋	100ml	q.d.	i.v.gtt.

【处方问题】联合用药不适宜。

【机制分析】患者垂体大腺瘤术后 2 日，体温正常，新发咳嗽、咳黄痰，CT 提示肺部感染，考虑为医院获得性肺炎（早发型）。患者感染指标略高，白细胞（WBC）升高可能与激素使用有关，非危重患者，无多重耐药感染的风险，常见病原体为肺炎链球菌、流感嗜血杆菌、甲氧西林敏感金黄色葡萄球菌和抗菌药物敏感革兰氏阴性杆菌等，可选择的经验性抗菌药物有头孢菌素类、喹诺酮类、β- 内酰胺类及 β- 内酰胺酶抑制剂复合制剂、厄他培南。但喹诺酮类药物易引起中枢系统的不良反应，此患者垂体瘤术后，不宜首选喹诺酮类药物，选用头孢曲松抗感染从抗感染角度分析是合理的。

氢化可的松注射液中含有乙醇，与头孢曲松钠注射剂合用可能出现双硫仑样反应，使用头孢曲松钠注射剂期间及前后数日内不应使用氢化可的松注射液。

【干预建议】与临床沟通，若病情允许可考虑口服氢化可的松片作为术后的激素替代治疗。若需继续使用氢化可的松注射液，可考虑选用青霉素类药物抗感染。在抗感染治疗前，尽早送痰培养，明确病原菌。

案例 18
【处方描述】

性别：男　　　年龄：38 岁

临床诊断：胶质瘤术后；继发癫痫；医院获得性肺炎。

临床资料：患者胶质瘤术后，昏迷状态，体温波动在 37.8~38.8℃，痰多不易咳出，肺泡灌洗液培养提示：肺炎克雷伯菌（++），亚胺培南（S），环丙沙星（R），头孢他啶（R），阿米卡星（R），WBC 12×10^9/L，NEUT% 85.5%，hsCRP 132.16mg/L，PCT 2.1ng/ml。肝肾功能未见明显异常。CT 提示双肺感染，加用亚胺培南 / 西司他丁抗感染治疗。

处方内容：

注射用亚胺培南西司他丁	0.5g/瓶	1g	} q.8h. i.v.gtt.
0.9%氯化钠注射液	250ml/袋	250ml	
丙戊酸口服液	300ml∶12g	15ml	p.o. b.i.d.
氨溴索注射液	15mg∶2ml	30mg	} t.i.d. st. i.v.gtt.
0.9%氯化钠注射液	250ml/袋	250ml	

【处方问题】联合用药不适宜：丙戊酸口服液和注射用亚胺培南西司他丁不适宜。

【机制分析】丙戊酸钠与碳青霉烯类药物共同使用时，可导致丙戊酸在血液中的浓度降低，发生迅速和下降幅度大，在两天内可减少60%~100%，可能引发癫痫。原因是碳青霉烯类对丙戊酸钠的吸收、分布、代谢和排泄全过程均有影响，使其血药浓度下降，这种降低不能通过增加丙戊酸的剂量来调整。因此，应当避免对患者联合使用碳青霉烯类药物，如亚胺培南西司他丁。

评估患者病情，此患者感染严重，肺泡灌洗液培养提示产ESBL的肺炎克雷伯菌，喹诺酮、氨基糖苷类、三代头孢均耐药，需要使用碳青霉烯类抗感染，无其他更优选择。术后继发性癫痫，可考虑丙戊酸换为左乙拉西坦控制癫痫。

【干预建议】停用丙戊酸，换用左乙拉西坦 1g b.i.d.，待感染控制后停用亚胺培南西司他丁再换回丙戊酸。

案例 19

【处方描述】

性别：男　　　年龄：53 岁

临床诊断：肺癌骨转移；阻塞性肺炎。

临床资料：肺癌骨转移，CT：提示阻塞性肺炎，ESR 67mm/H，PCT 5.5ng/ml，Cr 71.4μmol/L，hsCRP 102.47mg/L，WBC 14.12×10^9/L，NEUT% 82.9%。痰培养：金黄色葡萄球菌，苯唑西林（R），头孢西丁（R），万古霉素（S）、利奈唑胺（S）。

处方内容：

利奈唑胺葡萄糖注射液	0.6g/瓶	0.6	q.12h.	i.v.gtt.
曲马多注射液	100mg/支	50mg	q.8h.	i.m.

【处方问题】联合用药不适宜。

【机制分析】患者肺癌晚期，阻塞性肺炎，病原学提示苯唑西林耐药金黄色葡萄球菌,利奈唑胺在肺部浓度高,抗菌效果好,选用利奈唑胺抗感染治疗是合理的。但患者因为癌痛使用曲马多注射液镇痛,曲马多与利奈唑胺合用可增加不良反应(包括5-羟色胺综合征、癫痫发作等)的风险,两药不宜联用。

【干预建议】避免两药联合使用。

(1)患者肾功能正常,抗感染治疗可考虑把利奈唑胺换用万古霉素。

(2)根据癌痛镇痛的原则也可以把曲马多注射液换用吗啡类药物镇痛,如吗啡缓释片、芬太尼透皮贴等。

第八节　小　结

呼吸系统感染是临床最常见的感染,从解剖结构来看可分为上呼吸道感染和下呼吸道感染。区分感染的部位非常重要,不同部位病原菌不一样。上呼吸道感染、下呼吸道感染中的急性气管炎-支气管炎、哮喘急性发作从病原学角度而言,常见的病原菌为病毒,无须常规使用抗菌药。上述诊断需要有细菌感染的依据如脓痰、化脓性扁桃体炎、感染指标升高时才考虑抗菌药治疗。这类诊断的处方审核时首要评估是否有细菌感染高危因素、症状、体征,评价用药适宜性。

下呼吸道感染包括CAP、HAP、支气管扩张伴急性加重、慢阻肺急性加重,常因细菌或真菌感染有使用抗感染药物的指征。此类处方审核时需考虑遴选药物是否合理,可根据症状、体征、影像学等病历资料,评估病情的严重程度、考虑可能的病原菌、耐药风险等综合评估后选择经验性抗感染方案。同时还必须考虑抗菌药理化特性和药代动力学/药效学参数,结合患者的年龄、肝肾功能、特殊生理状态等,确定药物的种类、单药还是联合、负荷剂量和维持剂量,评估处方中给药方案是否恰当。对于有病原学培养阳性的病例,仔细评估阳性结果的临床意义(是否为致病菌,有无混合感染)、是否有并发症或其他部位感染,从而评估抗菌药物治疗方案的合理性。

抗感染处方审核过程中还需留意患者是否属于特殊人群,如儿童、老年人、孕妇、哺乳期妇女、肝肾功能不全,根据不同人群的特点进行选药或者调整用法、用量,这时审方注意是否药物遴选合理、用法用量是否恰当、是否存在禁忌证。临床患者往往是复杂的,可能有多个合并症,用药复杂,这时审核处方时需要注意药物的相互作用。

(李　璐)

参考文献

［1］中华医学会，中华医学会杂志社，中华医学会全科医学分会，等. 急性上呼吸道感染基层诊疗指南 (实践版·2018). 中华全科医师杂志，2019, 18 (5): 427-430.

［2］国家卫生健康委办公厅，国家中医药管理局办公室. 流行性感冒诊疗方案 (2020 年版). 中国病毒病杂志，2021, 11 (1): 401-405.

［3］中华医学会，中华医学临床药学分会，中华医学会杂志社，等. 急性气管-支气管炎基层合理用药指南. 全科医学杂志，2020, 19 (10): 882-890.

［4］徐文，董频，谷庆隆，等. 雾化吸入在咽喉科疾病药物治疗中应用专家共识. 中国耳鼻咽喉头颈外科，2019, 26 (5): 231-238.

［5］中华医学会，中华医学会临床药学分会，中华医学会杂志社，等. 成人社区获得性肺炎基层合理用药指南. 中华全科医师杂志，2019, 18 (2): 689-697.

［6］中华医学会，中华医学会杂志社，中华医学会全科医学分会，等. 成人社区获得性肺炎基层诊疗指南 (2018 年). 中华全科医师杂志，2019, 18 (2): 117-126.

［7］中华医学会呼吸病学分会感染学组. 中国成人医院获得性肺炎与呼吸机相关性肺炎诊断和治疗指南 (2018 年版). 中华结核和呼吸杂志，2018, 41 (4): 255-280.

［8］支气管扩张症专家共识撰写协作组，中华医学会呼吸病学分会感染学组. 中国成人支气管扩张症诊断与治疗专家共识. 中华结核和呼吸杂志，2021, 44 (4): 255-280.

［9］周玉民，王辰，姚婉贞，等. 我国 7 省市城区 40 岁及以上居民支气管扩张症的患病情况及危险因素调查. 中华内科杂志，2013, 52 (5): 379-382.

［10］慢性阻塞性肺疾病急性加重抗感染治疗专家共识编写组. 慢性阻塞性肺疾病急性加重抗感染治疗中国专家共识. 国家呼吸杂志，2019, 2 (17): 1281-1296.

［11］YE F, HE L X, CAI B Q, et al. Spectrum and antimicrobial resistance of common pathogenic bacteria isolated from patients with acute exacerbation of chronic obstructive pulmonary diseasein mainland of China. Chin Med J (Engl), 2013, 126 (12): 2207-2214.

［12］中华医学会呼吸病学分会慢性阻塞性肺疾病学组，中国医师协会呼吸医师分会. 慢性阻塞性肺疾病工作委员会慢性阻塞性肺疾病诊治指南 (2021 年修订版). 中华结核和呼吸杂志，2021, 44 (3): 170-205.

［13］中华医学会呼吸病学分会哮喘学组. 支气管哮喘防治指南 (2020 年版). 中华结核和呼吸杂志，2020, 43 (12): 1023-1048.

［14］宿英芙，黄旭升，潘速跃，等. 神经疾病并发医院获得性肺炎诊治共识. 中华神经科杂志，2012, 45 (10): 752-756.

第四章

尿路感染处方审核案例详解

第一节 尿路感染总论

一、尿路感染概述

尿路感染(urinary tract infection,UTI)是由致病原经尿道口上行或经血流和淋巴系统扩散侵入引起的,临床常见的感染性疾病。全球每年有 1.3 亿~1.75亿人患 UTI,是仅次于呼吸道感染的第二大感染性疾病。我国尿路感染约占医院内感染的 20.8%~31.7%。尤其伴有复杂因素的患者,其尿路感染的发生率较正常者高 12 倍,发病率女性高于男性,且年轻人及绝经后妇女更为常见。

大肠埃希菌是尿路感染的主要致病菌,其他致病菌还包括铜绿假单胞菌、克雷伯菌属、变形杆菌属、葡萄球菌、肠球菌、真菌等。2020 年全国细菌耐药监测网公布的 2014—2019 年尿标本细菌耐药监测报告显示,男性患者尿标本分离细菌前 5 位分别为大肠埃希菌(33.1%~34.6%)、粪肠球菌(9.2%~10.2%)、肺炎克雷伯菌(9.0%~9.4%)、屎肠球菌(7.8%~10.2%)、铜绿假单胞菌(5.6%~6.9%),女性患者尿标本分离细菌前 5 位分别为大肠埃希菌(57.0%~57.4%)、肺炎克雷伯菌(7.5%~8.3%)、屎肠球菌(6.8%~8.7%)、粪肠球菌(5.5%~6.0%)、奇异变形杆菌(3.3%~3.5%)。其中,大肠埃希菌对头孢曲松耐药率>47%;肺炎克雷伯菌对头孢曲松耐药率男性为 58% 左右,女性为 45% 左右;铜绿假单胞菌对头孢哌酮 / 舒巴坦、哌拉西林 / 他唑巴坦耐药率<14%,对碳青霉烯类耐药率为 15%左右;屎肠球菌对氨苄西林、左氧氟沙星耐药率均达 90% 左右,对万古霉素耐药率<4%。

二、尿路感染的分类

尿路感染一般为单一病原菌感染,可反复发作或表现为无症状菌尿症。根据其部位、并发症情况和病程长短分为急性非复杂性和复杂性尿路感染,前者包括膀胱炎、尿道炎和肾盂肾炎,后者多伴发于尿路解剖学异常、结石、肿瘤或糖尿病等全身疾患,也有将男性尿路感染归于此类。比较而言,复杂性尿路感染耐药菌多见。

根据感染部位尿路感染分为:上尿路感染(肾盂、输尿管)、下尿路感染(膀胱、尿道)。

根据是否伴有复杂因素分为:单纯性尿路感染(如膀胱炎、肾盂肾炎)、复杂性尿路感染。

根据发病时间、病程长短可分为:急性尿路感染、慢性尿路感染、反复发作性尿路感染。

三、常用抗菌药物

尿路感染抗菌药物应优先选择泌尿系统中浓度较高的药物。一般而言,抗菌药物原型或其活性成分经泌尿系统排泄,说明其在尿中浓度较高,这是选择抗尿路感染药物的重要因素。尿路感染常用的抗菌药物种类及其 PK/PD 特点如下(具体排泄率,见表 4-1 所示)。

表 4-1 尿路感染常用抗菌药物以原型或活性代谢物从尿中的排泄率

抗菌药物	尿排泄率 /%	抗菌药物	尿排泄率 /%
磷霉素	90	头孢孟多	65~85
头孢呋辛	89	头孢替安	60~75
头孢吡肟	85~95	达托霉素	59.7
阿米卡星	84~92	庆大霉素	50~93
万古霉素	80~90	环丙沙星	41
SMZ/TMP	59.2(原型)+25.3(代谢产物)/66.8(原型)	呋喃妥因	40
左氧氟沙星	80	吉米沙星	39
美罗培南	70	利奈唑胺	30
比阿培南	63.4	莫西沙星	20
哌拉西林 / 他唑巴坦	68/63(原型)+15.7(代谢产物)	克林霉素	10

注:引自《抗菌药物药代动力学 / 药效学理论临床应用专家共识(2018)》。

(一) β - 内酰胺类

大多数 β- 内酰胺类在血中浓度和尿中浓度均较高,常用于治疗尿路感染(包括上尿路和下尿路感染)。其中,头孢呋辛、头孢替安等第二代头孢菌素尿中浓度较高;第三代头孢菌素头孢他啶和第四代头孢菌素头孢吡肟同时具有尿中高浓度和抗假单胞菌活性。

(二) 喹诺酮类

大多数喹诺酮类在血中浓度和尿中浓度均较高,常用于治疗尿路感染(包括上尿路和下尿路感染)。其中,左氧氟沙星、环丙沙星在尿中浓度较高,而莫西沙星尿中浓度较低,故不推荐莫西沙星用于尿路感染的治疗。

(三) 其他抗菌药物

呋喃妥因、磷霉素等药物在尿中浓度非常高,但因其血药浓度低,仅用于治疗下尿路感染;磷霉素的抗菌活性随着尿液 pH 的降低而增大(pH=6.0 时敏感率显著升高)。

第二节　急性非复杂性上尿路感染

一、疾病概述

上尿路感染主要包括急性肾盂肾炎、慢性肾盂肾炎、肾皮质感染、肾周围脓肿等。其中不伴有复杂因素,且较为常见的是急性肾盂肾炎。

急性肾盂肾炎是肾盂黏膜和肾实质的急性细菌性疾病。致病菌主要为大肠埃希菌,其次为变形杆菌等其他肠杆菌科细菌,以及肠球菌属,极少数为真菌、原虫、病毒等病原体。致病菌多由尿道进入膀胱,再上行感染经输尿管达到肾,或经血行感染播散到肾。女性发病率高于男性,且在儿童期、新婚期、妊娠期和老年期更易发生。

急性肾盂肾炎发生时,可能出现肾肿大及水肿,质地较软,表面散在大小不等的黄色或黄白色脓肿,周围环绕紫红色充血带;肾盂黏膜充血水肿,散在小出血点,严重时可见肾小管、肾小球受破坏。若致病菌及感染诱发因素未被彻底清除,肾盂肾炎可病变迁延、反复发作成为慢性。

二、临床表现及评估

(一) 临床表现

急性非复杂性上尿路感染起病大多急剧,典型者有全身症状,如寒战或畏寒、高热(体温可达 39℃以上)、头痛、恶心、呕吐等;同时,还会出现泌尿系统症状,如尿频、尿急、尿痛等膀胱刺激征,次排尿量少,腰痛、肾区叩击痛、肋脊角和输尿管各压痛点压痛。

一般下尿路感染上行感染所致的急性肾盂肾炎,起病时即出现尿频、尿急、尿痛、血尿等症状,再出现全身症状;血行感染的患者,先出现高热,随后再出现膀胱刺激症状,有时不明显。

(二) 评估

1. 尿常规检查　清洁中段尿尿常规:脓尿,白细胞(WBC)≥5个/HP或≥10个/mm³为特征性改变;若平均白细胞(WBC)0~3个/HP,而个别视野中可见成堆白细胞,仍有意义。部分大肠埃希菌等革兰氏阴性菌感染者亚硝酸盐试验可为阳性,部分患者可能出现隐血阳性或红细胞数增多。

2. 尿病原学检查　一般清洁中段尿细菌定量培养菌落计数≥10^4~10^5cfu/ml,即可诊断。具体的致病菌类型需要进行清洁中段尿培养确定,并完善药敏试验以协助治疗。

3. 影像学检查

(1)X线检查:上尿路感染患者,尿路平片可见肾影增大或肾外形不清,有时可发现引起尿路梗阻的结石影,造影可明确肾功能情况及有无梗阻等。

(2)CT、B超显示:可发现肾影增大,皮、髓质界限不清,结石等,帮助诊断病因。

三、治疗原则

1. 一般治疗　急性期有高热的患者卧床休息,多饮水、勤排尿,有利于细菌、炎症产物排出。注意饮食易消化、富含热量和维生素的食物。

2. 抗感染治疗　在病原菌培养结果出来之前,经验性抗感染治疗,根据此类疾病病原菌主要为大肠埃希菌、其他肠杆菌科细菌以及肠球菌属,因此治疗上可经验性地选择第二、三代头孢菌素如头孢曲松、头孢噻肟、头孢他啶等,氨苄西林/舒巴坦、阿莫西林/克拉维酸,可选左氧氟沙星、环丙沙星等氟喹诺酮类、SMZ-TMP。病原菌培养结果出来后,尽早根据菌株类型、药敏结果以及临床转归情况综合评估,再确定调整抗感染治疗方案。

病情较轻者门诊治疗即可,疗程一般7~10日;全身症状明显者,或是不能口服给药者,需住院抗感染治疗,选择静脉给药,高热等全身症状缓解后2~3日可序贯口服给药,疗程一般10~14日。治疗14日仍无反应者,应进行全面的尿路检查,筛查尿路解剖畸形或功能异常、尿路结石等复杂因素,并给予相应的处理,以确保尿路通畅。

第三节　急性非复杂性下尿路感染

一、疾病概述

下尿路感染包括急性细菌性膀胱炎、慢性细菌性膀胱炎、尿道炎,其中慢性细菌性膀胱炎是膀胱感染持续存在或急性期感染迁延不愈所致,可能伴有复杂因素,特点是持续性或反复发作性,故归入反复发作性尿路感染中讨论。急性非复杂性下尿路感染常见急性细菌性膀胱炎、尿道炎。

急性细菌性膀胱炎主要由大肠埃希菌引起,少数为腐生葡萄球菌,偶为肠球菌属引起。女性较男性多见,且易发生于性交后、月经期后、尿道或妇科器械检查后。男性若伴有尿路梗阻如膀胱结石、前列腺肥大等情况也易患膀胱炎。

尿道炎主要指通过性接触传播途径,由淋球菌或非淋球菌的病原体所致的急、慢性尿道炎,属于性传播疾病。其中以男性淋菌性尿道炎尤为突出。淋球菌性尿道炎常累及泌尿、生殖系统的黏膜。

二、临床表现及评估

(一) 临床表现

急性非复杂性下尿路感染一般全身症状不明显,急性细菌性膀胱炎主要表现为明显的膀胱刺激征,如尿频、尿急、尿痛或排尿烧灼感、夜尿增多等,排空后仍可感觉到尿未排尽,并常见排尿中断,可伴有血尿、脓尿。尿道炎初期可表现为尿道口黏膜红肿、发痒和轻微刺痛,尿道排出多量脓性分泌物,排尿不适,病情进展可出现明显尿频、尿急、尿痛,有时可见血尿。

无症状性细菌尿患者无明显的膀胱刺激征、全身症状等。

(二) 评估

临床表现符合急性非复杂性下尿路感染症状,排除复杂因素后,结合以下检查结果综合评估。

1. 尿常规检查 清洁中段尿尿常规提示尿路感染可能:尿液浑浊,白细胞(WBC)≥5 个/HP 或 ≥10 个/mm^3 为阳性,部分大肠埃希菌等革兰氏阴性菌感染者亚硝酸盐试验可为阳性,部分可能出现隐血阳性或红细胞数增多。当然,在解读尿常规报告前,首先要评估尿标本的合格性,可以从标本采样方法、尿常规上皮细胞数等方面去评估。

2. 尿病原学检查 清洁中段尿培养菌落计数 ≥10^{5}cfu/ml,可明确诊断;伴有脓尿、血尿的患者,清洁中段尿培养菌落计数在 10^2~10^{4}cfu/ml 也可考虑为急性非复杂性下尿路感染。

无症状性细菌尿患者连续 2 次清洁中段尿培养(间隔 3~7 日取样),结果为同一种病原菌,菌落计数 ≥10^{5}cfu/ml,可明确诊断。

三、治疗原则

1. 一般治疗 无并发症的急性膀胱炎患者对抗菌药物治疗反应较好,故一般不需要抗感染治疗外的其他治疗,极少数患者需要热水浴或抗胆碱能药物和止痛药缓解症状。

2. 抗感染治疗 初发患者病原菌主要为大肠埃希菌,可针对此病原菌选择毒性较小、价廉、方便服用、主要经尿路原型排泄的抗菌药物,如呋喃妥因、磷霉素、头孢菌素类、氟喹诺酮类。剂量一般为正常治疗剂量范围的低限即可,疗程为 3~5 日,必要时可延长至 7 日。

反复发作性尿路感染是指排除复杂因素后,一年内有 3 次以上发作或半年内 2 次以上发作的尿路感染。可分为复发和再感染,复发指每次感染的病原菌与前 1 次是完全相同的,再感染是指前后 2 次感染的病原菌不同,通常上次感染治疗停药后 2 周内再次感染者为复发,2 周后再次感染者多为再感染。发作时抗感染治疗方案同急性肾盂肾炎或者急性膀胱炎,在急性发作控制后,可考虑予长期抑菌治疗,推荐 SMZ/TMP 1 片或者呋喃妥因 0.1g 每晚睡前口服,疗程为 3~6 个月。若为性生活所致的反复发作性尿路感染的女性患者,推荐性交后服用 SMZ/TMP 或者呋喃妥因一剂。若为外科处理不能纠正的残余尿患者,可考虑抗菌药物长期抑制治疗。

无症状性细菌尿患者一般不需要抗感染治疗,仅在孕妇、泌尿道诊疗操作前后者、学龄前儿童存在膀胱输尿管反流时、肾移植受者需要给予抗菌药物治疗,否则这些患者易导致肾损害。

第四节 复杂性尿路感染

一、疾病概述

复杂性尿路感染是指泌尿系统存在解剖或功能异常(如梗阻、结石等)或有肾外伴发疾病(如糖尿病等)时,反复或持续发作并因此可致肾功能严重损害的尿路感染。复杂性尿路感染病原菌除大肠埃希菌(30%~50%)外,也可为肠球菌属、变形杆菌属、铜绿假单胞菌等,且这些病原菌存在耐药率高的风险。

二、临床表现及评估

临床表现可因感染的部位不同而症状有所差异,具体可参考急性非复杂性上尿路感染和下尿路感染。除了临床表现,清洁中段尿尿常规为阳性,合格标本的病原学检查结果阳性可以明确诊断,X 线检查、造影、CT、B 超等影像学检查可以帮助诊断复杂性因素。

复杂性因素是评估复杂性尿路感染首先要明确的,包括:①留置导尿管、支架管或间隙性膀胱导尿等可能的医源性感染因素;②排空后膀胱残余尿>100ml;③各种原因引起的梗阻性尿路疾病,如肾积水、输尿管积水、尿潴留等;④膀胱、输尿管反流或其他功能异常;⑤尿流改道;⑥化疗或放疗损伤尿路上皮；⑦围手术期或术后尿路感染；⑧合并肾功能不全、肾移植、糖尿病、免疫缺陷性疾病等。

三、治疗原则

1. 一般治疗 对症支持治疗，多饮水、勤排尿。借助外科治疗手段，纠正诱发尿路感染的复杂性因素非常必要。

2. 抗感染治疗 复杂性尿路感染的抗感染经验治疗除了覆盖大肠埃希菌，还需覆盖铜绿假单胞菌、肠球菌属等细菌，一般宜选第三、四代头孢菌素如头孢曲松、头孢他啶、头孢吡肟、磷霉素等，可选哌拉西林/他唑巴坦、碳青霉烯类、氨曲南、环丙沙星等氟喹诺酮类。疗程为 2~3 周，根据病情变化决定。具体经验治疗和病原治疗见表 4-2 和表 4-3 所示。

由于大肠埃希菌对氟喹诺酮类药物耐药率高（>50%），对于尿路感染的治疗，大多数情况下氟喹诺酮类即使具有较高的尿液浓度，也未作为经验治疗首选，仅少数初发患者且以往未用过喹诺酮类药物者，可选用此类作为经验治疗。对于复杂性尿路感染患者，如果复杂因素不及时纠正，感染很难完全控制，极易转为慢性、反复性感染。

根据 PK/PD 特点优化抗感染治疗方案：若上尿路感染合并脓毒症时，可增加浓度依赖性抗菌药物的剂量，以获得足够的血药浓度和尿液浓度；或者延长时间依赖性药物的滴注时间，以增加药物与病原菌的接触时间，最终提高疗效。

一些特殊病原菌感染应选择有针对性的敏感抗菌药物，如导尿管和结石导致的细菌生物被膜相关（如铜绿假单胞菌）的尿路感染，在移除导尿管、结石等感染危险因素的同时，宜选用能破坏生物被膜的抗菌药物，此时环丙沙星等喹诺酮类药物的疗效优于 β- 内酰胺类。因此，病原菌为铜绿假单胞菌的尿路感染，应用具有抗假单胞菌作用的喹诺酮类药物可能效果更优。

表 4-2 尿路感染的经验治疗

感染类型及相伴情况	可能的病原菌	宜选药物	可选药物
急性非复杂性下尿路感染（急性膀胱炎、尿道炎）	大肠埃希菌 腐生葡萄球菌 肠球菌属	①呋喃妥因（0.1g b.i.d.，5~7 日）；②磷霉素（3g，单剂，3 日）（均为口服给药）	①口服第一、二、三代头孢菌素（3 日），如头孢氨苄、头孢拉定、头孢克洛（均为 0.25g t.i.d.）；②口服氟喹诺酮类（3 日），如氧氟沙星（0.2g b.i.d.）、环丙沙星（0.25g b.i.d./t.i.d.）、左氧氟沙星（0.3g q.d.）；③口服 SMZ/TMP（2 片 b.i.d.，3 日）

续表

感染类型及相伴情况	可能的病原菌	宜选药物	可选药物
急性非复杂性上尿路感染（急性肾盂肾炎）	大肠埃希菌 其他肠杆菌科细菌 肠球菌属	①第二、三代头孢菌素（静脉滴注），如头孢曲松（1~2g q.d.）、头孢噻肟（2g b.i.d.）、头孢他啶（2g b.i.d.）、头孢呋辛（1.5g b.i.d.）；②氨苄西林/舒巴坦（3.0~4.5g q.12h.，静脉滴注）；③阿莫西林/克拉维酸（500mg/125mg t.i.d.，口服）（疗程均为10日）	①左氧氟沙星（500mg q.d.，7~10日或750mg q.d.，5日）；②环丙沙星（0.5g b.i.d.，7~10日）；③氧氟沙星（0.3g b.i.d.，7~10日）；④SMZ/TMP（2片b.i.d.，14日）（均为口服给药）
孕妇无症状性细菌尿症及膀胱炎	大肠埃希菌（70%） 克雷伯菌属 肠杆菌属 变形杆菌属 B族链球菌	①呋喃妥因（0.1g b.i.d.，5~7日）；②阿莫西林/克拉维酸（500mg/125mg t.i.d.，3~7日）；③头孢氨苄（0.5g q.6h.，3~7日）（均为口服给药）	①SMZ/TMP（2片p.o. b.i.d.，3日）；②头孢泊肟（0.1g q.12h.，3~7日）（均为口服给药）
孕妇急性肾盂肾炎	大肠埃希菌（70%） 克雷伯菌属 肠杆菌属 变形杆菌属 B族链球菌	中度患者： ①头孢曲松（1.0g q.d.）；②头孢吡肟（1.0g q.12h.）；③青霉素过敏者，氨曲南（1.0g q.8h.）（均为静脉滴注，退热后48小时改口服，疗程均为10~14日）	重度患者： ①哌拉西林/他唑巴坦4.5g q.8h.；②美罗培南0.5g q.8h.；③厄他培南1.0g q.d.（均为静脉滴注，退热后48小时改口服，疗程均为10~14日）
反复发作性尿路感染	大肠埃希菌 其他肠杆菌科细菌 肠球菌属	发作时治疗方案同急性肾盂肾炎或急性膀胱炎	
复杂性尿路感染	大肠埃希菌等肠杆菌科细菌 铜绿假单胞菌 肠球菌属	①第三、四代头孢菌素如头孢曲松、头孢他啶、头孢吡肟（2.0g q.8~12h.）等；②磷霉素（6~8g/d，分2~4次）（均为静脉滴注，疗程2~3周，根据病情变化决定）	①哌拉西林/他唑巴坦4.5g q.8~12h.；②碳青霉烯类*如美罗培南0.5~1.0g q.8h.；③氨曲南2.0g q.8h.；④环丙沙星等氟喹诺酮类（均静脉滴注，疗程2~3周，根据病情变化决定）

注：*碳青霉烯类用于重症或伴血流感染者。引自《抗菌药物临床应用指南》（第3版）。

表 4-3 尿路感染的病原治疗

感染类型	病原菌	宜选药物	可选药物
急性非复杂性下尿路感染（膀胱炎）	大肠埃希菌	①呋喃妥因；②磷霉素（均为口服给药）	①头孢氨苄、头孢拉定、头孢克洛；②环丙沙星、氧氟沙星；③SMZ/TMP
	腐生葡萄球菌	①头孢氨苄；②头孢拉定	①呋喃妥因；②磷霉素（均为口服给药）
	肠球菌属	阿莫西林	呋喃妥因
特异性尿道炎（非孕妇）	淋病奈瑟球菌	头孢曲松或头孢克肟	头孢噻肟或头孢唑肟
	沙眼衣原体	阿奇霉素	多西环素或米诺环素
特异性尿道炎（孕妇）	淋病奈瑟球菌	阿莫西林或头孢曲松	头孢噻肟或头孢克肟
	沙眼衣原体	阿奇霉素	红霉素
急性非复杂性上尿路感染（肾盂肾炎）	大肠埃希菌	①头孢呋辛；②头孢噻肟；③头孢曲松等	①氨苄西林/舒巴坦；②阿莫西林/克拉维酸；③氟喹诺酮类
	变形杆菌属	①阿莫西林/克拉维酸；②氨苄西林/舒巴坦	第二、三代头孢菌素
	克雷伯菌属	头孢曲松、头孢噻肟、头孢他啶等第三代头孢菌素	氟喹诺酮类
	腐生葡萄球菌	①头孢呋辛；②头孢噻肟；③头孢唑肟	磷霉素静脉注射
	金黄色葡萄球菌	①苯唑西林；②头孢唑林；③磷霉素；④SMZ/TMP	①氨苄西林/舒巴坦；②阿莫西林/克拉维酸；③万古霉素或去甲万古霉素
复杂性尿路感染	大肠埃希菌等肠杆菌科细菌	①第三代或第四代头孢菌素（头孢曲松、头孢噻肟、头孢吡肟等）；②磷霉素	氟喹诺酮类如左氧氟沙星、环丙沙星
	铜绿假单胞菌	①环丙沙星；②哌拉西林±氨基糖苷类；③头孢他啶	哌拉西林/他唑巴坦

续表

感染类型	病原菌	宜选药物	可选药物
复杂性尿路感染	肠球菌属	①氨苄西林;②哌拉西林	①左氧氟沙星;②万古霉素或去甲万古霉素
	念珠菌属	氟康唑	两性霉素 B 单用或联合氟胞嘧啶
尿路感染复发	大肠埃希菌变形杆菌属	①氨苄西林/舒巴坦;②阿莫西林/克拉维酸	①氟喹诺酮类;②头孢克洛;③头孢呋辛
	肠球菌属	①氨苄西林;②阿莫西林	①哌拉西林;②耐药者可选呋喃妥因口服或万古霉素
无症状性细菌尿症	大肠埃希菌	呋喃妥因、磷霉素口服	头孢拉定、头孢氨苄口服
	肠球菌属	阿莫西林、呋喃妥因	磷霉素口服
学龄前儿童、孕妇	需氧革兰氏阴性杆菌葡萄球菌属	①阿莫西林;②头孢菌素口服	呋喃妥因

注:引自《抗菌药物临床应用指南》(第 3 版)。

第五节　常见处方审核案例详解

一、适应证不适宜

案例 1
【处方描述】

性别:男　　　年龄:82 岁

临床诊断:受压区Ⅳ期压疮;尿路感染;脑梗死后遗症;2 型糖尿病。

临床资料:患者因"左足外侧皮肤破溃 7 个月"入院,长期卧床,留置尿管,外科处理压疮期间,无尿急、尿痛,无发热,查体无肾区叩痛。尿常规提示:白细胞计数 3 281 个/μl,红细胞计数 100 个/μl;血常规未见感染指标升高。留取中段尿送尿培养,同时予盐酸左氧氟沙星注射液 0.3g i.v.gtt. q.12h. 抗感染治疗。4 日后,尿培养结果回报:尿肠球菌,青霉素、氨苄西林、环丙沙星、高单位庆大霉素等耐药,万古霉素、利奈唑胺敏感(菌落计数 1×10^3 cfu/ml);白假丝酵母菌,氟康唑等均敏感(菌落计数 1×10^2 cfu/ml)。复查尿常规:白细胞计数 19 个 /μl,其余未见异常。

处方内容:

盐酸左氧氟沙星注射液　2ml:0.1g/ 支×18 支　　0.3g+0.9%NS 250ml
　　　　　　　　　　　　　　　　　　　　　　　 q.12h.　i.v.gtt.

氟康唑氯化钠注射液　100ml:200mg/ 瓶×6 瓶　400mg　q.d. i.v.gtt.

【处方问题】适应证不适宜。

【机制分析】

(1)尿路感染的危险因素:长期卧床并留置尿管,2 型糖尿病。

(2)尿路感染的评估:临床表现方面,无尿急、尿痛等膀胱刺激征,无发热、寒战等全身感染症状,近期无反复发作尿路感染;首次尿常规提示白细胞显著增多,血常规未见感染指标升高,尿培养细菌菌落计数为 1×10^3 cfu/ml;后复查尿常规白细胞计数 19 个 /μl,其余未见异常。可见,患者无尿路感染症状,仅一次尿常规显示白细胞计数明显增加,尿培养 1 次,且菌落数<10^5 cfu/ml,后复查尿常规白细胞计数不高,尿路感染证据不足,继续应用抗菌药物无适应证。

【干预建议】建议处方取消使用抗菌药物。患者长期留置尿管,须了解中段尿标本留取过程,以评估标本的可靠性,必要时更换尿管,并复查尿常规和尿培养。

案例2

【处方描述】

性别:男　　　年龄:68 岁

临床诊断:冠状动脉粥样硬化性心脏病;高血压;无症状性细菌尿。

临床资料:患者因"反复胸闷、胸痛 5 年余,再发伴血压升高 5 日"入院。入院后常规查尿常规提示:白细胞计数 1 596 个 /μl,其余未见明显异常;血常规未见感染指标升高。留取中段尿送尿培养,结果回报:大肠埃希菌(菌落计数 >1×10^5 cfu/ml);3 日后复查,仍为同一种菌,菌落数相似。追问症状,近期无诉尿急、尿痛等症状,无发热,未行泌尿道诊疗操作,考虑无症状性细菌尿。

处方内容:

盐酸左氧氟沙星胶囊　0.2g/ 粒×12 粒　　0.2g　b.i.d.　p.o.

【处方问题】适应证不适宜。

【机制分析】根据《抗菌药物临床应用指南》(第 3 版),无症状性细菌尿一般无须抗感染治疗,以下患者除外:孕妇、处于泌尿道诊疗操作前后的患者、肾移植受者、学龄前儿童存在膀胱输尿管反流时。该患者为 68 岁男性,无尿路感染和全身感染症状,未行泌尿道诊疗操作,无肾移植病史,因此无须抗菌药物治疗。

【干预建议】不建议继续使用抗菌药物,注意个人卫生护理,多饮水。

二、抗菌药物选择不适宜

案例 3
【处方描述】

　　性别:男　　　　年龄:84 岁
　　临床诊断:尿路感染;2 型糖尿病。
　　临床资料:患者因"尿频、尿急,伴排尿不尽、排尿踌躇及费力 4 日"入院,无发热,半年内 4 次尿路感染住院给予抗感染治疗,半年前行"膀胱镜检查 + 膀胱血块清除术 + 前列腺汽化电切术",本次入院再行"膀胱镜检查 + 膀胱颈切开术"。术后评估膀胱收缩功能减退,经手术处理后未能完全纠正,拔除尿管后,膀胱残余尿量 300ml。2 次尿常规提示白细胞计数升高,最近一次尿常规提示:白细胞计数 12 983 个 /μl,红细胞计数 2 059 个 /μl,潜血(+);血常规未见感染指标升高。2 次中段尿培养结果:产 ESBL 肺炎克雷伯菌(碳青霉烯类耐药),仅黏菌素中介,其他均耐药,美罗培南、亚胺培南 MIC>8μg/ml(菌落计数 1×10^5 cfu/ml)。

　　处方内容:
　　盐酸左氧氟沙星注射液　2ml:0.1g/ 支×18 支　　　0.3g+0.9%NS 250ml
　　　　　　　　　　　　　　　　　　　　　　　　　　q.12h.　i.v.gtt.

【处方问题】抗菌药物选择不适宜。

【机制分析】本案例中患者尿路感染的危险因素:2 型糖尿病;膀胱收缩功能减退,手术未能纠正,拔除尿管后,膀胱残余尿量 300ml。

尿路感染的评估:临床表现方面,有尿频、尿急,伴排尿不尽、排尿踌躇及费力等膀胱刺激征,无发热、寒战等全身感染症状,半年内反复发作 4 次;2 次尿常规提示白细胞显著增多,血常规未见感染指标升高,2 次尿培养细菌菌落计数为 1×10^5 cfu/ml。可见,符合反复发作性尿路感染,不伴有全身感染。

抗感染治疗方案的选择:2 次尿培养均为产 ESBL 肺炎克雷伯菌(碳青霉烯类耐药),左氧氟沙星耐药,根据药敏结果,碳青霉烯类 MIC>8μg/ml,仍可考虑延长输注时间作为该耐药菌的治疗,必要时可联合用药;也可以考虑头孢他啶阿维巴坦。因此,盐酸左氧氟沙星注射液遴选不适宜。

【干预建议】建议选用美罗培南 1g q.8h. i.v.gtt.(持续输注 2~3 小时)或者头孢他啶阿维巴坦。联合用药并非优先选择,建议重新留置尿管,此时外科处理比抗菌药物的应用更为重要。因为膀胱收缩功能减退导致尿潴留,再加上患者近半年经常应用抗菌药物治疗,尿培养耐药菌的风险特别高。

案例4
【处方描述】

性别:女　　　年龄:55 岁　　　体重:50kg
临床诊断:尿路感染(急性下尿路感染)。
处方内容:
盐酸莫西沙星片　　　0.4g/ 片×4 片　　0.4g　q.d.　p.o.

【处方问题】抗菌药物选择不适宜。

【机制分析】患者诊断急性下尿路感染,根据《抗菌药物临床应用指南》(第 3 版),病原菌以大肠埃希菌为主,少数为腐生葡萄球菌,偶为肠球菌属,宜选呋喃妥因或磷霉素治疗,可选第一、二、三代口服头孢菌素,氟喹诺酮类,SMZ-TMP 等。莫西沙星虽然属于氟喹诺酮类,但仅 20% 原型经尿排出,尿中浓度不高,一般不推荐用于尿路感染的治疗。

【干预建议】首选呋喃妥因片 0.1g b.i.d. 口服 5~7 日,或者磷霉素氨丁三醇颗粒 3g,单剂治疗 3 日。若两药不可获得或不能耐受,可选第一、二、三代头孢菌素类,或左氧氟沙星、环丙沙星等喹诺酮类。

三、用法、用量不适宜

案例5
【处方描述】

性别:女　　　年龄:44 岁　　　体重:52kg
临床诊断:尿路感染(急性肾盂肾炎)。
实验室检查:血肌酐 53μmol/L
处方内容:
注射用头孢呋辛钠　1.5g/ 瓶×3 瓶　1.5g+0.9% NS 100ml　q.d.　i.v.gtt.

【处方问题】用法、用量不适宜。

【机制分析】患者诊断急性肾盂肾炎,根据《抗菌药物临床应用指南》(第3版),常见病原菌为大肠埃希菌、其他肠杆菌科细菌、肠球菌属,抗感染治疗宜选第二、三代头孢菌素如头孢曲松、头孢噻肟、头孢他啶、头孢呋辛、氨苄西林/舒巴坦、阿莫西林/克拉维酸等,头孢呋辛为第二代头孢菌素、尿液浓度高,选择适宜。但头孢呋辛用于急性肾盂肾炎的用法、用量推荐为 1.5g b.i.d.,该患者肾功能正常,处方为 1.5g q.d. 给药不适宜。

【干预建议】建议注射用头孢呋辛钠用法、用量改为 1.5g+0.9% NS 100ml b.i.d. i.v.gtt.。

案例6

【处方描述】

性别:男　　　年龄:70 岁　　　体重:66kg

临床诊断:尿路感染(急性膀胱炎);前列腺增生。

处方内容:

头孢克肟分散片	0.1g/ 片	×7 片	0.1g	q.d.	p.o.
非那雄胺片	5mg/ 片	×10 片	5mg	q.d.	p.o.

【处方问题】用法、用量不适宜。

【机制分析】患者诊断尿路感染(急性膀胱炎),根据《抗菌药物临床应用指南》(第3版),病原菌以大肠埃希菌为主,少数为腐生葡萄球菌,偶为肠球菌属,宜选呋喃妥因或磷霉素治疗,可选第一、二、三代头孢菌素或氟喹诺酮类口服。在无法获得或不能耐受呋喃妥因和磷霉素的情况下,可选择头孢克肟分散片治疗。但该药为时间依赖性抗菌药物,成人一般 0.1g b.i.d. 给药,重症感染者可加量至 0.2g b.i.d. 给药,该处方中 0.1g q.d. 给药不适宜,剂量和给药频次均偏低。此外,头孢菌素类口服治疗急性膀胱炎疗程一般为 3 日,患者疗程为 7 日不适宜。

【干预建议】头孢克肟分散片改为 0.1g b.i.d. 口服 3 日。

案例7

【处方描述】

性别:女　　　年龄:30 岁　　　体重:48kg

临床诊断:下尿路感染。

处方内容:

乳酸左氧氟沙星片	0.2g/ 片	×12 片		0.4g	b.i.d.	p.o.

【处方问题】用法、用量不适宜。

【机制分析】患者诊断下尿路感染,病原菌以大肠埃希菌为主,在呋喃妥因、磷霉素不能获得或不能耐受的情况下,选择乳酸左氧氟沙星片治疗尚可,但非首选,且用法、用量建议一般为 0.3g q.d. 口服(3 日),处方中为 0.4g b.i.d. 口服治疗 3 日,日剂量过高。

【干预建议】建议乳酸左氧氟沙星片剂量调整为 0.3g q.d.,口服治疗 3 日即可。

四、剂型与给药途径不适宜

案例 8

【处方描述】

性别:男 年龄:58 岁 体重:70kg

临床诊断:尿路感染(急性非复杂性下尿路感染)。

处方内容:

注射用磷霉素钠 4.0g/ 瓶 ×3 瓶 4.0g+0.9% NS q.d. i.v.gtt.

【处方问题】剂型与给药途径不适宜。

【机制分析】患者诊断急性非复杂性下尿路感染,根据《抗菌药物临床应用指南》(第 3 版),病原菌以大肠埃希菌为主,宜选呋喃妥因或磷霉素治疗。因此,该患者选用磷霉素治疗是适宜的。但是对于急性非复杂性下尿路感染,不伴有复杂因素的患者而言,磷霉素 3g 单剂口服给药 3 日即可,静脉滴注给药不适宜。

【干预建议】磷霉素氨丁三醇颗粒 3g,单剂治疗 3 日。若该口服制剂不可获得或不能耐受,也可选择呋喃妥因片 0.1g b.i.d. 口服 5~7 日,或者第一、二代头孢菌素类,或左氧氟沙星、环丙沙星等喹诺酮类口服治疗。

五、联合用药不适宜

案例 9

【处方描述】

性别:女(非孕妇) 年龄:38 岁 体重:52kg

临床诊断:淋球菌性尿道炎。

处方内容：

乳酸环丙沙星氯化钠注射液	0.4g/瓶×1瓶	0.4g	q.d.	i.v.gtt.
注射用头孢曲松钠	1.0g/瓶×1瓶	1g+0.9% NS 100ml		
		q.d.	i.v.gtt.	

【处方问题】联合用药不适宜。

【机制分析】患者诊断淋球菌性尿道炎，根据《梅毒、淋病和生殖道沙眼衣原体感染诊疗指南(2020年)》的推荐，单纯性淋球菌尿道炎宜选头孢曲松1g肌内注射或静脉给药，单次给药；未推荐联合用药。因此，该方选择头孢曲松治疗是适宜的，用法、用量也适宜，但无须联合环丙沙星。

【干预建议】单用注射用头孢曲松1g单剂量静脉滴注给药。

案例 10
【处方描述】

性别：女　　　　年龄：39岁　　　　体重：50kg

临床诊断：尿路感染。

处方内容：

左氧氟沙星氯化钠注射液	0.5g：100ml/袋×3袋	0.5g	q.d. i.v.gtt.
头孢地尼分散片	50mg/片×18片	100mg	t.i.d. p.o.

【处方问题】联合用药不适宜，两种抗菌药物联合不适宜；给药途径不适宜：左氧氟沙星静脉给药不适宜。

【机制分析】患者诊断尿路感染，具体分类不明确，不管是上尿路感染还是下尿路感染，可能的病原菌都是以大肠埃希菌为主，第二、三代头孢菌素、左氧氟沙星都是可选的，故患者经验性选择第三代头孢菌素头孢地尼分散片口服治疗是适宜的，青霉素过敏性休克或者头孢菌素类过敏者，也可选择左氧氟沙星等喹诺酮类，但不推荐头孢地尼与左氧氟沙星联合用药。两药在尿中浓度均较高，若为敏感菌感染，两药选其一口服给药即可，优先选择头孢菌素类。

【干预建议】头孢地尼分散片单药口服治疗即可，头孢菌素类过敏者，可选择左氧氟沙星口服治疗。

案例 11
【处方描述】

性别：女(非孕妇)　　　年龄：58 岁　　　体重：56kg

临床诊断：尿路感染(急性膀胱炎)；慢性阻塞性肺疾病。

处方内容：

乳酸左氧氟沙星片	0.2g/片×12 片	0.2g	q.d.	p.o.
氨茶碱片	0.1g/片×42 片	0.2g	b.i.d.	p.o.

【处方问题】联合用药不适宜。

【机制分析】患者诊断尿路感染(急性膀胱炎)，病原菌以大肠埃希菌为主，宜选呋喃妥因或磷霉素治疗，可选氟喹诺酮类。因此，在首选药物不可获得或不能耐受的情况，可选择乳酸左氧氟沙星片，且用法、用量建议一般为 0.3g q.d.(3 日)，处方中为 0.2g q.d. 治疗 12 日，日剂量偏低且疗程过长。

此外，喹诺酮类抗菌药物与茶碱类合用时，能不同程度地抑制茶碱类药物的代谢(很可能与抑制细胞色素 P450 酶 CYP1A2 相关)，降低茶碱的清除率(茶碱类黄嘌呤药物代谢主要经肝脏 CYP1A2 完成)，导致茶碱血药浓度升高，出现茶碱中毒症状。并且，两药联用中枢神经系统不良反应发生率也增加。因此，乳酸左氧氟沙星片与氨茶碱片尽量避免联用，必须联用时需密切监测患者症状和茶碱浓度。

【干预建议】在无法监测茶碱浓度的情况下，可选用磷霉素口服治疗，或者第一、二、三代头孢菌素类口服。

案例 12
【处方描述】

性别：女　　　年龄：65 岁　　　体重：46kg

临床诊断：真菌性尿路感染；慢性肾脏病。

处方内容：

苯磺酸氨氯地平片	5mg/片×14 片	0.2g	q.d.	p.o.
塞来昔布胶囊	0.2g/粒×12 粒	0.2g	b.i.d.	p.o.
醋酸泼尼松片	5mg/片×100 片	5mg	q.d.	p.o.
碳酸钙 D$_3$ 片	1片×30 片	1 片	q.d.	p.o.
氟康唑胶囊	50mg/粒×42 粒	0.2g	q.n.	p.o.

注：处方为 2022 年开具，当地 2021 年真菌病监测结果显示：尿标本真菌检出率最高的为白念珠菌。

【处方问题】联合用药不适宜。

【机制分析】患者诊断真菌性尿路感染,从处方信息未能明确为何种真菌感染,但从当地前一年尿标本检出率看,白念珠菌检出率更高,因此选择氟康唑胶囊是适宜的,用法、用量也是适宜的。但氟康唑属于唑类抗真菌药,能够抑制经 CYP3A4 同工酶代谢的二氢吡啶类钙通道阻滞剂的代谢,导致钙通道阻滞剂苯磺酸氨氯地平片的作用增强。且与非甾体抗炎药(塞来昔布胶囊)合用,可增加后者的血药浓度及药理作用,与此相关的不良反应也可增加;塞来昔布说明书指出与氟康唑(0.2g q.d.)同时服用,塞来昔布血药浓度升高 2 倍。

【干预建议】

(1)严密检测血压,避免血压过低,必要时考虑换成 ACEI 类或者 ARB 类等抗高血压药(排除双侧肾动脉狭窄的前提下)。

(2)减少塞来昔布胶囊的剂量。

案例 13

【处方描述】

性别:男　　　年龄:65 岁　　　体重:67kg

临床诊断:真菌性尿路感染(白念珠菌);高脂血症。

处方内容:

伊曲康唑胶囊	0.1g/粒×14 粒/盒×1 盒	0.2g	q.d. p.o.
辛伐他汀片	20mg/片×7 片/盒×2 盒	20mg	q.n. p.o.

【处方问题】联合用药不适宜、抗菌药物选择不适宜:伊曲康唑胶囊选择不适宜,且与辛伐他汀片存在药动学相互作用。

【机制分析】患者诊断真菌性尿路感染(白念珠菌),根据《抗菌药物临床应用指南》(第 3 版),宜选氟康唑抗真菌治疗。伊曲康唑口服后主要以无活性代谢产物经尿(35%)和粪便(54%)排出,对尿路感染效果不佳,故选择不适宜。

辛伐他汀通过 CYP3A4 代谢,伊曲康唑及其主要代谢产物羟基伊曲康唑是 CYP3A4 的强效抑制剂,会减少辛伐他汀的消除而增加肌病、横纹肌溶解和转氨酶升高的风险。因此,在伊曲康唑治疗期间和治疗后 2 周内都禁用辛伐他汀。

【干预建议】

(1)抗真菌治疗建议选用氟康唑胶囊首剂 0.4g,之后 0.2g q.d. 口服治疗。

(2)换用其他他汀类药物,例如瑞舒伐他汀(与氟康唑不存在具有临床相关性的相互作用,与伊曲康唑合用增加瑞舒伐他汀浓度,但不具有临床意义)。

六、存在配伍禁忌

案例 14

【处方描述】

性别：女　　　年龄：78 岁　　　体重：49kg

临床诊断：尿路感染；脑梗死后遗症；2 型糖尿病；高血压病 3 级，极高危。

临床资料：患者因"尿频、尿急、尿痛 5 日，发热 1 日"住院诊治，患者半年前突发急性脑梗死，遗留有右侧肢体偏瘫，生活不能完全自理。入院时体温 38.2℃，尿常规提示：白细胞计数 2 380 个 /μl，红细胞计数 159 个 /μl，潜血（+）；血常规：白细胞计数 10.29×10^9/L，中性粒细胞比例 80.32%。入院后予如下药物治疗。

处方内容：

盐酸左氧氟沙星注射液	2ml：0.1g/支×18 支	0.3g+0.9% NS 250ml q.12h.（首组）	i.v.gtt.
丹参注射液	10ml/支×3 支	10ml+0.9% NS 250ml q.d.（次组）	i.v.gtt.
硫酸氢氯吡格雷片	75mg/片×3 片	75mg	q.d. p.o.
瑞舒伐他汀钙片	10mg/片×3 片	10mg	q.n. p.o.
盐酸二甲双胍缓释片	0.5g/片×6 片	1g	q.d. p.o.
厄贝沙坦氢氯噻嗪片	162.5mg/片×3 片	162.5mg	q.d. p.o.

【处方问题】存在配伍禁忌。

【机制分析】患者诊断尿路感染，具体分类不明确，不管是上尿路感染还是下尿路感染，可能的病原菌都是以大肠埃希菌为主，第二代或第三代头孢菌素、左氧氟沙星都可以选择，只是因为喹诺酮类对大肠埃希菌耐药率高，左氧氟沙星一般不作为首选，青霉素过敏性休克或者头孢菌素类过敏者，也可选择。

智光等（2015）报道，盐酸左氧氟沙星注射液与丹参注射液存在配伍禁忌，两药先后静脉滴注不充分冲管的情况下，药液在同一输液管混合可出现深咖啡色或黑色沉淀物。此外，丹参注射液一般选用葡萄糖注射液稀释，选用 0.9% 氯化钠注射液为溶媒不适宜。

【干预建议】建议不开具丹参注射液辅助治疗，或者可以选择其他不含丹参的与盐酸左氧氟沙星注射液不存在配伍禁忌的活血药物进行治疗；若坚持联用，盐酸左氧氟沙星注射液与丹参注射液用药期间应给予充分的冲管，丹参注射液选择5%葡萄糖注射液为溶媒，考虑到血糖问题可以考虑最低溶媒量100ml。

第六节　小　结

尿路感染是临床常见的感染性疾病，根据2014—2019年尿标本的细菌耐药监测结果，大肠埃希菌仍然是主要致病菌，其他检出率相对较高的致病菌还包括铜绿假单胞菌、克雷伯菌属、变形杆菌属、肠球菌等。在治疗前，应留取清洁中段尿，进行尿常规、尿培养及细菌药敏试验。综合评估患者尿路感染的类型，根据感染类型选择对应的经验治疗方案，对于复杂性尿路感染还须纠正尿路解剖学异常、结石、肿瘤或糖尿病等复杂因素，才能获得满意的治疗效果。

不同类型病原菌及其不同的耐药情况，抗菌药物的选择也不同，获知尿培养结果后，尿路感染的病原治疗需要根据尿培养及药敏试验结果选择适宜的抗菌药物。此外，抗感染治疗方案还需根据PK/PD特点进行优化，尽可能选择尿液浓度高的抗菌药物，若合并脓毒症时，应兼顾血药浓度和尿液浓度，可增加浓度依赖性抗菌药物剂量，或延长时间依赖性药物滴注时间，以提高疗效，必要时应用负荷剂量并进行TDM和个体化给药。

（赖　莎）

参考文献

［1］汪复，张婴元. 抗菌药物临床应用指南. 3版. 北京：人民卫生出版社，2020.

［2］全国细菌耐药监测网. 全国细菌耐药监测网2014-2019年尿标本细菌耐药监测报告. 中国感染控制杂志，2021，20（1）：53-60.

［3］泌尿外科手术部位感染预防中国专家共识编写组. 泌尿外科手术部位感染预防中国专家共识（2019版）. 中华泌尿外科杂志，2019，40（6）：401-404.

［4］DAVID N G, HENRY F C, GEORGE M E, 等. 桑福德抗微生物治疗指南（新译第50版），范洪伟，译. 北京：中国协和医科大学出版社，2021.

［5］乔庐东，陈山，马小军，等. 上尿路结石围手术期抗菌药物应用的专家意见. 中华泌尿外科杂志，2017，38：641-643.

［6］WOLF J S J R, BENNETT C J, DMOCHOWSKI R R, et al. Best practice policy statement on urologic surgery antimicrobial antimicrobial prophylaxis. J Urol, 2008, 179: 1379-1390.

［7］中国医药教育协会感染疾病专业委员会. 抗菌药物药代动力学/药效学理论临床应用专家共识. 中华结核和呼吸杂志，2018，41（6）：409-446.

［8］陈佰义，何礼贤，胡必杰，等. 中国鲍曼不动杆菌感染诊治与防控专家共识. 中华医学

杂志, 2012, 92 (2): 76-85.

［9］国家卫生健康委合理用药专家委员会. 耐药革兰氏阴性菌感染诊疗手册.2 版. 北京：人民卫生出版社, 2022.

［10］国家卫生健康委合理用药专家委员会. 国家抗微生物治疗指南. 3 版. 北京：人民卫生出版社, 2023.

［11］江利冰, 李瑞杰, 张斌, 等. 2016 年脓毒症与脓毒性休克处理国际指南. 中华急诊医学杂志, 2017, 26 (3): 263-266.

［12］智光, 赵桂华. 左氧氟沙星与丹参注射液的临床配伍禁忌分析. 中国医药指南, 2015, 13 (7): 223.

第五章

消化系统感染处方审核案例详解

第一节 消化系统感染总论

人体各系统均可能发生感染性疾病,但最直接、最常见、发病率最高的当属消化系统,因为病原体可轻松经口进入胃肠道而发生感染,或者通过干扰肠道的正常菌群,进一步影响人体的正常生理功能。

消化系统感染涉及口腔、胃肠道、肝脏、胆道、胰腺、腹腔等诸多重要脏器。消化系统感染可以是原发性的,也可以是继发性的。其中,腹腔感染、肝脓肿、胆道感染、胰腺感染等复杂感染可引发脓毒血症,可累及全身多器官功能衰竭,甚至引起感染性休克、危及生命等。因此,及时采取有针对性的抗感染治疗非常重要。

消化系统感染性疾病因其复杂性,临床实际中往往存在难以准确诊断的情况,误诊、漏诊等情况亦时有发生。因此,要求临床医师根据疾病的特征、临床症状和表现,结合实验室检查、超声及影像检查结果,以及结合流行病学资料进行诊断和鉴别诊断。应根据疾病的特点进行对症治疗、支持治疗、手术治疗、抗感染治疗等。其中,消化系统感染性疾病的临床表现和评估、抗感染药物治疗是本章阐述的重点,分布在第二节至第七节。

在消化系统感染性疾病的日常处方中,往往存在适应证不适宜,遴选药品不适宜(包含用药禁忌证),用法、用量不适宜,给药途径不适宜,联合用药不适宜,药物相互作用不适宜,存在配伍禁忌等不合理用药的情况。作为药师,有权利也有义务对存在问题的处方进行审核,并采取有效措施进行干预,促进临床合理用药。本章第九节为常见处方审核案例详解。

第二节 感染性腹泻

一、疾病概述

腹泻病是由多种病原体、多种因素引起的以大便次数增多和大便性状改变为特点的一组疾病。感染性腹泻是指由病原微生物感染引起的腹泻病,是一组发病率高、流行性广、严重危害人类健康的胃肠道传染病。在我国,感染性腹泻的发病率一直居于肠道传染病首位。感染性腹泻通常由胃肠道病毒或细菌感染所致,按病情急缓及病程可分为急性和慢性两种类型。本节主要对急性感染性腹泻进行讨论,对其他类型的感染性腹泻仅作简单阐述。

2015年以来,我国在感染性腹泻的预防、诊断、治疗研究方面均取得了长足进步,在诊断方面,对感染性腹泻的病原学研究、新的致腹泻病原体的发现、取代粪便常规检查的WBC酯酶检测、基于细菌毒力编码基因的分子生物学诊断等;在预防和治疗方面,包括采用低渗补液疗法、肠黏膜保护剂、抗分泌药物、新型肠道抗微生物制剂和肠道微生态制剂、按《抗菌药物临床应用指导原则(2015年版)》合理选择抗菌药物,以及腹泻病疫苗研发等。

二、临床表现及评估

感染性腹泻一般为散发,集中暴发亦常见。感染性腹泻的一般临床表现主要包括消化道症状、全身症状,水、电解质及酸碱平衡紊乱等。消化道症状主要包括大便性状改变及大便次数增多,可伴或不伴恶心、呕吐、腹痛、腹胀、食欲不振等;全身症状可出现发热、精神萎靡、烦躁、嗜睡,甚至惊厥、昏迷、休克等,可伴有心、脑、肝、肾等重要器官受累表现;水、电解质及酸碱平衡紊乱包括脱水、低钾血症、代谢性酸中毒、低钙血症、高钠或低钠血症、低镁血症等。

引起感染性腹泻的病原体主要包括病毒、细菌、寄生虫和真菌等(表5-1),其中以病毒尤其是诺如病毒和轮状病毒感染最为常见。病原学诊断可为合理治疗提供依据,亦为流行病学提供线索。感染性腹泻致病病原体繁多,临床表现多样,病情轻重不一,不同病原体感染和不同个体感染的预后差别较大。因此,感染性腹泻应根据流行病学史、病史、用药史、腹泻特征、胃肠道症状和体征、全身症状,脱水、电解质及酸碱平衡紊乱的特征,结合实验室诊断进行临床诊断、病情评估和鉴别诊断。不同的病原体导致的感染性腹泻的主要临床特点有所差别(表5-2),应注意鉴别。此外,药物性腹泻、医院获得性腹泻以及免疫缺陷相关腹泻等特殊的感染性腹泻亦可能与病毒、细菌、寄生虫、真菌等病原体相关,应全面考虑。

表 5-1 感染性腹泻常见病原体

细菌	病毒	真菌	寄生虫
致泻大肠埃希菌	诺如病毒	念珠菌	溶组织内阿米巴
肠产毒性大肠埃希菌	轮状病毒	毛霉菌	隐孢子虫
肠侵袭性大肠埃希菌	腺病毒	曲霉菌	蓝贾第鞭毛虫
肠出血性大肠埃希菌	星状病毒		人芽囊原虫
肠致病性大肠埃希菌	肠道病毒		环孢子虫
肠黏附性大肠埃希菌	冠状病毒		血吸虫
痢疾志贺菌	札如病毒		
霍乱弧菌			
副溶血弧菌			
非伤寒沙门菌			
弯曲菌			
单胞菌			
气单胞菌			
类志贺邻单胞菌			
蜡样芽孢杆菌			
产气荚膜梭菌			
艰难梭菌			
小肠结肠炎耶尔森菌			
金黄色葡萄球菌			
克雷伯菌			

表 5-2 常见病原体引起的急性感染性腹泻临床特点

病原体	大便一般性状	临床特点
非伤寒沙门菌	大便性状多变。多见黏液脓血便,黏液便和/或脓血便,镜下可见大量白细胞和数量不等的红细胞	婴儿常见。易发生医院内感染。是我国最常见的感染性腹泻中的细菌性病原体。也是食物中毒暴发最常见的病原体
痢疾志贺菌	黏液脓血便,黏液便和/或脓血便,镜下可见大量白细胞和数量不等的红细胞	为侵袭性腹泻的主要致病菌。起病急,高热等中毒症状明显,严重者可发生感染性休克

续表

病原体	大便一般性状	临床特点
弯曲菌	黏液脓血便,黏液便和/或脓血便,镜下可见大量白细胞和数量不等的红细胞	腹痛剧烈,易被误诊为阑尾炎,可引起吉兰-巴雷综合征、反应性关节炎和肠易激综合征
小肠结肠炎耶尔森菌	黏液脓血便,黏液便和/或脓血便,镜下可见大量白细胞和数量不等的红细胞	人畜共患病,临床表现较复杂,多数以呕吐、腹泻为主,部分表现为脓毒症,可合并关节炎、淋巴结炎和结节性红斑
侵袭性大肠埃希菌	黏液脓血便,黏液便和/或脓血便,镜下可见大量白细胞和数量不等的红细胞	起病急,高热等中毒症状明显,严重者可发生感染性休克。与志贺菌感染相似
出血性大肠埃希菌	初为黄色水样便,后转为血水便,有特殊臭味。镜下有大量红细胞,常无白细胞	伴腹痛,可并发溶血尿毒症综合征、血小板减少性紫癜
溶组织内阿米巴	呈果酱样,腥臭,镜下可见大量红细胞,少量白细胞,可找到溶组织阿米巴滋养体	多通过粪-口传播。主要与环境卫生条件与个人卫生习惯有关
副溶血弧菌	洗肉水样便	我国沿海地区夏秋季散发病例和暴发事件中较为常见
产毒性大肠埃希菌	多为水样便,便水中含大量蛋白质	夏季多见,多有不洁饮食史,可有呕吐、脱水等。自限性疾病,自然病程3~7日
霍乱弧菌	初始为大量米泔水样便,后为水样便	多有流行病史。呕吐、腹泻严重,便前腹痛明显
轮状病毒	初始为黏液便,继而为水样便或稀便,次数较多,量较大,镜下无或偶有少量白细胞	起病急,呕吐先于腹泻出现,可伴脱水和酸中毒。自限性疾病,自然病程约7日
诺如病毒	初始为黏液便,继而为水样便或稀便,次数较多,量较大,一般无脓血,镜下无或偶有少量白细胞	易聚集性发病,起病急,呕吐较明显,常伴腹痛、发热、乏力等,可有呼吸道症状,可伴脱水。自限性疾病,自然病程3~7日

感染性腹泻的治疗原则包括预防与纠正脱水、电解质紊乱和酸碱平衡失调,适量饮食,合理选择治疗药物等。包括饮食治疗、补液治疗、止泻治疗和抗感染治疗。

三、治疗原则

1. 抗菌药物的应用指征 由于大多数病原菌所致的急性腹泻都为自限性,因而即使怀疑是细菌感染引起的腹泻,轻、中度腹泻患者一般亦不推荐经验性使用抗菌药物。急性水样腹泻患者,排除霍乱感染后,多为病毒性或产肠毒素性细菌感染,不应常规使用抗菌药物。以下情况应考虑使用抗菌药物:发热伴有黏液脓血便的急性腹泻;持续的志贺菌、沙门菌、弯曲菌感染或原虫感染;感染发生在老年人、免疫功能低下者、败血症或有假体患者;中、重度的旅行者腹泻患者。可先根据患者病情及当地药敏情况经验性选用抗菌药物。

2. 抗菌药物的选择 应用抗菌药物前应先对粪便进行细菌培养,可参考《抗菌药物临床应用指导原则(2015 年版)》以及《儿童急性腹泻感染性腹泻病诊疗规范(2020 年版)》,根据粪培养结果和药敏试验结果合理选用抗菌药物(表5-3)。若暂无粪培养和药敏试验结果,则应根据流行病学史和相关临床表现,经验性地推断可能的病原菌,并参考所在地区公布的细菌药敏数据合理选择抗菌药物。

对有适应证的社区获得性感染性腹泻,经验性抗菌治疗可以缩短病程,喹诺酮类药物为首选抗菌药物,复方磺胺甲噁唑(SMZ/TMP)为次选,具体方案为诺氟沙星 400mg,2 次 /d 口服;或左氧氟沙星 500mg,1 次 /d,疗程 3~5 日;SMZ/TMP 的用法为甲氧苄啶 160mg+ 磺胺甲噁唑 800mg,2 次 /d 口服。鉴于喹诺酮类药物的耐药率越来越高,对于严重感染者或者免疫功能低下者,在获得细菌培养结果对大环内酯类药物敏感的前提下,亦可选择红霉素或阿奇霉素作为治疗药物。阿奇霉素的推荐剂量为 250mg 或 500mg,1 次 /d,连续 3~5 日。如用药 48 小时未好转,则考虑更换其他抗菌药物。

表 5-3 急性感染性腹泻的抗菌药物选择

疾病	病原体	宜选药物	可选药物	备注
病毒性腹泻	轮状病毒、诺如病毒、肠型腺病毒等	—	—	自限性疾病,对症治疗为主
细菌性痢疾	志贺菌属	环丙沙星	阿奇霉素、头孢曲松、头孢克肟、头孢噻肟	—
霍乱(包括副霍乱)	霍乱弧菌	阿奇霉素、多西环素或四环素	红霉素	纠正失水及电解质紊乱为首要治疗措施

续表

疾病	病原体	宜选药物	可选药物	备注
沙门菌属胃肠炎	沙门菌属	环丙沙星或左氧氟沙星	阿奇霉素	轻症对症治疗
致病性大肠埃希菌肠炎*	肠产毒性、肠侵袭性、肠致病性	第二、三代头孢菌素	SMZ/TMP、磷霉素、阿米卡星、亚胺培南*	轻症对症治疗。三代头孢菌素治疗无效或重症患者多重耐药者方可选用磷霉素
	肠黏附性	抗菌治疗的作用不确定	—	轻症对症治疗
	肠出血性	—	—	轻症对症治疗
葡萄球菌食物中毒	金黄色葡萄球菌	—	万古霉素、利奈唑胺	轻症对症治疗。重症可选用抗菌药物
旅行者腹泻	产肠毒素大肠埃希菌、沙门菌属、弯曲杆菌等	第二、三代头孢菌素	阿奇霉素（儿童）、红霉素（儿童）、磷霉素	轻症对症治疗。三代头孢菌素治疗无效或重症患者多重耐药者方可选用磷霉素
	副溶血性弧菌	重症患者：喹诺酮类、多西环素、第三代头孢菌素	SMZ/TMP	轻症对症治疗。抗菌药物不能缩短病程
	志贺菌属	第二、三代头孢菌素	阿奇霉素、左氧氟沙星、小檗碱、SMZ/TMP、磷霉素	轻症对症治疗。三代头孢菌素治疗无效或重症患者多重耐药者方可选用磷霉素
空肠弯曲菌肠炎	弯曲菌	阿奇霉素	红霉素或环丙沙星	轻症对症治疗，重症及发病4日内患者用抗菌药物
抗菌药物相关性腹泻或假膜性肠炎	艰难梭菌	甲硝唑	甲硝唑无效或重症时选择万古霉素或去甲万古霉素（口服）	疗程为10日，停用相关抗菌药物。初次复发仍可选甲硝唑；再次复发选万古霉素

续表

疾病	病原体	宜选药物	可选药物	备注
耶尔森小肠结肠炎	耶尔森菌属	多西环素＋妥布霉素或庆大霉素	SMZ/TMP 或环丙沙星	轻症对症治疗,重症合并菌血症时用抗菌药物。停用去铁胺
肺炎克雷伯菌肠炎	肺炎克雷伯菌	头孢哌酮/舒巴坦、亚胺培南	—	—
白念珠菌性肠炎	白念珠菌	制霉菌素、氟康唑	克霉唑	尽量停用抗菌药物
阿米巴肠病	溶组织阿米巴	甲硝唑	双碘喹啉、巴龙霉素	—
隐孢子虫肠炎	隐孢子虫	巴龙霉素	螺旋霉素	—
蓝贾第鞭毛虫肠炎	贾第鞭毛虫	甲硝唑	阿苯达唑、替硝唑	—

注:*大肠埃希菌对喹诺酮类耐药率达 50% 以上,必须根据药敏试验结果选用。亚胺培南针对产超广谱 β- 内酰胺酶的大肠埃希菌及多重耐药鼠伤寒沙门菌。

第三节　腹腔感染

一、疾病概述

　　腹腔感染(intra-abdominal infection,IAI)是腹部外科常见的急危重症之一,具有较高的发病率和致死率。急性阑尾炎与阑尾穿孔、急性胆囊炎、肠梗阻以及消化道的穿孔、坏死与坏疽等均可继发 IAI,腹部外科手术术后并发症和创伤等亦可致 IAI。

　　IAI 有狭义和广义之分,狭义的 IAI 一般指腹膜炎和腹腔脓肿,而广义的 IAI 泛指腹部感染性外科疾病。根据流行病学的分类方法,还可分为社区获得性腹腔感染和医院获得性腹腔感染。社区获得性腹腔感染包括化脓性阑尾炎、消化道穿孔合并腹膜炎等;医院获得性腹腔感染包括术后吻合口瘘继发腹腔感染、胰腺炎合并胰周感染、手术部位感染等。根据病因的不同,腹腔感染亦可分为原发性腹膜炎和继发性腹膜炎。前者指在没有内脏破损的情况下,细菌由胃肠道侵袭腹腔所致;后者指各种原因导致的消化道穿孔、损伤或坏死等对腹腔造成的直接污染。

第三型腹膜炎定义为原发性或继发性腹膜炎经适当治疗后仍持续存在或复发的腹膜炎,通常由菌群改变、免疫失调或进行性加重的器官功能障碍所致,一般病情危重。

复杂腹腔感染指感染灶由原发空腔脏器穿透进入腹膜腔,包括肠系膜、后腹膜、其他腹部器官及腹壁,导致腹腔脓肿及疏松结缔组织炎等继发性或第三型腹膜炎,可合并脓毒血症、感染性休克和多器官功能衰竭等,一般需要手术联合抗菌药物治疗。复杂腹腔感染不等同于腹腔感染的严重性,也不等同于耐药菌所致的医院内感染,主要依据感染所波及的范围。非复杂腹腔感染指感染局限于单个器官内,未累及周围腹膜。一般需要手术或抗菌药物治疗。非复杂腹腔感染也不等同于轻症或非耐药菌所致的感染。

胆道感染、胰腺感染、肝脓肿等腹腔感染具体内容参照本书相关章节。

二、临床表现及评估

根据《中国腹腔感染诊治指南(2019 版)》,建议治疗前对腹腔感染的严重程度进行有效评估:以急性生理与慢性健康评分Ⅱ(APACH Ⅱ)评分 10 分为界将腹腔感染分为轻中度或重度;合并脓毒症的腹腔感染为重度腹腔感染,也称严重腹腔感染;合并急性胃肠功能损伤为Ⅲ、Ⅳ级的腹腔感染考虑为重度腹腔感染;推荐使用 APACH Ⅱ评分、感染相关器官功能衰竭评分(sepsis-related organ failure assessment,SOFA)评估腹腔感染患者预后,曼海姆腹膜炎指数(mannheim peritonitis index,MPI)评分也可用于评估预后。合并考虑腹腔感染的相关危险因素,对腹腔感染进行有效评估。

控制感染是腹腔感染治疗中最重要的环节,决定治疗成败,应尽量早期控制感染源。控制感染源包括充分引流腹腔内及腹膜后积聚的渗液或脓液、清除坏死的感染组织等外科干预手段,以控制感染源并恢复正常的胃肠道解剖和功能。

三、治疗原则

1. 抗感染治疗时机　在条件允许的情况下,一旦确诊为腹腔感染所致的脓毒血症或感染性休克,应在 1 小时内开始经验性抗感染治疗;其他腹腔感染类型,起始抗感染治疗越早越好,包括恰当处理原发病灶;若距离上 1 次用药时间＞2 个药物半衰期,进行原发病灶处理术前应于 1 小时内或术中重复给予抗菌药物。

2. 抗菌药物的选择

(1)初始经验性治疗:轻、中度的社区获得性腹腔感染初始经验性用药应覆盖非耐药的肠杆菌科细菌和厌氧菌,无须额外添加更广谱的抗菌药物或针对肠球菌、铜绿假单胞菌的抗菌药物。因此,轻、中度的社区获得性腹腔感染的患者,推荐经验性抗感染治疗的单一药物治疗方案选用莫西沙星、头孢哌酮/舒巴坦、厄他培南;联合用药方案选用头孢唑林、头孢呋辛、头孢曲松、头孢噻肟、环丙沙星、左氧氟沙星联合硝基咪唑类药物。

重度社区获得性腹腔感染的患者多具有一项甚至多项预后不良或耐药菌感染的高危因素,因此,经验性治疗应选择广谱抗感染药物,以提高初始经验性治疗的成功率。对于重度社区获得性腹腔感染的患者,推荐经验性抗感染治疗的单一药物治疗方案选用亚胺培南/西司他丁、美罗培南等碳青霉烯类药物或哌拉西林/他唑巴坦;联合用药方案选用头孢吡肟、头孢他啶等第三代头孢菌素联合硝基咪唑类药物。

医院获得性腹腔感染大部分病原菌仍以肠道菌群为主,但大肠埃希菌的发病率有所降低,而其他肠杆菌科以及革兰氏阴性杆菌的发病率升高,葡萄球菌属、链球菌属、肠球菌属阳性率也比社区获得性腹腔感染高。因此,对于医院获得性腹腔感染的患者,推荐经验性抗感染治疗的单一用药方案选用亚胺培南/西司他丁、美罗培南等碳青霉烯类药物,联合用药方案选用头孢吡肟、头孢他啶等第三代头孢菌素联合硝基咪唑类药物。

对于 β- 内酰胺类药物过敏的社区获得性腹腔感染患者,可选择莫西沙星或环丙沙星联合硝基咪唑类药物的经验性治疗方案。

不推荐替加环素作为腹腔感染的常规经验性治疗方案,但在产生耐药菌或其他抗菌药物疗效不佳的情况下,可选择含替加环素的联合用药方案。

亦可参考《抗菌药物临床应用指导原则(2015 年版)》关于腹腔感染的经验治疗抗菌药物选择原则,见表 5-4。

表 5-4 关于腹腔感染的经验治疗抗菌药物选择

轻、中度感染	重度感染
氨苄西林/舒巴坦、阿莫西林/克拉维酸	头孢哌酮/舒巴坦、哌拉西林/他唑巴坦、替卡西林/克拉维酸
厄他培南	亚胺培南/西司他丁、美罗培南、帕尼培南
头孢唑林或头孢呋辛+甲硝唑	第三代或第四代头孢菌素(头孢噻肟、头孢曲松、头孢他啶、头孢吡肟)+甲硝唑
环丙沙星或左氧氟沙星+甲硝唑,莫西沙星	环丙沙星+甲硝唑、氨曲南+甲硝唑、替加环素(用于中重度有耐药危险因素的腹腔感染)

(2)降阶梯治疗策略:为了合理应用广谱抗菌药物以减少耐药菌株的选择压力,建议重度社区获得性腹腔感染、医院获得性腹腔感染的患者根据微生物

培养及药敏试验结果进行降梯度治疗。降梯度治疗主要通过：缩窄抗菌药物抗菌谱；从联合治疗转变为单药治疗或减少治疗用抗菌药物的种类；缩短治疗时长或停止抗菌药物治疗。腹腔感染的病原治疗选药原则可参考《抗菌药物临床应用指导原则（2015 年版）》，见表 5-5。

表 5-5　腹腔感染的病原体治疗药物选择

病原体	宜选药物	可选药物	备注
大肠埃希菌、变形杆菌属	氨苄西林 / 舒巴坦、阿莫西林 / 克拉维酸、第二代或第三代头孢菌素	头孢哌酮 / 舒巴坦、哌拉西林 / 他唑巴坦、替卡西林 / 克拉维酸、喹诺酮类、氨基糖苷类、碳青霉烯类	菌株之间对抗菌药物敏感性差异大，需根据药敏试验结果选药；大肠埃希菌对喹诺酮类耐药者多见
克雷伯菌	第二代或第三代头孢菌素	β- 内酰胺类 +β- 内酰胺酶抑制剂、喹诺酮类、氨基糖苷类、碳青霉烯类	
肠杆科菌属	头孢吡肟或喹诺酮类	碳青霉烯类	
肠球菌属	氨苄西林或阿莫西林或青霉素 + 庆大霉素	糖肽类	
拟杆菌属等厌氧菌	甲硝唑	克林霉素，β- 内酰胺类 +β- 内酰胺酶抑制剂、头霉素类，碳青霉烯类	

　　（3）抗真菌治疗：通常不需要考虑经验性抗真菌治疗，但若合并真菌感染的高危因素，则可考虑经验性抗真菌治疗。腹腔真菌感染以念珠菌感染为主。对于明确或可疑真菌感染的腹腔感染患者，建议轻、中度的社区获得性腹腔感染患者使用氟康唑，重度社区获得性腹腔感染及医院获得性腹腔感染患者选用棘白菌素类（阿尼芬净、卡泊芬净、米卡芬净）抗真菌药物。由于两性霉素 B 的不良反应发生率较高，仅在其他抗真菌药物不适用的情况下才用于腹腔念珠菌感染。

　　3. 抗感染治疗疗程　感染源控制后的轻中度社区获得性腹腔感染抗感染疗程不应超过 4 日。重度社区获得性腹腔感染及医院获得性腹腔感染的抗感染疗程为 7~10 日。建议通过检测血清降钙素原指导腹腔感染的抗感染疗程。

　　4. 多重耐药的复杂腹腔感染的抗菌药物选择　多重耐药（multidrug resistant，MDR）的复杂腹腔感染的抗菌药物选择可参考美国感染病学会和外科感染学会发布的《复杂腹腔内感染诊疗指南（IDSA/SISA）》（表 5-6），但要结合当地的药敏情况。

表 5-6　IDSA/SISA 推荐的多药耐药的复杂腹腔内感染的抗菌药物选择

MDR 病原微生物	首选药物	可选药物
肠杆菌科细菌	碳青霉烯类、哌拉西林 / 他唑巴坦	替加环素
肠球菌	氨苄西林、哌拉西林 / 他唑巴坦、万古霉素	利奈唑胺和替加环素用于对万古霉素耐药的肠球菌
甲氧西林耐药金黄色葡萄球菌	万古霉素	替加环素、利奈唑胺、达托霉素
铜绿假单胞菌(泛耐药)	—	多黏菌素 B、替加环素
鲍曼不动杆菌(泛耐药)	—	多黏菌素 B
真菌	氟康唑	阿尼芬净、卡泊芬净、米卡芬净

第四节　胆 道 感 染

一、疾病概述

胆道感染是临床常见的腹腔感染性疾病。胆道感染根据发病部位可分为胆囊炎和不同部位的胆管炎,按照病情急缓程度及病程可分为急性、亚急性及慢性等类型。胆道感染主要由于胆道梗阻、胆汁淤积及细菌等病原体感染造成的,其中胆道结石是导致胆道梗阻的最主要原因。胆道感染常合并多种病原体,如不及时采取有效措施,可进展为化脓性胆管炎、脓毒血症,严重者可发生感染性休克,甚至危及生命。

正常胆道中没有或仅有极少数细菌生长,但在患胆道疾病的人群中,胆汁细菌培养有不同程度的阳性率。胆道感染的病原体包括细菌、寄生虫、真菌等。细菌以肠源性为主,包括需氧的革兰氏阳性菌和 / 或革兰氏阴性球菌或杆菌,以及厌氧菌等。胆道中的致病菌对各种抗菌药物的敏感性存在个体差异。在细菌培养的同时应进行药敏试验,取得胆汁后立即涂片检验。治疗上选择抗菌谱能覆盖感染细菌的药物或根据药敏试验结果进行药物选择。

二、临床表现及评估

胆道感染常伴有食欲不振、反射性恶心和呕吐,呕吐后腹痛不能缓解。腹痛是常见症状之一,主要发生在中上腹、右上腹部,疼痛常呈持续性、膨胀性或绞痛性,多于饱餐或高脂饮食后突然发作,或大量寄生虫梗阻胆总管引起。胆道蛔虫病的疼痛表现为钻顶样疼痛。寄生虫感染时，粪便中可发现虫卵。

大多数胆囊炎患者可出现中度发热，发生化脓性胆囊炎或胆管炎时，可有寒战、高热、烦躁、谵妄等，甚至出现感染性休克。胆道结核可表现为午后低热。慢性寄生虫性胆道感染常可出现营养不良的表现，出现乏力、头晕，严重者全身浮肿或腹水、消瘦、贫血等，甚至引起侏儒症。根据胆道感染中不同的疾病，可采用皮肤临床试验（具有辅助检查和普查、初筛寄生虫感染等价值）、实验室检查（包括血象、血清学检查、免疫检查、粪便检查、胆汁或十二指肠液检查等）、超声检查、X线检查、CT和MRI检查等，结合流行病学资料、临床症状和表现进行诊断和鉴别诊断。

急性胆囊炎的诊断标准如下。①局部炎症体征等：墨菲征阳性、右上腹包块、疼痛和/或压痛；②炎症的全身表现：发热、C反应蛋白升高、白细胞计数升高；③特征影像学表现：CT、MRI、超声发现胆囊增大、胆囊壁增厚、胆囊结石（伴或不伴颈部嵌顿）、胆囊周围积液、胆囊周围高信号等。疑似诊断：①中任意一条+②中任意一条为疑似诊断，仅有影像学证据支持时亦为可疑诊断；①中任意一条+②中任意一条+③为确定诊断。应与急性肝炎、其他急腹症、一级慢性胆囊炎等进行鉴别诊断。急性胆囊炎的并发症主要有胆囊穿孔、胆汁性腹膜炎、胆囊周围脓肿等，出现并发症时预后不佳。急性胆囊炎分为轻、中、重度三级（分级标准见表5-7）。

表5-7 急性胆囊炎的严重程度分级标准

严重程度	评估标准
轻度	胆囊炎症较轻，未达到中、重度评估标准
中度	急性胆囊炎合并以下中的2项可诊断 1. 白细胞>18×10^9/L。 2. 右上腹可触及压痛的肿块。 3. 明显的局部炎症：坏疽性胆囊炎，胆囊周围脓肿，胆源性腹膜炎，肝脓肿，气肿性胆囊炎
重度	急性胆囊炎合并以下≥1个器官功能不全： 1. 心血管功能障碍：低血压，需要使用多巴胺>5μg/(kg·min)维持，或需要使用去甲肾上腺素。 2. 神经系统功能障碍：意识障碍。 3. 呼吸功能障碍：氧合指数<300mmHg(1mmHg≈0.133kPa)。 4. 肝功能不全：凝血酶原时间国际标准化比值(PT-INR)>1.5。 5. 肾功能障碍：少尿（尿量<17ml/h)，血肌酐>176.8μmol/L。 6. 凝血功能障碍：血小板<10×10^9/L

急性胆管炎指肝内外胆管的急性炎症。急性胆管炎的诊断则依据患者的全身表现如畏寒、发热,或实验室检查的感染指征如白细胞升高、C反应蛋白升高,黄疸或肝功能异常等,影像学上证实有胆管扩张、结石、支架、狭窄等。其他有助于诊断急性胆管炎的因素,包括右上腹或上腹部疼痛、胆道疾病史如胆囊结石、胆道手术史、胆道支架植入史等。急性胆管炎的诊断标准:①全身炎症:发热和/或寒战、实验室检查结果(白细胞计数$<4\times10^9$/L 或$>10\times10^9$/L,C反应蛋白≥1g/L);②胆汁淤积:黄疸(总胆红素≥34.2μmol/L)、实验室检查结果(碱性磷酸酶(U/L)>1.5×正常值上限,γ-谷氨酰转肽酶(U/L)>1.5×正常值上限,GOT(U/L)>1.5×正常值上限,GPT(U/L)>1.5×正常值上限);③影像学检查结果:胆道扩张、影像学发现病因(狭窄、结石、肿瘤、支架等)。怀疑诊断:①1项+②或③1项;确切诊断:①②③各1项。对急性胆管炎的严重程度评估宜分为轻、中、重度三级(分级标准见表5-8)。《急性胆道感染东京指南(2018版)》将血清降钙素原作为脓毒血症的血清学标志物,对急性胆管炎的严重程度评估有重要意义。

表5-8 急性胆管炎的严重程度分级标准

严重程度	评估标准
轻度	急性胆管炎不符合中度和重度的诊断标准
中度	急性胆管炎合并以下2项可诊断: 1. 白细胞计数($>12\times10^9$/L 或$<4\times10^9$/L)。 2. 高热(≥39℃)。 3. 年龄(≥75岁)。 4. 黄疸(总胆红素≥85.5μmol/L)。 5. 低蛋白(<0.7×正常值上限)
重度	急性胆管炎合并以下≥1个器官功能不全 1. 心血管功能障碍:低血压,需要使用多巴胺$>5\mu g$/(kg·min),或需要使用去甲肾上腺素。 2. 神经系统功能障碍:意识障碍。 3. 呼吸功能障碍:氧合指数<300mmHg(1mmHg≈0.133kPa)。 4. 肝功能不全:凝血酶原时间国际标准化比值(PT-INR)>1.5。 5. 肾功能障碍:少尿(尿量<17ml/h),血肌酐>176.8μmol/L。 6. 凝血功能障碍:血小板$<10\times10^9$/L

三、治疗原则

任何抗菌药物均不能替代解除胆道梗阻的治疗措施。早期诊断,早期胆道引流和/或针对病因的处理,以及抗菌药物的应用都是基础治疗措施。对疑似胆道感染的患者在手术或内镜胆汁引流操作前常规进行胆汁细菌培养，依据培养结果及药敏试验结果，可参考《急性胆道系统感染的诊断和治疗指南（2021版）》，合理地选择抗菌药物，可避免抗菌药物的滥用、误用，对胆道感染的控制和预后亦非常有帮助。

合理选择经验性抗菌药物需考虑诸多因素，包括胆道感染的严重程度、地区细菌谱及其耐药情况、所选抗菌药物的抗菌谱、抗菌药物的药代动力学和药效学特性、患者肝肾功能情况、抗菌药物使用史、过敏史及其他不良反应事件等，尽可能将药效的因素考虑周全。可依据抗菌药物代谢及效应动力学特点，选择具有高胆汁穿透率的抗菌药物，如头孢哌酮/舒巴坦、替加环素等，保证药物在胆汁中能达到足够的浓度。

根据《急性胆道系统感染的诊断和治疗指南（2021版）》，轻度和中度急性胆道感染可给予第二、三代头孢菌素，如头孢呋辛、头孢曲松等，同时联合硝基咪唑类药物；或直接选择头孢哌酮/舒巴坦、哌拉西林/他唑巴坦；合并基础疾病、高龄、既往有腹腔感染或胆道手术病史等复杂情况时，可使用β-内酰胺酶抑制剂复合制剂或碳青霉烯类，如头孢哌酮/舒巴坦、哌拉西林/他唑巴坦、亚胺培南、厄他培南等。重度急性胆道感染可给予第三、四代头孢菌素，如头孢他啶、头孢吡肟等，同时联合硝基咪唑类药物；或直接使用β-内酰胺酶抑制剂复合制剂或碳青霉烯类或替加环素，如头孢哌酮/舒巴坦、哌拉西林/他唑巴坦、亚胺培南、美罗培南、厄他培南等。

梗阻性黄疸出现胆道感染症状如腹痛、体温升高、白细胞计数 $>10 \times 10^9/L$ 时，在胆汁引流通畅的基础上，需应用抗菌药物治疗。经验性给予第三代头孢菌素，如头孢曲松、头孢他啶等联合硝基咪唑类药物；或β-内酰胺酶抑制剂复合制剂（如头孢哌酮/舒巴坦、哌拉西林/他唑巴坦）或碳青霉烯类，如亚胺培南、美罗培南、厄他培南等。合并有革兰氏阳性菌感染时，必要时可给予万古霉素、替考拉宁或利奈唑胺。尽量取得胆汁进行细菌培养以及药物敏感性试验，根据药物敏感性试验结果选择适宜的抗菌药物。

第五节　胰　腺　感　染

一、疾病概述

胰腺深在后腹膜，同时还存在血胰屏障，一般情况下不易发生病原体感染，在胰化学性炎症、创伤等情况下才容易发生继发的感染。常见的感染病原体为细菌，也有一些少见的病原体如结核、寄生虫以及病毒等。本节主要讨论急性胰腺炎，对于其他胰腺感染情况仅作简要阐述。

急性胰腺炎（acute pancreatitis，AP）是一种常见的消化系统急症，起病急，病情变化快。AP 主要是由胆石症、高甘油三酯血症和过度饮酒等多种原因引发胰酶在胰腺内被激活，导致胰腺及胰周围组织自我消化，出现胰腺局部水肿、出血甚至坏死的炎症反应。临床表现为突然上腹或中上腹剧烈疼痛，呈持续性，常向腰背部放射，伴腹胀、恶心、呕吐等，且呕吐后疼痛仍不缓解，部分患者可出现心动过速、低血压、少尿等休克表现，严重脱水和老年患者可出现精神状态改变。临床体征轻者仅表现为腹部轻压痛，重者可出现腹膜刺激征，偶见腰肋部皮下瘀斑征（Grey-Turner 征）和脐周皮下瘀斑征（Gullen 征）。常常可由局部感染累及多器官和系统而成为重症急性胰腺炎（severe acute pancreatitis，SAP）。SAP 起病凶险，可并发多器官功能障碍，病死率高。AP 的诱因主要包括暴饮暴食、油腻饮食、酗酒等其他因素，可诱发胆囊结石排入胆道，引起乳头括约肌痉挛，升高血液中的甘油三酯水平，促进胰液大量分泌。

中国 AP 的发病率有逐年上升趋势，总体发病率约为 0.71%，其中 SAP 占 5%~10%，但 SAP 的致死率为 30%~50%。

二、临床表现及评估

AP 的诊断标准包括以下 3 项：①上腹部持续性疼痛。②血清淀粉酶和 / 或脂肪酶浓度高于正常上限值 3 倍。③腹部影像学检查结果显示符合急性胰腺炎影像学改变。以上 3 项标准中符合任意 2 项即可诊断为 AP。发热、黄疸者多见于胆源性胰腺炎。

根据《中国急性胰腺炎诊疗指南（2021 版）》，按照严重程度和预后，AP 可分为三种类型：①轻症 AP：占急性胰腺炎的 80%~85%，不伴有器官功能障碍及局部或全身并发症，通常在 1~2 周内恢复，病死率极低。②中重症 AP：伴有一过性（持续时间 ≤48 小时）的器官功能障碍和 / 或局部并发症，早期病死率低，如坏死组织合并感染，则病死率升高。③ SAP：占急性胰腺炎的 5%~10%，伴有持续（持续时间 >48 小时）的器官功能障碍，病死率高。

胰腺感染的致病菌多为胃肠道革兰氏阴性菌（大肠埃希菌、变形杆菌、肺炎克雷伯菌等），通过破坏肠道菌群和破坏肠黏膜而发生。厌氧菌、革兰氏阳性菌（金黄色葡萄球菌、粪链球菌、肠球菌等）亦常见，偶尔亦可发现真菌。

三、治疗原则

1. 预防性使用抗菌药物的原则　急性胰腺炎是否应预防性使用抗感染药物一直存在争议。研究结果显示，预防性使用抗菌药物不能降低胰周或胰腺感染的发生率，反而可能增加多重耐药菌和真菌感染机会。因此，对于无感染指征的急性胰腺炎，不推荐预防性使用抗菌药物。

2. 抗菌药物的使用指征　对于可疑或确诊的胰腺（胰周）或胰外感染，如胆道系统感染、肺部感染、泌尿系统感染、导管相关性感染等，可经验性使用抗菌药物，并尽快进行体液培养，根据细菌培养和药物敏感性试验结果调整抗菌药物。

3. 抗菌药物的选择　参考《国家抗微生物治疗指南（第 3 版）》推荐的腹腔与消化道感染抗菌药物经验治疗胰腺感染的相关抗感染方案（详见表 5-9）。

表 5-9　胰腺感染经验治疗抗感染方案

病原体	首选药物	备选药物
细菌：大肠埃希菌、克雷伯菌属、变形杆菌、厌氧拟杆菌、肠球菌、葡萄球菌等	胰腺坏死感染：亚胺培南 / 西司他丁 0.5g i.v. q.6h.，或美罗培南 1g i.v. q.8h. 轻症或囊肿感染：哌拉西林 / 他唑巴坦 4.5g i.v. q.8h.，或头孢哌酮 / 舒巴坦（2:1）3g i.v. q.8h.，或哌拉西林 / 舒巴坦 6g i.v. q.6h.~q.8h.，或第三、四代头孢菌素 + 甲硝唑 0.5g i.v. q.8h.	β- 内酰胺过敏的患者：（莫西沙星 400mg i.v. q.d.，或环丙沙星或左氧氟沙星）+ 甲硝唑 0.5g i.v. q.8h.
急性胰腺炎合并真菌感染：白念珠菌多见，但非白念珠菌有增多趋势	1. 棘白菌素类[*]：卡泊芬净 i.v.，负荷剂量 70mg，第 2 天起 50mg i.v. q.d.，或米卡芬净 100mg i.v. q.d. 2. 氟康唑 i.v. 或 p.o.，负荷剂量为 800mg（12mg/kg），然后 400mg/d（6mg/kg）（适用于临床情况稳定的非重症，和不太可能为耐氟康唑的念珠菌感染的患者）	两性霉素 B 脂质体 3~5mg/kg i.v. q.d.，或两性霉素脂质复合物 5mg/kg i.v. q.d.（用于唑类和棘白菌素类耐药的念珠菌感染） 两性霉素 B 去氧胆酸盐 50mg，溶解于 10ml 灭菌注射用水，并继续稀释至 100ml，用于真菌感染的包裹性胰腺（胰周）坏死区局部灌注，t.i.d.

注：[*]以下三种情况之一，可首选棘白菌素类：先前使用过唑类抗真菌药；光滑念珠菌或克柔念珠菌感染；血流动力学不稳定。

第六节　肝脓肿

一、疾病概述

肝脓肿是临床较为常见且严重的感染性肝脏疾病，主要包括细菌性肝脓肿和阿米巴肝脓肿，本节主要阐述细菌性肝脓肿。

　　细菌性肝脓肿（pyogenic-liver abscess，PLA）是由其他器官或组织的病原菌侵入肝脏引起的肝内化脓性疾病，占肝脓肿的80%。正常情况下，肝脏及门静脉是无菌的，同时由于肝脏有双重血液供应，其血液循环丰富，且肝脏有强大的单核-吞噬细胞系统，可将进入肝内的少量细菌吞噬，阻止其生长。但如果有大量细菌入侵肝内，细菌毒力强，肝内有存在可使细菌滞留和繁殖的条件，则可导致PLA。按照脓肿数目，PLA可分为孤立性和多发性两种。其感染途径包括胆源性（16%~40%）、门静脉血行感染（8%~24%）、肝动脉性、临近脏器感染直接波及、肝外伤继发性感染、肿瘤、隐源性感染等。

　　由于本病起病较为隐匿，临床误诊率较高。随着医疗技术的发展，PLA的病死率已降低到10%以下，但发病率有升高趋势。复发率较高，胆源性的PLA复发率高达23%~37%，非胆源性的PLA复发率也在2%~4%。PLA的主要危险因素包括糖尿病，肝胆或胰腺疾病，肝移植，长期使用质子泵抑制剂（proton pump inhibitor，PPI），性别和年龄等。

二、临床表现及评估

　　发热是最常见的表现，往往表现为弛张型高热，发热前可伴有畏寒及寒战。腹痛、疼痛部位主要位于肝区，可放射至右肩，往往为持续性钝痛。如脓肿累及膈顶部，疼痛可随呼吸活动加重。有时可触及肝脏肿大、肝区叩痛，可有黄疸表现，还可产生脓毒血症、腹水等。

　　临床上怀疑肝脓肿时，首选CT检查。应及时进行血液细菌培养，必要时在超声引导下经皮肝穿刺抽液检查，包括涂片染色镜检、细菌培养及药敏试验。PLA的临床症状和实验室检查均缺乏特异性，导致快速诊断较困难，尤其是一些起病隐匿的患者容易被误诊、漏诊。对于PLA的诊断既要结合临床表现、各项实验室结果和影像学检查，也要动态观察病情。糖尿病患者、肝癌患者行介入治疗如经导管动脉化疗栓塞或内镜下胆管置管引流后，出现感染相关症状时需警惕合并肝脓肿的可能。由于肝脓肿合并肺部感染患者的病死率高，故应常规进行胸部影像检查及呼吸功能检测。

　　多菌种的混合性感染往往多于单一菌种的感染，50%~70%的患者为革兰氏阴性菌感染，需氧性革兰氏阳性感染约占25%，需要注意的是，50%左右的病例是由厌氧菌所引起的。最常见的菌种依次为肺炎克雷伯菌、大肠埃希菌、金黄色葡萄球菌、白葡萄球菌、副大肠埃希菌、铜绿假单胞菌、厌氧菌等，厌氧菌中以微需氧链球菌及脆弱拟杆菌较多见。经胆道和门静脉感染的患者中，最常见的为大肠埃希菌，而经肝动脉及隐源性的感染者往往培养可得葡萄球菌，金黄色葡萄球菌最为多见。合并糖尿病的患者肝脓肿以肺炎克雷伯菌多见。已液化的细菌性肝脓肿，首选超声引导下穿刺置管引流，抗感染治疗无效的脓肿、脓肿有破溃可能或已穿破胸腔或腹腔者建议行手术治疗。

三、治疗原则

1. 初始经验性抗菌药物选择　由于肝脓肿尚未有专门的诊疗指南，初始经验性治疗可结合当地的细菌耐药情况，基于很可能的感染源，尽早开始经验性抗菌药物治疗。肝脓肿以细菌性和阿米巴性肝脓肿为常见。除非不大可能涉及溶组织内阿米巴，否则经验性抗感染方案也应覆盖溶组织内阿米巴，直至发现病原体，或阿米巴血清学检查或抗原检测结果呈阴性。首选的经验性抗菌药物治疗方案为：第三代头孢菌素 + 甲硝唑，或 β- 内酰胺 +β- 内酰胺酶抑制剂 + 甲硝唑。对于轻 / 中度感染不合并多器官功能障碍的患者，首选推荐：三代头孢 + 甲硝唑，β- 内酰胺 +β- 内酰胺酶抑制剂 + 甲硝唑，氨苄西林 + 庆大霉素 + 甲硝唑。替代方案为：氟喹诺酮类 + 甲硝唑。对初始引流反应良好的患者建议 2~4 周静脉抗菌治疗，而引流不完全患者建议 4~6 周静脉抗菌治疗。治疗后期抗菌药物治疗可根据细菌培养和药敏试验结果采用特定口服药物。若没有培养结果，可合理选择经验性口服抗菌药物，包括阿莫西林克拉维酸单药治疗或氟喹诺酮类联合甲硝唑治疗。

特殊情况下的抗菌药物选择。①肝脓肿伴脓毒症休克 / 多器官功能障碍：初始经验性治疗方案可选择碳青霉烯类（如亚胺培南 / 西司他丁、美罗培南、比阿培南等）或 β- 内酰胺 +β- 内酰胺酶抑制剂，也可使用第三代或第四代头孢菌素联合甲硝唑。抗菌药物疗程为 7~10 天，对于脓毒性休克患者，若初始应用联合抗菌药物治疗后临床症状得以改善或感染好转，建议降阶梯治疗。②怀疑导管相关感染：需考虑金黄色葡萄球菌感染可能，经验性治疗药物包括万古霉素或达托霉素，如药敏结果提示 MSSA，则抗菌药物降阶梯为 β- 内酰胺类药物。③免疫抑制宿主伴或不伴有中性粒细胞减少：需警惕真菌感染的风险，如侵袭性假丝酵母菌或假丝酵母菌菌血症等，经验性治疗药物包括卡泊芬净、米卡芬净、氟康唑等。

2. 明确病原体的抗菌药物选择　无论最初采取何种经验性治疗方案，治疗方案均应在得到培养结果和药敏结果时重新评估。参考脓液细菌培养的药敏结果，有针对性地选用抗菌药物，可参考《耐药革兰氏阴性菌感染诊疗手册（第 2 版）》《国家抗微生物治疗指南（第 3 版）》进行抗菌药物选择（详见表 5-10）。抗菌治疗应足量及足疗程，否则可产生细菌耐药及复发。合并厌氧菌感染时，应选择抗菌谱能够覆盖厌氧菌的抗菌药物。

表 5-10 肝脓肿抗菌药物选择

病原菌	首选药物	次选药物	备注
产 ESBL 肠杆菌目细菌	严重感染：厄他培南、亚胺培南/西司他丁、美罗培南、帕尼培南、比阿培南、阿米卡星、异帕米星等 轻、中度感染：哌拉西林/他唑巴坦、哌拉西林/舒巴坦、头孢哌酮/舒巴坦等		头霉素类、氧头孢烯类对产 ESBL 菌有一定的抗菌作用，可用于产 ESBL 敏感菌株所致的轻、中度感染患者的治疗，但临床使用不多
产 AmpC 酶肠杆菌目细菌	厄他培南、亚胺培南/西司他丁、美罗培南、帕尼培南、比阿培南	头孢吡肟、环丙沙星、左氧氟沙星、阿米卡星、异帕米星	
产碳青霉烯酶肠杆菌目细菌（产 KPC 型碳青霉烯酶）	头孢他啶/阿维巴坦	黏菌素甲磺酸盐、硫酸多黏菌素 B、替加环素、碳青霉烯类、氨基糖苷类、磷霉素等联合用药	大多数情况下需要联合治疗；可选择相对敏感或 MIC 较低的低耐药的药物联合用药（肺炎克雷伯菌对多黏菌素类、替加环素已有耐药菌株）
产碳青霉烯酶肠杆菌目细菌（产金属碳青霉烯酶）	头孢他啶/阿维巴坦+氨曲南	美罗培南+多黏菌素类	
耐多黏菌素肠杆菌目细菌（包括产 MCR-1 酶的细菌）	缺乏临床系统研究，根据体外药物敏感试验结果选择药物，如碳青霉烯类、喹诺酮类、头孢菌素等		这类细菌耐药机制独特，与其他药物无交叉耐药
葡萄球菌（MSSA、MSCNS）	苯唑西林、氯唑西林、头孢唑林钠、头孢呋辛（酯）	万古霉素或去甲万古霉素、替考拉宁、克林霉素（多用于对 β-内酰胺过敏者，注意敏感率较低）、磺胺甲噁唑/甲氧苄啶	阿莫西林/克拉维酸、氟喹诺酮类、利奈唑胺、达托霉素也可以备选
葡萄球菌（MRSA、MRCNS）	万古霉素、去甲万古霉素	利奈唑胺、替考拉宁、达托霉素、磺胺甲噁唑/甲氧苄啶、头孢比罗酯	替加环素对 MRSA 具有抗菌活性，特殊情况下（如多种细菌混合感染）可以使用替加环素，但缺乏临床研究依据
铜绿假单胞菌	哌拉西林/他唑巴坦、头孢哌酮/舒巴坦、头孢他啶、亚胺培南/西司他丁、美罗培南、环丙沙星、左氧氟沙星、氨曲南	对但耐药的菌株，可选多黏菌素 E 甲磺酸盐（硫酸多黏菌素 B）、抗铜绿假单胞菌 β-内酰胺类、环丙沙星等联合用药	β-内酰胺类治疗期间可能出现耐药

第七节　幽门螺杆菌感染

一、疾病概述

幽门螺杆菌(Helicobacter pylori,Hp)是一种微需氧的革兰氏染色阴性螺旋状细菌,主要通过口 - 口途径传播,亦可能通过胃 - 口、粪 - 口传播。Hp 具有尿素酶活性、运动性及黏附于胃上皮的能力,故可在胃中定植。Hp 在体内特异性地定植于胃型上皮,定植后除非采取主动干预措施,否则机体不会自发清除,从而造成持久性或者终生感染。破坏尿素酶活性、细菌运动性或黏附性可防止 Hp 定植。

Hp 感染是人类最常见的慢性细菌感染,全世界自然人群的 Hp 感染率超过了 50%,我国自然人群的 Hp 感染率在 40%~90%,平均为 59%,属高感染率国家。越来越多的研究证据表明,Hp 感染可引起胃黏膜活动性炎症,Hp 感染是慢性胃炎、消化性溃疡和胃癌等一系列疾病的主要病因。根除 Hp 感染可有效降低胃癌的发生风险,并有效预防胃癌。

Hp 感染呈现家族聚集性感染现象。最新的流行病学证据表明:儿童期是Hp 感染的高危年龄段。我国儿童受 Hp 感染的年龄较小,感染率随年龄的增长而升高。亲密接触,特别是家庭成员之间例如父母与孩子之间的亲密接触,尤其是共用餐具、共用食物、咀嚼食物喂食、亲吻、不良的卫生习惯等可能是导致 Hp 感染的重要因素。Hp 感染还与生活习惯、卫生条件、地理环境、生活环境、年龄等因素相关。

二、临床表现及评估

1. Hp 的致病机制　Hp 的致病机制可能与以下因素相关:Hp 产生多种酶对黏膜有破坏作用;Hp 分泌的细胞毒素可导致胃黏膜细胞的空泡样变性及坏死;Hp 诱导上皮细胞释放白细胞介素 -8,诱发炎症反应,从而损伤胃黏膜;Hp 抗体亦可造成自身免疫损伤等。

2. 一般临床表现　Hp 感染可导致不同临床结局,其产生的临床症状也不尽相同。Hp 感染主要的临床结局有无症状的慢性活动性胃炎、消化不良、消化性溃疡、胃癌等。此外,Hp 感染还可能与自身免疫病、缺铁性贫血、特发性血小板减少性紫癜、心脑血管疾病等一系列胃肠道外疾病的发生密切相关。

3. 诊断标准　符合下述 3 项之一者可判定为 Hp 感染。

(1)胃黏膜组织快速尿素酶试验、组织切片染色或细菌培养 3 项中任一项阳性。

(2) ^{13}C 或 ^{14}C- 尿素呼吸试验阳性。

(3) Hp 粪便抗原检测（经临床验证的单克隆抗体法）阳性。血清 Hp 抗体检测阳性提示曾经感染，未经治疗者可视为现症感染。

三、治疗原则

由于我国 Hp 感染人群基数庞大，主动筛查所有的 Hp 感染阳性者并给予根除治疗并不现实。此外，不同个体对于根除 Hp 的获益也有差别，仅推荐对获益较大的个体根据 Hp 感染根除指征（详见表 5-11）进行检测和根除治疗。

表 5-11　幽门螺杆菌的根除指征

幽门螺杆菌阳性合并以下情况	强烈推荐	推荐
消化性溃疡（不论是否活动和有无并发症史）	√	
胃黏膜相关淋巴组织淋巴瘤	√	
慢性胃炎伴消化不良症状		√
慢性胃炎伴胃黏膜萎缩、糜烂		√
早期胃肿瘤已行内镜下切除或胃次全手术切除		√
长期服用质子泵抑制剂		√
胃癌家族史		√
计划长期服用非甾体抗炎药（包括低剂量阿司匹林）		√
不明原因的缺铁性贫血		√
特发性血小板减少性紫癜		√
其他幽门螺杆菌相关性疾病（如淋巴细胞性胃炎、增生性胃息肉、Ménétrier 病）		√
证实有幽门螺杆菌感染		√

不推荐对 14 岁以下的儿童进行常规检测 Hp 和根除治疗。儿童 Hp 检测指征包括消化性溃疡，胃黏膜相关淋巴组织淋巴瘤，慢性胃炎，一级亲属中有胃癌的患儿，不明原因的难治性缺铁性贫血，计划长期服用非甾体抗炎药（包括低剂量阿司匹林）的患儿。儿童患消化性溃疡、胃黏膜相关淋巴组织淋巴瘤必须根除 Hp 感染。下列儿童 Hp 感染的情况可考虑根除治疗：慢性胃炎；胃癌家族史；不明原因的难治性缺铁性贫血；计划长期服用非甾体抗炎药（包

括低剂量阿司匹林);监护人、年长儿童自身强烈要求治疗。相对而言,儿童根除治疗不利因素较多,包括抗菌药物选择余地小和对药物不良反应的耐受性低等。

老年人(>70岁)根除 Hp 感染的治疗药物不良反应风险增加,因此对老年人根除 Hp 感染治疗应进行风险-获益综合评估,按个体化处理。

我国《第五次全国幽门螺杆菌感染处理共识报告》推荐了含铋剂的四联方案作为主要的根除 Hp 感染的经验性治疗方案(详见表5-12),疗程为10日或14日。因 Hp 的耐药率上升以及根除率下降,若采用三联根除方案,应进行药敏试验。传统三联方案在我国大部分地区不再适合作为一线 Hp 根除方案。除非有铋剂禁忌和已知低耐药率地区,我国根除 Hp 的经验治疗方案应尽量选择含铋剂的四联方案。

表 5-12　我国《第五次全国幽门螺杆菌感染处理共识报告》推荐的四联根除方案

序号	抗菌药物 1	抗菌药物 2	标准剂量 PPI	标准剂量铋剂
1	阿莫西林 1g b.i.d.	克拉霉素 0.5g b.i.d.	b.i.d. 餐前 30min 口服	枸橼酸铋钾 0.22g b.i.d.
2	阿莫西林 1g b.i.d.	左氧氟沙星 0.5g q.d. 或 0.2g b.i.d.	b.i.d. 餐前 30min 口服	枸橼酸铋钾 0.22g b.i.d.
3	阿莫西林 1g b.i.d.	呋喃唑酮 0.1g b.i.d.	b.i.d. 餐前 30min 口服	枸橼酸铋钾 0.22g b.i.d.
4	四环素 0.5g t.i.d. 或 q.i.d.	甲硝唑 0.4g t.i.d. 或 q.i.d.	b.i.d. 餐前 30min 口服	枸橼酸铋钾 0.22g b.i.d.
5	四环素 0.5g t.i.d. 或 q.i.d.	呋喃唑酮 0.1g b.i.d.	b.i.d. 餐前 30min 口服	枸橼酸铋钾 0.22g b.i.d.
6	阿莫西林 1g b.i.d.	甲硝唑 0.4g t.i.d. 或 q.i.d.	b.i.d. 餐前 30min 口服	枸橼酸铋钾 0.22g b.i.d.
7	阿莫西林 1g b.i.d.	四环素 0.5g t.i.d. 或 q.i.d.	b.i.d. 餐前 30min 口服	枸橼酸铋钾 0.22g b.i.d.

注:不推荐含左氧氟沙星的方案作为初次根除方案。PPI 为质子泵抑制剂,标准剂量 PPI 指艾司奥美拉唑 20mg、雷贝拉唑 10mg 或 20mg、兰索拉唑 30mg、泮托拉唑 40mg、艾普拉唑 5mg 任选一种。q.d.、b.i.d.、t.i.d.、q.i.d. 分别表示为 1 次 /d、2 次 /d、3 次 /d、4 次 /d。

第八节 常见处方审核案例详解

一、适应证不适宜

案例 1

【处方描述】

> 性别:男　　　年龄:5 岁　　　体重:20.2kg
>
> 临床诊断:感染性腹泻(诺如病毒感染)。
>
> 处方内容:
>
> | 蒙脱石散 | 3g×12 包 | 1.5g | t.i.d. | 冲服 |
> | 头孢克肟颗粒 | 50mg×12 包 | 50mg | b.i.d. | 冲服 |
> | 口服补液盐Ⅲ | 5.125g×9 包 | 1 袋 | t.i.d. | 冲服 |

【处方问题】 适应证不适宜。

【机制分析】 该感染性腹泻患者感染的病原体明确为诺如病毒,根据《儿童急性感染性腹泻病诊疗规范(2020 年版)》,病毒是急性感染性腹泻病的主要病原体,诺如病毒、轮状病毒多见,常为自限性,自然病程 3~7 日,目前缺乏特效抗病毒药物,一般不用抗病毒药物,且不应使用抗菌药物。

【干预建议】 停用头孢克肟颗粒,以对症治疗为主,及时处理并发症。口服补液盐可在服用蒙脱石散 1 小时后,用温水送服,避免与蒙脱石散相遇被吸附。

二、抗菌药物选择不适宜与遴选药品不适宜

案例 2

【处方描述】

> 性别:男　　　年龄:46 岁
>
> 临床诊断:细菌性肝脓肿。
>
> 处方内容:
>
> | 左氧氟沙星氯化钠注射液 | 0.5g×1 袋 | 0.5g | q.d. | i.v.gtt. |
> | 甲硝唑片 | 0.2g×42 片 | 0.4g | q.8h. | p.o. |
> | 多维元素片(29) | 复方×60 片 | 1 片 | q.d. | p.o. |
> | 头孢克肟胶囊 | 0.1g×28 粒 | 0.2g | b.i.d. | p.o. |

【处方问题】抗菌药物选择不适宜。

【机制分析】序贯疗法是同一种药物不同剂型间的转换,使用序贯疗法可缩短住院时间,降低治疗费用,预防长期静脉输液引起的感染,减少静脉注射所致的疼痛及其他危险。左氧氟沙星属于喹诺酮类抗菌药物,头孢克肟属于β-内酰胺类抗菌药物,两者先后使用不符合序贯疗法的原则。

【干预建议】建议更换头孢克肟胶囊为左氧氟沙星片 0.5g q.d.,作为左氧氟沙星氯化钠注射液的序贯治疗药物。服用甲硝唑片期间应戒酒,饮酒后可能出现腹痛、呕吐、头痛等症状。

案例3

【处方描述】

性别:女　　　年龄:58 岁

临床诊断:胆囊结石、急性胆管炎。

临床资料:患者腹痛、发热,右上腹有压痛和腹肌紧张。血常规:白细胞 11.1×10^9/L。B超结果显示胆囊增大,囊壁增厚,并可见到胆囊结石影像。

处方内容:

注射用头孢唑林钠	500mg×9 支	1g	t.i.d.	i.v.gtt.
氯化钠注射液(稀释用)	0.9%,100ml×9 袋	1 袋	t.i.d.	i.v.gtt.
硫酸阿托品注射液	0.5mg,0.5mg×1 支	0.5mg	st.	i.m.
洛索洛芬钠片	60mg×4 片	60mg	p.r.n.	p.o.

【处方问题】抗菌药物选择不适宜。

【机制分析】根据《急性胆道系统感染的诊断和治疗指南》(2021 版),轻度急性胆管炎常由单一的肠道致病菌,如大肠埃希菌感染所致,应使用单一抗菌药物治疗。首选第一代或二代头孢菌素(如头孢替安等)或氟喹诺酮类药物(如莫西沙星等)。由于目前肠道细菌普遍产生β-内酰胺酶,对青霉素类和头孢唑林耐药,推荐使用β-内酰胺+β-内酰胺酶抑制剂复合制剂,如哌拉西林/他唑巴坦、头孢哌酮/舒巴坦、氨苄西林/舒巴坦等。抗菌药物治疗 2~3 日后视情况可停药。中度、重度急性胆管炎常为多重耐药菌感染,首选含β-内酰胺酶抑制剂的复合制剂、第三代和四代头孢菌素、单环类药物。

【干预建议】建议将本处方的抗菌药物注射用头孢唑林改为注射用头孢哌酮钠/舒巴坦钠(1:1)2.0~8.0g/d 或头孢哌酮钠/舒巴坦钠(2:1)3.0~12.0g/d 或注射用头孢曲松钠 1g/d。

案例 4

【处方描述】

性别：男　　　年龄：62 岁

临床诊断：化脓性腹膜炎。

临床资料：患者腹痛、腹胀、伴有排气障碍，并伴有低热、咳嗽、呼吸急促等症状。血常规：白细胞 $15.1 \times 10^9/L$，中性粒细胞 82%，腹腔穿刺检查发现血液、脓细胞、胆汁。用下列抗感染方案 3 日后体温不降反升。药敏结果：大肠埃希菌，对头孢他啶耐药，左氧氟沙星中介，头孢哌酮/舒巴坦敏感。

部分处方内容：

注射用头孢噻肟钠	0.5g	0.5g	b.i.d.	i.v.gtt.
氯化钠注射液（稀释用）	0.9%,100ml	1 袋	b.i.d.	i.v.gtt.
奥硝唑氯化钠注射液	0.5g : 250ml	0.5g	b.i.d.	i.v.gtt.

【处方问题】抗菌药物选择不适宜。

【机制分析】化脓性腹膜炎的主要致病菌为革兰氏阴性菌和厌氧菌等肠道常驻菌，宜选用第三代头孢及甲硝唑或奥硝唑联合抗菌治疗。但本处方中第三代头孢选用头孢噻肟不适宜，因为根据患者的病情发展情况，可判断为感染控制不佳。近 15 年国内外研究表明，头孢噻肟对肠杆菌属特别是大肠埃希菌耐药率达 55% 左右，因此选用该药时应很谨慎，现已少用。此外，根据药敏结果，宜选用头孢哌酮/舒巴坦，该药吸收后组织穿透力强，体内分布广，在腹腔液中能达到较高的浓度。

【干预建议】建议根据细菌培养和药敏结果，停用头孢噻肟，调整为头孢哌酮/舒巴坦 3.75g q.8h.，奥硝唑可续用。密切留意新方案的抗感染效果及病情变化，定期监测肝功能、肾功能、血象等。

案例 5

【处方描述】

性别：男　　　年龄：16 岁

临床诊断：失血性休克，创伤性肝破裂；肝破裂修补术＋腹腔填塞术后；创伤性凝血病明确。

临床资料：患者车祸后出血多，腹腔内大量积血，肝损严重，术中血压较低，昏迷，接呼吸机辅助通气，左右肝下、膈下引流管持续性引出血性液体，心电监护示：心率 132 次/min，血压 50/23mmHg，指脉氧 100%。

化验指标：血气分析示 pH 7.24，PCO_2 39mmHg，PO_2 282mmHg，乳酸 3.9mmol/L；凝血指标 APTT>156s，PT>150s，纤维蛋白原 0.26g/L；血常规：白细胞 5.45×10^9/L，中性粒细胞百分比 86%，红细胞 2.62×10^{12}/L，血红蛋白 81g/L，血小板 31×10^9/L。

处方内容：

注射用哌拉西林/他唑巴坦钠	4.5g(8:1)×12支	3.375g	q.6h. i.v.gtt.（皮试后使用）
0.9% 氯化钠注射液（稀释用）	250ml×12 袋	1 袋	q.6h. i.v.gtt.
利奈唑胺注射液	600mg:300ml	600mg	q.12h. i.v.gtt.

【处方问题】抗菌药物选择不适宜。

【机制分析】根据《抗菌药物临床应用指导原则(2015 年版)》，腹腔感染常见病原体为大肠埃希菌、变形杆菌属、克雷伯菌属、肠球菌属及拟杆菌属等。本处方案例属于严重外伤致腹腔感染，哌拉西林/他唑巴坦对腹腔感染常见的革兰氏阴性杆菌和厌氧菌有很好的抗菌活性，利奈唑胺对包括肠球菌在内的多数革兰氏阳性菌都有良好的抗菌活性，且抗菌谱窄。同时利奈唑胺对万古霉素耐药肠球菌具有较高的抗菌活性。但是临床使用利奈唑胺最严重的不良反应是对血液系统的影响，它可引起骨髓抑制，表现为贫血和血小板减少。利奈唑胺导致的血小板减少发生率较高，尤其是对于重症监护患者，血小板减少症的发生将严重影响其预后，甚至与患者病死率密切相关。文献报道利奈唑胺治疗中并发血小板减少症的发生率为 2.4%~64.7%，有研究提示利奈唑胺在慢性肝病或慢性肝功能不全患者中致血小板减少的风险增加，基础血小板值<200×10^9/L 也是血小板减少症的危险因素，治疗前血小板偏低水平者应尽量避免使用。因此，本处方不适宜选用利奈唑胺来对抗肠球菌。

【干预建议】结合患者病情，因利奈唑胺引起患者血小板降低的风险较大，选择对肠球菌耐药不高的万古霉素比较安全：1g q.12h.，静脉滴注，并密切观察患者的耐受情况。

案例 6
【处方描述】

性别：男　　　年龄：45 岁

临床诊断：急性细菌感染性腹泻，维生素 K 缺乏。

处方内容：

头孢克肟胶囊	0.1g×28 粒	0.2g	q.d.	p.o.

【处方问题】

(1) 抗菌药物选择不适宜：伴有维生素 K 缺乏的细菌感染性腹泻患者抗菌治疗选择头孢克肟不适宜。

(2) 用法、用量不适宜：头孢克肟的给药频次不适宜。

【机制分析】

(1) 根据头孢克肟胶囊说明书，头孢克肟可造成维生素 K 合成抑制，长期服用则会加重维生素 K 缺乏的症状，容易出现流鼻血、出现牙龈出血、胃出血和淤血等。因此，本处方选择头孢克肟是不适宜的。

(2) 头孢克肟属于 β- 内酰胺类药物，血浆半衰期为 3~4 小时，为时间依赖性抗菌药物，应每日分多次给药才能维持有效浓度。本处方中头孢克肟胶囊仅每日给药 1 次，属于给药频次不适宜。

【干预建议】根据《成人急性感染性腹泻诊疗专家共识》(2013)，建议更换头孢克肟胶囊为左氧氟沙星片 0.5g q.d.。

案例 7

【处方描述】

性别：男　　　年龄：33 岁

临床诊断：急性胆源性胰腺炎。

处方内容：

注射用五水头孢唑林钠	1g×6 支	1g	b.i.d.	i.v.gtt.
氯化钠注射液（稀释用）	0.9% 100ml×6 袋	1 袋	t.i.d.	i.v.gtt.
哌替啶注射液	100mg×1 支	75mg	st.	i.m.

【处方问题】抗菌药物选择不适宜。

【机制分析】根据《中国急性胰腺炎诊治指南》(2019 版)，急性胆源性胰腺炎通常是革兰氏阴性菌和厌氧菌所致，治疗胰腺感染时抗菌药物的应用应遵循"降阶梯"策略，选择抗菌谱针对革兰氏阴性菌和厌氧菌为主、脂溶性强、可有效通过血胰屏障的药物，如碳青霉烯类、喹诺酮类、第三代头孢菌素、甲硝唑等。五水头孢唑林为一代头孢菌素，主要用于治疗革兰氏阳性菌的感染。因此，选择五水头孢唑林不适宜。

【干预建议】建议将五水头孢唑林更改为喹诺酮类加甲硝唑。推荐方案为环丙沙星 0.4g q.12h.+ 甲硝唑（首次 1g，维持量 0.5g q.8h.）。用喹诺酮类药物可能导致结晶尿、血尿和管型尿，严重者可导致急性肾功能衰竭。故患者在服药期间应注意多饮水，稀释尿液，每日进水量应在 1 200ml 以上，同时应避免过度暴露于阳光，如发生光敏反应或其他过敏症状需停药。

案例 8

【处方描述】

性别：男　　　年龄：7 岁　　　体重：30kg

临床诊断：细菌感染性腹泻。

处方内容：

蒙脱石散	3g×6 袋	1.5g	t.i.d.	冲服
多西环素片	50mg×9 片	50mg	b.i.d.	p.o.
双歧杆菌四联活菌胶囊	0.25g×9 粒	0.25g	t.i.d.	p.o.
口服补液盐Ⅲ	5.125g×9 袋	1 袋	t.i.d.	冲服

【处方问题】遴选药品不适宜。

【机制分析】四环素类药物具有广谱抗菌作用,治疗感染性腹泻具有一定疗效。但儿童应用该类药物可致恒齿感染、牙釉质发育不良和抑制骨生长,因此,8 岁以下的儿童应该避免使用四环素类药物。

【干预建议】根据《儿童急性感染性腹泻病诊疗规范(2020 年版)》,细菌性感染性腹泻常见致病细菌为致泻性大肠埃希菌、非伤寒沙门菌以及志贺菌等。此外,根据儿童生长发育特点,可将多西环素更改为头孢克肟颗粒,用法、用量为:体重 30kg 以上的儿童 1 次 50~100mg(1~2 袋),2 次/d;重症可增加到 1 次 200mg(4 袋),2 次/d;儿童一次 1.5~3mg/kg,2 次/d,对于重症患者,每次可口服 6mg/kg,2 次/d。双歧杆菌活菌胶囊可在服用蒙脱石散 1 小时后,用温水送服,避免与蒙脱石散同时服用被吸附,同时也应避免与抗菌药物同服,以免降低药效。

案例 9

【处方描述】

性别：男　　　年龄：45 岁

临床诊断：细菌感染性腹泻,蚕豆病。

处方内容：

小檗碱片	0.1g	0.2g	t.i.d.	p.o.

【处方问题】遴选药品不适宜

【机制分析】根据小檗碱片药品说明书,本品禁用于溶血性贫血患者及葡萄糖 -6- 磷酸脱氢酶缺乏患者,而蚕豆病是葡萄糖 -6- 磷酸脱氢酶(G6PD)缺乏症的一个类型,蚕豆病患者服用小檗碱后有可能会出现溶血,表现为发热、酱油样小便等。因此,本处方属于违反禁忌证用药。

【干预建议】细菌感染性腹泻常见致病菌为大肠埃希菌或霍乱弧菌、志贺菌、沙门菌等革兰氏阴性菌,根据细菌感染性腹泻经验性治疗,可将小檗碱片更换为喹诺酮类或第二代、第三代头孢菌素类抗菌药物。

案例 10

【处方描述】

性别:女　　　年龄:14 岁　　　体重:47kg

临床诊断:急性胃肠炎(白细胞指数升高)。

处方内容:

左氧氟沙星氯化钠注射液　　0.5g　　0.5g　　q.d.　　i.v.

【处方问题】遴选药品不适宜。

【机制分析】左氧氟沙星氯化钠注射液属于喹诺酮类抗菌药物,禁用于18 岁以下儿童。根据动物研究表明,喹诺酮类抗菌药物对软骨有一定的影响。喹诺酮类药物的软骨毒性与服药者的年龄、药物剂量有相关性,即年龄越小,出现关节损伤的表现则越快、越重;剂量越大,软骨损伤的发生率越高。而儿童正处在生长发育的关键时期,使用这类药物可能会导致儿童软骨的生长受损。可以表现为关节痛及关节病、腕踝关节痛、骨损害、肌肉疼痛、肌张力障碍、腱鞘炎、跟腱断裂、胎儿畸形、生长发育迟缓等。

【干预建议】建议处方将左氧氟沙星氯化钠注射液换成第二代、第三代头孢,如头孢克肟或者头孢克洛。

三、用法、用量不适宜

案例 11

【处方描述】

性别:女　　　年龄:56 岁

临床诊断:幽门螺杆菌感染,心律失常。

处方内容:

克拉霉素分散片	0.25g×20 片	0.25g	b.id.	p.o.
胶体果胶铋胶囊	50mg×45 粒	3 粒	t.id.	p.o.
雷贝拉唑钠肠溶片	10mg×5 片	20mg	b.id.	p.o.
甲硝唑片	0.2g×30 片	0.4g	q.8h.	p.o.

【处方问题】

(1)用法、用量不适宜:用药天数为 5 日,疗程过短。

(2)遴选药品不适宜:克拉霉素禁用于心律失常患者。

【机制分析】

(1)根据我国《第五次全国幽门螺杆菌感染处理共识报告》推荐的 7 种经验性根除 Hp 治疗方案均采用 10~14 日疗程,根除率>90%。将疗程延长至 14 日可一定程度上提高 Hp 根除率。本处方中 5 日的用药疗程过短。

(2)根据克拉霉素分散片药品说明书,某些心脏病(包括心律失常、心动过缓、Q-T 间期延长、缺血性心脏病、充血性心力衰竭等)患者禁用克拉霉素。文献显示美国发现心脏病患者使用克拉霉素后潜在长期死亡风险升高,这类人群应避免使用克拉霉素。

【干预建议】心律失常患者应避免使用克拉霉素,根据根治幽门螺杆菌四联疗法可将克拉霉素分散片更改为阿莫西林胶囊 1.0g b.i.d. 或者四环素 0.5g t.i.d.。建议本处方用药疗程增加至 10~14 日。

案例 12

【处方描述】

性别:女　　　年龄:35 岁

临床诊断:细菌感染性腹泻。

处方内容:

蒙脱石散	3g×15 包	1 袋	t.i.d.	冲服
头孢克洛分散片	0.5g×12 片	0.5g	q.d.	p.o.
双歧杆菌四联活菌胶囊	0.25g×36 粒	0.5g	t.i.d.	p.o.

【处方问题】用法、用量不适宜。

【机制分析】头孢克洛属于 β- 内酰胺类药物,其半衰期约为 1 小时,为时间依赖性抗菌药物,应每日分多次给药,才能维持有效浓度。该药的杀菌作用主要取决于血药浓度高于细菌最低抑菌浓度(MIC)的时间,每日 1 次的给药方式不仅达不到杀菌目的,反而可升高细菌耐药可能。

【干预建议】建议将头孢克洛分散片用法、用量改成每次口服 1g b.i.d.。此外,双歧杆菌活菌胶囊应在服用蒙脱石散 1 小时后,用温水送服,避免与蒙脱石散相遇被吸附。同时应避免与抗菌药物同服,以免造成药效降低。

四、剂型与给药途径不适宜

案例 13
【处方描述】

性别：女　　　　年龄：55 岁

临床诊断：中度急性胆囊炎，高血压危象。

处方内容：

硫酸庆大霉素注射液	8 万 U	16 万 U	q.d.	i.v.gtt.
0.9% 氯化钠注射液	100ml	100ml	q.d.	i.v.gtt.
呋塞米注射液	20mg	20mg	st.	i.m.
尼群地平片	10mg	10mg	p.r.n.	p.o.

【处方问题】

(1) 剂型与给药途径不适宜：呋塞米注射液肌内注射为给药途径不适宜。

(2) 抗菌药物选择不适宜：急性胆囊炎首选庆大霉素不适宜。

(3) 联合用药不适宜：庆大霉素与呋塞米不适宜联合使用。

【机制分析】

(1) 呋塞米注射液的给药途径为静脉注射，肌内注射为给药途径不适宜。

(2) 对于中度急性胆囊炎，根据《急性胆道系统感染的诊断和治疗指南》(2021 版)，经验性用药首选含 β- 内酰胺酶抑制剂的复合制剂、第二代头孢菌素或者氧头孢烯类药物。庆大霉素虽然对革兰氏阴性菌有较强的抗菌活性，但从用药安全的角度出发，本处方中首选用庆大霉素不适宜。

(3) 庆大霉素属于氨基糖苷类抗菌药物，不良反应主要涉及神经系统、消化系统、泌尿系统等，主要表现在耳肾毒性。而呋塞米是强效利尿剂，其不良反应也包括耳毒性，表现为耳鸣、听力减退或暂时性耳聋，呈剂量依赖性。两者如果联用，则会加剧患者的耳毒性。因此，庆大霉素与呋塞米为联合用药不适宜。

【干预建议】建议将呋塞米的给药途径改为静脉滴注；庆大霉素更改为头孢哌酮 / 舒巴坦(1∶1)2.0~8.0g/d 或头孢哌酮 / 舒巴坦(2∶1)3.0~12.0g/d 或者哌拉西林 / 他唑巴坦 13.5~18g/d 或头孢美唑 2.0~8.0g/d。

五、存在配伍禁忌

案例 14

【处方描述】

性别：男　　　年龄：35 岁

临床诊断：细菌感染性腹泻。

处方内容：

注射用头孢曲松钠	1g×3 支	1g	b.i.d. i.v.gtt.
复方氯化钠注射液（稀释用）	250ml×3 袋	250ml	b.i.d. i.v.gtt.

【处方问题】

(1) 存在配伍禁忌：注射用头孢曲松钠与复方氯化钠注射液存在配伍禁忌。

(2) 用法、用量不适宜：头孢曲松钠的给药频次不适宜。

【机制分析】

(1) 根据《中华人民共和国药典》(2020 年版)，复方氯化钠注射液为氯化钠、氯化钾与氯化钙混合制成的灭菌水溶液。根据复方氯化钠注射液药品说明书，其适应证为：各种原因所致的失水，包括低渗性、等渗性和高渗性失水；高渗性非酮症昏迷，应用等渗或低渗氯化钠可纠正失水和高渗状态；低氯性代谢性碱中毒。一般不用于其他药品的稀释用溶媒。而头孢曲松钠不能与含钙注射液混合在一起供静脉注射或静脉滴注，因头孢曲松钠为阴离子，极易与阳离子钙形成不溶性沉淀，并很快在胆管或胆囊以及肾收集系统形成结石（或泥沙）。为了避免发生输液不良反应，使用头孢曲松钠滴注时不能把复方氯化钠作为稀释溶媒。

(2) 头孢曲松的血浆半衰期约为 8 小时。静脉使用头孢曲松后能迅速弥散至间质液中，并保持对敏感细菌的杀菌浓度达 24 小时。因此，头孢曲松 1 日静脉滴注 1 次即可。

【干预建议】注射用头孢曲松钠可使用 5% 葡萄糖注射液或氯化钠注射液 100~250ml 稀释后静脉滴注，应用本品期间饮酒或服用含乙醇药物时在个别患者可出现双硫仑样反应，故在应用本品期间和以后数日内，应避免饮酒和服含乙醇的药物。建议修改给药频次，每日 1 次静脉滴注。

案例 15

【处方描述】

性别：男　　　年龄：42 岁

临床诊断：急性胆囊炎,过敏性皮炎。

临床资料：患者右上腹疼痛,特别是肝区、胆囊区较为明显,并伴有恶心、呕吐症状。血常规：白细胞 12.1×10^9/L,中性粒细胞 72%。超声显示胆囊增大、囊壁增厚,出现"双侧"征。

处方内容：

硫酸阿托品注射液	0.5mg×1 支	0.5mg	st.	i.m.
左氧氟沙星氯化钠注射液	0.5g×3 袋	0.5g	q.d.	i.v.gtt.
注射用头孢曲松钠	1g×3 支	1g	q.d.	i.v.gtt.
氯化钠注射液(稀释用)	250ml×3 袋	250ml	q.d.	i.v.gtt.
葡萄糖酸钙注射液	10%10ml×1 支	10ml	st.	i.v.
葡萄糖注射液(稀释用)	10% 20ml	10ml	st.	i.v.
口服补液盐Ⅲ	5.125g×9 袋	1 袋	t.i.d.	冲服

【处方问题】

(1)存在配伍禁忌：头孢曲松钠与葡萄糖酸钙存在配伍禁忌。

(2)联合用药不适宜：头孢曲松钠与左氧氟沙星不适宜合用。

【机制分析】

(1)头孢曲松钠为阴离子,极易与阳离子钙形成不溶性沉淀,并很快在胆管或胆囊以及肾形成结石(或泥沙)。根据头孢曲松钠说明书,无论何种患者,头孢曲松均不得与钙联用,即使不同输液管。

(2)根据《急性胆道系统感染的诊断和治疗指南》(2021 版),轻中度胆囊炎经验性用药首选含 β- 内酰胺酶抑制剂的复合制剂、第二代头孢菌素或者氧头孢烯类药物,重度胆囊炎首选 β- 内酰胺酶抑制剂的复合制剂、第三代及第四代头孢菌素、单环类药物。头孢曲松钠和左氧氟沙星不属于轻中度胆囊炎首选药物,而且两者对于胆道感染的抗菌谱比较一致,合用容易造成滥用而可能增加耐药性和不良反应的风险。因此,头孢曲松钠与左氧氟沙星联用不适宜。

【干预建议】建议本处方抗菌药物选用头孢哌酮 / 舒巴坦 2.0~8.0g/d (1:1)或 3.0~12.0g/d(2:1),或单用头孢曲松钠。

本处方中如果需继续使用头孢曲松钠,建议停用葡萄糖酸钙,改为口服抗组胺药物如氯雷他定片等。

六、联合用药不适宜

案例 16
【处方描述】

性别：女　　　年龄：46 岁
临床诊断：幽门螺杆菌感染。
处方内容：

胶体果胶铋胶囊	50mg×126 粒	3 粒	t.i.d.	p.o.
埃索美拉唑肠溶片	20mg×14 片	20mg	q.d.	p.o.
头孢克洛胶囊	0.25g×56 粒	0.5g	b.i.d.	p.o.
阿莫西林胶囊	0.25g×168 粒	1g	t.i.d.	p.o.

【处方问题】
(1)联合用药不适宜：头孢克洛和阿莫西林合用属于重复用药。
(2)抗菌药物选择不适宜：幽门螺杆菌感染选用头孢克洛不适宜。
(3)未注明皮试、免试：阿莫西林无注明皮试(或免试)和皮试判定结果。

【机制分析】
(1)头孢克洛及阿莫西林都属于 β- 内酰胺类药物，各种 β- 内酰胺类抗菌药物的作用机制均相似，都是通过抑制胞壁肽聚糖合成酶即青霉素结合蛋白，从而阻碍细菌胞壁肽聚糖合成，使细菌胞壁缺损，菌体膨胀裂解。两种 β- 内酰胺类抗菌药物联用属于重复用药，不仅可能达不到预期疗效，反而可能增加肝肾毒性等不良反应。

(2)根据我国《第五次全国幽门螺杆菌感染处理共识报告》推荐的四联根除方案：PPI+ 铋制剂 + 两种抗菌药物(阿莫西林 + 克拉霉素，阿莫西林 + 呋喃唑酮、阿莫西林 + 左氧氟沙星、四环素 + 甲硝唑、四环素 + 呋喃唑酮、阿莫西林 + 甲硝唑、阿莫西林 + 四环素)，本处方使用头孢克洛属于遴选药品不适宜。

(3)阿莫西林使用前应进行皮试，并在处方上注明皮试结果，皮试阳性者禁用。

【干预建议】根据我国《第五次全国幽门螺杆菌感染处理共识报告》推荐的四联根除方案，建议将头孢克洛胶囊更改为克拉霉素或甲硝唑或呋喃唑酮，治疗后复发的 Hp 感染可换为左氧氟沙星。给药剂量按方案推荐剂量。但要注意肝功能损害患者以及中度至重度肾功能损害患者应慎用克拉霉素。阿莫西林使用前应进行皮肤试验,并在处方上注明皮试判定结果,皮试阳性者禁用。

案例 17

【处方描述】

性别:男　　年龄:62 岁

临床诊断:急性结石性胆囊炎,中度肾功能不全。

临床资料:患者无明显诱因出现右侧腰背部绞痛,伴寒战、恶心、呕吐,体温 36.6℃。

血常规:白细胞 $11.5×10^9/L$。肌酐清除率 32.72ml/min。超声显示胆囊增大、囊壁增厚,出现"双侧"征。

处方内容:

奥硝唑氯化钠注射液	0.5g/100ml	0.5g	b.i.d.	i.v.gtt.
注射用头孢曲松钠	1g	1g	q.d.	i.v.gtt.
氯化钠注射液(稀释用)	100ml	100ml	q.d.	i.v.gtt.
硫酸阿米卡星注射液	0.2g/2ml	0.4g	q.d.	i.v.gtt.

【处方问题】

(1)联合用药不适宜:无抗菌药物联用指征。

(2)抗菌药物选择不适宜:选用阿米卡星不适宜。

【机制分析】

(1)根据《急性胆道系统感染的诊断和治疗指南》(2021 版),轻度急性胆管炎常由单一的肠道致病菌,如大肠埃希菌感染所致,应使用单一抗菌药物治疗。首选第一代或第二代头孢菌素(如头孢替安等)或氟喹诺酮类药物(如莫西沙星等)。中度、重度急性胆管炎常为多重耐药菌感染,首选含 β- 内酰胺酶抑制剂的复合制剂、第三代和第四代头孢菌素、单环类药物。无 3 种抗菌药物联用指征。建议头孢曲松单药治疗。如有怀疑厌氧菌感染可加奥硝唑,并根据肾功能的情况进行剂量调整。此外,虽然头孢曲松与阿米卡星有协同抗菌作用,但也可增加肾毒性。

(2)根据《胆道外科抗菌药物规范化应用专家共识》(2019 版),对于老年胆道感染患者,β- 内酰胺类抗菌药物是首选,氨基糖苷类需尽量避免使用,加之患者肾功能下降,使用阿米卡星增大了发生药物不良反应的风险。

【干预建议】建议停用阿米卡星注射液。根据轻中度社区获得性急性胆囊炎的可选单药治疗的原则,可先用头孢曲松单药治疗,视情况再决定是否加用奥硝唑氯化钠注射液。

案例 18
【处方描述】

性别：男　　　年龄：45 岁

临床诊断：腹膜炎、急性上呼吸道感染。

临床资料：患者腹泻、肠鸣、里急后重感并伴有低热、咳嗽、呼吸急促等症状。血常规：白细胞 $12.6×10^9$/L，中性粒细胞 80%，腹腔穿刺检查发现血液、脓细胞、胆汁。

处方内容：

注射用亚胺培南/西司他丁钠	1g(0.5∶0.5)	1g	t.i.d.	i.v.gtt.
甲硝唑氯化钠注射液	0.5g,100ml	0.5g	q.8h.	i.v.gtt.
口服补液盐	5.125g	1 袋	t.i.d.	冲服
蒙脱石散	3g	1.5g	t.i.d.	冲服
复方甘草口服液	100ml	10ml	t.i.d.	p.o.

【处方问题】联合用药不适宜：亚胺培南/西司他丁与甲硝唑联用不适宜。甲硝唑与复方甘草口服液联用不适宜。

【机制分析】

(1)根据亚胺培南/西司他丁钠药品说明书，亚胺培南为新型 β- 内酰胺类抗菌药物，既有极强的广谱抗菌活性，又有 β- 内酰胺酶抑制作用，本品适用于治疗由敏感的需氧菌/厌氧菌株所引起的混合感染，而甲硝唑也是应用于厌氧菌感染。两者没有联用的必要性。

(2)甲硝唑为硝基咪唑类抗菌药物，用药期间要禁乙醇，否则会产生特殊的不良反应：双硫仑样反应。因为甲硝唑能抑制乙醛脱氢酶而干扰乙醇的氧化，加强乙醇的作用，从而使服用者出现面部潮红、头痛眩晕、腹部疼痛、恶心呕吐、气促、心率加快、血压降低、嗜睡幻觉等症状。由于药物进入体内后，代谢排泄需要一定的时间，所以不仅在用药期间，甚至在停药 1 周之内，患者都不应接触含有乙醇的饮料。而复方甘草口服液中含乙醇成分，为了避免发生双硫仑样反应，两者不适宜联用。

【干预建议】建议停用甲硝唑氯化钠注射液。

案例 19

【处方描述】

性别：男　　　年龄：72 岁

临床诊断：急性胰腺炎；胆囊炎；腹腔积液。

临床资料：患者腹痛伴呕吐 5 日，伴背部放射痛，咳黄痰，白细胞 $13.81 \times 10^9/L$，咳黄痰，中性粒细胞 83.1%，墨菲征(+)，中上腹 CT 示胰腺弥漫增大，周围可见渗出，腹腔积液。血淀粉酶 778U/L。行内镜逆行胰胆管造影术取石后血淀粉酶 48U/L。腹痛未缓解，用下列抗菌方案治疗 5 日后出现发热，血象较前升高。痰培养结果为大肠埃希菌(ESBL+)，药敏结果对亚胺培南、哌拉西林 / 他唑巴坦敏感，对环丙沙星、头孢噻肟耐药，头孢哌酮 / 舒巴坦中度敏感。

处方内容：

莫西沙星氯化钠注射液	0.4g：250ml	0.4g	q.d.	i.v.gtt.
甲硝唑氯化钠注射液	0.5g：100ml	1.0g	b.i.d.	i.v.gtt.
注射用头孢唑肟钠	0.75g	2.25g	q.8h.	i.v.gtt.

【处方问题】

(1) 联合用药不适宜：莫西沙星与甲硝唑联用不适宜。

(2) 抗菌药物选择不适宜：注射用头孢唑肟钠、莫西沙星为选药不适宜。

【机制分析】

(1) 根据《中国急性胰腺炎诊疗指南》(2021 版)，AP 抗菌药物的选用应遵循"降阶梯"策略，选择抗菌谱覆盖需氧革兰氏阴性菌、革兰氏阳性菌和厌氧菌为主，且所选抗菌药物必须是脂溶性强、可有效通过血胰屏障的药物。如碳青霉烯类、喹诺酮类、第三代头孢菌素、甲硝唑等，疗程 7~14 日，特殊情况疗程可延长。第三代头孢菌素对胰腺组织有中度渗透作用，可覆盖胰腺感染中大多数革兰氏阴性菌。哌拉西林 / 他唑巴坦对革兰氏阳性菌和厌氧菌也有效。喹诺酮类药物(环丙沙星和莫西沙星)和碳青霉烯类药物都显示出良好的胰腺组织渗透性，可以覆盖厌氧菌。然而，由于喹诺酮类药物的高耐药率，一般仅用于 β- 内酰胺类药物过敏的患者。由于耐药克雷伯菌的不断增多，碳青霉烯类药物仅用于危重患者。此外，甲硝唑也能很好地渗透到胰腺组织。

(2) 莫西沙星对抗厌氧菌效果较好，一般无须加用甲硝唑。

(3) 根据患者的病情描述，患者有合并多项腹腔感染，抗菌药物选择需兼顾多部位的致病菌。患者初始给予莫西沙星＋甲硝唑＋头孢唑肟用药5日后出现发热,血象较前升高等情况,说明感染控制不佳。根据《胆道外科抗菌药物规范化应用专家共识》(2019版),我国胆道感染中革兰氏阴性菌约占三分之二,主要为大肠埃希菌、铜绿假单胞菌、肺炎克雷伯菌等。革兰氏阳性菌主要有粪肠球菌、屎肠球菌、表皮葡萄球菌等。14%~75.5%的患者合并厌氧菌感染,以脆弱拟杆菌为主。推荐第二代、第三代头孢菌素或头孢哌酮/舒巴坦、哌拉西林/他唑巴坦等。

【干预建议】建议根据细菌培养和药敏结果,停用头孢唑肟、莫西沙星、甲硝唑,调整为哌拉西林/他唑巴坦4.5g q.8h.。密切留意新方案的抗感染效果及病情变化,定期监测肝功能、肾功能、血象等。如疗效不佳可选亚胺培南/西司他丁。

案例20

【处方描述】

性别:女　　　年龄:56岁

临床诊断:幽门螺杆菌感染,痛风性关节炎。

处方内容:

克拉霉素片	0.25g	0.25g	b.i.d.	p.o.
枸橼酸铋钾胶囊	0.3g	1粒	b.i.d.	p.o.
雷贝拉唑钠肠溶片	10mg	20mg	q.d.	p.o.
甲硝唑片	0.2g	0.4g	q.8h.	p.o.
秋水仙碱片	0.5mg	0.5mg	t.i.d.	p.o.

【处方问题】

(1)联合用药不适宜:克拉霉素与秋水仙碱有不良相互作用。

(2)用法、用量不适宜:雷贝拉唑用法、用量不适宜。

【机制分析】

(1)克拉霉素对细胞色素P450酶CYP3A4和P-糖蛋白转运系统有较强的抑制作用,与秋水仙碱联用时可增加后者的生物利用度,升高秋水仙碱急性中毒的风险。秋水仙碱的毒性反应包括口渴、喉咙有烧灼感、发热、呕吐、腹泻、腹疼和肾衰竭,甚至伴有呼吸衰竭并引起死亡。为了减少秋水仙碱片可能发生的急性中毒风险,秋水仙碱不宜与克拉霉素联用。

(2)根据我国《第五次全国幽门螺杆菌感染处理共识报告》推荐的四联根除方案以及其他指南、共识,2次/d标准剂量PPI给药方案疗效更佳。

【干预建议】根据我国《第五次全国幽门螺杆菌感染处理共识报告》推荐的四联根除方案：PPI+铋制剂＋两种抗菌药物(阿莫西林＋克拉霉素、阿莫西林＋呋喃唑酮、阿莫西林＋左氧氟沙星、四环素＋甲硝唑、四环素＋呋喃唑酮、阿莫西林＋甲硝唑、阿莫西林＋四环素)，建议把克拉霉素改成阿莫西林或四环素；将雷贝拉唑肠溶片的给药频次改为10mg或20mg口服，b.i.d.。

案例 21

【处方描述】

性别：女　　　年龄：56 岁

临床诊断：幽门螺杆菌感染，冠状动脉粥样硬化。

处方内容：

药品	规格	剂量	频次	途径	备注
阿莫西林胶囊	0.25g×112 粒	4 粒	b.i.d.	p.o.	青霉素皮试(−)
胶体果胶铋胶囊	50mg×126 粒	3 粒	t.i.d.	p.o.	
奥美拉唑肠溶胶囊	10mg×14 粒	10mg	q.d.	p.o.	
左氧氟沙星片	0.5g×14 片	0.5g	q.d.	p.o.	
硫酸氢氯吡格雷片	75mg×14 片	75mg	q.d.	p.o.	

【处方问题】联合用药不适宜。

【机制分析】氯吡格雷部分地由肝药酶CYP2C19代谢为活性代谢物，而奥美拉唑是强效的CYP2C19抑制剂，两者联用容易导致氯吡格雷活性代谢物的血药浓度降低，可导致血小板抑制率降低，易发生血栓不良事件。因此，奥美拉唑与氢氯吡格雷应避免合用。

【干预建议】5 种常用PPI对肝药酶CYP2C19强度依次为奥美拉唑＞艾索美拉唑＞兰索拉唑＞雷贝拉唑＞泮托拉唑，因此服用氢氯吡格雷的患者同时服用PPI时应选择低强度CYP2C19抑制剂，本处方可选择泮托拉唑40mg口服，2 次/d。

案例 22

【处方描述】

性别：男　　　年龄：66 岁

临床诊断：幽门螺杆菌感染。

处方内容：

药品	规格	剂量	频次	途径
雷贝拉唑钠肠溶胶囊	10mg×56 粒	20mg	b.i.d.	p.o.
胶体果胶铋胶囊	50mg×84 粒	150mg	b.i.d.	p.o.

| 左氧氟沙星片 | 500mg片×14片 | 500mg | q.d. | p.o. |
| 克拉霉素片 | 250mg×28片 | 250mg | b.i.d. | p.o. |

【处方问题】联合用药不适宜。

【机制分析】大环内酯类抗菌药物(红霉素、克拉霉素、泰利霉素)与喹诺酮类(司帕沙星、格帕沙星、莫西沙星、加替沙星、左氧氟沙星、环丙沙星、吉米沙星)合用时,大环内酯类对细胞色素 P450 酶 CYP3A4 有抑制作用,可增加喹诺酮类的生物利用度,可能导致 Q-T 间期延长,可增加发生严重心律失常的风险。因此,本处方中左氧氟沙星与克拉霉素有药物不良相互作用,不宜联用。

【干预建议】根据我国《第五次全国幽门螺杆菌感染处理共识报告》推荐的四联根除方案:PPI+ 铋制剂 + 两种抗菌药物(阿莫西林 + 克拉霉素、阿莫西林 + 呋喃唑酮、阿莫西林 + 左氧氟沙星、四环素 + 甲硝唑、四环素 + 呋喃唑酮、阿莫西林 + 甲硝唑、阿莫西林 + 四环素),建议把克拉霉素改成阿莫西林(1g 口服,1 日 2 次)。

第九节　小　结

　　消化系统感染性疾病存在病原体复杂多样、临床表现轻重不一、鉴别诊断容易混淆等方面特征,药物治疗也非常复杂。在抗感染药物治疗方面,虽有共性之处,但更多的是特异性。因此,在临床诊疗真实世界中,对消化系统感染性疾病的处方审核存在一定的困难,需要通过疾病特征、病原体、患者的生理病理状态等情况全盘考虑,选择合适的药物、合适的剂量和频次、合适的给药途径、合适的给药疗程进行合理的治疗。药师应对不合理用药进行有效审核和干预,促进临床合理用药。

　　本章通过对消化系统感染性疾病的临床表现特征、诊断标准、抗菌药物的选择等内容进行阐述,以期为广大药师在处方审核工作中提供参考依据。

(冯焕村)

参考文献

[1] 徐树长,陈胜良,莫剑忠.消化系统感染性疾病.上海:上海科学技术出版社,2008.

[2]《抗菌药物临床应用指导原则》修订工作组.抗菌药物临床应用指导原则(2015 年版).北京:人民卫生出版社,2015.

[3] 国家卫生健康委合理用药专家委员会.国家抗微生物治疗指南.3 版.北京:人民卫生出版社,2023.

［4］国家卫生健康委合理用药专家委员会. 耐药革兰氏阴性菌感染诊疗手册. 2 版. 北京：
人民卫生出版社, 2022.

［5］国家卫生健康委员会. 儿童急性感染性腹泻病诊疗规范 (2020 年版). 传染病信息，
2021, 34 (1): 7-14.

［6］缪晓辉, 冉陆, 张文宏, 等. 成人急性感染性腹泻诊疗专家共识. 中华传染病杂志，
2013, 31 (12): 705-714.

［7］中华医学会儿科学分会消化学组. 中国儿童急性感染性腹泻病临床实践指南. 中华儿
科杂志, 2016, 54 (7): 483-488.

［8］SHANE A L, MODY R K, CRUMP J A, et al. 2017 Infectious Diseases Society of America
Clinical Practice Guidelines for the Diagnosis and Management of Infectious Diarrhea.
Clin Infect Dis, 2017. 65 (12): e45-e80.

［9］WISTRÖM J, JERTBORN M, EKWALL E, et al. Empiric treatment of acute diarrheal
disease with norfloxacin. A randomized, placebo-controlled study. Swedish Study Group.
Ann Intern Med, 1992, 117 (3): 202-208.

［10］DE CASTRO J A, KESAVELU D, LAHIRI K R, et al. Recommendations for the
adjuvant use of the poly-antibiotic-resistant probiotic Bacillus clausii (O/C, SIN, N/R, T)
in acute, chronic, and antibiotic-associated diarrhea in children: consensus from Asian
experts. Trop Dis Travel Med Vaccines, 2020 Oct 23; 6: 21.

［11］Japanese Association for Infectious Disease/Japanese Society of Chemotherapy;
JAID/JSC Guide to Clinical Management of Infectious Disease/Guideline-preparing
Committee; Intestinal Infections Working Group (WG), Ohnishi K, Ainoda Y, Imamura
A, Iwabuchi S, Okuda M, Nakano T. JAID/JSC Guidelines for Infection Treatment
2015-Intestinal infections. J Infect Chemother, 2018. 24 (1): 1-17.

［12］KIM Y J, PARK K H, PARK D A, et al. Guideline for the Antibiotic Use in Acute
Gastroenteritis. Infect Chemother, 2019. 51 (2): 217-243.

［13］中华医学会外科学分会外科感染与重症医学学组, 中国医师协会外科医师分会肠瘘
外科医师专业委员会. 中国腹腔感染诊治指南 (2019 版). 中国实用外科杂志, 2020,
40 (1): 1-16.

［14］中华医学会外科学分会, 中国研究型医院学会感染性疾病循证与转化专业委员会，
中华外科杂志编辑部. 外科常见腹腔感染多学科诊治专家共识. 中华外科杂志，
2021, 59 (3): 161-178.

［15］周颖杰, 李光辉. 成人及儿童复杂性腹腔内感染的诊断与处理：美国外科感染学会
及美国感染病学会指南. 中国感染与化疗杂志, 2010, 10 (4): 241-247.

［16］刘畅, 李建国. IDSA/SISA 复杂腹腔内感染诊治指南解读. 中国循证医学杂志，
2015, 15 (7): 777-780.

［17］LI P K, SZETO C C, PIRAINO B, et al. ISPD Peritonitis Recommendations: 2016
Update on Prevention and Treatment. Perit Dial Int. 2016. 36 (5): 481-508.

［18］范亚新, 郭蓓宁. 万古霉素治疗严重耐甲氧西林金黄色葡萄球菌感染的治疗药物监
测：2020 年美国卫生系统药师协会、美国感染病学会、儿童感染性疾病学会和感染
病药师学会更新修订的共识指南. 中国感染与化疗杂志, 2021, 21 (3): 374-376.

［19］中华医学会外科学分会胆道外科学组 . 急性胆道系统感染的诊断和治疗指南 (2021 版). 中华外科杂志 , 2021, 59 (6): 422-429.

［20］董汉华 , 武齐齐 , 陈孝平 . 急性胆道感染东京指南 (2018 版) 更新解读 . 临床外科杂志 , 2019, 27 (1): 5-9.

［21］PISANO M, ALLIEVI N, GURUSAMY K, et al. 2020 World Society of Emergency Surgery updated guidelines for the diagnosis and treatment of acute calculus cholecystitis. World J Emerg Surg, 2020. 15 (1): 61.

［22］CAMPANILE FC, PISANO M, COCCOLINI F, et al. Acute cholecistitis: WSES position statement. World J Emerg Surg, 2014, 9 (1): 58.

［23］中华医学会外科学分会胰腺外科学组 . 中国急性胰腺炎诊治指南 (2021)[J]. 中华消化外科杂志 , 2021, 20 (7): 730-739.

［24］中华医学会急诊分会 , 京津冀急诊急救联盟 , 北京医学会急诊分会 , 等 . 急性胰腺炎急诊诊断及治疗专家共识 . 中华急诊医学杂志 , 2021, 30 (2): 161-172.

［25］LEPPÄNIEMI A, TOLONEN M, TARASCONI A, et al. 2019 WSES guidelines for the management of severe acute pancreatitis. World J Emerg Surg, 2019, 13: 14-27.

［26］Italian Association for the Study of the Pancreas (AISP), PEZZILLI R, ZERBI A, et al. Consensus guidelines on severe acute pancreatitis. Dig Liver Dis, 2015, 47 (7): 532-543.

［27］中华医学会急诊医学分会 . 细菌性肝脓肿诊治急诊专家共识 . 中华急诊医学杂志 , 2022, 31 (3): 273-280.

［28］国家消化系疾病临床医学研究中心 (上海), 国家消化道早癌防治中心联盟 , 中华医学会消化病学分会幽门螺杆菌和消化性溃疡学组 , 全国幽门螺杆菌研究协作组 . 中国居民家庭幽门螺杆菌感染的防控和管理专家共识 (2021 年). 中华消化杂志 , 2021, 41 (4): 221-233.

［29］刘文忠 , 谢勇 , 陆红 , 等 . 第五次全国幽门螺杆菌感染处理共识报告 . 中华内科杂志 , 2017, 56 (7): 532-545.

［30］中华医学会 , 中华医学会杂志社 , 中华医学会全科医学分会 , 中华医学会消化病学分会幽门螺杆菌学组 , 中华医学会《中华全科医师杂志》编辑委员会 , 消化系统疾病基层诊疗指南编写专家组 . 幽门螺杆菌感染基层诊疗指南 (2019 年). 中华全科医师杂志 , 2020 (5): 397-402.

第六章
中枢神经系统感染处方审核
案例详解

第一节　中枢神经系统感染总论

一、中枢神经系统感染概述

中枢神经系统感染性疾病是神经系统最常见的疾病之一,是病原微生物侵犯中枢神经系统(central nervous system,CNS)的实质、被膜及血管等,引起的急性或慢性炎症性(或非炎症性)疾病。这些病原微生物包括细菌、真菌、病毒、立克次体、螺旋体、寄生虫以及朊蛋白等。中枢神经系统感染病因较多,不同病因早期的临床表现可不同,早期及时发现并且积极治疗,大多数可治愈,但严重者可遗留后遗症,甚至导致死亡。中枢神经系统感染主要通过以下三条途径。

(1)血行感染:①病原体通过昆虫、动物叮咬后损伤的皮肤黏膜直接入血;②通过使用不洁注射器、输血等途径直接入血;③面部感染的病原体通过静脉逆行入脑;④孕妇感染的病原体经胎盘传给胎儿。

(2)直接感染:病原体通过穿透性外伤或邻近结构的感染向颅内蔓延。

(3)逆行感染:病原体主要是嗜神经病毒如狂犬病毒、单纯疱疹病毒等,通过感染皮肤、呼吸道或胃肠道黏膜后,经神经末梢进入神经干,再逆行进入中枢神经系统。

二、中枢神经系统感染的分类

根据病原体侵犯中枢神经系统不同的解剖部位,中枢神经系统感染可分为以下几种。①脑炎、脊髓炎或脑脊髓炎:主要侵犯脑和/或脊髓实质;②脑膜炎、脊膜炎或脑脊膜炎:主要侵犯脑和/或脊髓软膜;③脑膜脑炎:脑实质与脑膜合并受累。

根据病原体类型可分为病毒感染、细菌感染、真菌感染、寄生虫感染以及朊蛋白病等。其中,临床相对常见的中枢神经系统感染包括单纯疱疹病毒性脑炎、细菌性脑膜炎和脑脓肿、结核性脑膜炎、隐球菌性脑膜炎等。

三、常用抗菌药物

(一) PK/PD 特点

治疗中枢神经系统感染应该根据 PK/PD 特点选择易透过血脑屏障的抗菌药物,使感染部位能达有效浓度。抗菌药物在中枢神经系统的分布不仅取决于药物的亲脂性、解离率、血浆蛋白结合率、相对分子质量等,还与机体自身因素如脑膜炎引起的炎症、脑脊液 pH 梯度等有关。常见抗菌药物的脑脊液 / 血药浓度分布情况,见表 6-1 所示。

表 6-1　常用抗菌药物的脑脊液 / 血药浓度分布[*]

脑脊液 / 血药浓度			脑脊液药物浓度微量或不可测
≥50%	5%~50%	<5%	
磺胺嘧啶	磺胺甲噁唑	亚胺培南[c]	苯唑西林	克林霉素
甲硝唑	甲氧苄啶	美罗培南	头孢唑林	红霉素
氟康唑	氨苄西林	帕尼培南	头孢西丁	克拉霉素
氟胞嘧啶	替卡西林[a]	左氧氟沙星		阿奇霉素
异烟肼	哌拉西林[a]	氧氟沙星		罗红霉素
吡嗪酰胺	青霉素[b]	环丙沙星		多黏菌素[d]
齐多夫定	头孢吡肟	万古霉素		伊曲康唑
阿昔洛韦	头孢唑肟	利福平		两性霉素 B[d]
	头孢他啶	乙胺丁醇		
	头孢噻肟	更昔洛韦		
	头孢曲松	氨基糖苷类		
	头孢呋辛			
	氨曲南			

注:[*]引自《抗菌药物药代动力学 / 药效学理论临床应用专家共识(2018)》。[a]尚不能达到对铜绿假单胞菌脑膜炎的治疗浓度;[b]高剂量时亦不能达到对青霉素高度耐药肺炎链球菌脑膜炎的治疗浓度;[c]亚胺培南易致惊厥等不良反应,慎用于 CNS 感染;[d]可鞘内注射的药物。

(二) 用法、用量

1. 静脉给药　中枢神经系统感染抗菌药物一般推荐静脉给药,剂量选择最大推荐剂量。肝肾功能正常的成人,中枢神经系统常用抗菌药物推荐剂量,见表 6-2 所示。对于儿科患者,剂量需根据月龄、体重、肝肾功能等确定,CNS

感染常用抗菌药物儿科推荐剂量,见表 6-3 所示。有条件的情况下,万古霉素、庆大霉素等可以通过监测脑脊液浓度调整用药剂量,有助于评估其治疗有效性和安全性。

表 6-2　中枢神经系统感染常用抗菌药物推荐的成人剂量(肝肾功能正常)

抗菌药物	剂量 /d	给药间隔 /h	抗菌药物	剂量 /d	给药间隔 /h
阿米卡星	15mg/kg	8	青霉素	2 400 万 U	4
庆大霉素	5mg/kg	8	氨苄西林	12g	4
妥布霉素	5mg/kg	8	奈夫西林	9~12g	4
氯霉素	4g	6	甲氧西林	9~12g	4
利福平	600mg	24	头孢噻肟	8~12g	4~6
莫西沙星	400mg	24	头孢他啶	6g	8
SMZ/TMP	10~20mg/kg	6~12	头孢吡肟	6g	6~8
多西环素	200~400mg	12	氨曲南	6~8g	6~8
万古霉素	30~45mg/kg	8~12	美罗培南	6g	8

表 6-3　中枢神经系统感染常用抗菌药物推荐的儿科剂量

抗菌药物	0~7 天新生儿		8~28 天新生儿		>28 天婴幼儿	
	日剂量	给药间隔 /h	日剂量	给药间隔 /h	日剂量	给药间隔 /h
氨苄西林	150mg/kg	8	200mg/kg	6~8	300mg/kg	6
头孢噻肟	100~150mg/kg	8~12	150~200mg/kg	6~8	225~300mg/kg	6~8
头孢曲松	—		—		80~100mg/kg	12~24
头孢他啶	100~150mg/kg	8~12	150mg/kg	6~8	150mg/kg	8
美罗培南	—		—		120mg/kg	8
庆大霉素	5mg/kg	12	7.5mg/kg	8	7.5mg/kg	8
阿米卡星	15~20mg/kg	12	30mg/kg	8	20~30mg/kg	8
万古霉素	20~30mg/kg	8~12	30~45mg/kg	6~8	60mg/kg	6

注:1.万古霉素需监测血药浓度,谷浓度维持在 15~20μg/ml。2.极低体重(<2kg)的新生儿建议小剂量、长间隔给药。

2. 局部给药　包括脑室内或鞘内给药,局部给药可能引起颅内压力较高、药物分布不均匀等,给药不当还可导致惊厥、昏迷、死亡等严重不良后果,故应尽量避免局部给药,仅在静脉用药 48~72 小时效果不明显、病情重、抗菌药物通透性较差时,可以考虑脑室内注射或鞘内注射不含防腐成分的抗菌药物,注射药物后应夹闭引流管 1 小时左右,需要根据病情考虑剂量、使用次数和每次用药量,用于局部给药的抗菌药物及其用量,见表 6-4 所示。

表 6-4　抗菌药物脑室内给药的推荐剂量及不良反应

抗菌药物	成人剂量	不良反应
阿米卡星	5~50mg/24h（常用 30mg）	暂时性听力减退
庆大霉素	4~8mg/24h	暂时性听力减退、癫痫发作、无菌性脑膜炎、脑脊液嗜酸性粒细胞增多
妥布霉素	5~20mg/24h	类似庆大霉素
万古霉素	5~10mg/24h（婴儿） 10~20mg/24h（儿童 / 成人） （脑脊液浓度 10~20μg/ml）	暂时性听力丧失
多黏菌素 E	10mg/24h	脑膜炎症、高剂量时诱发癫痫发作、食欲减退、焦虑、嗜酸性粒细胞增多、水肿、疼痛、蛋白尿
多黏菌素 B	5mg/24h	脑膜或神经组织的刺激
达托霉素	5~10mg/24~72h	发热
两性霉素 B	0.1~0.5mg/24h	耳鸣、发热、颤抖、帕金森综合征

第二节　单纯疱疹病毒性脑炎

一、疾病概述

单纯疱疹病毒性脑炎（herpes simplex virus encephalitis,HSE）是由单纯疱疹病毒引起的急性中枢神经系统感染,主要侵犯的部位是颞叶内侧、额叶眶部、边缘叶脑组织。受累部位可出现脑组织水肿、软化和出血坏死的病理改变,脑实质出血性坏死成为该病的重要病理特征。HSE 是最常见的中枢神经系统感染性疾病,约占脑炎的 5%~20%,占病毒性脑炎的 20%~68%。发病不具季节性和地区性,任何年龄均可患病。

单纯疱疹病毒（herpes simplex virus,HSV）是一种嗜神经 DNA 病毒,可分为 HSV-1（经密切接触和飞沫传播）和 HSV-2（经性接触和垂直传播）两种血清型。HSV-1 引起的病毒性脑炎为 Ⅰ 型疱疹病毒性脑炎,约占 HSE 的 90%。

HSV-2 引起的病毒性脑炎为Ⅱ型疱疹病毒性脑炎,仅占 HSE 的 10%,且主要发生在新生儿(通过产道时被 HSV-2 感染)。

二、临床表现及评估

HSE 的评估主要通过临床表现、脑脊液检查、脑电图检查、影像学检查等方面综合考虑。

（一）临床表现

1. Ⅰ型疱疹病毒性脑炎

（1）急性起病,病程长短不一,短则数日,长则 1~2 个月,部分患者有口唇疱疹病史。

（2）以上呼吸道感染症状为前驱症状,如头痛、发热(38~40℃)、卡他症状、咳嗽等,存在 2~21 日(平均 6 日)的潜伏期。

（3）多有精神行为异常、认知功能障碍,如人格改变、反应迟钝、行为奇特、冲动行为、记忆力下降、定向力障碍、情感淡漠、缄默等。

（4）部分患者可出现癫痫发作,发作类型多为全身强直阵挛性发作,严重者可出现癫痫持续状态。

（5）可出现不同程度意识障碍,如意识模糊、谵妄,随病情加重可表现为嗜睡、昏睡、昏迷,甚至去皮质状态。

（6）可出现颅内压升高,表现为头痛、呕吐等症状。

（7）可有局灶性神经系统症状和体征,如轻偏瘫、偏盲、失语、扭转、手足徐动等,可有轻度脑膜刺激征。

2. Ⅱ型疱疹病毒性脑炎

（1）急性起病,并呈暴发性。

（2）广泛的内脏坏死,如肝脏、肺脏等。

（3）弥漫性的脑损害。

（4）患儿表现为难喂养、嗜睡、易激惹、抽搐等。

（5）胎儿感染可出现先天性畸形,如精神迟滞、视网膜发育不全等。

（二）相关检查

1. 脑脊液检查

（1）一般检查:颅内压正常(80~180mmH$_2$O)或轻中度升高,外观无色透明或浑浊。

（2）脑脊液常规:白细胞数轻度升高,一般为(50~100)×10^6/L,以淋巴细胞或者单核细胞为主;伴有出血性坏死的患者,脑脊液出现红细胞增多。

（3）脑脊液生化:蛋白质含量轻到中度升高(一般少于 1.5g/L),糖、氯化物多正常。

(4)病原学：HSV 抗原检查发现 HSV-DNA，HSV 的 IgM 抗体阳性（血清和脑脊液各双份），或者 HSV 的 IgG 抗体滴度血/脑脊液<40，或双份脑脊液 IgG 抗体滴度比值>4 倍。

当然，脑脊液检测结果的评估还需要结合血常规、血糖、电解质等外周血检测结果。

2. 脑电图检查　早期常表现为弥漫性高波幅慢波，以颞、额叶损害为主的局灶性慢波较为明显，甚至可出现癫痫样放电。

3. 影像学检查

(1)头颅 CT：50% 左右患者可见颞叶和/或额叶低密度病灶，边界不清，部分有占位效应，伴有出血者可在病灶区出现点状高密度灶；但症状出现前期（4~5 日内）头颅 CT 可能正常。

(2)头颅 MRI：显示颞叶内侧、额叶眶面、岛叶皮质、扣带回局灶性水肿。

虽然脑组织活检是诊断 HSE 的金标准，但有创伤性且耗时长，早期临床诊断意义不大，不作为早期常规检查。此外，特异性抗病毒药物治疗有效可间接支持 HSE 的诊断。

三、治疗原则

(一) 一般治疗

早诊断、早治疗是降低死亡率的关键，治疗上以早期抗病毒治疗为主，对症支持治疗为辅，部分病情危重、头颅 CT 提示出血性坏死灶患者，可酌情早期、大量、短疗程糖皮质激素治疗。昏迷患者保持呼吸道通畅，维持水、电解质平衡，营养支持，加强护理以防压疮、肺部感染、泌尿系感染等；恢复期可辅以理疗、针灸等康复治疗。

(二) 抗病毒治疗

1. 阿昔洛韦　是治疗 HSE 的首选抗病毒药物，能抑制病毒 DNA 的合成，对 HSV-1 和 HSV-2 两种血清型均具有较强的抑制作用，对水痘-带状疱疹病毒也有抑制作用，对巨细胞病毒抑制作用相对较弱，是广谱抗病毒药物。阿昔洛韦口服生物利用度低，需静脉滴注给药，但可透过血脑屏障，脑脊液中浓度约为血中浓度的 50%，对 HSE 疗效好，不良反应主要以恶心、呕吐、皮疹、谵妄、震颤、转氨酶升高等为主，相对较少。阿昔洛韦用法、用量为：成人 10mg/kg i.v. q.8h.，<12 岁的患者 20mg/kg i.v. q.8h.，疗程为 14~21 日。病情严重者，可延长疗程或重复治疗一个疗程。

2. 更昔洛韦　主要用于阿昔洛韦治疗无效的 HSE、巨细胞病毒感染。与阿昔洛韦相比，更昔洛韦抑制病毒 DNA 合成的作用更强，抗病毒谱类似。同样，更昔洛韦口服生物利用度亦较低，需静脉滴注给药，脑脊液中浓度约为血中浓度的24%~70%,不良反应相对更严重,主要包括骨髓抑制(中性粒细胞、白细胞、血小板减少)、肾功能损害等,且与剂量相关,停药后可逐渐恢复。更昔洛韦用法、用量为:5mg/kg i.v. q.12h.,疗程为14~21日。

第三节　细菌性脑膜炎

一、疾病概述

细菌性脑膜炎是各种化脓性细菌引起的以侵犯脑膜为主的炎症,故也常称为化脓性脑膜炎(purulent meningitis),常合并细菌性脑炎或脑脓肿。细菌性脑膜炎是世界范围内的重要疾病,约占成人和儿童脑膜炎和脑炎的13%,全世界每年约有120万细菌性脑膜炎患者,且约有13.5万人死于该病。细菌性脑膜炎的发病率、致残率、致死率均高,是常见的、严重的中枢神经系统感染性疾病。

不同年龄段、不同诱发因素,细菌性脑膜炎患者的病原菌不同,社区获得性脑膜炎主要发生在新生儿、儿童及免疫力低下的成人患者,肺炎链球菌感染占45%~72%,脑膜炎奈瑟菌、李斯特菌、B族链球菌、流感嗜血杆菌等也是常见的细菌,其中李斯特菌在使用免疫抑制剂者、酗酒者、糖尿病患者中更为常见。医院获得性脑膜炎凝固酶阴性葡萄球菌、金黄色葡萄球菌及肠球菌等革兰氏染色阳性细菌为常见病原菌,比例约为60%,其中甲氧西林耐药金黄色葡萄球菌(MRSA)多见;但革兰氏染色阴性细菌尤其是鲍曼不动杆菌感染有增多趋势。

二、临床表现及评估

细菌性脑膜炎的评估,主要通过临床表现、脑脊液检查、外周血检查、脑电图检查、影像学检查等方面综合考虑。

(一)临床表现

起病急,畏寒、发热或上呼吸道感染症状等,头痛、喷射性呕吐、意识障碍等颅内压升高表现,偏瘫、失语等局灶性症状,颈项强直、克尼格征(Kernig sign)、布鲁辛斯基征(Brudzinski's sign)等脑膜刺激征阳性,脑膜炎球菌感染可伴有出血性皮疹。

(二)相关检查

1. 脑脊液检查

(1)一般检查:颅内压升高(>180mmH$_2$O),外观浑浊或呈脓性。

(2)脑脊液常规:白细胞数明显升高,常高达1 000×10^6/L以上,以中性粒细胞为主。

（3）脑脊液生化：蛋白质含量增高，糖含量明显下降（常低于 2.2mmol/L），氯化物亦降低，免疫球蛋白 IgG 和 IgM 明显增高，乳酸浓度 ≥ 0.35g/L。

（4）病原学：涂片革兰氏染色可找到细菌，致病菌培养呈阳性。

2. 外周血检查　白细胞数、中性粒细胞数等感染指标均明显升高。脑脊液检测结果的评估需要结合血常规、血糖、电解质等检测结果。

3. 脑电图检查　无特征性的改变，可表现为弥漫性慢波。

4. 影像学检查　随着疾病进展，头颅 MRI 的 T1 加权影像显示可不规则强化的蛛网膜下腔高信号，T2 加权影像显示脑膜、皮质信号增高，后期可显示弥漫性脑膜强化、脑水肿等。

当然，除了以上几个方面，流行病学资料也是细菌性脑膜炎非常重要的内容之一，包括年龄、季节、伴发疾病、入侵途径等，可有助于经验治疗阶段常见致病菌类型的评估。

三、治疗原则

（一）一般治疗

经综合评估患者流行病学资料、临床表现、辅助检查结果后，怀疑为细菌性脑膜炎的患者，治疗上应遵循以下基本原则：

（1）给予抗菌药物前，必须完善脑脊液病原学检查，包括涂片革兰氏染色和细菌培养，同时行血培养检查；有皮肤瘀斑者取局部瘀斑作涂片检查细菌。

（2）病原菌未明确前，根据临床资料判断可能的致病菌，尽早开始经验性抗菌药物治疗。

（3）根据 PK/PD 特点选用易透过血脑屏障的抗菌药物（宜选用杀菌剂），必要时联合用药，并推荐静脉途径给药，剂量建议使用说明书允许的最大剂量，疗程根据病原菌不同而异。

（4）经验性抗菌药物治疗 >72 小时无疗效或者疗效不佳，尤其是病原学检查结果出来后，考虑根据药敏结果调整治疗方案。

（5）部分患者早期合并使用糖皮质激素抑制炎症因子的释放及减少脑膜粘连，如肺炎链球菌感染者。

（6）部分患者需要外科引流或清除外科置管。

（7）对症支持治疗，颅内压升高者予甘露醇等脱水降低颅压，高热者予退热治疗，症状性癫痫者予抗癫痫药物治疗。

（二）抗感染治疗

1. 经验治疗抗菌药物选择　细菌性脑膜炎患者不同年龄和诱发因素，

病原菌不同,因此经验治疗抗菌药物的选择也不同,具体经验治疗建议,见表6-5。

2. 目标治疗抗菌药物选择　细菌培养结果出来后,抗菌药物的选择可以根据病原菌进行目标治疗,不同细菌的药物选择,见表6-6。

表6-5　细菌性脑膜炎及脑脓肿的经验治疗

感染种类(临床诊断)	相伴情况	可能致病菌	抗菌药物	
			宜选药物	可选药物
细菌性脑膜炎	早产儿至<1个月	B族链球菌、大肠埃希菌、李斯特菌、其他革兰氏阳性菌、阴性菌	①氨苄西林75mg/kg i.v. q.6h.+头孢噻肟75mg/kg i.v. q.6h.~q.8h. ②或氨苄西林75mg/kg i.v. q.6h.+庆大霉素5~7mg/kg i.v. q.24h.[1] ③若耐药监测当地/本院大肠埃希菌产ESBLs率≥10%,可以首选美罗培南40mg/kg i.v. q.8h. ④若感染MRSA的风险较高,初始经验治疗选用万古霉素15mg/kg i.v. q.6h.[1,2]+头孢噻肟75mg/kg i.v. q.6h.~q.8h.;待培养及药物敏感试验结果回报后调整治疗 ⑤不推荐脑室内给药,治疗24~36小时后重复脑脊液检查(包括涂片和培养)	
	1个月~50岁	肺炎链球菌、脑膜炎奈瑟菌、流感嗜血杆菌;免疫缺陷患者或妊娠期妇女需考虑李斯特菌[3]	①成人:头孢曲松2g i.v. q.12h.或头孢噻肟2g i.v. q.4h.~q.6h.+万古霉素15~20mg/kg i.v. q.8h.~q.12h. ②儿童:头孢曲松50mg/kg i.v. q.12h.或头孢噻肟50mg/kg i.v. q.6h.+万古霉素15mg/kg i.v. q.6h.[1,2] ③如疑为李斯特菌,加用氨苄西林75mg/kg i.v. q.4h.~q.6h.	①成人:美罗培南2g i.v. q.8h.+万古霉素 ②儿童:美罗培南40mg/kg i.v. q.8h.+万古霉素

续表

感染种类（临床诊断）	相伴情况	可能致病菌	抗菌药物	
			宜选药物	可选药物
细菌性脑膜炎	>50 岁或酗酒或有严重基础疾病或细胞免疫功能不全者	脑膜炎奈瑟菌、肺炎链球菌、李斯特菌、需氧革兰氏阴性杆菌[3]	氨苄西林 2g i.v. q.4h.+头孢曲松 2g i.v. q.12h. 或头孢噻肟 2g i.v. q.6h.+万古霉素 15~20mg/kg i.v. q.12h.	美罗培南 2g i.v. q.8h.+ 万古霉素 15~20mg/kg i.v. q.8h.~q.12h.
	颅底骨折	肺炎链球菌、流感嗜血杆菌、A 族链球菌[3]	头孢曲松 2g i.v. q.12h. 或头孢噻肟 2g i.v. q.6h.+万古霉素 15~20mg/kg i.v. q.8h.~q.12h.	美罗培南 + 万古霉素(剂量同上)
	神经外科手术后、脑外伤或耳蜗植入术后	表皮葡萄球菌、金黄色葡萄球菌、肠杆菌目细菌、痤疮丙酸杆菌、铜绿假单胞菌、鲍曼不动杆菌	万古霉素 15~20mg/kg i.v. q.8h.~q.12h.+头孢他啶或头孢吡肟 2g i.v. q.8h.	美罗培南 + 万古霉素(剂量同上)或利奈唑胺 0.6g i.v. q.12h.
	脑室腹腔分流术后(脑室炎/脑膜炎)	凝固酶阴性葡萄球菌、痤疮丙酸杆菌、金黄色葡萄球菌、革兰氏阴性杆菌、念珠菌属	万古霉素 15~20mg/kg i.v. q.8h.~q.12h.+头孢他啶或头孢吡肟 2g i.v. q.8h.	美罗培南 + 万古霉素(剂量同上)
脑脓肿	原发性或源于邻近部位感染	链球菌属、拟杆菌属、肠杆菌目细菌、金黄色葡萄球菌。罕见诺卡菌、李斯特菌	头孢噻肟 2g i.v. q.6h. 或头孢曲松 2g i.v. q.12h. 或头孢吡肟 2g i.v. q.8h.+甲硝唑 0.5g i.v. q.8h.	青霉素 480 万 U i.v. q.6h.+甲硝唑 0.5g i.v. q.8h.。MRSA 感染可用万古霉素,脓肿>2cm 者考虑外科处理,术后抗菌治疗 4 周
	颅脑创伤或颅脑手术后	金黄色葡萄球菌、表皮葡萄球菌、肠杆菌目细菌、铜绿假单胞菌	万古霉素 15~20mg/kg i.v. q.8h.~q.12h.+头孢曲松或头孢噻肟或头孢吡肟 + 甲硝唑(剂量同上)	利奈唑胺 600mg i.v./p.o. q.12h.+头孢曲松或头孢吡肟(剂量同上)+甲硝唑 0.5g i.v. q.8h.;脓肿>2cm 者考虑外科处理,术后抗菌治疗 4 周

续表

感染种类（临床诊断）	相伴情况	可能致病菌	抗菌药物	
			宜选药物	可选药物
硬脑膜下水瘤（硬脑膜下积液）	大多数继发于鼻窦炎、中耳炎	链球菌属、拟杆菌属、肠杆菌目细菌、铜绿假单胞菌	甲硝唑 + 青霉素 240 万 U i.v. q.4h.+ 头孢他啶 2g i.v. q.8h.	
海绵状静脉窦炎		金黄色葡萄球菌、链球菌、流感嗜血杆菌	万古霉素 1g i.v. q.12h.+ 头孢曲松 2g i.v. q.12h.（感染源来自口腔者，联合甲硝唑）	利奈唑胺 600mg i.v./p.o. q.12h. 或达托霉素 8~12mg/kg i.v. q.d.+ 头孢曲松（剂量同上）

注：[1] 新生儿、婴幼儿必须在对庆大霉素、万古霉素进行 TDM 情况下方可应用；[2] 婴儿在无明确革兰氏阴性杆菌感染时可单用万古霉素；[3] 除抗菌治疗外，还需给予地塞米松，以阻断肿瘤坏死因子生成，地塞米松 0.15mg/kg i.v. q.6h.，2~4 天，首剂在抗菌药物给药前 10~20 分钟使用。引自《国家抗微生物治疗指南（第 3 版）》《抗菌药物临床应用指南》（第 3 版）。

表 6-6　细菌性脑膜炎及脑脓肿的目标治疗

病原菌	宜选药物	可选药物
脑膜炎奈瑟菌		
青霉素 MIC<0.1mg/L	青霉素或氨苄西林	头孢曲松或头孢噻肟 β- 内酰胺类过敏者：氯霉素
青霉素 MIC 0.1~1.0mg/L	头孢曲松或头孢噻肟 β- 内酰胺类过敏者：氯霉素	美罗培南或莫西沙星
肺炎链球菌		
青霉素 MIC≤0.06mg/L	青霉素或氨苄西林	头孢曲松或氯霉素
青霉素 MIC 0.12~1.0mg/L	头孢曲松或头孢噻肟	美罗培南或头孢吡肟
青霉素 MIC≥2.0mg/L 或头孢曲松≥1.0mg/L	万古霉素 + 头孢曲松或头孢噻肟	莫西沙星
头孢曲松≥2.0mg/L	万古霉素 + 头孢曲松或头孢噻肟 + 利福平	
葡萄球菌属		
甲氧西林敏感	苯唑西林	万古霉素（青霉素过敏者）
甲氧西林耐药	万古霉素 + 利福平	利奈唑胺或 SMZ/TMP 或达托霉素

续表

病原菌	宜选药物	可选药物
B 族链球菌	氨苄西林或青霉素 ± 氨基糖苷类	头孢曲松或头孢噻肟或万古霉素
单核细胞增多性李斯特菌	氨苄西林或青霉素 + 庆大霉素	美罗培南 青霉素过敏者选择 SMZ/TMP
流感嗜血杆菌		
非产酶株	氨苄西林	青霉素过敏者选择头孢噻肟或头孢曲松或氯霉素或头孢吡肟或氨曲南或氟喹诺酮类
产酶株	头孢曲松或头孢噻肟	青霉素过敏者选择氯霉素或头孢吡肟或氨曲南或环丙沙星 （过敏性休克者避免选用头孢菌素类）
肠杆菌目细菌	头孢曲松或头孢噻肟	氨曲南或喹诺酮类或美罗培南或 SMZ/TMP
	头孢曲松或头孢噻肟	头孢吡肟、美罗培南
鲍曼不动杆菌	美罗培南	黏菌素或多黏菌素 B （根据病原菌药敏选择）
铜绿假单胞菌	头孢他啶或头孢吡肟 + 庆大霉素	氨曲南或氟喹诺酮类或美罗培南 + 氨基糖苷类 美罗培南 + 氨基糖苷类

注：庆大霉素等氨基糖苷类、万古霉素应进行血药浓度监测；18 岁以下未成年人及癫痫患者避免用喹诺酮类，青霉素过敏性休克史者避免选用头孢菌素类。引自《抗菌药物临床应用指南》（第 3 版）。

3. 抗菌药物治疗疗程　细菌性脑膜炎抗感染治疗疗程因感染的病原菌不同而异：脑膜炎奈瑟菌、流感嗜血杆菌一般为 5~7 日，肺炎链球菌脑膜炎为体温恢复正常后 10~14 日，B 族链球菌脑膜炎 14~21 日，李斯特菌 3~4 周，葡萄球菌 4~6 周，继发于心内膜炎的链球菌属和肠球菌属需 4~6 周，革兰氏阴性杆菌 3 周，脑脓肿疗程个体差异大，一般外科处理后仍需抗菌治疗 4 周。当然，疗程需结合疗效评估结果最终确定，一般符合临床治愈标准后继续应用抗菌药物治疗 1~2 周。

临床治愈的标准：1~2 周内连续 3 次达到脑脊液病原学培养阴性、白细胞计数正常、糖含量正常、临床体征消失、体温正常，以及外周血白细胞计数、中性粒细胞比例正常(有其他部位感染导致细胞数异常者除外),脑脓肿还需结合影像学结果。

第四节 结核性脑膜炎

一、疾病概述

结核性脑膜炎(tuberculous meningitis,TBM)是由结核杆菌引起的脑膜非化脓性炎性疾病,好发于儿童、青少年,冬春季多见。TBM 常继发于粟粒性肺结核或体内其他部位结核病之后,约占神经系统结核病的 70%。由于 TBM 临床表现具有非特异性,实验室检查灵敏性不佳,早期识别和诊断较为困难,导致治疗不及时,加之耐药结核杆菌检出率仍高、治疗难度大(WHO 结核病报告提示,2021 年全球新发耐多药和利福平耐药结核病 45 万例,其治疗成功率仅为 60%,病死率达 16%),因此 TBM 具有高病死率、高致残率。

二、临床表现及评估

结核性脑膜炎隐袭起病,也可急性、亚急性起病,可缺乏结核接触史,病程较长,症状轻重不一,因此评估较为困难,主要通过临床表现、脑脊液检查、外周血检查、结核菌素试验、影像学检查等方面综合考虑。

(一) 临床表现

(1)低热、盗汗、食欲减退、全身倦怠无力、精神萎靡不振等结核性疾病症状。

(2)头痛、呕吐、视盘水肿等颅内压增高症状。

(3)颈项强直、克尼格征(Kernig sign)、布鲁辛斯基征(Brudzinski's sign)等脑膜刺激征阳性。

(4)复视、视力减退、面神经麻痹等颅神经损害症状。

(5)淡漠、谵妄、昏睡或意识模糊、癫痫发作、偏瘫、交叉瘫等脑实质损害症状。

(二) 相关检查

1. 脑脊液检查

(1)一般检查:颅内压早期多为轻、中度增高,持续 1~2 周,晚期多明显增高(可达 300mmH$_2$O 以上),外观无色透明或浑浊,可呈毛玻璃状,放置数小时后可有薄膜形成。

(2)脑脊液常规:白细胞数升高,常在 100~500 × 10^6/L,以淋巴细胞为主。

(3)脑脊液生化:蛋白质含量中度增高(1~2g/L),糖含量下降(常低于

2.2mmol/L,脑脊液糖 / 血糖<0.5),氯化物明显降低(较其他脑膜炎更加明显)。

(4)病原学:涂片抗酸染色仅少数阳性,培养出结核菌可确诊,但阳性率低,对临床实际意义较小;脑脊液病原学二代基因测序等新技术可提高病原学检出率。

2. 外周血检查　血常规大多正常,部分患者血沉增高,电解质提示低钠、低氯血症。

3. 结核菌素试验　结核菌素皮肤试验(PPD 试验)阳性可提示活动性结核、曾接种过卡介菌或感染过结核,特异性较差、敏感性低;γ干扰素释放试验(T-SPOT)灵敏度高、特异性高,阳性提示患者体内存在针对结核杆菌特异的效应 T 细胞,存在结核感染,但是否为活动性结核病,需结合临床症状及其他检测指标综合判断,阴性也不能完全排除结核杆菌感染的可能。

4. 影像学检查　部分患者胸片显示陈旧性结核病灶和钙化,胸部 CT 显示肺部粟粒性病灶;头颅 CT 发现脑回增宽、脑沟变浅,脑积水造成的脑室扩张和脑室旁低密度区;头颅 MRI 增强可显示基底池脑膜强化、脑积水以及血管炎所致的脑梗死病灶。

三、治疗原则

(一) 一般治疗

结核性脑膜炎的治疗是综合性治疗,包括对症支持治疗(渗透性利尿剂降颅内压治疗、抗癫痫治疗等)、皮质激素治疗(仍有争议)、抗结核治疗等。其中,抗结核治疗是核心。

(二) 抗感染治疗

1. 抗结核治疗原则　只要患者临床表现、辅助检查高度提示结核性脑膜炎,即使抗酸染色等阴性也应立即开始抗结核治疗。其治疗原则是早期、联合、足量、规则、全程。异烟肼(H)、利福平(R)、吡嗪酰胺(Z)、链霉素(S)、乙胺丁醇(E)是最有效的抗结核一线药物。结核性脑膜炎的化学治疗目前遵循肺结核的化学治疗模式,一般分为强化治疗阶段和巩固治疗阶段,但与肺结核又不同,最佳的治疗方案和各阶段的最佳持续时间尚未有定论。

2. 相关诊疗指南推荐的治疗方案　强化期疗程不少于 2 个月,全疗程不少于 12 个月;强化期应包括不少于 4 个有效的抗结核药物,异烟肼、利福平、吡嗪酰胺为优先推荐,乙胺丁醇、二线注射类药物为可选药物;巩固期应包括不少于 2 个有效的抗结核药,推荐使用异烟肼、利福平;强化期采用高剂量利福平(静脉给药)、利奈唑胺(静脉给药)和喹诺酮,可能使重症患者获益。初治方案抗菌药物的选择、用法、用量等,见表 6-7,复治推荐治疗方案可在初治方案的基础上,强化期可增加其他抗结核药如链霉素,巩固期可以在异烟肼、利福平的基础上加上乙胺丁醇,总疗程 12 个月以上。

表 6-7 初始推荐抗结核治疗方案

分期	抗菌药物	日剂量	疗程	不良反应
强化期	H:异烟肼	儿童:10~15mg/kg,最大 300mg 成人:300~600mg	≥2 个月	末梢神经炎、肝损害等,维生素 B_6 可预防周围神经病
	R:利福平	儿童:10~20mg/kg,最大 600mg 成人:450~600mg		肝损害、结肠炎、药物热、过敏反应、流感样综合征、体液橙棕色等
	Z:吡嗪酰胺	儿童:15~30mg/kg,最大 2g 成人:15~30mg/kg		肝损害、关节酸痛、肿胀、强直、活动受限、血尿酸增加等
	E:乙胺丁醇	儿童:15~20mg/kg 成人:15mg/kg		视神经损害(视觉清晰度下降、中央盲点、丧失红绿色觉)、末梢神经炎、过敏反应等
巩固期	H:异烟肼	同前	≥10 个月	同前
	R:利福平	同前		同前

3. 抗结核治疗常见不良反应　抗结核药物肝损害、视神经炎、周围神经病、高尿酸血症、耳毒性相对常见,故在治疗过程中必须做好严密监测,用药前查肝功能,治疗期间最好每月复查肝功能、视觉清晰度和红绿色觉(乙胺丁醇)、尿酸(吡嗪酰胺)、听力和肾功能(链霉素,肾功能每周查)。出现肝损害时可参考《抗结核药物性肝损害诊治指南(2019 年版)》进行处理,严重时停用易导致肝损害的药物,考虑更换阿米卡星、卷曲霉素、环丝氨酸、利奈唑胺等肝毒性相对较小的药物,并可添加莫西沙星、左氧氟沙星等氟喹诺酮类药物。

4. 耐药结核杆菌的治疗　对于利福平单耐药或多种药物耐药的结核杆菌,应确保强化期初始治疗方案包含至少 4 种有效药物。左氧氟沙星或莫西沙星、贝达喹啉、利奈唑胺可作为优先选择替代利福平和 / 或异烟肼。环丝氨酸、阿米卡星、卡那霉素、卷曲霉素、丙硫异烟胺、对氨基水杨酸、美罗培南亦可选用,治疗疗程不少于 20 个月,其中强化期为 8 个月。详细可参考《耐药结核病化学治疗指南(2019 年)》以及《中国耐多药和利福平耐药结核病治疗专家共识(2019 年版)》,其他结核性脑膜炎的抗结核药物用量,见表 6-8。

表 6-8　其他结核性脑膜炎的抗结核药物用量

抗菌药物	成人日剂量	儿童日剂量
Lfx：左氧氟沙星	10~15mg/kg	
Mfx：莫西沙星	400~800mg	
Am：阿米卡星	15mg/kg，最大 800mg	15~30mg/kg，最大 800mg
Km：卡那霉素	15mg/kg，最大 1 500mg	15~30mg/kg
Cm：卷曲霉素	1 000mg（体重 <55kg 者 750mg）	15~30mg/kg
Pto：丙硫异烟胺	500~750mg	4~5mg/kg
Cs：环丝氨酸	10~15mg/kg，最大 1g	15~20mg/kg，最大 1g
Lzd：利奈唑胺	600mg，最大 1 200mg	10mg/kg，q.8h.~q.12h.，最大 600mg
Bdq：贝达喹啉	400mg（第 1~2 周） 600mg/ 周（第 3~24 周）	200mg（第 1~2 周） 300mg/ 周（第 3~24 周）
Mpm：美罗培南	3~6g	60~120mg/kg，最大 2g
PAS：对氨基水杨酸	8~12g	200~300mg/kg

第五节　隐球菌性脑膜炎

一、疾病概述

隐球菌性脑膜炎（cryptococcal meningitis）是由新型隐球菌感染脑膜和脑实质所致的中枢神经系统的亚急性或慢性炎性疾病，是中枢神经系统最常见的真菌感染。隐球菌性脑膜炎可见于任何年龄，30~60 岁成人发病率相对更高。具有病情重、误诊率高、病死率高、治疗棘手等特点。

隐球菌为条件致病菌，土壤真菌，在干燥的碱性和富含氮类物质的土壤中易繁殖，鸽子饲养者是高危人群。其他感染高危因素包括恶性肿瘤如淋巴瘤、皮质激素或免疫抑制剂、免疫缺陷性疾病（如 AIDS）、全身慢性消耗性疾病、严重创伤及长期大剂量使用抗菌药物等。

二、临床表现及评估

隐球菌性脑膜炎起病隐袭，病程迁延，进展缓慢。因此评估亦较为困难，首先需评估患者是否有机体免疫力低下或免疫缺陷性基础疾病，是否应用免疫抑制剂、抗肿瘤化疗药，是否有接触鸽子和其他鸟类粪便的土壤等，其次应结合临床表现、脑脊液检查、影像学检查等方面综合考虑。

（一）临床表现

(1) 早期有不规则低热,37.5~38.0℃,轻度间歇性头痛,逐渐加重等全身症状。

(2) 阵发性头痛、恶心、频繁呕吐、视物模糊、部分有意识障碍等颅内压升高表现。

(3) 颈项强直、克尼格征、布鲁辛斯基征等脑膜刺激征阳性。

(4) 约三分之一的患者有颅神经损害,其中视神经受损最为多见,动眼神经、展神经、面神经、听神经也可受累。

(5) 少数患者可有精神异常、癫痫发作、偏瘫、共济失调等脑实质损害症状。

（二）相关检查

1. 脑脊液检查

(1) 一般检查:颅内压升高(200~500mmH$_2$O),外观可无色透明或微浑浊。

(2) 脑脊液常规:白细胞数轻、中度升高,常在(100~500×10^6/L),以淋巴细胞、单核细胞为主。

(3) 脑脊液生化:蛋白质含量升高,糖含量明显下降(常低于 2.2mmol/L),氯化物含量降低。

(4) 病原学:涂片墨汁染色可见带有荚膜的新型隐球菌是诊断该病的金标准,但墨汁染色阳性率仅有 30%~50%,需反复多次检查才能提高检出率;真菌培养是另一种方法,但敏感性不高且费时。

(5) 脑脊液免疫学:乳胶凝集试验可直接检测隐球菌多糖抗原,早期快速诊断优于墨汁染色。

2. 影像学检查

(1) 胸片:半数以上患者可见类肺结核样病灶或肺炎改变。

(2) 头颅 CT:弥漫性脑膜强化、脑水肿、脑实质低密度病灶,但 25%~50% 患者没有任何变化。

(3) 头颅 MRI:脑实质的肉芽肿,T1 等信号或略低信号,T2 可从略低到明显高信号。

病毒性脑炎、细菌性脑膜炎、结核性脑膜炎、隐球菌性脑膜炎 4 种中枢神经系统感染性疾病之间的鉴别,见表 6-9 所示。

表 6-9　常见中枢神经系统感染性疾病的特点

各项指标	病毒性脑炎	细菌性脑膜炎 /脑脓肿	结核性脑膜炎	隐球菌性脑膜炎
起病形式	急	急	缓慢,也可为急性或亚急性	更缓慢,亚急性或慢性

续表

各项指标	病毒性脑炎	细菌性脑膜炎 /脑脓肿	结核性脑膜炎	隐球菌性脑膜炎
既往史	有上呼吸道感染前驱症状、腹泻	中耳炎	其他部位结核的依据	免疫抑制剂、抗肿瘤药长期用药史、饲养鸽子
临床表现	发热、精神、行为异常、认知功能障碍、头痛、呕吐、癫痫等	发热、寒战、头痛、喷射性呕吐、全身败血症表现、癫痫等	低热、盗汗、食欲减退、乏力、萎靡、头痛、癫痫、复视等	不规则低热，间歇性头痛，视物模糊、癫痫等
脑膜刺激征	不明显	明显	明显	不明显
颅神经受损	无	无	多组受累（晚期）	视力损伤早而明显
辅助检查	脑电图：弥漫性高波幅慢波；CT、MRI	脑电图：弥漫性慢波；MRI；感染指标明显增高；胸片可有肺炎	血沉升高；低钠、低氯；结核 +；MRI、CT；胸片肺结核	胸片真菌性肺炎，CT、MRI
脑脊液外观	无色透明或浑浊	浑浊或呈脓性，云雾状，严重者米汤样	无色透明或毛玻璃状放置数小时有薄膜	无色透明或微浑浊
压力	正常或轻中度增高	高	高（可达 300mmH$_2$O 以上）	明显高（200~500mmH$_2$O）
WBC	轻度增高（50~100）× 10^6/L，以淋巴细胞或者单核细胞为主	明显增高（>1 000）× 10^6/L，中性粒细胞为主	轻、中度增高（100~500）× 10^6/L，淋巴细胞为主	正常或轻中度增高（100~500）× 10^6/L，单核、淋巴细胞为主
生化	蛋白↑（<1.5g/L），氯 –，糖 –	蛋白↑，氯↓，糖↓↓（<2.2mmol/L）	蛋白↑↑（1~2g/L），氯↓↓，糖↓	蛋白↑，氯↓，糖↓↓
病原学检查	抗体检测，如 HSV 抗原、抗体＋	涂片革兰氏染色，细菌培养阳性（血、脑脊液）	涂片抗酸染色，结核菌培养、PPD、T-SPOT＋	涂片墨汁染色，有荚膜的新型隐球菌

注：＋表示阳性，－表示无异常，↑表示升高，↓表示下降，↑↑表示明显升高，↓↓表示明显下降。

三、治疗原则

隐球菌性脑膜炎的治疗包括对症支持治疗和抗真菌治疗,需根据患者病情严重程度、并发症、免疫状态、患者对药物耐受性等实施个体化治疗。

(一) 一般治疗

颅内压升高可选用甘露醇、甘油果糖、呋塞米等利尿剂降低颅内压,并及时补充液体和电解质,药物不能控制时应考虑外科手术治疗,主要是保护视神经以及防止脑疝形成。癫痫发作者给予抗癫痫药物治疗。发热予物理或药物退热处理。

(二) 抗真菌治疗

隐球菌脑膜炎的抗真菌治疗一般分为诱导期、巩固期、维持期三个阶段,目前治疗的抗真菌药物主要是两性霉素 B、5- 氟胞嘧啶、氟康唑。治疗疗程一般诱导期 2~4 周,巩固期 8 周,总疗程为 6~12 个月,具体仍需结合患者临床症状和脑脊液检查改善情况确定。一般临床症状消失、脑脊液检查正常后,还需连续三次脑脊液涂片提示无隐球菌后方可考虑停药。

(1)两性霉素 B: 具有广谱抗真菌作用,对隐球菌、念珠菌、曲霉菌、毛霉菌等均敏感,是治疗隐球菌性脑膜炎的首选药物,但不良反应多且严重,如寒战、发热、肾损害、血栓性静脉炎等,因此常与 5- 氟胞嘧啶联合应用,以减少两药用量,减轻不良反应。两性霉素 B 需用 5% 葡萄糖注射液稀释,浓度不超过10mg/100ml,避光缓慢静脉滴注(>6 小时)。

(2)5- 氟胞嘧啶:可干扰真菌细胞中嘧啶的生物合成,易透过血脑屏障,单用易产生耐药,与两性霉素 B 联用可提高疗效,不良反应相对更少,可出现食欲缺乏、白细胞减少、血小板减少、肾功能损害、精神症状、皮疹等不良反应,停药后可缓解。

(3)氟康唑:具有广谱抗真菌作用,对隐球菌、念珠菌引起的中枢神经系统感染有效,且耐受性良好,易透过血脑屏障,但对隐球菌的抑制作用不及两性霉素 B。不良反应主要为恶心、腹痛、腹泻、胃肠胀气等胃肠道反应、皮疹、轻度转氨酶升高等。氟康唑为 CYP2C9 和 CYP3A4 的中效抑制剂,可能会增加经此两种代谢酶代谢的药物的血药浓度,如芬太尼、阿米替林、华法林、咪达唑仑、卡马西平、环孢素等,增加合并用药时需注意。

治疗隐球菌性脑膜炎时,这三种抗真菌药物的选择、用法用量可参考表 6-10。

表 6-10　隐球菌性脑膜炎的抗真菌治疗方案

分期	首选	备选	疗程
非 HIV 患者			
诱导期	两性霉素 B 0.7~1mg/(kg·d)+氟胞嘧啶 100mg/(kg·d)	①两性霉素 B 0.5~0.7mg/(kg·d)+氟康唑 400mg/d;②氟康唑 600~800mg/d±氟胞嘧啶 100mg/(kg·d);③伏立康唑:负荷剂量 6mg/kg q.12h.,1 天后,维持剂量 4mg/kg q.12h.±氟胞嘧啶 100mg/(kg·d);④伊曲康唑注射液:负荷剂量 200mg q.12h.(第 1~2 天),第 3 天开始 200mg q.d.±氟胞嘧啶 100mg/(kg·d)	≥4 周
巩固期	①氟康唑 600~800mg/d±氟胞嘧啶 100mg/(kg·d);②两性霉素 B 0.5~0.7mg/(kg·d)+氟胞嘧啶 100mg/(kg·d)	①伊曲康唑口服液(200mg q.12h.)±氟胞嘧啶 100mg/(kg·d);②伏立康唑片(200mg q.12h.)±氟胞嘧啶 100mg/(kg·d)	≥6 周
HIV 患者			
诱导期	同非 HIV 患者诱导期	同非 HIV 患者诱导期	≥4 周
巩固期	同非 HIV 患者巩固期	同非 HIV 患者巩固期	≥6 周
维持期	氟康唑 200mg/d,口服	伊曲康唑 400mg/d,口服	≥1 年

注:引自《国家抗微生物治疗指南(第 3 版)》《隐球菌性脑膜炎诊治专家共识(2018 年)》。

第六节　常见处方审核案例详解

一、适应证不适宜

案例 1

【处方描述】

性别:男　　　年龄:12 岁　　　体重:50kg

临床诊断:病毒性脑炎。

临床资料:发热(体温最高 38.5℃)、咳嗽 1 周,伴有头晕、头痛,出现精神行为异常症状(吵闹、烦躁、幻觉、时有不认识家人的情况)2 日。查体:违拗状态,不合作,颈强直,Kernig 征(+),Brudzinski 征(+)。脑脊液:压力 200mmH$_2$O,外观为无色透明,白细胞 58×10^6/L,淋巴细胞为主,葡萄糖 3.54mmol/L,氯 123mmol/L,微量总蛋白 0.54g/L;血常规、肝功能、肾功能未见异常。

处方内容:

注射用头孢曲松钠	1g/瓶×12 瓶	2g+0.9% NS 250ml	q.12h. i.v.gtt.
磷酸奥司他韦胶囊	75mg/粒×10 粒	75mg	q.12h. p.o.

【处方问题】适应证不适宜。

【机制分析】病毒性脑炎的确定:患者 1 周前出现发热、咳嗽等呼吸道感染症状,伴有头痛、颈强直、克尼格征(+)、布鲁辛斯基征(+)等颅内压升高临床表现,同时伴有精神行为异常症状(脑实质受损症状),实测脑脊液压力升高;脑脊液外观为无色透明,白细胞在(50~100)×10^6/L,淋巴细胞为主,糖和氯未见异常,微量总蛋白稍偏高,血常规未见异常。由此,可判断患者病毒性脑炎可能性大,应用抗菌药物头孢曲松无适应证。

病毒性脑炎的治疗:病毒性脑炎以单纯疱疹病毒(HSV)性脑炎最常见,根据《国家抗微生物治疗指南(第 3 版)》,单纯疱疹病毒所致脑炎的首选治疗是阿昔洛韦 10mg/kg q.8h.,疗程为 14~21 日。而磷酸奥司他韦胶囊为甲型和乙型流感的预防和治疗药物,对单纯疱疹病毒无效,且主要分布在肺、支气管、气管、鼻黏膜、中耳等部位,故经验治疗选择磷酸奥司他韦胶囊抗病毒治疗不适宜。

【干预建议】建议只予抗病毒治疗,选择阿昔洛韦(0.5g q.8h. i.v.gtt.)治疗 14~21 日。

案例 2

【处方描述】

性别:女 年龄:27 岁 体重:49kg

临床诊断:隐球菌性脑膜炎。

临床资料:反复头痛、呕吐、发热 1 个月余,体温最高 39℃。平日体健,无基础疾病,喜好养鸽子。神经系统查体:有颈抵抗,脑膜刺激征(±)。脑脊液检查:压力 220mmH$_2$O,无色,蛋白质 0.89g/L,白细胞 135×10^6/L(较前明显改善),糖 1.5mmol/L,氯 126mmol/L;血糖 7.8mmol/L;血常规:白细胞 10.23×10^9/L,中性粒细胞比例 78%。脑脊液涂片墨汁染色:新型隐球菌(+)。

处方内容：

注射用两性霉素B	25mg(2.5万单位)/支×10支	第1日5mg,每日增加5mg至50mg+5% GS 500ml q.d.(>6h) i.v.gtt.
氟胞嘧啶片	0.5g/片×50片	1.5g q.6h. p.o.
注射用头孢噻肟钠	1g/瓶×24瓶	2g+0.9% NS 250ml q.6h. i.v.gtt.

【处方问题】适应证不适宜。

【机制分析】患者反复头痛、呕吐、发热,查体有颈抵抗,脑膜刺激征(±),脑脊液检查提示颅内压升高,白细胞呈轻中度增多,糖降低明显,较为符合隐球菌性脑膜炎的表现。再结合患者有养鸽子的爱好,脑脊液涂片墨汁染色提示新型隐球菌阳性,考虑为隐球菌性脑膜炎,选择两性霉素B联合氟胞嘧啶抗真菌治疗是适宜的,用法用量亦适宜。

患者脑脊液白细胞计数没有明显升高,血常规也未提示感染指标明显升高,细菌性脑膜炎的可能性相对较小,故头孢噻肟无应用适应证。

【干预建议】停用注射用头孢噻肟钠。

二、抗菌药物选择不适宜

案例3
【处方描述】

性别:女　　　年龄:60岁　　　体重:55kg

临床诊断:颅内感染。

临床资料:脑室出血术后1周,发热、头痛、神志转差3日。查体不合作,颈强直。脑脊液:压力215mmH$_2$O,外观为淡黄色浑浊,白细胞9 056×10^6/L,中性粒细胞为主,葡萄糖2.20mmol/L,氯112mmol/L,微量总蛋白2.6g/L;血常规:白细胞12.63×10^9/L,中性粒细胞比例82.3%;降钙素原2.08ng/ml,血糖8.15mmol/L,血氯96mmol/L。

处方内容：

注射用头孢曲松钠	1g/瓶×12瓶	2g+0.9% NS 250ml q.12h. i.v.gtt.
注射用万古霉素	0.5g/瓶×12瓶	1g+0.9% NS 250ml q.8h. i.v.gtt.

【处方问题】抗菌药物选择不适宜。

【机制分析】中枢神经系统感染类型的确定:患者出现发热、头痛、神志转差,颈强直,脑脊液压力升高,外观为淡黄色浑浊,白细胞>1 000×10⁶/L,中性粒细胞为主,糖和氯偏低,微量总蛋白升高,同时血常规提示白细胞、中性粒细胞比例升高,降钙素原升高,说明伴有全身感染。由此,可判断患者颅内感染明确,感染类型考虑细菌性脑膜炎可能性大。此外,患者是脑室出血术后1周(<30日)发病,属于神经外科术后的细菌性脑膜炎。

根据《国家抗微生物治疗指南(第3版)》,神经外科手术后、脑外伤或耳蜗植入术后细菌性脑膜炎可能致病菌包括表皮葡萄球菌、金黄色葡萄球菌、肠杆菌目细菌、痤疮丙酸杆菌、铜绿假单胞菌、鲍曼不动杆菌,抗感染治疗宜选万古霉素+头孢他啶或头孢吡肟,可选美罗培南+万古霉素或利奈唑胺。中国细菌耐药监测网(CHINET)2021年的监测结果,我国三级医院脑脊液标本鲍曼不动杆菌的检出率已位列第二位,因此患者选择头孢曲松+万古霉素不适宜。

【干预建议】建议经验抗感染治疗选择头孢他啶(2g q.8h. i.v.gtt.)或头孢吡肟(2g q.8h. i.v.gtt.)+万古霉素(1g q.12h. i.v.gtt.),或者选择美罗培南(2g q.8h. i.v.gtt.,持续滴注2~3小时)+万古霉素(1g q.8h. i.v.gtt.)经验抗感染治疗。

案例 4
【处方描述】

性别:女   年龄:58 岁   体重:55kg

临床诊断:脑脓肿,红斑狼疮性肾炎,慢性肾脏病 5 期。

临床资料:反复发热 1 月余,再发 1 日入院。2020 年 10 月诊断"红斑狼疮性肾炎、慢性肾脏病 5 期、痛风",予环磷酰胺(具体不祥)等治疗后血肌酐恢复,之后规律予"环磷酰胺片、甲泼尼龙片、硫酸羟氯喹片、尿毒清颗粒、非布司他片"治疗;2021 年 5 月 28 日外院完善相关检查明确诊断"脑脓肿",脑脊液 NGS:痤疮丙酸杆菌、表皮葡萄球菌、莫拉氏菌属(序列数不详),先后予万古霉素单药、美罗培南 2g q.8h.+万古霉素 0.5g q.8h. 静脉滴注联合抗感染,病情好转,转当地医院继续治疗,总共治疗 1 个月停药出院。2021 年 7 月 7 日因再次发热(39.2℃)、头痛 1 日入院治疗,再次予美罗培南 2g q.8h.+万古霉素 0.5g q.12h. 静脉滴注治疗 7 日,患者仍有头痛、发热(38.3℃),复查头颅 MR 提示:右侧基底节区及右侧大脑顶叶信号异常并环形强化的结节,结合临床考虑脑脓肿可能性大;肾功能:血肌酐 75μmol/L。家属拒绝腰椎穿刺等检查,予调整治疗方案如下。

処方内容：

| 注射用替加环素 | 50mg/瓶×24瓶 | 50mg+0.9%NS 100ml q.12h. i.v.gtt.（首剂100mg） |
| 注射用万古霉素 | 0.5g/瓶×24瓶 | 0.5g+0.9%NS 100ml q.12h. i.v.gtt. |

【处方问题】

(1)抗菌药物选择不适宜：注射用替加环素选择不适宜。

(2)用法、用量不适宜：注射用万古霉素剂量偏低。

【机制分析】中枢神经系统感染类型的确定：患者外院明确诊断脑脓肿，曾治疗有效，但近日再次出现类似症状，结合头颅MR考虑脑脓肿未完全控制。在治疗上，虽然美罗培南、万古霉素治疗7日，患者症状仍存在，但热峰有下降，再结合之前的脑脊液NGS结果和治疗效果，脑脓肿疗程也应适当延长，患者可继续两药治疗。替加环素为四环素类，属于特殊使用级抗菌药物，具有较大的表观分布容积和较差的血脑屏障透过能力，不推荐用于中枢神经系统感染的经验治疗，且患者未见病原学及药敏检查结果，不能明确为替加环素敏感的多重耐药菌感染，故选用替加环素不适宜。

目前患者肾功能可，肌酐清除率为62.8ml/min，对于脑脓肿患者万古霉素剂量偏低。此外，患者长期服用环磷酰胺、甲泼尼龙等免疫抑制剂，脑脊液NGS结果已是1个多月前的结果，现病情反复，需排查真菌、结核感染可能。

【干预建议】

(1)继续美罗培南＋万古霉素治疗，尽快抽血查万古霉素谷浓度，根据浓度、肾功能调整给药剂量。

(2)向患者家属强调腰椎穿刺检查的重要性，送脑脊液常规、生化、病原学及药敏检查，以明确感染类型。

三、用法、用量不适宜

案例5

【处方描述】

性别：男　　年龄：55岁　　体重：65kg

临床诊断：隐球菌性脑膜炎，重症肌无力。

临床资料：反复头痛、呕吐1个月，间歇性发热（体温最高38.3℃）。长期口服甲泼尼龙片8mg q.d. p.o.维持用于重症肌无力治疗。1个月前经脑脊液检查、涂片墨汁染色,明确诊断隐球菌性脑膜炎,予两性霉素B+氟胞嘧啶抗真菌治疗。现复查脑脊液:压力185mmH$_2$O,无色,墨汁染色新型隐球菌仍为阳性,蛋白质0.67g/L,白细胞45×10^6/L(较前明显改善),糖2.5mmol/L,氯129mmol/L;血糖10.5mmol/L。患者近日出现寒战,再次出现发热,且伴有精神症状,查肾功能为血尿素氮10.6mmol/L,血肌酐235mmol/L,白细胞计数2.11×10^9/L。予调整抗真菌治疗方案如下。

处方内容:

氟康唑氯化钠注射液　　200mg/瓶×6瓶　　400mg　q.d.　i.v.gtt.

【处方问题】用法、用量不适宜。

【机制分析】患者明确诊断隐球菌性脑膜炎,曾予两性霉素B+氟胞嘧啶抗真菌治疗1个月,但复查脑脊液提示墨汁染色新型隐球菌仍为阳性,白细胞、蛋白质等仍未恢复到正常值范围,仍需要抗真菌治疗。然而,患者出现了寒战、发热、肾功能明显减退等两性霉素B的不良反应,以及精神症状、白细胞减少等氟胞嘧啶的不良反应,故需要调整用药,选用氟康唑氯化钠注射液替代治疗是适宜的选择。但是,氟康唑氯化钠注射液单药治疗隐球菌性脑膜炎时,应给予高剂量(600~800mg/d)。

【干预建议】氟康唑氯化钠注射液改为600mg　q.d.　i.v.gtt.给药。

案例6

【处方描述】

性别:男　　　年龄:10岁　　　体重:25kg

临床诊断:病毒性脑炎。

临床资料:患者10日前不慎摔倒后出现轻微头痛,当时无意识丧失,无恶心、呕吐、发热。7日前下午出现头痛加重,为左侧额颞部疼痛,伴恶心、呕吐、发热,体温最高达39℃,并出现右侧肢体抽搐,表现为右手关节屈曲、右下肢强直痉挛,伴右眼视物模糊,无口角抽搐,无意识丧失、大小便失禁,持续约1小时后抽搐缓解。遂就诊于当地医院,查头颅CT未见明显异常,予甘露醇脱水、头孢曲松(具体剂量不详)抗感染治疗后症状无明显好转,1日前至今再发右侧肢体抽搐3次,持续10余分钟缓解,转院治疗。复查头颅CT未见明显异常;脑脊液:压力130mmH$_2$O,氯117mmol/L,蛋白质0.19g/L,糖3.4mmol/L,白细胞48.00×10^6/L、多形核细胞百分比2%、单核细胞百分比97%、细菌培养阴性。综合考虑病毒性脑炎可能性大。

处方内容：

注射用阿昔洛韦	0.25g/支×18支	0.5g+0.9% NS 250ml q.12h. i.v.gtt.		
丙戊酸钠口服溶液	300ml∶12g/瓶×1瓶	5ml	b.i.d.	p.o.
苯巴比妥注射液	1ml∶0.1g/支×9支	0.05g	q.8h.	i.m.

【处方问题】用法、用量不适宜。

【机制分析】病毒性脑炎以单纯疱疹病毒性脑炎最常见，根据《国家抗微生物治疗指南(第3版)》，单纯疱疹病毒所致脑炎的首选治疗是阿昔洛韦10mg/kg q.8h.，疗程为14~21日。该患者体重为25kg，阿昔洛韦日剂量最大为0.75g，患者日剂量1.0g偏大。阿昔洛韦血浆清除半衰期较短，为3小时左右，建议每8小时给药1次，故q.12h.给药频次偏少。

【干预建议】注射用阿昔洛韦剂量调整为0.25g q.8h. i.v.gtt.。

四、剂型与给药途径不适宜

案例7
【处方描述】

性别：女 年龄：53岁 体重：65kg

临床诊断：脑脓肿(右侧额叶)；脑膜瘤切除术后。

临床资料：患者1个月前行"脑膜瘤切除术"，具体不详，3周前无明显诱因出现头晕，未予重视未做特殊处理，6日前出现头晕、头痛，伴恶心、呕吐，发热(37.5℃)。查体定时、定向力丧失，脑膜刺激征弱阳性。头颅CT：额部软组织肿胀较前明显，双侧额叶肿胀、片状低密度影；头颅MR：额部脑膜瘤术后改变，双侧额叶脓肿(右侧明显)。行脓肿穿刺，抽吸出40ml黄绿色液体，送细菌培养。脑脊液：压力215mmH$_2$O，外观为淡黄色浑浊，白细胞8 800×10^6/L，中性粒细胞为主，葡萄糖2.30mmol/L，氯118mmol/L，微量总蛋白2.6g/L；血常规：白细胞13.84×10^9/L，中性粒细胞比例83.5%，血糖9.05mmol/L，血氯110mmol/L。予头孢曲松2g q.12h. i.v.gtt.+万古霉素1g q.12h. i.v.gtt.治疗4日，患者症状未见明显改善，脓液培养结果回报：产ESBL的肺炎克雷伯菌，美罗培南敏感。

处方内容：

注射用美罗培南	1g/瓶×18瓶	2g+0.9%NS 250ml q.8h. i.v.gtt.（持续3小时）		

| 注射用美罗培南 | 1g/瓶×3 瓶 | 0.05g+0.9%NS 10ml q.d.
鞘内注射 |
| 注射用万古霉素 | 0.5g/瓶×12 瓶 | 1g+0.9%NS 250ml q.12h. i.v.gtt. |

【处方问题】剂型与给药途径不适宜,联合用药不适宜。

【机制分析】患者明确诊断为脑脓肿,为颅脑手术后 30 日内出现的脑脓肿,初始治疗先予外科穿刺引流干预尤为重要,一般此类脑脓肿可能的致病菌为金黄色葡萄球菌、表皮葡萄球菌、肠杆菌目细菌、铜绿假单胞菌,初始经验治疗选择头孢曲松治疗适宜,但最好联用万古霉素。4 日后患者症状未见明显改善,脓液培养结果回报产 ESBL 的肺炎克雷伯菌,美罗培南敏感,因此根据药敏结果选择美罗培南 2g q.8h. i.v.gtt. 持续 3 小时静脉滴注抗感染治疗是适宜的,但同时给予美罗培南鞘内注射给药不适宜。目前没有足够的循证证据证实美罗培南鞘内注射的安全性,且给药剂量、浓度难以确定,用药风险太大。

此外,头孢曲松＋万古霉素联合治疗期间,患者症状没有明显改善,且脓液培养结果已较明确为肺炎克雷伯菌感染,万古霉素无须再应用。

【干预建议】建议停用美罗培南鞘内给药,同时停用注射用万古霉素。

五、联合用药不适宜

案例 8

【处方描述】

性别:女　年龄:35 岁　体重:57.5kg

临床诊断:隐球菌性脑膜炎。

临床资料:反复头痛 1 个月余,发热 13 日(体温最高为 38.5℃),反复呕吐 6 日。查体颈抵抗+,脑膜刺激征不明显。头颅 MRI:两侧顶叶,右侧颞叶后部多发异常信号灶,考虑炎性病灶可能。脑脊液:压力 195mmH$_2$O,无色,墨汁染色新型隐球菌阳性,蛋白质 0.54g/L,白细胞 129×10^6/L,淋巴细胞比例 99%,糖 1.18mmol/L,氯 128.2mmol/L;血常规正常。

处方内容:

| 注射用两性霉素 B | 25mg(2.5 万单位)/
支×10 支 | 第 1 日 5mg,每日增加
5mg 至 50mg+5% GS
500ml q.d. i.v.gtt.
(>6 小时) |

| 氟胞嘧啶片 | 0.5g/片×50片 | 1.5g | q.6h. | p.o. |
| 氟康唑氯化钠注射液 | 200mg∶100ml×9瓶 | 600mg | q.d. | i.v.gtt. |

【处方问题】联合用药不适宜。

【机制分析】患者明确诊断隐球菌性脑膜炎，非 HIV 等免疫缺陷疾病患者，无长期应用免疫抑制剂等用药史，中青年女性，诱导期治疗可选用两性霉素＋氟胞嘧啶或高剂量氟康唑(600~800mg/d)±氟胞嘧啶，目前相关指南及专家共识尚未推荐初始治疗三联抗真菌治疗，故两性霉素 B、氟胞嘧啶、氟康唑三药联合不适宜。

【干预建议】选择两性霉素 B、氟胞嘧啶联合应用至少 4 周，两性霉素 B 也可以选择脂质体制剂替代；若患者在治疗过程中不能耐受这两种药物而需停药，可以用氟康唑(600~800mg/d)静脉滴注给药替代。

案例9
【处方描述】

性别：男　　年龄：51 岁　　体重：80kg

临床诊断：右侧三叉神经痛，颅内感染，脑脊液漏，菌血症。

临床资料：患者因"右侧颜面部疼痛 3 年半"住院治疗，入院后完善相关检查予全麻下行"右侧三叉神经微血管减压术"，术后第 3 日出现伤口脑脊液漏，伴有高热、寒战、头痛等症状，予行腰椎穿刺术，脑脊液：压力 180mmH$_2$O，外观为淡黄色浑浊，白细胞 9 109×10^6/L，中性粒细胞占比 85%，葡萄糖 1.81mmol/L，氯 120mmol/L，微量总蛋白 2.08g/L；血常规：白细胞 11.33×10^9/L，中性粒细胞占比 78%。考虑颅内感染可能，予美罗培南 2.0g q.8h.＋万古霉素 1.0g q.12h. 治疗 4 日，患者精神差，间有高热、寒战，体温 39.8℃，手术切口仍有脑脊液漏，予行"原切口开颅清创＋脑脊液漏修补术＋去骨瓣减压术"；脑脊液：压力 230mmH$_2$O，外观为淡黄色微浊，白细胞 227×10^6/L，中性粒细胞占比 91%，葡萄糖 1.81mmol/L，氯 108mmol/L，微量总蛋白 2.04g/L；血常规：白细胞 13.41×10^9/L，中性粒细胞占比 87.2%；上次脑脊液培养及药敏结果回报，产气肠杆菌，阿米卡星、美罗培南等均敏感；血培养结果同脑脊液。调整抗感染方案如下：

处方内容：

注射用美罗培南　1g/瓶×18瓶　2g+0.9%NS 250ml q.8h. i.v.gtt.（持续 3 小时）

| 注射用万古霉素 | 0.5g/瓶×12瓶 | 1g+0.9% NS　250ml
q.12h.　i.v.gtt. |
| 硫酸阿米卡星注射液 | 2ml：0.2g/支×9支 | 0.6g+0.9% NS　250ml
q.d.　i.v.gtt. |

【处方问题】联合用药不适宜。

【机制分析】患者明确诊断为颅内感染,结合脑脊液白细胞数显著升高、中性粒细胞占比85%,以及其他检查结果,考虑细菌感染。且患者为三叉神经微血管减压术后出现脑脊液漏,并发颅内感染、菌血症,一般可能的病原菌为表皮葡萄球菌、金黄色葡萄球菌、肠杆菌目细菌、痤疮丙酸杆菌、铜绿假单胞菌、鲍曼不动杆菌等,初始经验治疗选择美罗培南＋万古霉素可。治疗4日,患者症状仍存在,有高热、寒战,血常规提示感染指标稍升高,但脑脊液检查提示颅内感染较前有改善,白细胞计数明显下降,脑脊液和外周血培养均明确为产气肠杆菌,美罗培南、阿米卡星等药物均敏感,因此,对该患者而言,美罗培南有效且脑脊液中分布良好,可以继续应用;万古霉素主要对革兰氏阳性菌作用强,继续联用不适宜;阿米卡星虽然敏感,也可以考虑不联用;此外,患者体重80kg,阿米卡星0.6g q.d.给药剂量和给药频次均不足(肝肾功能正常患者15mg/kg,每8小时给药1次)。

此类患者,外科的"原切口开颅清创＋脑脊液漏修补术＋去骨瓣减压术"等处理是及时去除颅内感染诱因、控制感染的重要措施。

【干预建议】建议停用注射用万古霉素、硫酸阿米卡星注射液。

案例 10

【处方描述】

性别:男　　　年龄:23 岁　　　体重:65kg

临床诊断:颅内感染,胶质细胞瘤术后。

临床资料:患者胶质细胞瘤术后2个月,出现意识障碍,定时、定向力丧失,复查头颅 MR:脑积水加重,左额颞顶硬膜下积液较前增多,4 日前在全麻下行右侧脑室 - 腹腔分流术＋左侧硬膜下 - 腹腔分流术＋原右侧硬膜下分流管拔除术,术后予丙戊酸1.2g/d持续24小时泵入预防癫痫。术后第1日,患者神志朦胧,反复发热、咳嗽、咳痰,体温最高39.2℃,脑脊液:淡黄色,白细胞 1 320×10^6/L,单核细胞比例72%,蛋白质 0.79g/L,糖 0.82mmol/L,氯113mmol/L;血常规:白细胞 12.78×10^6/L,中性粒细胞比例89.7%。不排除颅内细菌感染、菌血症、肺部感染可能,送脑脊液培养、血培养、痰培养,同时予美罗培南 2g q.8h. i.v.gtt.+ 万古霉素 1g q.12h. i.v.gtt. 抗感染治疗,术后第 4 日脑脊液培养结果回报无枝菌酸棒杆菌,青霉素耐药,万古霉素敏感;血培养阴性;肺泡灌洗液培养鲍曼不动杆菌,美罗培南耐药(MIC>8μg/ml)、头孢哌酮 / 舒巴坦中介。患者出现四肢抽搐,双眼向上凝视,牙关紧闭;查丙戊酸浓度为 10.91μg/ml。继续目前抗感染治疗,加用丙戊酸钠片 0.2g t.i.d. p.o.。

处方内容:

注射用美罗培南	1g/瓶×18 瓶	2g+0.9%NS 250ml q.8h. i.v.gtt.(持续 3 小时)
注射用万古霉素	0.5g/瓶×12 瓶	1g+0.9%NS 250ml q.12h. i.v.gtt.
注射用丙戊酸钠	0.4g/瓶×9 瓶	1.2g+0.9%NS 50ml i.v.gtt.(持续 24 小时)
丙戊酸钠片	0.2g/片×9 片	0.2g t.i.d. p.o.

【处方问题】联合用药不适宜。

【机制分析】患者脑脊液培养结果已经提示为无枝菌酸棒杆菌,这是一种革兰氏阳性杆菌,药敏提示对万古霉素敏感,故继续万古霉素治疗适宜。

患者出现四肢抽搐等癫痫发作症状,丙戊酸浓度明显偏低,考虑美罗培南导致了丙戊酸浓度的下降,这种情况增加丙戊酸的量并不能增加丙戊酸血药浓度,患者继续应用美罗培南而仅仅增加丙戊酸片口服是不能缓解癫痫发作的。

【干预建议】考虑到患者肺泡灌洗液培养检出鲍曼不动杆菌,美罗培南耐药(MIC>8μg/ml)、头孢哌酮 / 舒巴坦中介,建议患者停用美罗培南,改用头孢哌酮 / 舒巴坦联合万古霉素抗感染治疗。患者癫痫不再发作可将丙戊酸注射剂停用,并通过浓度监测调整丙戊酸片的口服剂量。

案例 11

【处方描述】

性别:男　　年龄:51 岁　　体重:85kg

临床诊断:结核性脑膜炎,心房纤颤。

临床资料:患者有瓣膜性心房纤颤病史 3 年,长期服用华法林钠片 3.0mg/d,INR 维持在 2.3。20 日前受凉后出现寒战、发热,发热无明显规律,体温波动于 38~40℃,就诊于医院,予头孢他啶、多西环素、利巴韦林治疗(具体用量不详),仍有间歇性发热(体温最高 38.3℃)。查体双上肢肌力检查正常,双下肢肌力Ⅳ级,肌张力正常,膝、跟腱反射减弱。完善头颅 CT、PPD 试验等检查,考虑结核性脑膜炎可能性大,给予抗结核治疗。

处方内容:

异烟肼注射液	2ml:100mg/支×18 支	600mg	q.d.	i.v.gtt.
利福平胶囊	0.15g/粒×9 粒	0.45g	q.d.	p.o.
吡嗪酰胺片	0.25g/片×18 片	0.5g	t.i.d.	p.o.
乙胺丁醇片	0.25g/片×12 片	1.0g	q.d.	p.o.
维生素 B_6 片	10mg/片×9 片	10mg	t.i.d.	p.o.
华法林钠片	3mg/片×3 片	3mg	q.d.	p.o.

【处方问题】联合用药不适宜。

【机制分析】患者考虑结核性脑膜炎,根据《2019 年中国中枢神经系统结核病诊疗指南》推荐,强化期患者异烟肼、利福平、吡嗪酰胺、乙胺丁醇四联抗结核适宜。然而,异烟肼、利福平和华法林均经肝药酶代谢,存在药物相互作用。异烟肼可抑制 CYP2C9 介导的华法林的代谢,两药合用时,凝血酶原时间延长,出血风险增加;利福平可诱导肝药酶 CYP2 B6、2C8、2C9、2D6、3A4 等多个酶介导的代谢,而华法林是 CYP1 A2、2C9、3A 的底物,其中抗凝作用较强的 S- 华法林主要经肝药酶 CYP2C9 代谢,此过程会被利福平诱导代谢,抗凝作用减弱。因此,异烟肼、利福平、华法林联用可导致出血风险增加,亦可能引起抗凝效果降低,较难评估。

【干预建议】在开始抗结核治疗前检测 INR 值,治疗期间、治疗结束后仍严密监测凝血功能以及牙龈出血、皮肤瘀斑瘀点、黑便等出血倾向,根据 INR 结果调整华法林的用量。

六、存在配伍禁忌

案例 12

【处方描述】

性别:女   年龄:65 岁   体重:52kg

临床诊断:隐球菌性脑膜炎,2 型糖尿病。

临床资料:反复发热 3 日,伴头痛、恶心、呕吐。查体:体温 39.5℃,颈抵抗(+),脑膜刺激征(+)。脑脊液:压力 200mmH$_2$O,无色,墨汁染色新型隐球菌阳性,蛋白质 1.26g/L,白细胞 198×10^6/L,糖 2.37mmol/L,氯 119mmol/L;血糖 13.8mmol/L。

处方内容：

注射用两性霉素B	25mg(2.5万单位)/支×10支	第1日5mg,每日增加5mg至50mg+0.9% NS 500ml q.d. i.v.gtt.(>6小时)
氟胞嘧啶片	0.5g/片×50片	1.5g q.6h. p.o.

【处方问题】存在配伍禁忌。

【机制分析】两性霉素B属于两性化合物,化学性质不够稳定,易因外界条件的影响发生降解反应,而影响疗效和安全性。虽然患者为2型糖尿病患者,血糖偏高,一般尽量避免选用葡萄糖注射液作为溶媒,但注射用两性霉素B说明书中已明确注明,不可用氯化钠注射液稀释,因可产生沉淀,影响用药安全性,因此该方选用0.9%氯化钠注射液配伍不适宜。

【干预建议】选择5%葡萄糖注射液为注射用两性霉素B的溶媒,且监测血糖,必要时给予胰岛素注射液降血糖。

第七节 小 结

中枢神经系统感染性疾病是神经系统最常见的疾病之一,诊断和鉴别诊断较为困难,易出现误诊等情况,且治疗棘手,病死率、致残率相对较高,需综合病史资料、临床表现、脑脊液、外周血、影像学、脑电图等检查进行评估,准确判断患者中枢神经系统感染的类型。

中枢神经系统感染的病原微生物种类繁多,包括细菌、真菌、病毒、立克次体、螺旋体、寄生虫等,因此,在抗微生物治疗前留取脑脊液标本,完善病原微生物检查对诊断和治疗而言至关重要。

在治疗上,病原微生物检查结果未明之前,经验性抗感染治疗尤为重要,经过评估判断中枢神经系统感染的类型后,应该根据可能感染的病原菌,以及抗菌药物的PK/PD特点选择易透过血脑屏障的抗菌药物,使感染部位能达有效治疗浓度。剂量一般建议选择说明书推荐的最大治疗剂量,疗程根据感染的病原菌不同而有差异,应结合脑脊液复查结果以及影像学结果综合判断。由于中枢神经系统感染的治疗疗程一般都较长,如隐球菌性脑膜炎、结核性脑膜炎患者可能达6~12个月,需要长疗程应用多种抗菌药物,因此在治疗过程中可出现不少不良反应,药师须对患者进行严密监护,预防不良反应的发生,一旦发生不能耐受的情况,及时为患者提供有效、安全、经济的替代治疗方案。

(赖 莎)

参考文献

［1］汪复，张婴元.抗菌药物临床应用指南.3 版.北京：人民卫生出版社，2020.

［2］DAVIDNG, HENRY F C, GEORGE M E, 等.桑福德抗微生物治疗指南 (新译第 50 版). 范洪伟，主译.北京：中国协和医科大学出版社，2021.

［3］中华医学会呼吸病学分会感染学组.中国成人医院获得性肺炎与呼吸机相关性肺炎诊断和治疗指南 (2018 年版).中华结核和呼吸杂志，2018, 41 (4): 255-280.

［4］中华医学会神经外科分会中国神经外科重症管理协作组.中国神经外科重症患者感染诊治专家共识 (2017).中华医学杂志，2017, 97 (21): 1607-1614.

［5］KURDYUMOVA N V, DANILOV G V, ERSHOVA O N, et al. Features of the course of nosocomial meningitis in patients of neurosurgical intensive care unit. Zh Vopr NeirokhirIm N N Burdenko, 2015, 79 (3): 55-59.

［6］VAN DE BEEK D, CABELLOS C, DZUPOVA O, et al. ESC MID guideline: diagnosis and treatment of acute bacterial meningitis. Clin Microbiol Infect, 2016, 22: S37-S62.

［7］中国医药教育协会感染疾病专业委员会.抗菌药物药代动力学 / 药效学理论临床应用专家共识.中华结核和呼吸杂志，2018, 41 (6): 409-446.

［8］陈佰义，何礼贤，胡必杰，等.中国鲍曼不动杆菌感染诊治与防控专家共识.中华医学杂志，2012, 92 (2): 76-85.

［9］国家卫生健康委合理用药专家委员会.耐药革兰氏阴性菌感染诊疗手册.2 版.北京：人民卫生出版社，2022.

［10］国家卫生健康委合理用药专家委员会.国家抗微生物治疗指南.3 版.北京：人民卫生出版社，2023.

［11］江利冰，李瑞杰，张斌，等.2016 年脓毒症与脓毒性休克处理国际指南.中华急诊医学杂志，2017, 26 (3): 263-266.

［12］中华医学会儿科学分会神经学组.儿童社区获得性细菌性脑膜炎诊断与治疗专家共识.中华儿科杂志，2019, 57 (8): 584-591.

［13］中华医学会结核病学分会结核性脑膜炎专业委员会.2019 中国中枢神经系统结核病诊疗指南.中华传染病杂志，2020, 38 (7): 400-408.

［14］刘正印，王贵强，吕晓菊，等.隐球菌性脑膜炎诊治专家共识.中华内科杂志，2018, 57 (5): 317-323.

［15］贾建平，苏川.神经病学.8 版.北京：人民卫生出版社，2018.

［16］XU L, LIU J, ZHANG Q, et al. Triple therapy versus amphotericin B plus flucytosille for the treatment of non-HIV and non-transplant-associated crytococcal meningitis: retrospective cohort study. Neurol Res, 2018, 40 (5): 398-404.

第七章

心血管系统感染处方审核案例详解

第一节 心血管系统感染总论

随着心血管系统侵入性操作或植入物等越来越多,心血管系统感染的发生率逐渐上升,按部位可分为心脏感染与血管感染。心脏部位感染最常见的是感染性心内膜炎,还包括感染性心包炎或心肌炎、植入性心脏电子装置(起搏器、植入式复律除颤器、心室辅助装置)感染等。血管感染分为动脉或静脉感染,包括感染性动脉瘤、化脓性血栓性静脉炎、静脉导管留置部位感染等,血液标本病原微生物检测结果均为阴性;若检测结果为阳性,患者存在血管内感染的同时也符合血流感染的诊断标准,应报告为血流感染。因血液不断循环,病原微生物容易随之播散,可能造成不同心血管系统感染部位之间相互影响,比如起搏器囊袋感染,通常仅为局部皮肤的表现,如处理不当,致病微生物会从囊袋侵入血管甚至心脏,造成菌血症甚至感染性心内膜炎。

本章结合心血管系统感染的发病现状,着重介绍常见的感染性心内膜炎与血流感染,简要介绍化脓性心包炎。其中,感染性心内膜炎大多数发生于伴有器质性心脏病的患者,分为自体瓣膜感染与人工瓣膜感染,常见病原体为链球菌,21世纪以来,葡萄球菌尤其是金黄色葡萄球菌和肠球菌呈增多趋势,主要临床表现为全身感染(发热最常见)、心脏受累、血管损害以及免疫反应,实验室检查中血培养和超声心动图尤为重要,诊断主要采用修订的Duke标准,治疗应选用适当的抗菌药物,其原则为选用杀菌剂、联合用药、用药要早、剂量要足、疗程宜长。血流感染分为原发性血流感染和继发性血流感染,静脉导管感染是继发性血流感染的常见情形之一,血流感染往往病情危急,一旦高度怀疑,应结合患者原发病灶、免疫功能、发病场所以及流行病学资料综合考虑可能的病原微生物,在留取病原学检测标本后,及时给予经验性抗菌治疗,在明确病原后,根据药敏试验结果选择目标治疗。

第二节　感染性心内膜炎

一、疾病概述

感染性心内膜炎(infective endocarditis,IE)是指由细菌、真菌及其他微生物(如病毒、立克次体等)经血流直接感染心脏瓣膜、心室壁内膜或邻近大动脉内膜,伴赘生物形成。IE 发生过程较为复杂,包括受损的心瓣膜内膜上可形成非细菌性血栓性心内膜炎;瓣膜内皮损伤处聚集的血小板形成赘生物;菌血症时血液中的细菌黏附于赘生物并在其中繁殖;病原菌与瓣膜基质分子蛋白及血小板相互作用等。

随着寿命的延长,老年退行性心脏瓣膜病患者逐渐增加,人工心脏瓣膜置换术、植入器械术以及各种血管内检查操作随之增加,IE 呈显著增长趋势,静脉用药等又导致右心 IE 患病率增加,但我国尚缺乏确切的流行病学数据,从病例报告来看,链球菌和葡萄球菌感染居最前列,死亡率高、预后差。

二、临床表现及评估

(一)临床表现

IE 临床表现因人而异,可为急性、快速进展性感染,也可为伴低热和非特异性症状的亚急性或慢性疾病。

1. 症状　发热是 IE 的最常见表现,常伴寒战、食欲减退和体重减轻等非特异性表现,但发热特点存在较大差异,时间模式和严重程度不一,高龄、抗菌药物治疗后、免疫抑制状态或不典型者可无发热。其他常见症状包括头痛、肌痛、关节痛、盗汗、腹痛和呼吸困难,存在牙科感染的 IE 患者可能主诉牙痛或相关症状。

2. 体征　新出现心脏杂音或心脏杂音改变,是 IE 的重要特点。其他常见体征为皮肤黏膜损害,表现为瘀点或裂片形出血,也可出现相对少见但特异性较高的 Janeway 病损、Osler 小结、Roth 斑块等。

3. 并发症　IE 可累及全身各脏器引起并发症,可能作为初诊时表现,也可后续发生。如累及心脏,可表现为瓣膜关闭不全、心力衰竭等;细菌繁殖产生抗体,可引起免疫介导的疾病如小血管炎、肾小球肾炎、关节炎、心包炎等;赘生物脱落后形成的栓子,经肺循环或体循环到达肺脏、脑、心脏、肾脏和脾脏等,引起相应器官的缺血或梗死;感染性栓子还可以引起栓塞部位的局部感染,蔓延并形成脓肿。

需注意的是,老年患者及免疫抑制状态患者的临床表现常不典型。

(二) 诊断方法

IE 的临床表现缺乏特异性,血培养和超声心动图是诊断 IE 的两大基石,血样本应在抗感染治疗开始前在严格无菌操作下采集。推荐使用改良的 Duke 诊断标准。

明确诊断需满足下列 3 条之一:

1. 符合下述 2 条主要标准。

(1)血培养阳性

1)两次不同时间的血培养检出同一典型微生物(如草绿色链球菌、金黄色葡萄球菌、社区获得性肠球菌等)。

2)多次血培养检出同一 IE 致病微生物:①采血间隔时间>12 小时,血培养至少 2 次阳性;②首次与末次采血时间间隔>1 小时,至少 4 次独立血培养中大多数为阳性或全部 3 次培养均为阳性;③单次血培养伯纳特立克次体阳性或逆相 IgG 抗体滴度>1∶800。

(2)心内膜感染证据

1)超声心动图异常:赘生物、脓肿或新出现的人工瓣膜开裂。

2)新出现的瓣膜反流。

2. 符合上述 1 条主要标准和以下 3 条次要标准。

(1)易患因素:心脏本身存在易患因素,或静脉药物成瘾者。

(2)发热:体温>38℃。

(3)血管征象:重要动脉栓塞、脓毒性肺梗死、真菌性动脉瘤、颅内出血、结膜出血或 Janeway 损害。

(4)免疫学表现:肾小球肾炎、Osler 结节、Roth 斑或类风湿因子阳性。

(5)致病微生物感染证据:不符合主要标准的血培养阳性,或与 IE 一致的活动性致病微生物感染的血清学证据。

3. 符合上述 5 条次要标准。

疑似诊断需有下列 2 条之一:

1. 符合 1 条主要标准和 1 条次要标准。

2. 符合 3 条次要标准。

(三) IE 分型与常见病原菌

不同类型 IE 病原菌组成有所不同。

1. 根据病程 IE 可分为急性和亚急性。

(1)急性 IE:病程多在 6 周以内,急起发热、中毒症状明显,进展迅速,数日至数周引起瓣膜破坏,感染迁移多见。病原菌主要为金黄色葡萄球菌、化脓性链球菌。

(2)亚急性 IE:病程进展较缓慢,常见低热盗汗、体重减轻,中毒症状较轻;病程在 6 周至数个月(超过 3 个月为慢性,通常也归入亚急性),感染迁移少见。病原体以草绿色链球菌多见,其次为肠球菌。

2. **根据感染途径**　可分为自体瓣膜心内膜炎(native valve endocarditis, NVE)和人工瓣膜心内膜炎(prosthetic valve endocarditis,PVE),以及静脉药瘾者 IE、心脏置入电子装置 IE 等特殊类型的心内膜炎。

(1)NVE:除静脉药瘾所致者外,仍以链球菌科细菌为主,但所占比例较早年略有下降,目前链球菌科细菌占 NVE 病原菌的 60%~80%,其中仍以草绿色链球菌多见,其次肠球菌属、牛链球菌(S. bovis)、B 族溶血性链球菌等亦占一定比例,肺炎链球菌少见。葡萄球菌属是次于链球菌科细菌的病原菌,占 NVE 病原菌的 20%~35%,主要为金黄色葡萄球菌,凝固酶阴性葡萄球菌少见。需氧革兰氏阴性杆菌、真菌等在 NVE 病原菌中亦少见。

(2)PVE:病原菌随心脏手术后时间长短而不同。早期发病者(术后 2 个月之内),葡萄球菌属较常见,且以凝固酶阴性葡萄球菌略多,其次为需氧革兰氏阴性杆菌,肠球菌属、真菌亦较常见,链球菌少见。术后 3~12 个月 PVE 的病原菌仍以葡萄球菌属为多见,其次为肠球菌,但链球菌所占比例较早期发病者增多。术后>12 个月的 PVE 患者病原菌分布大致与 NVE 相仿,见表 7-1。

表 7-1　IE 常见病原菌

NVE	PVE(发病距心脏手术时间)		
	<2 个月	2~12 个月	>12 个月
草绿色链球菌	凝固酶阴性葡萄球菌	凝固酶阴性葡萄球菌	链球菌
金黄色葡萄球菌	金黄色葡萄球菌	金黄色葡萄球菌	金黄色葡萄球菌
其他链球菌	需氧革兰氏阴性杆菌	肠球菌	肠球菌
肠球菌	肠球菌	链球菌	凝固酶阴性葡萄球菌
需氧革兰氏阴性杆菌	真菌	真菌	HACEK 菌族
真菌	棒状杆菌	需氧革兰氏阴性杆菌	需氧革兰氏阴性杆菌
凝固酶阴性葡萄球菌	链球菌		棒状杆菌
			真菌

注:HACEK 菌族由五个菌属组成,H 代表嗜血杆菌属(Haemophilushaemophilus),A 代表放线杆菌属(Actinobacillusactinobacillus),C 代表心杆菌属(Cardiobacteriumcardiobacterium),E 代表艾肯菌属(Eikenellaeikenella),K 代表金氏菌属(Kingellakingella)。

（3）静脉药瘾者感染性心内膜炎：常累及右心，以三尖瓣最为常见。最常见的病原菌为葡萄球菌属，其次为假单胞菌属、沙雷菌属等需氧革兰氏阴性杆菌、念珠菌属及肠球菌属等，也可见草绿色链球菌、棒状杆菌等，并可为复数菌感染。

（4）心脏置入电子装置相关的感染性心内膜炎：该类型主要是由于装置置入过程中致病菌直接污染引起，其次是致病菌沿电极导管逆行感染，也可能是其他感染病灶的血性传播累及至心内膜和电极头端所致。病原菌以金黄色葡萄球菌和凝固酶阴性葡萄球菌多见，但随着广谱抗菌药物的广泛应用，静脉药瘾、高龄及免疫力低下人群增加，革兰氏阴性菌、多重耐药菌、真菌感染亦有报道。感染病灶可位于皮下、囊袋、血管内、右心房、右心室、三尖瓣、电极导管尖端或腔静脉系统。

三、治疗原则

（一）抗感染治疗原则

IE 治愈的关键在于清除赘生物中的病原微生物。抗感染治疗的基本原则是：

（1）应用杀菌剂。

（2）联合应用 2 种具有协同作用的抗菌药物。

（3）大剂量，需高于一般常用量，使感染部位达到有效浓度。

（4）静脉给药。

（5）长疗程，一般为 4~6 周，人工瓣膜心内膜炎需 6~8 周或更长，以降低复发率。

病原菌不明时，急性者选用针对金黄色葡萄球菌、链球菌和革兰氏阴性杆菌均有效的广谱抗菌药物，亚急性者选用针对大多数链球菌（包括肠球菌）的抗菌药物；已分离出病原菌时，应根据病原菌对药物的敏感程度选择抗菌药物。

（二）抗感染治疗

1. IE 的经验治疗　经验性治疗方案在血培养获得阳性结果之前采用，适用于疑似 IE、病情较重且不稳定的患者。经验治疗方案应根据感染严重程度、受累心瓣膜的类型、有无少见或耐药菌感染危险因素等制订，分为 NVE 与 PVE。治疗应覆盖 IE 最常见的病原体。经验性治疗方案见表 7-2。

表 7-2 IE 的经验治疗

病种及抗菌药物	剂量及给药途径	备注
NVE,轻症者		—
阿莫西林	2g q.4h. i.v.gtt.	
或氨苄西林	3g q.6h. i.v.gtt.	氨苄西林对肠球菌以及许多 HACEK 微生物抗菌活性优于青霉素
或青霉素	1 200 万 ~1 800 万 U/d 分 4~6 次 i.v.gtt.	青霉素过敏者,可选用头孢曲松 2g q.d. i.v.gtt.
联合庆大霉素*	1mg/kg q.d. i.v.gtt.	存在争论
NVE,严重脓毒症(无肠杆菌科细菌、铜绿假单胞菌感染因素)		
万古霉素*	15~20mg/kg q.8h.~q.12h. i.v.gtt.	如万古霉素过敏,可用达托霉素 6mg/kg q.d. i.v.gtt.
联合庆大霉素*	1mg/kg q.12h. i.v.gtt.	如担心肾毒性或急性肾损伤可改用环丙沙星
NVE,严重脓毒症,并有多重耐药肠杆菌科细菌、铜绿假单胞菌感染因素		
万古霉素*	15~20mg/kg q.8h.~q.12h. i.v.gtt.	
联合美罗培南*	1g q.8h. i.v.gtt.	
PVE 等待血培养结果或血培养结果阴性		
万古霉素*	1g q.12h. i.v.gtt.	在严重肾损伤患者中使用小剂量利福平
联合庆大霉素* 和利福平*	庆大霉素 1mg/kg q.12h. i.v.gtt. 利福平 300~600mg q.12h. p.o./i.v.gtt.	—

注:*根据肾功能调整剂量,也可根据血药浓度监测调整剂量。

2. IE 的目标治疗

(1)葡萄球菌感染性心内膜炎:治疗宜根据病原体是否属甲氧西林耐药株而定。由于青霉素耐药葡萄球菌已达 90% 以上,在获得药敏结果前宜首选耐青霉素酶类如苯唑西林或氯唑西林等联合氨基糖苷类。推荐方案见表 7-3 所示。

表 7-3 葡萄球菌感染性心内膜炎的治疗方案

病种及抗菌药物	剂量及给药途径	疗程 / 周	备注
NVE,甲氧西林敏感			
氟氯西林	2g q.4h.~q.6h. i.v.gtt.	4	—
NVE,甲氧西林耐药,万古霉素敏感,利福平敏感或青霉素过敏			
万古霉素	1g q.12h. i.v.gtt.	4	根据肾功能调整剂量,谷浓度 15~20mg/ml
联合利福平	300~600mg q.12h. p.o.	4	如 CrCl<30ml/min,选用小剂量利福平
NVE,甲氧西林、万古霉素耐药或万古霉素不能耐受,达托霉素敏感			
达托霉素	6mg/kg q.d. i.v.gtt.	4	根据肾功能调整剂量
联合利福平	300~600mg q.12h. p.o.	4	CrCl<30ml/min,选用小剂量利福平
或联合庆大霉素	1mg/kg q.12h. i.v.gtt.	4	
PVE,甲氧西林、利福平敏感			
氟氯西林	2g q.4h.~q.6h. i.v.gtt.	6	—
联合利福平	300~600mg q.12h. p.o.	6	CrCl<30ml/min,选用小剂量利福平
和庆大霉素	1mg/kg q.12h. i.v.gtt.	6	—
PVE,甲氧西林耐药,万古霉素敏感或青霉素过敏			
万古霉素	1g q.12h. i.v.gtt.	6	根据肾功能调整剂量,谷浓度 15~20mg/ml
联合利福平	300~600mg q.12h. p.o.	6	CrCl<30ml/min,选用小剂量利福平
或联合庆大霉素	1mg/kg q.12h. i.v.gtt.	≥2	—
PVE,甲氧西林耐药,万古霉素耐药或万古霉素不能耐受,达托霉素敏感			
达托霉素	6mg/kg q.d. i.v.gtt.	6	CrCl<30ml/min,给药间隔改为 q.48h.
联合利福平	300~600mg q.12h. p.o.	6	CrCl<30ml/min,选用小剂量利福平
联合庆大霉素	1mg/kg q.12h. i.v.gtt.	≥2	—

注:CrCl 即肌酐清除率(creatinine clearance,CrCl)。

（2）链球菌感染性心内膜炎：根据链球菌对青霉素的敏感程度，治疗略有差别。推荐治疗方案见表 7-4。

表 7-4　链球菌感染性心内膜炎的治疗方案

药敏结果及抗菌药物选择	剂量及给药途径	疗程/周	备注
敏感菌株			
青霉素	1.2g　q.4h. i.v.gtt.	4~6	首选窄谱治疗方案
头孢曲松	2g　q.d. i.v.gtt./i.m.	4~6	适用于门诊患者
青霉素 *	1.2g　q.4h. i.v.gtt.	2	有心外感染病灶、有手术指征、肾毒性高风险或艰难梭菌感染风险，不建议使用
联合庆大霉素	1mg/kg　q.12h. i.v.gtt.	2	
头孢曲松 *	2g　q.d. i.v.gtt./i.m.	2	有心外感染病灶、有手术指征、肾毒性高风险或艰难梭菌感染风险，不建议使用
联合庆大霉素	1mg/kg　q.12h. i.v.gtt.	2	
相对敏感菌株			
青霉素 *	2.4g　q.4h. i.v.gtt.	4~6	—
联合庆大霉素	1mg/kg　q.12h. i.v.gtt.	2	
营养不足和苛养颗粒链菌的治疗（营养变异链球菌）			
青霉素 *	2.4g　q.4h. i.v.gtt.	4~6	—
联合庆大霉素	1mg/kg　q.12h. i.v.gtt.	4~6	
耐药菌株，青霉素过敏			
万古霉素	1g　q.12h. i.v.gtt.	4~6	—
联合庆大霉素	1mg/kg　q.12h. i.v.gtt.	≥2	
替考拉宁	12mg/kg　q.12h.×3 剂 i.v.gtt. 继以 12mg/kg　q.d. i.v.gtt. 维持	4~6	肾毒性高危患者首选
联合庆大霉素	1mg/kg　q.12h. i.v.gtt.	≥2	—

注：所有药物根据肾功能调整剂量，应监测庆大霉素、万古霉素、替考拉宁血药浓度；* 阿莫西林 2g q.4h.~q.6h. 可代替青霉素 1.2~2.4g q.4h. 给药。

（3）肠球菌感染性心内膜炎：肠球菌属对多种抗菌药物固有耐药，一些有效的药物仅有抑菌作用，须联合用药达到杀菌作用减少复发概率。肠球菌感染性心内膜炎治疗推荐方案见表 7-5 所示。

表 7-5 肠球菌感染性心内膜炎的治疗方案

抗菌药物选择	剂量及给药途径	疗程 / 周	备注
阿莫西林	2g q.4h. i.v.gtt.	4~6	用于阿莫西林,青霉素和庆大霉素敏感菌株
青霉素	2.4g q.4h. i.v.gtt.	4~6	PVE 疗程 6 周
联合庆大霉素 a	1mg/kg q.12h. i.v.gtt.	4~6	
万古霉素 a	1g q.12h. i.v.gtt.	4~6	用于青霉素过敏或阿莫西林耐药或青霉素耐药,万古霉素 MIC≤4,PVE 疗程 6 周
联合庆大霉素 a	1mg/kg q.12h. i.v.gtt.	4~6	
替考拉宁 a	12mg/kg q.12h. i.v.gtt. × 3 剂,继以 12mg/kg q.d. i.v.gtt. 维持	4~6	万古霉素替代方案,替考拉宁 MIC≤2
联合庆大霉素 a	1mg/kg q.12h. i.v.gtt.	4~6	PVE 疗程 6 周
阿莫西林 ab	2g q.4h. i.v.gtt.	≥6	用于阿莫西林敏感和高水平庆大霉素耐药菌株

注: a 根据肾功能调整剂量, b 菌株敏感,可增加链霉素 7.5mg/kg q.12h. i.m.。

(4)需氧革兰氏阴性杆菌心内膜炎:需氧革兰氏阴性杆菌所致的心内膜炎较需氧革兰氏阳性球菌引起者少见。在 PVE 早期发病者中,大肠埃希菌、奇异变形杆菌、克雷伯菌和黏质沙雷菌等肠杆菌科细菌是主要病原菌之一。由静脉注射毒品致病者、自体瓣膜心内膜炎(NVE),病原菌以铜绿假单胞菌为多见,也可为肠杆菌科细菌。抗菌药物应选用具抗假单胞菌活性的青霉素类或头孢菌素类联合抗假单胞菌氨基糖苷类,如哌拉西林联合庆大霉素或妥布霉素,或头孢他啶联合氨基糖苷类。革兰氏阴性杆菌对抗菌药的敏感性在菌株间差异甚大,宜根据细菌药敏结果选择用药。疗程至少为 6 周,常需 6~8 周或更长。

心内膜炎也可由 HACEK 族细菌引起,产 β- 内酰胺酶菌株渐增多,宜选用头孢曲松或头孢噻肟等第三代头孢菌素治疗。对非产酶株也可选用阿莫西林、氨苄西林联合氨基糖苷类抗菌药物,疗程应为 4 周,如为 PVE 者疗程至少 6 周,治疗初始联合庆大霉素 2 周。环丙沙星可考虑为替换药物。

(5)其他病原菌所致 IE

1)Q 热心内膜炎:Q 热是由贝纳柯克斯体感染所致的一种人畜共患的自然疫源性疾病,又称 Q 热柯克斯体。以急性发热、头痛、肌痛、间质性肺炎等为主要表现,少数呈慢性经过,IE 是慢性 Q 热最主要的临床表现形式。患者多存在细胞免疫缺陷或基础心瓣膜损害及人工瓣膜等。Q 热心内膜炎血培养常为阴性,可有瓣膜赘生物形成。对于治疗过程中 I 相抗体降低较缓慢的患者,建议提高药物剂量。

治疗建议：抗菌药物应选多西环素 100mg q.12h. 联合羟氯喹 200mg q.8h. 口服，至少 18 个月，羟氯喹通过增加酸性吞噬溶酶体内的 pH，从而增强多西环素的杀菌活性，能够有效杀菌并预防复发，也有推荐治疗 ≥3 年。也可选择多西环素 100mg q.12h. 和环丙沙星 200mg q.12h. 口服，至少 3 年。治疗期间应注意监测贝纳柯克斯体抗体滴度，通常每 6 个月 1 次，治疗停止后每 3 个月 1 次，至少 2 年。当贝纳柯克斯体的 I 相 IgG 抗体滴度 <1：800 和 I 相 IgM 和 IgA 抗体滴度 <1：50 时，提示治愈。

2）真菌性心内膜炎：相对少见，真菌感染主要以念珠菌属、曲霉菌为主，其他真菌包括组织胞浆菌、隐球菌、芽生菌等，相对疗程长，预后差，易复发。其中，念珠菌心内膜炎建议初选棘白菌素类药物，剂量适当增加可以获得更好的疗效，或选用两性霉素 B，还可以联合氟胞嘧啶，每日 4 次，提高疗效。初始疗程为 6~10 周，待病情稳定，血培养阴性后，敏感菌株给予氟康唑 400~800mg/d（6~12mg/kg）降阶梯治疗，并建议尽早进行心脏瓣膜置换术，术后至少治疗 6 周，合并瓣周脓肿或其他并发症时，疗程适当延长。而曲霉菌心内膜炎建议首选伏立康唑 4 周以上，根据血药浓度调整剂量。如果伏立康唑耐药或不耐受，可选用两性霉素 B，病情稳定后应长期口服伏立康唑维持治疗，疗程至少 2 年以上。

第三节　化脓性心包炎

一、疾病概述

化脓性心包炎被定义为心包腔的局部感染，其特征是心包腔内存在肉眼可见的脓液或显微镜下的化脓表现（每个油镜视野 >20 个白细胞）。既往抗菌药物未广泛应用之前，化脓性心包炎是肺炎球菌性肺炎的一个常见并发症，现在相对并不常见，大部分病例与医院内血流感染（如在透析的情况下）、胸外科手术或免疫抑制（如 HIV、化疗）有关。其发病机制主要包括：胸腔内感染灶的直接蔓延，包括心肌病灶的蔓延或创伤或胸外科手术导致的直接污染；血行性播散；膈下化脓性病灶的扩散等。

二、临床表现及评估

（一）临床表现

化脓性心包炎通常急性起病，特征为高热、心动过速、咳嗽和胸痛。几乎所有患者均出现发热；但与其他病因导致的急性心包炎相比，化脓性心包炎患者较少出现胸痛（25%~37%），胸痛可能是胸膜炎性的，也可能是非胸膜炎性的，大多数手术后化脓性心包炎患者存在其他纵隔炎或胸骨伤口感染的征象。

35%~45% 的化脓性心包炎患者存在心包摩擦音。部分病例可能发生心包填塞,甚至心脏突然失代偿迅速导致死亡。

（二）诊断方法

化脓性心包炎可能被漏诊或延迟诊断,因其常作为各种原发性感染性疾病、创伤、手术和邻近结构疾病的并发症而出现。超声心动图和心脏 CT 能够提高诊断率,而最终需获取心包积液培养和显微镜检查而确诊。由于许多化脓性心包炎患者存在心包填塞症状,获取心包积液既具有诊断性又具有治疗性作用。心包穿刺术推荐在超声心动图引导下进行,抽取心包积液送检,项目包括蛋白质、葡萄糖和细胞计数,并进行革兰氏染色、抗酸染色、真菌染色和培养。一般而言,蛋白质的浓度较高,葡萄糖的水平低于 35mg/dl（2mmol/L）,心包积液的白细胞计数通常明显升高,范围为 6 000~240 000/μl。在化脓性心包炎伴细菌性肺炎的情况下,尿肺炎链球菌抗原检测可能是一种有用的诊断方法。

（三）常见病原菌

革兰氏阳性球菌尤其是金黄色葡萄球菌是化脓性心包炎最常见的病因,多种病原菌感染并不常见。在胸腔内感染灶直接蔓延导致化脓性心包炎的患者中,肺炎链球菌是最常见的病原菌。沙门菌菌血症也可导致化脓性心包炎,其他细菌较为少见,如罕见厌氧性细菌感染的病例。真菌导致的化脓性心包炎较前有所增加,而患者本身多存在假丝酵母菌菌血症的易感因素,包括胃肠外高营养支持、使用类固醇药物、长期抗菌药物治疗、恶性肿瘤、烧伤、酗酒等。在发展中国家,尤其是 HIV 高度流行的国家,结核是亚急性或慢性化脓性心包炎最常见的致病菌。

三、治疗原则

化脓性心包炎的治疗包括心包引流和抗感染治疗。一旦怀疑诊断化脓性心包炎,应立刻开始进行静脉用抗菌药物治疗。

（一）化脓性心包炎的经验治疗

初始经验性抗菌药物治疗应覆盖可疑病原菌,需仔细考虑,可为病因学诊断提供线索的患者特异性因素包括以下几点。

（1）患者是否处于免疫抑制状态。

（2）发生感染的地点是医疗机构还是社区。

（3）身体其他部位是否同时存在感染。

（4）是否存在血管内置管或假体装置。

（5）当地抗菌药物耐药情况。

（6）患者近期是否接受抗菌药物治疗等。

通常来说,对于免疫抑制患者或在医疗机构中发生的感染,经验性治疗应覆盖革兰氏阳性和革兰氏阴性致病菌。可能的方案包括:万古霉素,每次15~20mg/kg,每 8~12 小时 1 次,每次不超过 2g,目标谷浓度至少为 15μg/ml,并联合使用如下任意一种方案。

(1)头孢曲松每次 2g,一日 1 次,静脉内给药,头孢噻肟每次 2g,每 8 小时1 次或庆大霉素每 24 小时 3mg/kg,分 2~3 次等量给药。

(2)碳青霉烯类药物,如亚胺培南 500mg,每 6 小时 1 次,静脉内给药或美罗培南 1g,每 8 小时 1 次,静脉内给药。

(3)β- 内酰胺类药物加酶抑制剂,如替卡西林 - 克拉维酸 3.2g,每 4 小时1 次,静脉内给药;哌拉西林 - 他唑巴坦 4.5g,每 6 小时 1 次或氨苄西林 - 舒巴坦 3g,每 6 小时 1 次,静脉内给药。

(4)头孢吡肟 2g,每 12 小时 1 次,静脉内给药。此外,对于严重免疫抑制、近期在重症监护病房接受过治疗,或近期接受过广谱抗菌药物治疗的患者,推荐采用氟康唑 200~400mg,一日 1 次,静脉内给药进行经验性治疗。

(二)化脓性心包炎的目标治疗

在通过血培养和 / 或心包积液培养确定微生物学诊断后,应针对分离出的具体病原体进行治疗。如果从血培养和 / 或心包积液培养中分离出甲氧西林敏感性金黄色葡萄球菌,针对 β- 内酰胺类抗菌药物不过敏的患者应使用萘夫西林或苯唑西林 2g,每 4 小时 1 次,静脉内给药替代万古霉素。心包腔内滴注抗菌药物意义不大,因为通过静脉内给予抗菌药物已经能够使心包积液内的药物达到治疗浓度。

治疗持续时间必须视情况而定。静脉内治疗应持续至发热和感染的临床体征缓解,且白细胞计数恢复正常时为止。一般情况下,通常共需 2~4 周时间的治疗,这取决于引流的充分性和病原菌对抗菌药物的敏感性。

第四节 血 流 感 染

一、疾病概述

血流感染(bloodstream infection,BSI)是指细菌、真菌等病原微生物入侵血流后所致的感染,血培养一般可检出病原菌。传统上根据感染的严重程度,将血流感染分为菌血症(bacteremia)、毒血症(toxemia)、败血症(septicemia)和脓毒血症(pyemia),现在的分类趋向于将有微生物学证实的称为"菌血症",以临床综合判断为主要依据的称为"脓毒症(sepsis)",两者统称为"血流感染"。随着广谱抗菌药物的广泛应用,以及各种操作技术的开展,血流感染的发病率呈现逐渐升高的趋势,以综合性医院、ICU 及骨髓移植受者发生率较高,死亡率甚至高达 20%~50%。

二、临床表现及评估

(一) 临床表现

菌血症时,细菌等病原微生物短暂入血,无明显毒血症状或症状轻微。毒血症时,病原微生物可以不入血,主要由毒素所致,伴全身症状。败血症时,病原微生物大量入血繁殖,伴毒血症表现。脓毒症即由感染引发全身性炎性反应综合征(systemic inflammatory response syndrome,SIRS),重症患者可因组织器官灌注不足导致严重脓毒症、脓毒症休克和 / 或多器官功能衰竭。可见,血流感染的临床表现通常体现在以下 3 个方面。

(1)原发感染灶的表现。

(2)SIRS 的表现。

(3)疾病进展后出现休克及进行性多器官功能不全的表现。

其中,SIRS 主要临床表现体现在以下几个方面。

(1)体温>38℃或<36℃。

(2)心率>90 次 /min。

(3)呼吸>20 次 /min 或 $PaCO_2$<32mmHg。

(4)外周血 WBC 计数>12×10^9/L 或<4×10^9/L 或幼稚粒细胞>10%。

(5)全身高代谢状态。

血流感染患者通常会有上述一种或多种表现,常见为发热、心动过速、呼吸急促和外周血白细胞增多等。

(二) 诊断方法

以下条件有助于血流感染的诊断:

(1)血培养结果 1 次或多次为阳性,且检出的病原菌与其他感染无关。

(2)患者有如下至少 1 项症状或体征:寒战、发热(体温>38℃或<36℃)或低血压。并至少符合如下任意 1 项:①血培养如果为凝固酶阴性葡萄球菌、类白喉杆菌等皮肤常见的定植菌,则需要不同时间的 2 次或 2 次以上的血培养阳性;②血培养如果为常见的皮肤定植菌,且血培养仅有 1 次阳性结果,则需要满足同时有静脉导管留置,并且已经开始适当的抗感染治疗;③血抗原检查结果为阳性(肺炎链球菌、流感嗜血杆菌、脑膜炎奈瑟菌或 B 族溶血性链球菌等),并且排除有其他部位的感染。

(三) 分类与常见病原菌

血流感染的致病菌种类与获得感染场所、原发病灶、入侵途径和机体免疫状态等有关,详见表 7-6 所示。

表7-6 血流感染的常见病原菌及其伴随情况

病原菌	感染源及可能的入侵途径、诱因	发病场所	备注
金黄色葡萄球菌	静脉导管的留置、外科伤口、蜂窝织炎,疖,烧伤创面感染等	社区或医院	医院获得者多为甲氧西林耐药株
表皮葡萄球菌等凝固酶阴性葡萄球菌	静脉留置导管,体内人工装置	医院	需重视排除污染,多为甲氧西林耐药株
肠球菌属	尿路感染,留置导尿管,腹膜透析伴腹膜炎,泌尿生殖系统手术或操作后社区获得性肺炎	医院或社区	—
肺炎链球菌	社区获得性肺炎	社区	—
大肠埃希菌	尿路感染,腹腔,胆道感染,生殖系统感染	社区多于医院	—
克雷伯菌属	下呼吸道感染,腹腔、胆道感染	医院多于社区	医院感染者耐药程度高
肠杆菌属、柠檬酸菌属、沙雷菌属等肠杆菌科细菌	下呼吸道感染,人工呼吸装置相关感染,泌尿生殖系统,腹膜、胆道感染	医院多于社区	医院感染者耐药程度高
不动杆菌属、铜绿假单胞菌等非发酵菌	医院获得肺炎,人工呼吸装置,复杂性尿路感染,留置导尿管,烧伤创面感染	医院或社区	—
脆弱拟杆菌等厌氧菌	腹腔、盆腔感染	社区或医院	—
念珠菌属	免疫缺陷(如中性粒细胞减少症),广谱抗菌药物、免疫抑制剂应用,静脉留置导管,胆道、腹腔、尿道引流管,严重烧伤创面感染等	医院	—

1. 按感染获得场所 血流感染可分为社区获得性与医院获得性血流感染。

(1)社区获得性血流感染:肺炎链球菌、溶血性链球菌、大肠埃希菌、沙门菌属、奇异变形杆菌等较多见。

(2)医院获得性血流感染:常见的细菌有凝固酶阴性葡萄球菌、克雷伯菌属、铜绿假单胞菌、肠杆菌属、不动杆菌属、沙雷菌属、嗜麦芽窄食单胞菌、念珠菌属等。血流感染的病原菌耐药性呈增长趋势,尤其是医院获得性血流感染,在需氧革兰氏阳性菌中,苯唑西林耐药的葡萄球菌明显增多,万古霉素耐药肠球菌、青霉素耐药肺炎链球菌在全球范围内呈增长趋势。在需氧革兰氏阴性杆菌中,产超广谱 β- 内酰胺酶的肺炎克雷伯菌、大肠埃希菌等,产 AmpC 酶的肠杆菌属、沙雷菌属、柠檬酸菌属等均不断增多,医院内流行菌株鲍曼不动杆菌、嗜麦芽窄食单胞菌、铜绿假单胞菌等也呈现多重耐药。

2. 根据是否有原发病灶　血流感染可分为原发性和继发性血流感染。

(1)原发性血流感染:是指血液培养分离出的致病菌与其他部位感染无关。

(2)继发性血流感染:是指血液培养分离出的微生物与另一部位感染(如尿路感染、呼吸道感染)有关。引起血流感染的病原菌最常见为金黄色葡萄球菌和凝固酶阴性葡萄球菌(常见为静脉导管留置,尤其是中心静脉导管);其次为葡萄球菌(皮肤软组织感染、外科手术后伤口感染所致,少部分来自呼吸道感染灶);不容忽视的是来自中心静脉导管念珠菌等真菌血流感染也在逐渐增多。

3. 按全身伴随状况　血流感染可分为非复杂性血流感染和复杂性血流感染。

(1)非复杂性血流感染:血培养阳性并符合如下情况,包括可排除心内膜炎,无修复植入物,初次血培养后2~4日重复检查细菌不再生长,初始有效治疗后72小时内热退,无迁徙病灶的证据。

(2)复杂性血流感染:血培养阳性且不符合非复杂性血流感染标准。

此外,血流感染常见致病微生物种类尚与年龄、性别有关。小儿溶血性链球菌、肺炎链球菌、沙门菌属所致血流感染较成人发生率高,如溶血性链球菌所致血流感染在小儿和成人中分别占10%和4%。而肠杆菌科细菌、肠球菌属和厌氧菌等血流感染在成人中多见,此与成人慢性肺部疾病、泌尿生殖道疾病和胆系疾病等多见有关。大肠埃希菌血流感染女性明显较男性多,此与尿路感染好发于女性有关。

三、治疗原则

由于血流感染患者往往病情严重且危急,故在考虑血流感染临床诊断时,在及时留取血和其他相关标本送检后,应立即开始抗感染治疗。抗感染治疗需根据患者年龄、免疫缺陷情况、原发病种类、细菌流行病学资料、入侵途径等,对病原菌种类及当地病原菌耐药情况进行分层评估,拟订经验治疗方案,在获知检出的细菌及药敏报告后再根据患者治疗反应和药敏结果,综合考虑是否调整用药。血流感染的抗感染治疗一般可采用两种有效抗菌药物的联合,亦可单药治疗,尽可能选择杀菌剂,宜静脉给药,以保证药效。疗程宜长,体温平稳后尚需继续用药7~10日,如有迁徙病灶者则需更长。有局部病灶者需配合外科引流等措施。

(一) 血流感染的经验治疗
血流感染的经验治疗见表7-7。

表 7-7 血流感染的经验治疗

感染	类型/伴随情况	病原体	首选治疗	备选治疗
原发性血流感染	没有明显的原发感染灶	耐甲氧西林金黄色葡萄球菌，耐甲氧西林凝固酶阴性葡萄球菌	万古霉素 15~20mg/kg q.8h.~q.12h. i.v.gtt.，或去甲万古霉素 0.8g q.12h. i.v.gtt.	达托霉素 6mg/kg q.d. i.v.gtt.，或替考拉宁负荷剂量 12mg/kg q.12h.×3 剂，维持剂量 6mg/kg q.d. i.v.gtt.
		甲氧西林敏感金黄色葡萄球菌，甲氧西林敏感凝固酶阴性葡萄球菌	苯唑西林 2g q.4h. i.v.gtt.，或头孢唑林 2g q.8h. i.v.gtt.	β-内酰胺类过敏者，可选用喹诺酮类、糖肽类药物
		万古霉素不敏感的金黄色葡萄球菌	达托霉素 6~10mg/kg q.d. i.v.gtt.	利奈唑胺 600mg q.12h. i.v.gtt.
		肠球菌	青霉素 320 万 U q.4h. i.v.gtt.，或氨苄西林 2g q.4h. i.v.gtt.	若疑为青霉素耐药菌株，万古霉素 15~20mg/kg q.8h.~q.12h. i.v.gtt.，或替考拉宁负荷剂量 12mg/kg q.12h.×3 剂 i.v.gtt.，维持剂量 6~12mg/kg q.d. i.v.gtt.。万古霉素耐药肠球菌无明确有效方案，可试用达托霉素 8~12mg/kg q.12h. i.v.gtt.；或利奈唑胺 600mg q.12h. i.v.gtt.
		大肠埃希菌，克雷伯菌属，肠杆菌属（ESBL 阴性）	第三代头孢菌素如头孢他啶 1~2g q.8h. i.v.gtt.；第四代头孢菌素如头孢吡肟 1~2g q.8h. i.v.gtt.	β-内酰胺类/β-内酰胺酶抑制剂合剂如哌拉西林/他唑巴坦 4.5g q.6h.~q.8h. i.v.gtt.，或哌拉西林/舒巴坦 6g q.6h.~q.8h. i.v.gtt.，或头孢哌酮/舒巴坦（2:1）3g q.8h. i.v.gtt.

续表

感染	类型/伴随情况	病原体	首选治疗	备选治疗
原发性血流感染		大肠埃希菌,克雷伯菌属,肠杆菌属(ESBL 阳性)	轻中症:β-内酰胺类/β-内酰胺酶抑制剂合剂如哌拉西林/他唑巴坦 4.5g q.6h.~q.8h. i.v.gtt.,或哌拉西林/舒巴坦 6g q.6h.~q.8h. i.v.gtt.,或头孢哌酮/舒巴坦 3~4g q.8h.~q.12h. i.v.gtt. 重症:厄他培南 1~2g q.d. i.v.gtt.	亚胺培南/西司他丁 0.5g q.6h. i.v.gtt.,或美罗培南 1~2g q.8h. i.v.gtt.
		铜绿假单胞菌	抗假单胞菌 β-内酰胺类如头孢他啶 1~2g q.8h. i.v.gtt.,头孢吡肟 1~2g q.8h. i.v.gtt.,哌拉西林/他唑巴坦 4.5g q.6h. i.v.gtt.,或头孢哌酮/舒巴坦 (2:1) 3g q.8h. i.v.gtt.;或碳青霉烯类如亚胺培南/西司他丁 1g q.8h. i.v.gtt.,或美罗培南 1~2g q.8h. i.v.gtt.,严重感染建议联合环丙沙星或氨基糖苷类	

续表

感染	类型/伴随情况	病原体	首选治疗	备选治疗
		不动杆菌属	多重耐药菌株：头孢哌酮/舒巴坦(2:1)3~4g q.8h. i.v.gtt.；或氨苄西林/舒巴坦3g q.6h. i.v.gtt.；或亚胺培南/西司他丁1g q.6h.~q.8h. i.v.gtt.，或美罗培南1g q.8h. i.v.gtt.；上述药物均可单药或联合氨基糖苷类或氟喹诺酮类	多重耐药菌株、广泛耐药菌株建议联合治疗 1. 含舒巴坦的制剂联合以下一种：米诺环素或多西环素100mg q.12h. i.v.gtt./p.o.，或多黏菌素，或氨基糖苷类，或碳青霉烯类 2. 多黏菌素联合以下一种：含舒巴坦的复合制剂(或舒巴坦)、碳青霉烯类
继发性血流感染			寻找并确定原发感染灶，及时采取感染灶控制措施，尽快开始恰当的抗菌药治疗，以及宿主免疫状态经验性选择抗菌药物	
	社区获得性肺炎	肺炎链球菌、流感嗜血杆菌、卡他莫拉菌、非典型病原菌(如军团菌)	1. 头孢曲松 1~2g q.24h. i.v.gtt.+阿奇霉素500mg q.d. i.v.gtt. 2. 存在耐青霉素肺炎链球菌(PRSP)感染风险时，大剂量氨苄西林(青霉素过敏者替换万古霉素)+阿奇霉素 3. 或呼吸喹诺酮类	1. 厄他培南1g q.24h. i.v.gtt.+阿奇霉素500mg q.d. i.v.gtt. 2. 疑有假单胞菌感染者，选择抗假单胞菌β-内酰胺类+呼吸喹诺酮类或氨基糖苷类

续表

感染	类型/伴随情况	病原体	首选治疗	备选治疗
继发性血流感染	医院获得性肺炎	肠杆菌目细菌，不动杆菌属，铜绿假单胞菌，MRSA	亚胺培南/西司他丁 0.5g q.6h.~q.8h. i.v.gtt.，或美罗培南 1~2g q.6h.~q.8h. i.v.gtt.，或头孢哌酮/舒巴坦 3g q.8h. i.v.gtt. ± 万古霉素 1g q.12h. i.v.gtt. 或利奈唑胺 0.6g q.12h. i.v.gtt. 或替考拉宁负荷剂量 12mg/kg q.12h. × 3 剂，维持剂量 6mg/kg q.d. i.v.gtt.	如疑有铜绿假单胞菌感染，经验性使用 2 种抗假单胞菌药物 ± 抗 MRSA 药物
	胆囊炎、胆管炎	肠杆菌科细菌，肠球菌，拟杆菌，芽孢杆菌属，极少为念珠菌	厄他培南 1g q.d. i.v.gtt.，或哌拉西林/他唑巴坦 4.5g q.6h.~q.8h. i.v.gtt.，或替卡西林/克拉维酸 3.2g q.6h.~q.8h. i.v.gtt.，或头孢哌酮/舒巴坦 3.0g q.8h.~q.12h. i.v.gtt.+甲硝唑 1g q.12h. i.v.gtt.	拉氧头孢 2g q.8h. i.v.gtt.，或亚胺培南/西司他丁 0.5g q.6h. i.v.gtt.，或美罗培南 1~2g q.8h. i.v.gtt
	泌尿系感染	肠杆菌科细菌(大肠埃希菌)，铜绿假单胞菌，肠球菌，金黄色葡萄球菌极少	厄他培南 1g q.d. i.v.gtt.，哌拉西林/他唑巴坦 4.5g q.6h.~q.8h. i.v.gtt.	亚胺培南/西司他丁 0.5g q.6h. i.v.gtt.，或美罗培南 1~2g q.8h. i.v.gtt.；或氟喹诺酮类(如环丙沙星 400mg q.12h. i.v.gtt.，或左氧氟沙星 500mg q.d. i.v.gtt.)；或头孢他啶 1~2g q.8h.~q.12h. i.v.gtt.，或头孢吡肟 1~2g q.8h.~q.12h. i.v.gtt.

续表

感染	类型/伴随情况	病原体	首选治疗	备选治疗
继发性血流感染	腹膜炎	肠杆菌科细菌，拟杆菌属，肠球菌	厄他培南 1g q.d. i.v.gtt. 或哌拉西林/他唑巴坦 4.5g q.6h.~替卡西林/克拉维酸 3.2g q.6h.~q.8h. i.v.gtt.，头孢哌酮/舒巴坦 3.0g q.8h.~q.12h. i.v.gtt.	亚胺培南/西司他丁 0.5g q.6h. i.v.gtt.，或美罗培南 1~2g q.8h. i.v.gtt.
	静脉导管免疫功能正常	表皮葡萄球菌，金黄色葡萄球菌，肠球菌	甲氧西林敏感菌株感染用苯唑西林 2g q.4h. i.v.gtt. 甲氧西林耐药菌株感染者万古霉素 1g q.8h.~q.12h. i.v.gtt. 或替考拉宁	头孢唑林 2g q.8h. i.v.gtt. 或去甲万古霉素 0.8g q.12h. i.v.gtt.
	静脉导管免疫功能抑制（如烧伤、中性粒细胞缺乏）	表皮葡萄球菌，甲氧西林敏感/耐药金黄色葡萄球菌，假单胞菌属，肠杆菌科，杰氏棒状杆菌，曲霉，根霉	万古霉素 1g q.8h.~q.12h. i.v.gtt.＋抗假单胞菌药物；或抗假单胞菌药物＋氨基糖苷类如阿米卡星 7.5mg/kg q.12h. i.v.gtt. 或 15mg/kg q.d. i.v.gtt.	抗假单胞菌药物（参照 "原发性血流感染" 中铜绿假单胞菌治疗部分）
	静脉导管静脉营养	表皮葡萄球菌，金黄色葡萄球菌，念珠菌较常见	万古霉素 1g q.8h.~q.12h. i.v.gtt.±针对念珠菌的药物	去甲万古霉素，或替考拉宁，或达托霉素
	静脉导管脂肪脂乳	表皮葡萄球菌，糠秕马拉色菌	万古霉素 1g q.12h. i.v.gtt. 氟康唑 400mg q.12h. i.v.gtt.	去甲万古霉素

(二) 血流感染的目标治疗

1. 需氧革兰氏阳性球菌血流感染的治疗方案

(1)葡萄球菌血流感染:葡萄球菌血流感染的经验治疗宜首选苯唑西林或氯唑西林,也可选用头孢噻吩或头孢唑林,病原检查和药敏试验结果证实为甲氧西林耐药葡萄球菌血流感染时,首选去甲万古霉素或万古霉素与磷霉素钠或利福平的联合,此外可选用的药物尚有达托霉素、利奈唑胺和替考拉宁等,但宜参考药敏结果选用,此外磷霉素钠盐、利福平、复方磺胺甲噁唑、氨基糖苷类的异帕米星、阿米卡星和奈替米星等亦对部分 MRSA 菌株体外有活性,可根据药敏选用作为联合用药之一。

(2)肠球菌血流感染:肠球菌血流感染的经验治疗可首选氨苄西林或青霉素(剂量宜较高)与氨基糖苷类联合,待获知药敏试验报告后,可根据结果选用万古霉素、替考拉宁、利奈唑胺等药物。万古霉素耐药肠球菌(vancomycin-resistant enterococcus,VRE)患者宜选用利奈唑胺,如属 Van B 型耐药者,对替考拉宁仍可呈现敏感。

(3)链球菌血流感染:在链球菌属细菌所致血流感染中,肺炎链球菌所致者最常见,其次为溶血性链球菌和草绿色链球菌。溶血性链球菌中以 B 族溶血性链球菌(又称无乳链球菌)为多见。草绿色链球菌中最常见者为缓症链球菌和血液链球菌。21 世纪以来肺炎链球菌对青霉素的敏感性逐渐降低,出现了对青霉素呈现中介(PISP)和耐药(PRSP)株。治疗 PISP 血流感染仍可应用青霉素,但需加大剂量,替代选用药物有第一代或第二代头孢菌素,如头孢唑林、头孢呋辛等;对 PRSP 所致感染宜选用第三代或第四代头孢菌素,如头孢曲松、头孢噻肟等,但血流感染累及脑膜时,除上述品种外亦可根据情况选用万古霉素与碳青霉烯类抗菌药物美罗培南的联合。B 族链球菌可寄殖于孕妇的阴道、肠道和尿道,新生儿可直接自母体或分娩时由母体生殖道获得感染。成人中 B 族链球菌血流感染少见,以产妇为多。B 族溶血性链球菌对青霉素的敏感性略低于 A 族,因此应用青霉素时宜用较大剂量,并可与氨基糖苷类联合。草绿色链球菌等链球菌属多对青霉素敏感,所致血流感染首选青霉素联合氨基糖苷类(庆大霉素或阿米卡星);对于青霉素过敏或耐药者,可选用头孢菌素。对青霉素中介或耐药者,可选用第三代头孢菌素、万古霉素等。

2. 需氧革兰氏阴性杆菌血流感染的治疗方案

(1)肠杆菌科细菌血流感染:药物选用时宜参照病原菌是否产 ESBL。ESBL 阴性者可选用第三代头孢菌素,也可根据药敏结果选用氨苄西林/舒巴坦、环丙沙星等氟喹诺酮类,氨基糖苷类常作为联合用药。对 ESBL 阳性者宜选用碳青霉烯类,也可选用 β-内酰胺类与 β-内酰胺酶抑制剂复方制剂,并可根据药敏结果选用氟喹诺酮类或氨基糖苷类,后者亦为联合用药。产 AmpC

酶的肠杆菌属、柠檬酸菌属等血流感染,根据药敏选用第四代头孢菌素或碳青霉烯类。耐碳青霉烯类肠杆菌属细菌(CRE)耐药率高,常需多黏菌素、替加环素联合碳青霉烯类、氨基糖苷类、磷霉素钠盐等,两种或三种联合治疗,也可选择头孢他啶/阿维巴坦。

(2)非发酵革兰氏阴性杆菌血流感染:铜绿假单胞菌常呈多重耐药,抗菌治疗宜选用对该菌具有抗菌活性的β-内酰胺类抗菌药物与氨基糖苷类的联合;也可选用环丙沙星等氟喹诺酮类与氨基糖苷类的联合。亦可根据药敏结果选用β-内酰胺酶抑制剂复方制剂或碳青霉烯类药物。

鲍曼不动杆菌血流感染多系医院内获得,多呈多重耐药,常需舒巴坦、多黏菌素、替加环素联合碳青霉烯类、氨基糖苷类、磷霉素钠盐、含舒巴坦β-内酰胺类抗菌药物复方制剂等,两种或三种联合治疗。嗜麦芽窄食单胞菌血流感染可以选用头孢哌酮/舒巴坦、替卡西林/克拉维酸、环丙沙星、左氧氟沙星、SMZ-TMP等对该菌具较好抗菌作用,也可根据药敏试验结果选用头孢他啶、头孢吡肟等药物。

3. 真菌血流感染 真菌性血流感染呈上升趋势,诱发因素主要为免疫抑制或免疫缺陷状态尤其是中性粒细胞减少或缺乏症患者和接受糖皮质激素治疗的患者、广谱抗菌药的应用、中央静脉导管的留置特别是高营养液经导管输注以及各种侵袭性操作等。真菌性血流感染中念珠菌血症最为常见,对于非中性粒细胞减少患者念珠菌血症的治疗推荐初始治疗方案选用棘白菌素类(卡泊芬净首剂70mg,继以50mg/d;米卡芬净100mg/d;阿尼芬净首剂200mg,继以100mg/d)。静脉或口服氟康唑,首剂800mg(12mg/kg),继以400mg/d(6mg/kg),可以作为棘白菌素类初始治疗的替代方案,但仅限于非危重症及考虑不可能为氟康唑耐药念珠菌感染的患者,需注意在非中性粒细胞减少者与中性粒细胞减少者中治疗方案略有不同,并需注意除白念珠菌以外的光滑、热带、近平滑和克柔念珠菌等非白念珠菌的增多,以及不同菌种对抗真菌药敏感性的差别,选用不同的抗真菌药品种。

4. 血管内导管相关血流感染 血管导管相关血流感染是指留置血管导管期间及拔除血管导管后48小时内发生的原发性、且与其他部位感染无关的血流感染,是一种常见的医院获得性血流感染。除局部出现红、肿、热、痛、渗出等炎症表现外,还会出现发热(>38℃)、寒战或低血压等全身感染表现。血流感染实验室微生物学检查结果:外周静脉血培养细菌或真菌阳性,或者从导管尖端和外周血培养出相同种类、相同药敏结果的致病菌。病原菌以表皮葡萄球菌等凝固酶阴性葡萄球菌、金黄色葡萄球菌、念珠菌属等真菌为多见,此外亦可有需氧革兰氏阴性杆菌等。临床诊断为导管相关血流感染后,应立即予以抗感染经验治疗,并尽早拔除导管。抗菌药物的经验治疗可参考该医院或某病区细菌药敏结果,如甲氧西林耐药葡萄球菌(MRSA)检出率高者,则可选用万古霉素或去甲万古霉素;如 MRSA 菌株极少者,可选用耐酶青霉素类如苯唑西林、氯唑西林等,第一代头孢菌素头孢唑林等亦可应用。如可能为肠道革兰氏阴性杆菌和铜绿假单胞菌时,则可选用第三、四代头孢菌素类,如头孢他啶和头孢吡肟。疑为念珠菌菌血症时,按念珠菌菌血症给予经验用药。获细菌培养和药敏结果后必要时调整给药方案,抗菌药物的选用参照相应病原菌的治疗方案。

第五节　常见处方审核案例详解

一、适应证不适宜

案例 1

【处方描述】

性别:女　　　年龄:29 岁

临床诊断:二尖瓣轻微脱垂,洁牙。

处方内容:

阿莫西林胶囊　　　　0.5g×2 粒　　　1g　　q.d.　　p.o.

【处方问题】适应证不适宜。

【机制分析】感染性心内膜炎(IE)预防主要针对基础心脏病和菌血症两个环节,高危人群行高危操作时需预防性应用抗菌药物。高危人群包括:①植入人工瓣膜或人工材料进行瓣膜修复的患者;②曾患 IE 病史的患者;③发绀型先天性心脏病未经手术修补者或虽经手术修补但仍有残余缺损、分流或瘘管、先天性心脏病经人工修补或人工材料修补 6 个月以内者,以及经外科手术和介入方法植入材料或器械后仍有残余缺损者。该患者二尖瓣轻微脱垂不属于上述情况,同时尽管口腔科操作菌血症发生率高,但常规洁牙并不是 IE 的危险因素,涉及牙龈组织或牙根尖周围区域处理或口腔黏膜穿孔的牙科操作方可增加 IE 风险,故本处方属于无适应证用药。

【干预建议】询问患者,若无其他高危因素,建议无须口服阿莫西林胶囊。

案例2
【处方描述】

性别：男　　　年龄：17 岁

临床诊断：急性心包炎。

临床资料：患者因"持续性左胸痛 2 小时"入院,发病前 1 周曾有发热、全身酸痛、咽痛、流涕等上呼吸道感染病史,入院后无发热,查体心前区及左腋下可闻及心包摩擦音,血常规示白细胞(WBC)4.41×10^9/L,中性粒细胞百分比(NEUT%)44.7%,淋巴细胞(LY)4.90×10^9/L,单核细胞(MO)0.89×10^9/L,心电图示 ST 段抬高,心肌酶未见明显异常,超声心动图示少量心包积液,血培养阴性。

处方内容：

注射用哌拉西林钠/他唑巴坦钠	4.5g/支	4.5g	q.8h.	i.v.gtt.
注射用更昔洛韦	0.5g/支	0.5g	q.12h.	i.v.gtt.
洛索洛芬钠片	60mg/片	60mg	t.i.d.	p.o.

【处方问题】适应证不适宜。

【机制分析】该患者为青少年,急性起病,以胸痛为主要表现,排除心肌梗死,发病前有上呼吸道感染病史,血常规提示白细胞正常,淋巴细胞和单核细胞增多,血培养阴性,提示病毒感染可能性大,而化脓性心包炎患者较少出现胸痛,且患者尚无细菌感染的明确证据,无指征使用抗菌药物。

【干预建议】建议停用注射用哌拉西林钠/他唑巴坦钠。

二、抗菌药物选择不适宜与遴选药品不适宜

案例3
【处方描述】

性别：男　　　年龄：62 岁

临床诊断：Q 热心内膜炎、主动脉瓣膜中重度关闭不全。

临床资料：患者因"反复发热 2 个月余"入院,既往外院曾予头孢哌酮钠/舒巴坦钠联合左氧氟沙星抗感染治疗效果欠佳,查体：主动脉瓣听诊区可闻及 2/6 级舒张期杂音,心脏彩超提示"主动脉瓣膜中重度关闭不全、瓣膜穿孔可能,伴有主动脉瓣赘生物形成",既往多次血培养结果均为阴性,送检血病原微生物二代测序提示贝纳柯克斯体。

处方内容：

| 注射用美罗培南 | 0.5g/支 | 1g | q.8h. | i.v.gtt. |
| 注射用万古霉素 | 0.5g/支 | 1g | q.12h. | i.v.gtt. |

【处方问题】抗菌药物选择不适宜。

【机制分析】Q热心内膜炎治疗药物建议选用多西环素100mg q.12h.联合羟氯喹200mg q.8h.口服，至少18个月，能够有效杀菌并预防复发，也有推荐治疗≥3年；或多西环素100mg q.12h.联合环丙沙星200mg q.12h.口服，至少3年。若多西环素不能耐受，再考虑将米诺环素、克拉霉素、氟喹诺酮类药物、复方磺胺甲噁唑、利福平等作为替代治疗方案。

【干预建议】建议该患者首选方案改用多西环素100mg b.i.d.，联合羟氯喹200mg t.i.d.口服抗感染治疗。

案例4
【处方描述】

性别：男　　　年龄：56岁　　　体重：72kg

临床诊断：感染性心内膜炎。

临床资料：患者因"反复发热伴乏力1个月余"入院，既往无人工瓣膜置换术史和吸毒史，无食物、药物过敏史，查体：心前区可闻及收缩期吹风样杂音，超声心动图提示"二尖瓣后瓣赘生物形成，腱索断裂、瓣膜脱垂继发重度反流"，考虑二尖瓣感染性心内膜炎，给予哌拉西林/他唑巴坦4.5g q.8h.静脉滴注抗感染治疗，次日双侧血培养初步报告：革兰氏阳性球菌生长，第3日回报为甲氧西林耐药金黄色葡萄球菌（MRSA），对万古霉素（MIC≤1mg/L）、替考拉宁、利奈唑胺、达托霉素（MIC≤1mg/L）敏感，遂调整抗感染方案如下。

处方内容：

| 注射用达托霉素 | 0.5g/支 | 0.5g | q.d. | i.v.gtt. |

【处方问题】抗菌药物选择不适宜。

【机制分析】该患者为左心自体瓣膜感染，血培养提示MRSA，对万古霉素MIC≤1mg/L，较为敏感，通常作为首选。而达托霉素静脉滴注后经过肺部进入左心，由于肺部气道具有独特组织构造，其含有复杂的蛋白和脂类混合物构成的表面活性剂，能够明显降低达托霉素的疗效，故上市前达托霉素用于金黄色葡萄球菌引起的左心自体瓣膜感染研究提示效果很差，说明书未批准相应适应证,但上市后研究发现,达托霉素用于金黄色葡萄球菌引起的左心和右心自体瓣膜感染同样有效,故有指南推荐达托霉素可用于左心瓣膜感染,多作为万古霉素治疗失败或 MIC 增加的 IE 的替代补救治疗,但通常剂量为 10mg/(kg·d),高于常规剂量 6mg/(kg·d),此外,该药单价较高,经济性劣于万古霉素。

【干预建议】建议患者无万古霉素使用禁忌的情况下,调整方案首选万古霉素,如必须选用达托霉素,应使用足够剂量,并告知患者知情同意,做好超说明书用药备案。

案例 5
【处方描述】

性别:男　　　年龄:15 岁　　　体重:50kg

临床诊断:急性淋巴细胞白血病,李斯特菌血症。

临床资料:患儿急性淋巴细胞白血病行多程化疗,本次因直接进食冷藏熟肉后,出现腹泻,自行服用黄连素治疗,效果欠佳,2 日后出现高热,体温达 39℃,血常规示 WBC $3.21×10^9$/L,NEUT% 72.5%,PCT 0.95μg/L,送检血培养,次日涂片鉴定为革兰氏阳性杆菌,后培养鉴定为李斯特菌。

处方内容:

| 注射用头孢哌酮/舒巴坦钠 | 1.5g/支 | 3g | q.8h. | i.v.gtt. |
| 注射用万古霉素 | 0.5g/支 | 1g | q.12h. | i.v.gtt. |

【处方问题】抗菌药物选择不适宜。

【机制分析】李斯特菌的细胞膜上存在至少 5 种青霉素结合蛋白,可与阿莫西林等青霉素类抗菌药物结合,而不能与头孢菌素类抗菌药物结合,因此李斯特菌对头孢菌素类抗菌药物具有天然耐药性。目前认为李斯特菌感染最佳的治疗方案是联合应用氨苄西林和氨基糖苷类抗菌药物,部分过敏或者合并基础疾病的患者可选用复方磺胺甲噁唑、利福平或氟喹诺酮类抗菌药物治疗。该患儿选用头孢哌酮/舒巴坦钠无效,而万古霉素治疗报道极少,也不作为一线推荐,故属于遴选药品不适宜。

【干预建议】建议治疗方案调整为青霉素 400 万 U q.4h. 静脉滴注联合庆大霉素 80mg q.8h.。

案例6

【处方描述】

性别：男　　　年龄：12 岁　　　体重：40kg

临床诊断：肾移植术后，李斯特菌血症，G6PD 缺乏症。

临床资料：患儿肾移植术后 1 个月余，进食冷藏食物后出现腹泻，次日出现高热，体温最高达 38.5℃，血培养提示李斯特菌。既往有青霉素过敏史。

处方内容：

注射用庆大霉素	2ml：80mg	80mg	q.12h.	i.v.gtt.
复方磺胺甲噁唑片	0.48g/片	0.96g	q.6h.	p.o.

【处方问题】遴选药品不适宜。

【机制分析】李斯特菌感染最佳的治疗方案是联合应用氨苄西林和氨基糖苷类抗菌药物，部分过敏或者合并基础疾病的患者可选用复方磺胺甲噁唑、利福平或氟喹诺酮类抗菌药物治疗，而针对李斯特菌导致的细菌性脑膜炎，《热病 - 桑福德抗微生物治疗指南》(第 48 版)推荐选用大剂量青霉素类抗菌药物治疗，青霉素过敏者选用美罗培南治疗。该患儿 G6PD 缺乏症，禁用复方磺胺甲噁唑片，同时肾移植术后 1 月余，应尽量避免肾毒性较大的庆大霉素，故该处方属于存在用药禁忌。患儿青霉素过敏治疗李斯特菌感染可考虑给予美罗培南。

【干预建议】建议治疗方案调整为美罗培南 1g q.8h. 静脉滴注。

三、用法、用量不适宜

案例7

【处方描述】

性别：男　　　年龄：72 岁　　　体重：70kg

临床诊断：二尖瓣机械瓣膜心内膜炎。

临床资料：患者因"风湿性心脏病、二尖瓣重度狭窄"行二尖瓣机械瓣置换术后 3 个月余，近 2 周发热伴畏寒，心脏彩超提示二尖瓣人工瓣置换术后，未见明显赘生物形成，血培养提示屎肠球菌，对青霉素、氨苄西林和庆大霉素耐药，对万古霉素($MIC \leq 4mg/L$)、替考拉宁($MIC \leq 4mg/L$)、利奈唑胺、达托霉素敏感。

处方内容：

注射用替考拉宁	200mg/支	600mg	q.d.	i.v.gtt.
华法林钠片	3mg/片	3mg	q.d.	p.o.

【处方问题】用法、用量不适宜。

【机制分析】替考拉宁的蛋白结合率高，约为90%，清除半衰期长(30~180小时)，导致血清中具有抗菌活性的替考拉宁含量少，且需要较长时间达到稳定的血药谷浓度水平，故需要给予负荷剂量，且用于感染性心内膜炎时应采用高剂量，通常建议负荷剂量为800mg(约相当于12mg/kg)，每12小时给药1次，给药3~5次，目标谷浓度维持在30~40mg/L，维持剂量为12mg/kg，静脉注射或肌内注射，每日1次，维持目标谷浓度大于30mg/L。

【干预建议】该患者体重为70kg，建议替考拉宁单次剂量增加至800mg，前3剂间隔12小时，并监测谷浓度，若达到30~40mg/L范围后，改为800mg，每日1次给药，并注意监测谷浓度。

案例8

【处方描述】

性别：男　　年龄：85岁

临床诊断：导管相关血流感染，高血压病3级(极高危)，慢性肾脏病5期，规律血透。

临床资料：患者因慢性肾脏病5期于当地医院行规律血透2月余，本次因"发热伴左下肢肿胀、疼痛"入院，考虑股静脉置管相关感染，予拔除，更换颈内静脉置管，继续行规律血透，导管尖端培养与血培养均提示MRSA，予万古霉素抗感染治疗，监测谷浓度为32mg/L。

处方内容：

注射用万古霉素	0.5g/支	1g	q.2d.	i.v.gtt.
氨氯地平片	10mg/片	10mg	q.d.	p.o.
厄贝沙坦片	150mg/片	150mg	q.d.	p.o.

【处方问题】用法、用量不适宜。

【机制分析】万古霉素给药后90%以原型经肾脏清除，故肾功能减退患者在使用前需评估肌酐清除率情况来调整剂量与给药间隔。低通量血液透析对万古霉素清除较少，常规推荐经验单次剂量为15~20mg/kg，间隔4~7日给药1次，而高通量血液透析能清除约30%的万古霉素，通常给予负荷剂量

15~20mg/kg后,每次透析结束后给予500mg维持剂量。由于血液透析方式、透析时间、透析剂量、透析器膜的特性存在差异,药物浓度监测是指导万古霉素给药方案及调整剂量的主要方法,对于血流感染,万古霉素目标谷浓度推荐15~20mg/L。该患者高龄,行规律血透,常规推荐万古霉素给药剂量为1g间隔4~7日1次,而患者间隔2日给药,剂量偏大,谷浓度高于目标范围,可能进一步加重肾脏损伤,故需减少剂量。

【干预建议】结合该患者万古霉素谷浓度,建议注射用万古霉素剂量调整为0.5g q.2d. 或1g q.4d. 静脉滴注,并注意监测谷浓度达目标范围。

四、剂型与给药途径不适宜

案例9

【处方描述】

性别:男　　　年龄:65岁

临床诊断:念珠菌性心内膜炎,二尖瓣机械瓣膜置换术后。

临床资料:患者二尖瓣机械瓣置换术后15年,本次因"发热畏寒1周"入院,超声心动图提示人工瓣膜左心室面出现赘生物,大小3mm×4mm,血培养提示白念珠菌,药敏均敏感,经评估不适合二次手术,给予卡泊芬净100mg q.d. 抗感染治疗8周后,病情稳定,多次复查血培养均为阴性,改用氟康唑注射液600mg q.d. 降阶梯治疗2周,拟出院。

处方内容:

氟康唑氯化钠注射液　　200mg/支　　　600mg　　q.d.　i.v.gtt.

【处方问题】剂型与给药途径不适宜。

【机制分析】该患者为人工机械瓣膜念珠菌感染,且未行二次瓣膜置换术治疗,通常建议初始治疗选用棘白菌素类药物,或两性霉素B,还可联合氟胞嘧啶,初始疗程6~10周,待病情稳定、血培养阴性后,敏感菌株给予氟康唑降阶梯治疗,人工瓣膜感染非手术治疗者,疗程至少2年甚至终生。该患者住院期间治疗符合上述原则,现病情好转带药出院,考虑需长期用药以及治疗方便性,应首先考虑口服给药途径。

【干预建议】建议该患者改为氟康唑胶囊600mg/d 口服。

五、联合用药不适宜

案例 10
【处方描述】

性别：男　　　年龄：16 岁

临床诊断：化脓性心包炎、肺部感染。

临床资料：患者因"发热、咳嗽 1 周伴气促 3 日"入院，当地医院胸部 CT 提示双肺多发炎性病变，心包积液，双侧少量胸腔积液，曾予阿莫西林/克拉维酸钾、阿奇霉素静脉滴注治疗 3 日、甲强龙抗炎治疗 3 日，未见好转，遂收治入院，查血常规示 WBC 20.41×10^9/L，NEUT% 88.4%，改用美罗培南联合阿奇霉素治疗，住院期间查肺炎支原体与肺炎衣原体抗体阴性，超声心动图提示中量心包积液，予行心包穿刺置管引流，查心包引流液结核杆菌、真菌涂片、肺炎支原体 RNA 均为阴性，培养提示肺炎链球菌，对万古霉素、利奈唑胺敏感，遂加用万古霉素治疗。

处方内容：

注射用美罗培南	0.5g/支	1g	q.8h.	i.v.gtt.
注射用阿奇霉素	0.5g/支	0.5g	q.d.	i.v.gtt.
注射用万古霉素	0.5g/支	1g	q.12h.	i.v.gtt.

【处方问题】联合用药不适宜。

【机制分析】化脓性心包炎经验性治疗应覆盖革兰氏阳性和革兰氏阴性致病菌，通常推荐万古霉素联合 β-内酰胺类抗菌药物，该患儿为社区发病，起初考虑覆盖支原体、衣原体等不典型致病菌，加用阿奇霉素相对适宜，阿奇霉素具有较长的抗菌药物后效应，通常无须长疗程用药，而该患者血肺炎支原体与肺炎衣原体抗体、肺炎支原体 RNA 均为阴性，心包引流液培养提示肺炎链球菌，采用万古霉素目标治疗，联用阿奇霉素已不适宜，应尽早停用。

【干预建议】建议患者停用注射用阿奇霉素。

案例 11

【处方描述】

性别：男　　　年龄：56 岁

临床诊断：直肠癌，直肠周围脓肿，菌血症。

临床资料：患者直肠癌伴腹膜后、盆腔多发淋巴结转移，入院行局部放射治疗，次日出现畏寒、寒战，最高体温达 39.6℃，血常规示 WBC 17.32×10⁹/L，NEUT% 87.5%，PCT 1.5μg/L，送检血培养后，经验性给予哌拉西林/他唑巴坦钠和万古霉素治疗，行腹部彩超提示直肠周围脓肿，行经皮穿刺置管引流术，送检引流液培养，血与引流液培养结果均提示肺炎克雷伯杆菌，仅对替加环素、黏菌素敏感，故更换哌拉西林/他唑巴坦钠为替加环素。

处方内容：

注射用替加环素	50mg/支	首剂 100mg、维持 50mg q.12h. i.v.gtt.
注射用万古霉素	0.5g/支	1g　　　q.12h.　　　i.v.gtt.

【处方问题】联合用药不适宜。

【机制分析】替加环素的抗菌谱包括革兰氏阳性球菌如粪肠球菌（仅限于万古霉素敏感菌株）、金黄色葡萄球菌（甲氧西林敏感菌株和甲氧西林耐药菌株）、咽峡炎链球菌族（包括咽峡炎链球菌、中间链球菌和星座链球菌），部分革兰氏阴性杆菌如弗劳地枸橼酸杆菌、阴沟肠杆菌、大肠埃希菌、克雷伯菌属、鲍曼不动杆菌、嗜水气单胞菌、产气肠杆菌、巴斯德菌属、黏质沙雷菌和嗜麦芽窄食单胞菌等，厌氧菌中的部分菌株如脆弱拟杆菌、多形拟杆菌、单形拟杆菌、普通拟杆菌、产气荚膜梭菌和微小消化链球菌等。而万古霉素主要针对革兰氏阳性球菌，与替加环素抗菌谱有所重复，故不推荐两者联用，同时，该患者已证实肺炎克雷伯菌血症，无必要联用万古霉素。

【干预建议】建议停用万古霉素。

案例 12

【处方描述】

性别：男　　　年龄：72 岁

临床诊断：血流感染，陈旧性脑梗死，癫痫。

临床资料：患者既往脑梗死病史 2 年，遗留双侧肢体无力，意识不清,并发癫痫,规律口服丙戊酸钠 1g q.12h.。近 1 周反复发热,热峰高达 39℃,血培养提示铜绿假单胞菌(碳青霉烯类、多黏菌素敏感,头孢哌酮 / 舒巴坦、阿米卡星中介,其他均耐药),据药敏调整为美罗培南抗感染治疗,用药 3 日后癫痫发作。

处方内容:

注射用美罗培南	0.5g/支	1g	q.8h.	i.v.gtt.
阿米卡星注射液	0.2g/支	0.6g	q.d.	i.v.gtt.
丙戊酸钠缓释片	0.5g/片	1g	q.12h.	p.o.

【处方问题】联合用药不适宜。

【机制分析】抗癫痫药丙戊酸钠与碳青霉烯类抗菌药物联合应用,可造成丙戊酸钠血药浓度急剧下降,导致患者癫痫复发,且此相互作用不表现为剂量依赖性,其主要机制目前尚无定论,可能从吸收、分布、代谢、排泄等多方面共同影响。①吸收方面:碳青霉烯类抗菌药物能够抑制丙戊酸钠经小肠上皮细胞基底膜侧的吸收,从而降低其血药浓度;②分布方面:碳青霉烯类抗菌药物可以抑制红细胞膜上的腺苷三磷酸结合盒式转运体上的多药耐药蛋白,导致丙戊酸不能被该蛋白泵出红细胞,从而降低了血浆中游离丙戊酸钠的浓度;③代谢方面:碳青霉烯类抗菌药物可使肝脏的葡糖醛酸、尿苷二磷酸水平升高,促进丙戊酸钠代谢为丙戊酸,降低血浆游离丙戊酸钠水平;④排泄方面:碳青霉烯类抗菌药物可以加速丙戊酸钠的排泄。因此,二者应避免合用。

【干预建议】建议美罗培南换用多黏菌素,或丙戊酸钠换用其他类型的抗癫痫药物。

案例 13

【处方描述】

性别:男　　　年龄:69 岁

临床诊断:主动脉瓣机械瓣膜心内膜炎。

临床资料:患者主动脉瓣机械瓣膜置换术后 8 年,长期规律服用华法林抗凝治疗,INR 基本达标,近 2 周出现发热伴乏力、食欲减退,超声心动图提示主动脉瓣人工瓣环赘生物形成,送检血培养阴性,既往对青霉素过敏,曾用头孢类抗菌药物无过敏等不良反应。

处方内容:

注射用头孢哌酮钠 /舒巴坦钠	1.5g/支	3g	q.8h.	i.v.gtt.

华法林钠片	3mg/片	4.5mg	q.d.	p.o.
地高辛片	0.25mg/片	0.25mg	q.d.	p.o.

【处方问题】联合用药不适宜。

【机制分析】头孢菌素能抑制肠道正常菌群,减少维生素 K 的产生;带有硫甲四氮唑侧链的头孢菌素如头孢哌酮还能干扰维生素 K 的正常代谢,与抗凝血药华法林联用可加强出血倾向,二者合用时应选择不带硫甲四氮唑的头孢菌素如头孢呋辛、头孢他啶,并加强监测 INR,及时指导调整华法林剂量,减少出血风险。结合该患者考虑人工机械瓣膜心内膜炎,也可选用万古霉素。

【干预建议】建议患者密切监测 INR 或更换注射用头孢哌酮钠 / 舒巴坦钠为注射用万古霉素。

第六节 小 结

心血管系统感染性疾病常见有感染性心内膜炎与血流感染,通常病情较为复杂,感染程度较重,常需住院治疗。抗菌药物多为静脉、大剂量、联合用药,以确保达到有效的药物浓度,疗程普遍偏长,以降低复发率。初始通常为经验性治疗,审方时应注意药物选择应充分考虑患者个体特点与当地致病菌耐药情况,已分离出病原菌时,应根据病原菌对药物的敏感程度选择抗菌药物。选择恰当的抗菌药物是治疗成功的重要前提,其次要注意审核药物用法、用量适宜性,首先要关注剂量是否足够,以免剂量不足诱发耐药,同时还要注意患者个体情况,此类感染患者常伴随肝肾功能损害问题,还要避免剂量过高造成不良反应。再次需注意的是,IE 或血流感染患者常需联合抗感染治疗,且住院期间往往使用多种非抗菌药物,审方时不仅要注意抗感染联合方案的适宜性,还需注意抗菌药物与其他药物之间相互作用等。总之,审核心血管系统感染性疾病抗感染处方时应把握相应疾病的抗感染治疗原则,同时注意个体差异,充分权衡抗菌药物与患者病情和其他用药、病原菌情况之间的特性后进行综合判断。

(闫佳佳)

参考文献

[1] 颜青,夏培元,杨帆,等. 临床药物治疗学:感染性疾病. 北京:人民卫生出版社,2017: 195-214.

［2］中华医学会心血管病学分会 , 中华心血管病杂志编辑委员会. 成人感染性心内膜炎预防诊断和治疗专家共识 (2014 年版). 中华心血管病杂志 , 2014, 42 (10): 806-816.

［3］NISHIMURA R A, OTTO C M, BONOW R O, et al. AHA/ACC Focused Update of the 2014 AHA/ACC Guideline for the Management of Patients With Valvular Heart Disease: A Report of the American College of Cardiology/American Heart Association Task Force on Clinical Practice Guidelines. J Am Coll Cardiol, 2017, 70 (2): 252-289.

［4］HABIB G, LANCELLOTTI P, IUNG B. ESC Guidelines on the management of infective endocarditis: a big step forward for an old disease. Heart, 2016, 102 (13): 992-994.

［5］CHAVES F, GARNACHO-MONTERO J, DEL POZO J L, et al. Diagnosis and treatment of catheter-related bloodstream infection: Clinical guidelines of the Spanish Society of Infectious Diseases and Clinical Microbiology and (SEIMC) and the Spanish Society of Spanish Society of Intensive and Critical Care Medicine and Coronary Units (SEMICYUC). Med Intensiva, 2018, 42 (1): 5-36.

［6］LING M L, APISARNTHANARAK A, JAGGI N, et al. APSIC guide for prevention of Central Line Associated Bloodstream Infections (CLABSI). Antimicrob Resist Infect Control, 2016, 5: 16-25.

［7］PAPPAS P G, KAUFFMAN C A, ANDES D R, et al. Clinical Practice Guideline for the Management of Candidiasis: 2016 Update by the Infectious Diseases Society of America. Clin Infect Dis, 2016, 62 (4): 409-417.

［8］国家卫生健康委合理用药专家委员会. 国家抗微生物治疗指南. 3 版. 北京 : 人民卫生出版社 , 2023.

第八章
骨与关节感染处方审核案例
详解

第一节　骨与关节感染总论

骨关节感染主要包括骨髓炎和化脓性关节炎等。病原菌常为金黄色葡萄球菌,亦可为链球菌、大肠埃希菌等。骨关节感染治疗的关键是早期诊断,但其诊断未有统一标准,一般依据临床表现、影像学检查、化验结果、病原微生物进行诊断。

骨关节感染后常有炎症,全身可见高热、寒战,局部可见疼痛、红肿、无力、活动受限。对临床表现进行综合分析,可初步判断该病。

影像检查需要借助不同的仪器进行。

(1)放射线检查,骨关节感染早期可能为阴性结果。

(2)超声波,对骨关节感染有较高的特异性,但对骨髓炎诊断作用有限。

(3)CT,显示较清晰,可发现骨膜下脓肿、骨髓炎症。

(4)MRI,为骨科常用检查手段,利于早期发现骨关节感染。

(5)关节镜检查,系关节腔内部检查的内镜,有助于观察滑膜、软骨、韧带等,可为诊断提供更直接的依据。

血液检查可辅助诊断骨关节感染。白细胞计数、红细胞沉降等传统指标特异性较差。血清降钙素原(PCT)由甲状腺 C 细胞产生,生理状态浓度低,难于被检测,炎性反应可迅速升高,可作为检测指标,提供诊断依据。

骨关节感染应进行及时有效的防治,急性骨关节感染发病急、高热,常见全身中毒症状,甚至可致残疾,应早诊断、早治疗。临床治疗要观察局部症状,对感染指标进行监控。治疗方法包括手术治疗、抗菌药物治疗、功能训练、护理治疗、综合治疗等。

抗感染药物的治疗应从以下几个方面进行考虑。

1. 选择在骨和关节组织中可以达到有效治疗浓度的药物　目前有资料证实的能在骨或关节组织中达到有效治疗药物浓度的抗菌药物有林可霉素、克林霉素、磷霉素、氟喹诺酮类、万古霉素等,这些药物在骨组织中可达到杀灭病原菌的有效药物浓度,骨组织中药物浓度可达血浓度的 0.3~2 倍。青霉素类和头孢菌素类采用大剂量时在骨中也可达到一定浓度。而氨基糖苷类、红霉素等则渗入关节滑囊中的浓度较低。

2. 选择对致病菌敏感且不易产生耐药的抗菌药物　在骨科抗感染治疗中,针对敏感菌选择抗菌药是一个关键的环节,首先在致病菌明确时,要考虑致病菌的敏感性和药物在骨组织中的浓度,再针对感染的部位进行选择;当致病菌不明确时,要先做细菌学检查和药敏试验,在结果未报告前,可根据临床经验用药,待细菌学检查和药敏报告出来后,则主要选择骨组织浓度高、起效快的杀菌抗菌药。其次要考虑给药的剂量和方法。药物的杀菌效力与浓度在一定范围内成正比关系,特别是对抗菌药物难渗透进去的骨和关节组织,足够的、有效的杀菌浓度尤为重要,选择杀菌药比选择抑菌药抗感染效果要好。

3. 选择不良反应小的抗菌药物　骨关节相关感染的疗程普遍较长。在保证进行外科手段处理感染的基础上(如清创、引流、手术修复等),一般抗菌治疗的疗程为 4~6 周。而某些慢性感染如假体相关感染、慢性骨髓炎、糖尿病足,疗程可持续 3~6 个月或更长。通常先予以静脉给药,症状控制后,逐渐过渡为口服治疗。因此,在用药时要根据患者全身机能的状态、年龄等选择不良反应小,安全范围大的抗菌药物。

第二节　化脓性骨髓炎

一、疾病概述

化脓性骨髓炎是由化脓性细菌感染引起的骨组织炎症,涉及骨膜、骨密质、骨松质与骨髓组织,骨髓炎只是沿用的名称。感染途径包括以下几种。

(1)血源性感染:身体其他部位的化脓性病灶中的细菌经血液循环播散至骨骼。

(2)创伤后感染:开放性骨折发生感染,或者骨折手术后出现感染。

(3)邻近感染灶:邻近软组织感染直接蔓延到骨骼,如脓性指头炎引起指骨骨髓炎、慢性小腿溃疡引起胫骨骨髓炎。

按照病情发展,化脓性骨髓炎分为急性和慢性两种类型,反复发作或者病程超过 10 日开始进入慢性骨髓炎阶段,但两者不宜用时间机械划分。一般认为死骨形成是慢性化脓性骨髓炎的标志,死骨出现需时 6 周。

各种化脓性骨髓炎的病原菌见表 8-1 所示。

表 8-1　骨髓炎的常见病原菌

骨髓炎	病原菌
血源性骨髓炎	
新生儿（<4 个月）	金黄色葡萄球菌、革兰氏阴性杆菌、B 族溶血性链球菌
儿童（>4 个月）~ 成人	金黄色葡萄球菌、A 族溶血性链球菌、少见
血源性骨髓炎	
成人（>21 岁）脊柱病变 ± 硬膜外脓肿	金黄色葡萄球菌多见
珠蛋白生成障碍性贫血患者	沙门菌属、其他革兰氏阴性杆菌
继发于局灶感染	
长骨骨折内固定术后	金黄色葡萄球菌、革兰氏阴性杆菌、铜绿假单胞菌
脊柱异物植入后	金黄色葡萄球菌、凝固酶阴性葡萄球菌、革兰氏阴性杆菌
胸骨手术后	金黄色葡萄球菌、表皮葡萄球菌
足部骨骼被网球鞋钉刺伤	铜绿假单胞菌
糖尿病足感染	金黄色葡萄球菌、表皮葡萄球菌、链球菌属、粪肠球菌、革兰氏阴性杆菌、厌氧菌
慢性骨髓炎	金黄色葡萄球菌、肠杆菌科细菌、铜绿假单胞菌

二、临床表现及评估

急性血源性骨髓炎病例在 12 岁以下儿童多见，男女患病比约为 4∶1。长骨干骺端为原发灶所在，以胫骨上段、股骨下段为好发部位，胫骨远端、肱骨近端、髂骨等其他骨骼也可发生，肋骨、颅骨少见。

急性化脓性骨髓炎最常见的致病菌为金黄色葡萄球菌，约占 75%，其次是乙型溶血性链球菌、革兰氏阴性杆菌。本病的致病菌经过血源性传播，先有身体其他部位的感染性病灶，一般位于皮肤或黏膜处。原发病灶处理不当或机体抵抗力下降时，由于细菌进入血循环发生菌血症或者脓毒症。菌栓进入骨营养动脉后往往受阻于长骨干骺端的毛细血管内。原因是该处血流缓慢，容易使细菌停滞。儿童骨骺板附近的微小终末动脉与毛细血管往往更为弯曲而成为血管襻，该处血流丰富而流动缓慢，使细菌更易沉积。因此儿童长骨干骺端为好发部位。

化脓性骨髓炎起病急,伴有高热,体温常在39℃以上,小儿可出现惊厥,伴寒战、精神不振、消化道症状等,病情严重者有昏迷和感染性休克。感染早期,局部剧痛、皮温升高、肢体半屈曲、周围肌痉挛,因疼痛抗拒主动与被动运动。骨脓肿形成至穿破骨密质到骨膜下时,常伴有剧痛,随后骨内压缓缓下降,疼痛随之减轻。当脓肿穿至皮下时,局部红、肿、热、痛明显。早期压痛不一定严重,脓肿进入骨膜下时,局部才有明显压痛。

急性骨髓炎的自然病程可维持3~4周,脓肿穿破后疼痛即刻缓解,体温逐渐下降,脓肿穿破后形成窦道,病变转入慢性病程。部分病例致病菌毒性较低,特别是白葡萄球菌所致的骨髓炎,表现不典型,缺乏高热与中毒症状,体征较轻,诊断较为困难。急性血源性骨髓炎死亡率高,由于应用了抗菌药物,死亡率明显下降。但由于诊断不及时,急性骨髓炎往往演变为慢性骨髓炎。治疗的目的应是中断骨髓炎由急性期向慢性阶段的演变。早期诊断与治疗是关键。

慢性骨髓炎在儿童多为急性骨髓炎牵延所致。在成人常常是创伤后骨髓炎,包括手术,特别是内植入物术后骨髓炎,属非血源性。原因在于开放性损伤造成骨污染,损伤软组织和骨组织的失活又为细菌的生长繁殖提供环境。宿主的因素是慢性骨髓炎重要的发病基础。糖尿病和动脉粥样硬化引起的血管疾患,患者的免疫功能损害,如器官移植个体、AIDS、肿瘤化疗患者均增加了易感性。有些因细菌毒力低,一开始便呈慢性骨髓炎表现。

慢性骨髓炎全身症状一般不明显。急性发作时可有全身中毒症状,局部红、肿、热、痛。患肢可见窦道口、流脓且有异味,偶可流出小死骨。窦道处皮肤破溃反复发生可持续数年或数十年。患肢增粗,组织厚硬,有色素沉着,周围肌肉萎缩。

三、治疗原则

1. 一般治疗 急性化脓性骨髓炎应积极治疗,以防止中毒性休克和感染蔓延。提高机体免疫力,对症支持治疗;发病初期,可经验性广谱抗生素治疗,病原体明确后,根据培养结果调整抗菌药物。早期可行骨开窗减压引流,防止炎症扩散及死骨形成转变为慢性骨髓炎。

慢性骨髓炎治疗原则是清除死骨,消灭骨死腔,切除窦道,根治感染源头。慢性骨髓炎往往是多种细菌混合感染,应选择针对多种病原菌有效的广谱抗生素。

2. 抗感染治疗 应在留取病原学检测标本后及时进行抗感染经验治疗,并根据细菌培养和药敏结果调整治疗方案。脊柱骨髓炎患者宜尽早MRI检查以除外硬膜外脓肿。

(1)经验治疗:①急性血源性骨髓炎,MRSA所致可能性大时,万古霉素联合头孢他啶或环丙沙星；MRSA 感染的可能性小时,苯唑西林或氯唑西林联合头孢他啶。青霉素、头孢菌素或糖肽类过敏患者可选用氨曲南联合利奈唑胺。②无血管功能不全的邻近感染灶所致骨髓炎,长骨内固定手术后或穿刺伤后,骨髓炎患者可给予万古霉素或利奈唑胺联合头孢他啶或环丙沙星；考虑铜绿假单胞菌感染可能性大的患者,治疗选用头孢他啶或环丙沙星；胸骨手术后患者给予万古霉素或利奈唑胺。③糖尿病或血管功能不全患者的骨髓炎,与糖尿病足感染同。④慢性骨髓炎,不宜进行经验治疗,应根据培养及药敏结果静脉给药。

(2)病原治疗:病原菌为 MSSA 者选用苯唑西林、氯唑西林、头孢唑林。MRSA 所致者可选用万古霉素、利奈唑胺、达托霉素、夫西地酸等,有专家建议联合利福平。

肠球菌属选用青霉素或氨苄西林联合庆大霉素,或万古霉素联合庆大霉素；肠杆菌科细菌选用头孢曲松或环丙沙星；铜绿假单胞菌选用头孢他啶、头孢吡肟或环丙沙星。

化脓性骨髓炎的疗程为 4~6 周,MRSA 骨髓炎疗程应 8 周以上。急性骨髓炎患者经抗菌药物治疗无效者和慢性骨髓炎患者需进行外科手术。糖尿病合并血管功能不全骨髓炎患者的治疗取决于感染部位组织的氧浓度、血管重建的可能性及局部感染的范围。感染部位氧浓度高,病原菌为金黄色葡萄球菌的患者,经清创及 4~6 周的抗菌药物治疗可获良好疗效。

第三节　化脓性关节炎

一、疾病概述

化脓性关节炎为关节内化脓性感染。多见于儿童,以膝和髋关节多见,其次为肘、肩及踝关节,其他关节少见,成人创伤后感染多见。患者常因呼吸道感染如急性扁桃体炎,以及皮肤疖肿、毛囊炎或体内潜在病灶的细菌进入血流,停留在关节滑膜上引起急性血源性感染；而局部注射药物进行封闭治疗,手术或开放性创伤,可直接引起关节内感染,近年来人工关节置换术普遍开展,成为关节感染重要的途径。人工关节感染将在第四节内容进行详述。

化脓性关节炎最常见的致病菌是金黄色葡萄球菌,约占 85%,其次是乙型溶血性链球菌、革兰氏阴性杆菌。病理进程大致分为三期,但无明确的界限,并可因细菌毒力、机体抵抗力及治疗情况而变化。

(1)浆液性渗出期:炎症仅在滑膜浅层,毛细血管扩张充血,滑膜肿胀,白细胞浸润。此时毛细血管壁和滑膜基质尚有屏障作用,大分子蛋白不能渗入关节腔,故关节液呈稀薄浆液状,内有大量白细胞和红细胞,纤维蛋白量少。因关节软骨未遭破坏,若在此期内获得治愈,渗出液可完全吸收,关节功能不会受到损害。此期时间短,为2~3日。

(2)浆液纤维素性渗出期:滑膜炎症加重,毛细血管壁和滑膜基质屏障功能丧失,渗出液为浆液纤维素性,黏稠且内含大量的炎症细胞、脓细胞和纤维蛋白。炎症反应包括白细胞向关节液内的移动。白细胞、滑膜细胞和软骨细胞产生大量不同的酶和毒性物质。细菌降解产物和蛋白溶解酶的释放使关节软骨开始降解,氨基葡聚糖开始丢失,使关节软骨破坏。加之滑膜肿胀增厚、纤维蛋白沉积等,此期即使炎症治愈,关节也将丧失部分或大部分功能。

(3)脓性渗出期:关节腔积聚浓稠黄色的脓性渗出液,内含大量的脓细胞和絮状物,关节软骨破坏加重,甚至剥脱。炎症进一步发展,可侵入骨端骨松质,形成骨髓炎。另一方面炎症经关节囊纤维层,向外扩展,引起周围软组织化脓性感染。全身抵抗力低下,脓肿迁徙可出现多发脓肿。关节脓肿破溃可形成窦道。后期可发生病理性关节脱位,关节纤维性强直或骨性强直。

二、临床表现及评估

化脓性关节炎原发性病灶表现可轻可重,甚至全无。一般都有外伤诱发病史。起病急,体温可达39~40℃,全身中毒症状严重,甚至出现中毒性休克和多处感染灶等。受感染的关节疼痛剧烈,呈半屈位、怕活动;局部明显肿胀、压痛,皮温升高。髋关节的位置较深,因而肿胀、压痛多不明显,但有活动受限,特别是内旋受限。遇到不能解释的膝疼痛时,应警惕疼痛可能来自髋关节。老年患者和糖皮质激素治疗患者症状体征较轻。假体置换术后感染常有持续痛和静止痛,可存在表浅伤口感染或窦道。

因为关节囊坚厚结实,脓液难以穿透,一旦穿透至软组织内,则蜂窝织炎表现严重,深部脓肿穿破皮肤后会成为瘘管,此时全身与局部的炎症表现都会迅速缓解,病变转入慢性阶段。

三、治疗原则

1. 一般治疗　早期治疗是治愈感染、保全生命和关节功能的关键。原则:全身支持疗法,应用广谱抗生素,消除局部感染病灶。高热应予降温,注意维持水电解质的平衡及纠正酸中毒。在未知感染菌种和药敏结果之前,可经验性广谱抗生素治疗,病原体明确后,根据培养结果调整抗菌药物。

2. 抗感染治疗　治疗需全身应用抗菌药物,并予以关节引流,化脓性关节炎应尽早开始经验治疗,以免关节软骨可能被脓液消化溶解,影响关节功能。应用抗菌药物前,需抽取关节腔渗出液或脓液进行涂片革兰氏染色及细菌培养。经验治疗应依据革兰氏染色结果、年龄及危险因素选用抗菌药物。如脓液涂片见革兰氏阳性球菌,选用的抗菌药物应覆盖金黄色葡萄球菌和链球菌属。多数情况下宜用广谱抗菌药物治疗,而后根据关节腔液或血培养及药敏结果调整用药。多数抗菌药物注射或口服给药后可很好地透入炎性关节。静脉应用抗菌药物的疗程为 2~4 周。不需要在关节腔内注射抗菌药物,还可能造成化学性滑膜炎。

　　3 个月以内婴幼儿细菌性关节炎的常见病原菌为金黄色葡萄球菌、肠杆菌科细菌和 B 族溶血性链球菌。治疗宜选用苯唑西林或氯唑西林等耐酶青霉素联合第三代头孢菌素,或耐酶青霉素联合氨基糖苷类;在甲氧西林耐药金黄色葡萄球菌高发区,宜用万古霉素联合第三代头孢菌素。3 个月 ~14 岁儿童患者的病原菌主要为金黄色葡萄球菌、化脓链球菌、肺炎链球菌、流感嗜血杆菌等,宜选用万古霉素联合第三代头孢菌素直至获细菌培养与药敏结果。无性传播疾病危险因素成人患者的常见病原菌为金黄色葡萄球菌、链球菌属及革兰氏阴性杆菌,应选用万古霉素联合第三代头孢菌素或环丙沙星;有性传播疾病危险因素成人的病原菌主要为淋病奈瑟菌、链球菌属,偶见革兰氏阴性杆菌,宜选择头孢曲松、头孢噻肟或头孢唑肟,如革兰氏染色涂片见革兰氏阳性球菌,加用万古霉素。利奈唑胺、达托霉素可作为万古霉素的替代药物。

第四节　骨科植入物感染

　　骨科人工植入物的感染包括人工关节感染以及脊柱和四肢内固定后感染,通常分为早期感染、迟发感染和晚期感染。早期感染多发生在术后 1 个月内;迟发感染通常指发生在术后 3 个月 ~2 年内的感染,这是骨科人工植入物感染最常见的类型;晚期感染多发生在术后 2 年以上,多为血源性感染。绝大多数的骨科人工植入物感染是在手术时病原菌污染造成的,皮肤低毒菌群是这类感染重要的致病菌,由于这类细菌需要达到一定数量和毒力且在机体防御能力下降时才能引起临床症状,因此多为迟发感染,而且常是多种细菌的混合感染。不同类型骨科植入物感染的常见病原菌见表 8-2 所示。

表 8-2　不同类型骨科植入物感染的常见病原菌

类型	常见致病菌
早期感染	金黄色葡萄球菌、需氧革兰氏阴性杆菌、凝固酶阴性葡萄球菌
迟发感染	凝固酶阴性葡萄球菌、其他皮肤菌群
晚期感染	凝固酶阴性葡萄球菌、金黄色葡萄球菌、需氧革兰氏阴性菌、厌氧菌

一、人工关节感染

1. 定义　人工关节感染（prosthetic joint infection，PJI）是人工关节置换术后的严重并发症。随着我国关节置换术手术量迅速增加，人工关节感染的病例也日益增多。PJI 是指发生在人工关节植入部位并累及人工关节假体及其临近组织的感染。PJI 由微生物侵入关节部位引起，通过微生物、植入材料和宿主之间复杂的相互作用，表现出一系列病理生理学改变和临床症状。

2. 临床表现　急性 PJI 包括术后早期感染与急性血源性感染。术后早期感染指在术后短时间内（<4 周）出现的关节部位感染；急性血源性感染指致病菌经血行播散至功能良好的人工关节，导致急性感染。急性 PJI 多由高毒力致病菌感染所致，往往伴随关节肿痛、渗出等急性感染特征。在感染出现的早期，假体上的致病菌生物膜尚未成熟，仍能够通过早期干预，在尽可能保留假体的同时彻底清除致病菌。

慢性 PJI 主要分为术后>4 周出现感染与从发生急性感染到获得有效诊治的时间>4 周两种。慢性 PJI 多为低毒力致病菌感染所致，临床症状持续时间长，感染特征相对温和。但致病菌生物膜已形成，往往伴随骨与软组织的破坏，需要彻底地清理感染病灶并且置换假体。

在临床实践中，要结合各病例具体的患者因素和病原体因素进行综合考量，不应简单根据某一时间点的指标指导治疗。

早期感染或急性血源性感染患者的临床表现较典型，包括关节部位红、肿、热、痛，切口愈合不良或持续渗出，可合并全身症状，如发热、寒战等。延迟及晚期感染患者的症状常不典型，最常见的症状是关节部位疼痛，特别是静息持续疼痛，还可伴有关节肿胀、关节局部压痛、皮肤红斑、关节周围窦道、关节功能障碍等，但全身症状常不明显。

3. 病原微生物的培养与分子诊断　任何怀疑 PJI 的病例均应尽可能明确致病菌。

全身或局部应用抗菌药物会显著降低 PJI 病原微生物检出的阳性率。对于慢性 PJI，在未明确病原微生物之前不推荐常规应用抗菌药物；若已使用抗菌药物，则推荐至少停用 2 周再取标本。若患者为急性 PJI 或慢性 PJI 感染急性发作伴全身中毒症状，也应争取先行关节穿刺取样后再经验性应用抗菌药物治疗。

不推荐采集窦道分泌物进行微生物培养。推荐将关节液注入血培养瓶培养，组织应充分研磨后培养，以提高微生物培养阳性率。推荐同时进行需氧和厌氧培养，培养时间 5~7 日；怀疑低毒力细菌或特殊病原菌感染（如痤疮丙酸杆菌等），可将培养时间延长至 14 日甚至更长；必要时可加做结核或非结核分枝杆菌、真菌的特殊培养。仅单份样本培养阳性时,需排除污染的可能,建议术中取4~6份不同部位的组织样本进行培养,降低假阳性率。当2份样本培养结果完全一致时,病原微生物诊断可成立;对于高毒力致病菌,如金黄色葡萄球菌、大肠埃希菌等,单份样本培养阳性也可明确诊断。

术前与术中的培养结果可能不一致,所以推荐当术前培养阳性时,术中仍应取关节液和组织进行培养。取样后应尽快将样本送往微生物实验室,并及时处理和接种,减少微生物在体外环境失活的可能。有证据表明,将取出的关节假体或部件行超声裂解处理,有助于提高培养阳性率。

微生物分子诊断方法具有灵敏度高、检测速度快、不依赖培养等特点,常用技术包括聚合酶链反应技术和宏基因组二代测序技术等,可用于检测关节液、组织或超声裂解液等样本,有助于提高PJI病原微生物检出阳性率。

4. 治疗原则　选择PJI治疗方法时需综合评估PJI的分型、患者一般情况、细菌感染情况等因素。单纯应用抗菌药物治疗无法完全治愈感染,仅在特定情况下考虑使用,包括因非感染因素翻修而术中培养阳性患者和无法耐受手术患者。

PJI的手术治疗分保留假体和去除假体两种方案。若为浅表感染、早期深部感染或急性血源感染可选择清创,应用抗菌药物和保留假体治疗,即保留假体清创术(debridement,antibiotics and implant retention,DAIR);其他类型感染需去除假体。

去除假体手术应尽量使用原手术切口,切除既往的瘢痕和窦道,联合过氧化氢、聚维酮碘溶液浸泡进行化学清创。再植入新假体可选择一期或二期翻修。目前推荐通过二期翻修治疗慢性PJI,但随着术前微生物检测技术提高,一期翻修的适应证正逐渐扩大。如再植入假体无法重建关节功能,可采用其他挽救手术,包括关节融合术及关节切除成形术,感染无法控制或危及生命时可选择截肢。

所有治疗方法都应重视抗菌药物的使用。广谱的经验性用药仅限于清创术后早期使用,一旦明确病原菌应立即改为针对性用药。推荐术后静脉滴注抗菌药物7~14日后改为口服抗菌药物,术后抗菌药物使用具体时间需根据菌种、药物敏感性实验结果及患者一般情况进行调整。

DAIR术后还应依据病原菌药敏结果,选取合适的抗菌药物治疗6~12周,并及时评估感染控制情况决定下一步治疗。一旦保留假体清创术失败,建议取出假体,目前尚无足够证据证明DAIR失败会影响后续二期翻修的疗效。

一期翻修术是指在一次手术中,取出原有感染假体,广泛清创并植入新假体,联合术后抗菌药物治疗的方案,主要适用于免疫功能正常,无全身脓毒血症,骨缺损较小,软组织条件较好,且单一病原菌及药物敏感性已知的患者。

不推荐在局部骨及软组织情况不良,如骨缺损大、切口不能闭合、窦道复杂难以切除,致病菌不明的 PJI 患者中应用。研究表明,局部窦道已经不构成一期翻修术的绝对禁忌证。术中彻底清创,关节腔内使用抗菌药物(骨水泥或非骨水泥途径)可提高治疗成功率。随着技术的进步,一期髋翻修术中使用的假体已不局限于水泥型假体。术后推荐静脉应用抗菌药物 10~14 日,随后口服抗菌药物,总时间为 4~6 周,并根据患者情况进行个性化调整。

二期翻修术是应用最广的 PJI 治疗方案。其基本步骤包括:一期行假体取出清创,二期行人工关节假体再植入。一期需完全取出所有假体(水泥型假体需完全取出骨水泥),术中建议彻底清创,更换手术器械,重新铺单,植入间隔物。

推荐根据术前病原学和药物敏感性结果在间隔物中加入抗菌药物,同时应考虑抗菌药物的热稳定性。建议一期术中留取关节液及组织行细菌培养并根据药物敏感性结果指导下一步治疗。若一期术后细菌培养阴性,强烈建议根据术者经验与 PJI 常见细菌使用抗菌药物(建议加用万古霉素 + 庆大霉素),目前对一期假体取出清创术后抗菌药物使用时间尚无明确标准,建议术后至少常规静脉应用抗菌药物 2 周,之后可更换为口服抗菌药物。

5. 抗感染治疗 推荐根据病原菌种类和药物敏感性实验结果选择合适的抗菌药物进行全身抗感染治疗。理想的抗菌药物应在骨关节组织中浓度高、能够穿透生物膜并抑制生物膜形成。由于骨本身构造的特殊性,给药物的穿透带来许多困难,使大多数抗菌药物不易进入骨组织中,在骨组织中浓度很低,达不到治疗目的,因此在治疗骨感染疾病时,要特别注意抗菌药物在骨组织中的分布情况。能在骨和关节组织中达到有效治疗浓度的抗菌药物有林可霉素、克林霉素、磷霉素、喹诺酮类、万古霉素等,大剂量青霉素类和头孢菌素类也可达到一定浓度。常用药物的骨组织浓度见表 8-3。应选择在骨和关节组织中浓度高、起效快的杀菌药物并给予充足的剂量。青霉素类、林可霉素、克林霉素、喹诺酮类等单药治疗易产生耐药性,临床使用时可与其他药物联用,为保证在血液和骨组织中的杀菌浓度,初始治疗时应静脉给药。

表 8-3 常用抗菌药物的骨组织浓度

抗菌药物	骨组织浓度 /(μg/g)
磷霉素	96.4
头孢呋辛	19.4
利奈唑胺	15.1 ± 4.1(松质骨)
万古霉素	10.8(松质骨),4.0(皮质骨)

续表

抗菌药物	骨组织浓度 /（μg/g）
林可霉素	10.4（松质骨和皮质骨混合）
替考拉宁	7.1（24h）
达托霉素	4.7
克林霉素	2.63 ± 1.76
亚胺培南	2.6
比阿培南	12.7mg/L（关节液）

推荐在彻底清创的基础上，静脉或口服使用高生物利用度的抗菌药物 6 周以上。部分无法耐受手术、特殊病原感染或感染难以清除的患者，还需长期口服抗菌药物。有研究表明，二期翻修假体再植入术后患者，在感染得到控制后继续使用抗菌药物 1 周 ~3 个月，可降低感染复发率。

需密切关注联合或长期使用抗菌药物可能造成的并发症，如肝肾功能损害、骨髓抑制、肠道菌群失调等。在病原菌未明确时，推荐单独或联合使用广谱抗菌药物以覆盖常见的革兰氏阳性菌及革兰氏阴性菌。病原菌明确后，应尽快改为相对窄谱的抗菌药物，以减少抗菌药物相关并发症。

葡萄球菌是最常见的 PJI 病原菌，甲氧西林敏感葡萄球菌感染时，建议首选一代头孢菌素或克林霉素等；甲氧西林耐药葡萄球菌感染时，需使用万古霉素、替考拉宁、利奈唑胺、达托霉素等。

在有关节假体留置时（DAIR、一期翻修或二期翻修假体再植入后），建议联合使用利福平，以抑制生物膜形成。但不建议利福平单独使用，否则极易导致病原菌快速耐药。在铜绿假单胞菌、大肠埃希菌等革兰氏阴性菌感染时，若有假体留置，建议联合使用氟喹诺酮类抗菌药物（环丙沙星、左氧氟沙星、莫西沙星等）。

静脉抗菌药物治疗一般可使关节滑液中的抗菌药物浓度达到 MIC 的 2~3 倍，而无法达到关节感染部位的最低生物膜清除浓度（minimum biofilm eradication concentration，MBEC）。因此，DAIR 术后或一期翻修术后局部使用抗菌药物可能是治疗 PJI 的方法之一。文献报道的可能有效的局部抗菌药物使用方法包括术中局部使用抗菌药物粉剂、术后关节腔穿刺注射、经关节腔内置管局部灌注等。然而，既往研究中所使用的抗菌药物种类及方法存在较大异质性，缺乏对照组且病例数较少，因此，目前尚无充分证据表明常规在关节腔内直接使用抗菌药物能够提高 PJI 治疗的成功率。鉴于《抗菌药物临床应用指导原则（2015 年版）》中提出骨、关节感染的治疗中不宜局部应用抗菌药物,目前指南暂不推荐将关节腔内注射、灌注等局部应用抗菌药物的方法作为治疗 PJI 的常规方法。

二、骨折内固定术后感染

1. 定义 《中国骨折内固定术后感染诊断与治疗专家共识》(2018 版)将骨折内固定术后感染定义为骨折内固定置入术后由于致病微生物污染或患者自身免疫力低下所致的、与内置物接触的、伴或不伴周围软组织感染的骨组织感染。

2. 临床表现与评估 骨折内固定术后感染者往往有明确外伤史及手术史,采集病史时应明确外伤性质、部位、骨组织与软组织损伤程度,已采取的治疗策略(包括抗菌药物应用、手术方式)等。根据骨折内固定术后感染发病时间的不同分为以下几种。

(1)早期感染(<2 周):多因高毒力致病菌(如金黄色葡萄球菌等)感染所致,此期致病菌可能已初步形成生物膜,但其尚处于未成熟阶段,骨组织及周围软组织炎症变化并不明显。早期感染多由高毒力致病菌所致,患者感染症状较为典型,主要表现为红、肿、热、痛,伤口愈合欠佳,局部存在血肿,可伴有全身症状,如发热、乏力。

(2)延迟期感染(2~10 周):多由毒力稍弱的致病菌(如表皮葡萄球菌等)感染所致,此期致病菌形成生物膜逐步成熟,对抗菌药物及宿主免疫有更强的抵抗力,骨组织出现溶解进而不愈合,软组织出现进一步坏死。延迟期感染兼有早期和慢性期的临床症状,如局部血肿(早期)、窦道 / 瘘管(慢性期)。

(3)慢性期感染(>10 周):多由低毒力致病菌感染所致,此期骨与软组织感染进一步加重,出现以骨质炎症性破坏伴新骨形成为特点的慢性骨髓炎。感染持续时间的不同,骨组织及其周围软组织病理学变化的不同,决定了其在治疗策略方面存在显著差异。慢性期感染症状多不典型,可表现为肢体功能障碍、局部肿胀、压痛、红斑以及窦道 / 瘘管形成,但缺乏全身症状。

3. 微生物培养与鉴定 因开放性伤口在清创起始所取污染组织的培养结果与后续感染后的致病菌之间并无相关性,因此,不推荐初始开放性骨折在清创时直接取污染组织进行培养;针对骨折内固定术后感染的患者,为提高术中感染组织培养阳性率,不建议术前常规应用抗菌药物(除外感染急性发作伴全身症状),建议骨感染手术治疗前,抗菌药物应至少停止使用 2 周;对于有明确窦道的患者,不推荐术前常规采集窦道分泌物进行细菌培养及药敏,因窦道分泌物培养结果与术中感染组织细菌培养结果的一致性不高;培养时间推荐至少 7 日,对于怀疑低毒力或特殊致病菌所致感染,可适当将培养时间延长至 14 日,必要时加做厌氧菌、结核分枝杆菌及真菌条件下的培养;对于怀疑细菌生物膜感染、内置物标本培养阴性时,可将取出的内置物送实验室进行超声波降解,破坏细菌生物膜,以提高培养阳性率;骨折内固定术后感染的术中微生物学标本采集及术后诊断推荐采用"3-2-1"原则,即术中至少取 3 个疑似感染组织的部位进行致病菌培养,有 2 点培养出相同致病菌诊断即可成立,而对于高毒力致病菌,如金黄色葡萄球菌、大肠埃希菌等,只要培养出 1 点,骨感染的诊断即可成立。

尽管聚合酶链反应(polymerase chain reaction,PCR)技术在细菌鉴定方面具有方便、快捷、高分辨率与高敏感性等优势,鉴于 PCR 技术尚处于探索阶段,加之其存在一定的缺陷,如标本污染易导致假阳性、不能鉴别细菌存活状态、提供的药敏信息有限等,不建议将该技术作为微生物鉴定的常规检测方式,应将其作为常规细菌培养的补充检测手段。

4. 治疗原则　积极恰当的治疗是提高治愈率、降低复发率与致残率、重建肢体功能、改善生活质量的关键。近期研究表明,保守治疗 1 年后,感染的复发率近 75%;但不同的外科治疗策略均存在利与弊,需要临床医师结合自身经验和患者实际情况,选择最恰当的治疗方式。骨折内固定术后感染治疗的基本原则包括彻底清创、内固定的处理、全身与局部抗菌药物的应用、骨与软组织缺损的修复以及肢体功能康复。

骨折内固定术后感染治疗的 5 个基本目标包括:①促进骨折愈合;②清除感染或抑制感染直至骨折愈合;③促进创面覆盖软组织的愈合;④预防慢性骨髓炎的形成;⑤肢体功能的恢复。

彻底清创是骨感染治疗的前提,也是降低复发率的关键;清创时,要将感染病灶当作低度恶性肿瘤处理,将难以控制的骨感染转化为可以修复的骨缺损。清创的关键是要彻底清除所有的感染所致的坏死及失活组织,推荐采用扩大范围式激进的清创方式。

针对急性期(＜2 周)感染,目前尚无循证医学证据建议是保留还是去除内固定,建议在骨折复位良好、内固定稳定且感染得到有效控制的前提下尽可能予以保留,但出现以下任一情形时,建议应尽早去除内固定:①吸毒及烟瘾大的患者;②宿主免疫力低下且短期内无法纠正者;③开放性骨折;④髓内固定;⑤骨折断端复位欠佳或内置物不稳定;⑥软组织条件差、创面无法充分覆盖;⑦难治性致病菌感染(如甲氧西林耐药金黄色葡萄球菌等)。对于延迟期(2~10 周)感染,建议保留内固定仅限于骨折复位良好、内固定稳定、感染得到有效控制且有良好的软组织覆盖的情形。对于慢性期(＞10 周)感染,如骨折已愈合,则需去除内固定物,如骨折未愈合,保留内固定物的条件同延迟期感染。

无论感染处于哪种时期,做出保留内固定物的决策必须慎重,建议针对保留内固定的患者,应密切关注患者的临床症状,加强临床抗感染与对症支持治疗,动态复查血清学炎症指标,尤其是 CRP,一旦出现 CRP 的持续增高、局部炎症或全身感染等临床表现加重的情况,就要及时去除内固定物,以防感染进一步加重。

5. 抗感染治疗　全身抗菌药物应用包括治疗性和抑菌性 2 个目的,如果是以抑菌性为目的,建议系统抗菌药物治疗应至骨折愈合且能移除内固定物;推荐根据术中感染组织培养及药敏结果选择敏感抗菌药物进行治疗,最常使用的广谱抗菌药物是头孢菌素类和克林霉素,清创术后即开始系统使用抗菌药物,建议静脉给药 2 周,随后转为口服给药;如果以治疗性为目的,建议内固定物去除后,抗菌药物继续使用 6 周(静脉给药 2 周,口服给药 4 周),如保留内固定物,抗菌药物则需延长至 12 周(静脉给药 2 周,口服给药 10 周);如果以抑菌性为目的,系统抗菌药物的治疗时间与骨折稳定 / 愈合的时间密切相关,建议在骨折愈合去除内固定物后再使用 4~6 周,尤其是针对高毒力致病菌所致感染;当怀疑甲氧西林耐药金黄色葡萄球菌感染时,可使用万古霉素或达托霉素;对于延迟期及慢性期内固定术后感染,考虑细菌生物膜的存在,外科彻底清创术后,建议对葡萄球菌属所致感染加用利福平,革兰氏阴性菌所致感染加用喹诺酮类抗菌药物(环丙沙星、左氧氟沙星)。不建议利福平术后单独使用,否则极易导致快速的细菌耐药,推荐与其他广谱抗菌药物联合使用。

局部抗菌药物的应用需借助于抗菌药物载体,目前临床最常使用的载体类型包括聚甲基丙烯酸甲酯(polymethyl methacrylate,PMMA)和硫酸钙(calcium sulfate,CS);局部抗菌药物可选择万古霉素、庆大霉素、妥布霉素以及头孢菌素。无论选择何种类型抗菌药物载体,其局部应用必须建立在对感染组织彻底清创基础之上,此外,建议术前充分告知不同类型抗菌药物载体的利弊,如 PMMA 虽能提供足够的支撑强度,但其无法降解,需二次手术取出,CS 虽能降解,但无菌性渗出是最常见的并发症。

第五节　常见处方审核案例详解

一、适应证不适宜

案例 1

【处方描述】

性别:男　　年龄:89 岁

临床诊断:骨关节炎。

处方内容：

活血止痛膏	7cm×10cm×10 片 1 盒	2 帖	b.i.d.	外贴
乳酸左氧氟沙星分散片	0.2g×14 片		0.4g	q.d.	p.o.

【处方问题】适应证不适宜。

【机制分析】

(1)根据《骨关节炎诊疗指南》(2018 年版),骨关节炎指由多种因素引起关节软骨纤维化、皲裂、溃疡、脱失而导致的以关节疼痛为主要症状的退行性疾病。临床表现为关节疼痛及压痛,关节活动受限,关节畸形,骨摩擦音,肌肉萎缩。推荐药物治疗包括以下几种。

1)非甾体抗炎药是患者缓解疼痛、改善关节疼痛的常用药物。

2)对非甾体抗炎药治疗无效或不耐受者,可使用其他镇痛药物。

3)关节腔注射药物,如糖皮质激素、玻璃酸钠等。

4)双醋瑞因、氨基葡萄糖等缓解 OA 症状的慢作用药物。

5)抗焦虑药物可用于长期疼痛 OA 患者,尤其对非甾体抗炎药不敏感的患者。

6)中成药,骨关节炎属于退行性疾病,而非感染性疾病,常规治疗推荐中不包含抗感染治疗,应与感染性关节炎、化脓性关节炎区分开来。

(2)左氧氟沙星主要经过肾脏排泄,高龄患者大多肾功能下降,肌腱断裂、Q-T 间期延长的不良反应风险增加,因此老年人应慎用左氧氟沙星,如患者为感染性骨关节炎,可选择其他的抗菌药物。

【干预建议】建议明确诊断,合理选择相应的治疗药物。

二、抗菌药物选择不适宜与遴选药品不适宜

案例 2

【处方描述】

性别:男　　　年龄:33 岁

临床诊断:右膝前交叉韧带重建术后骨隧道感染灶清除术

药敏结果:伤口切口培养回报铜绿假单胞菌,BAP 半定量 1+,对头孢他啶、左氧氟沙星、阿米卡星、哌拉西林等敏感,对头孢噻肟耐药。

处方内容：

注射用头孢呋辛钠	1.5g×1 瓶	1.5g	q.8h.	i.v.gtt.

【处方问题】抗菌药物选择不适宜。

【机制分析】革兰氏染色阴性的非发酵专性需氧菌属,对多类抗菌药物天然耐药,头孢呋辛无抗铜绿假单胞菌活性,对铜绿假单胞菌治疗无效。该处方遴选药物不适宜。

根据《铜绿假单胞菌下呼吸道感染诊治专家共识》,具有抗铜绿假单胞菌活性的药物包括哌拉西林、头孢他啶、美罗培南、喹诺酮类药物等。结合患者药敏报告,头孢他啶、左氧氟沙星、阿米卡星、哌拉西林等敏感,可建议临床使用头孢他啶治疗。

【干预建议】建议将注射用头孢呋辛钠更换为注射用头孢他啶。

案例 3

【处方描述】

性别:男　　　年龄:76 岁

临床诊断:膝关节感染,癫痫。

处方内容:

左氧氟沙星氯化钠注射液　　100ml:0.5g×6 袋　　100ml　　q.d.　　i.v.gtt.

【处方问题】抗菌药物选择不适宜。

【机制分析】

(1)左氧氟沙星主要经过肾脏排泄,高龄患者大多肾功能下降,不良反应如肌腱断裂、Q-T 间期延长的不良反应风险增加,因此老年人应慎用左氧氟沙星。

(2)左氧氟沙星可引起中枢兴奋性增加,可导致颅内压升高和中枢神经系统刺激症状,在已知癫痫的患者中应慎用左氧氟沙星。该处方遴选药物不适宜。

【干预建议】结合患者病原菌情况、感染情况可选择头孢菌素类或其他抗感染药物。

案例 4

【处方描述】

性别:男　　　年龄:56 岁

临床诊断:慢性骨髓炎。

药敏试验结果回报:金黄色葡萄球菌,对苯唑西林敏感。

处方内容：

| 注射用盐酸万古霉素 | 50 万 IU | 1g | q.12h. | i.v.gtt. |
| 0.9% 氯化钠注射液 | 100ml | 100ml | q.12h. | i.v.gtt. |

【处方问题】抗菌药物选择不适宜。

【机制分析】万古霉素适用于甲氧西林耐药金黄色葡萄球菌所致感染,该患者药敏结果提示金黄色葡萄球菌,对苯唑西林敏感,根据《ABX 指南—感染性疾病的诊断与治疗》,对于 MSSA 感染的慢性骨髓炎:"苯唑西林 2g q.4h. i.v.,或头孢唑林 2g q.8h. i.v.",可选择一代头孢菌素或唑类青霉素。虽然糖肽类抗菌药物(万古霉素、替考拉宁)体外对 MSSA 也有抗菌活性,但其体内杀菌能力不及广谱青霉素类、第一代和第二代头孢菌素。因此,在病原学明确后,不宜将糖肽类抗菌药物作为首选。

【干预建议】建议注射用盐酸万古霉素可更换为头孢唑林 2g q.8h. i.v.。

案例 5

【处方描述】

性别:男　　　年龄:12 岁

临床诊断:化脓性关节炎。

既往住院药敏结果提示:伤口分泌物细菌培养及鉴定 + 药敏结果显示铜绿假单胞菌 BAP 半定量 1+,对头孢他啶、环丙沙星、美罗培南、哌拉西林敏感。

处方内容:

| 左氧氟沙星氯化钠注射液 | 100ml : 0.5g × 6 袋 | 100ml | q.d. | i.v.gtt. |

【处方问题】遴选药品不适宜。

【机制分析】左氧氟沙星在动物实验中显示对某些种属动物的幼体可引起关节病变和骨 / 软骨病变,对儿童的安全性尚未确立,左氧氟沙星说明书【儿童用药】中提到"禁用于 18 岁以下患者,但用于炭疽吸入(暴露)后的保护除外"。本处方诊断化脓性关节炎,18 岁以下患者应禁用左氧氟沙星,该处方遴选药品不适宜。

【干预建议】化脓性关节炎儿童多见,多数情况下宜尽早开始使用广谱抗菌药物经验性抗感染治疗,而后根据关节腔液或血培养及药敏结果调整用药。建议可根据药敏试验结果将抗菌药物更改为头孢他啶。

案例6

【处方描述】

性别：男　　　年龄：28 岁

临床诊断：感染性关节炎，肌腱炎病史。

处方内容：

乳酸左氧氟沙星分散片　0.2g×14 片　　0.2g　　q.d.　p.o.

【处方问题】遴选药品不适宜。

【机制分析】肌腱毒性是氟喹诺酮类药物罕见但严重的不良反应，氟喹诺酮类药物致肌腱病包括肌腱完全破裂和肌腱病理变化(肌腱部分破裂、肌腱炎、肌腱增厚、肌腱疼痛等)。常见症状主要是疼痛，典型特点是疼痛发病急，也可伴有炎症和肿胀，跟腱破裂之前会伴有剧烈疼痛，也有报道认为跟腱破裂近一半以上毫无征兆，其他症状还有病变部位肿胀、发热和红疹等。氟喹诺酮类药物致肌腱病有时在肌腱承受负荷运动时出现，可出现跟腱僵硬和增厚，可能出现肌腱病理变化而无症状，也可能在停药后几个月后出现症状。氟喹诺酮类药物使用后肌腱损害风险增加，有肌腱炎病史者慎用喹诺酮类药物。

【干预建议】建议结合药敏试验结果选择其他敏感的抗菌药物，如克林霉素、阿莫西林克拉维酸钾等。

案例7

【处方描述】

性别：女　　　年龄：20 岁

临床诊断：慢性肾衰竭，骨髓炎。

既往感染组织药敏试验结果：金黄色葡萄球菌，对苯唑西林耐药，对万古霉素、利奈唑胺、复方新诺明等敏感。

处方内容：

复方磺胺甲噁唑片　　磺胺甲噁唑 0.4g，甲氧苄啶 80mg　2 片 q.d. p.o.

【处方问题】遴选药品不适宜。

【机制分析】磺胺类药物在尿液中的溶解度很低，易在尿中形成结晶，在肾脏沉积形成结石，产生刺激及梗阻。严重肾功能不全患者发生肾损伤风险更高。复方磺胺甲噁唑说明书【禁忌证】严重肝肾功能损害者禁用，该患者诊断慢性肾衰竭，禁用复方磺胺甲噁唑片。

【干预建议】建议根据药敏结果更换抗感染治疗方案,如利奈唑胺片等。

案例8
【处方描述】

性别:男　　　年龄:32 岁

临床诊断:骨髓炎,塞来昔布过敏史。

处方内容:

复方磺胺甲噁唑片　磺胺甲噁唑 0.4g/片+　　　2 片　q.12h.　p.o.

　　　　　　　　　甲氧苄啶 80mg/片

【处方问题】遴选药品不适宜。

【机制分析】药物过敏是临床用药治疗过程中的常见不良反应。当患者已经对某一类药物发生过敏反应,使用药物化学结构与已证实过敏药物相类似进而导致的过敏反应为交叉过敏。磺胺类药物是指含有—SO_2NH_2 结构的药物,常用药物包括磺胺类抗菌药物(磺胺嘧啶、磺胺甲噁唑和其他复方制剂)、磺酰脲类降血糖药、部分非甾体抗炎药(如塞来昔布)、磺胺类利尿剂等。复方磺胺甲噁唑与其他磺胺类药物存在交叉过敏现象。该患者对塞来昔布过敏,对复方磺胺甲噁唑片过敏风险高。

【干预建议】可考虑更换为利奈唑胺片、喹诺酮类药物或 β - 内酰胺类药物等,具体药物选择需结合药敏试验结果及感染严重程度确定。

三、用法、用量不适宜

案例9
【处方描述】

性别:男　　　年龄:56 岁

临床诊断:化脓性脊柱炎。

处方内容:

注射用盐酸克林霉素磷酸酯	0.6g×1 支	1 200mg	q.d.	i.v.gtt.
0.9% 氯化钠注射液	100ml	100ml	q.d.	i.v.gtt.
左氧氟沙星氯化钠注射液	100ml:0.5g×6 袋	100ml	q.d.	i.v.gtt.

【处方问题】用法、用量不适宜。

【机制分析】注射用盐酸克林霉素磷酸酯给药间隔过长。克林霉素属于

时间依赖性抗菌药物,抗菌药物后效应(PAE)较短,静脉注射血消除半衰期约为 3 小时,应一日多次给药,单次剂量过大易导致药物不良反应,有报道大剂量应用导致血压下降、心跳和呼吸抑制等。

【干预建议】建议注射用盐酸克林霉素磷酸酯给药剂量调整为 0.6g q.12h. i.v.gtt.。

案例 10
【处方描述】

性别:男　　年龄:1 岁　　体重:7.5kg
临床诊断:化脓性关节炎。
处方内容:

注射用头孢曲松	1g×1 支	1g	q.d.	i.v.gtt.
0.9% 氯化钠注射液	100ml	100ml	q.d.	i.v.gtt.

【处方问题】用法、用量不适宜。

【机制分析】头孢曲松说明书【用法、用量】:新生儿、婴儿及儿童(15 天~12 岁)每日剂量 20~80mg/kg,该患儿 7.5kg,可使用的日剂量范围在 0.15~0.6g,该处方日头孢曲松剂量偏大,用法、用量不适宜。

【干预建议】建议减少头孢曲松剂量,可用日剂量范围在 0.15~0.6g。

案例 11
【处方描述】

性别:男　　年龄:76 岁　　体重:66kg　　血肌酐:147μmol/L
临床诊断:慢性骨髓炎
药敏试验结果回报:金黄色葡萄球菌,对苯唑西林耐药。
处方内容:

注射用盐酸万古霉素	50 万 IU	1g	q.12h.	i.v.gtt.
0.9% 氯化钠注射液	100ml	100ml	q.12h.	i.v.gtt.

【处方问题】用法、用量不适宜。

【机制分析】经计算患者肌酐清除率为 35.1ml/min,根据万古霉素说明书、《国家抗微生物治疗指南》,肌酐清除率在 10~50ml/min 范围时,推荐万古霉素给药剂量 1g q.24h.~q.96h.,根据《中国万古霉素治疗药物监测指南》(2020 更新版):肌酐清除率在 30~39ml/min 时,推荐初始给药剂量为 0.75g q.24h.,该患者使用盐酸万古霉素的剂量偏大。

【干预建议】建议减少万古霉素给药剂量至1g q.24h.,之后监测血药浓度,参考范围为10~20mg/L,根据血药浓度情况调整剂量。

四、剂型与给药途径不适宜

案例 12
【处方描述】

性别:男　　年龄:5岁　　体重:35kg
临床诊断:化脓性关节炎。
处方内容:
头孢呋辛酯片　　　　0.25g×10片　0.125g　b.i.d.　p.o.

【处方问题】剂型与给药途径不适宜:儿童选用头孢呋辛酯片不适宜。

【机制分析】头孢呋辛酯片说明书【用法、用量】中提到"不可掰碎服用。12岁以下儿童服用需确保具备整片吞服的能力,因此幼龄儿童患者可服用头孢呋辛酯其他适宜剂型"。该处方剂型与给药途径不适宜。头孢呋辛酯FDA说明书中提到头孢呋辛酯片弄碎后苦味强烈且持久。目前国内上市的头孢呋辛酯制剂还有头孢呋辛酯干混悬剂、头孢呋辛酯颗粒等。

【干预建议】建议可将头孢呋辛酯片(0.25g)更换为适宜儿童服用的其他剂型。

五、合理处方

案例 13
【处方描述】

性别:男　　年龄:4岁　　体重:16.2kg
临床诊断:右肱骨髁上骨折术后伤口感染。
伤口分泌药敏结果:金黄色葡萄球菌BAP定量1+,对氨苄西林、苯唑西林耐药,对万古霉素敏感。
处方内容:
注射用盐酸万古霉素　　50万IU　　0.15g　q.6h.　i.v.gtt.
0.9%氯化钠注射液　　　100ml　　　100ml　q.6h.　i.v.gtt.

【处方问题】合理处方。

【机制分析】患儿药敏结果提示 MRSA,根据《儿童耐甲氧西林金黄色葡萄球菌感染治疗的临床实践指南》,对 MRSA 所致的儿童急性血源性骨髓炎和化脓性关节炎,推荐万古霉素治疗。万古霉素儿童推荐剂量为 10mg/kg q.6h.。该处方用药合理。

案例 14

【处方描述】

性别:女　　　年龄:62 岁

临床诊断:人工关节感染。

处方内容:

头孢呋辛酯片	0.25g×60 片	0.25g	b.i.d. p.o.
利福平胶囊	0.15g×90 粒	0.3g	b.i.d. p.o.

【处方问题】合理处方。

【机制分析】根据《中国人工关节感染诊断于治疗指南》:葡萄球菌是最常见的 PJI 病原菌,甲氧西林敏感葡萄球菌感染时,建议首选一代头孢菌素或克林霉素等;甲氧西林耐药葡萄球菌感染时,需使用万古霉素、替考拉宁、利奈唑胺、达托霉素等。在有关节假体留置时(DAIR、一期翻修或二期翻修假体再植入后),建议联合使用利福平,以抑制生物膜形成。但不建议利福平单独使用,否则极易导致病原菌快速耐药。因此人工关节感染治疗联用头孢呋辛酯片与利福平胶囊合理。

第六节　小　结

随着各种新型诊疗技术的兴起,骨科作为医院中的重要科室,其感染类疾病的发生率呈现上升趋势,骨科相关感染也越来越受到重视。骨与关节相关的感染疾病通常需要外科手术治疗(清创、引流或去除植入物等),但抗菌药物治疗也是必不可少的辅助手段。

在骨关节感染性疾病抗感染治疗中,当致病菌不明确时,要先做细菌学检查和药敏试验,在结果未出报告前,可根据临床经验用药,待细菌学检查和药敏报告出来后,则主要选择骨组织浓度高、起效快的杀菌抗菌药。其次要考虑给药的剂量和方法。药物的杀菌效力与浓度在一定范围内成正比关系,特别是对抗菌药物难渗透进去的骨和关节组织,足够的、有效的杀菌浓度尤为重要,选择杀菌药比选择抑菌药抗感染效果要好。值得注意的是慢性骨髓炎一般不推荐经验性用药。

骨与关节相关感染的疗程普遍较长。在保证进行外科手段处理感染的基础上(如清创、引流、手术修复等),一般抗菌治疗的疗程为 4~6 周。而某些慢性感染如假体相关感染、慢性骨髓炎、糖尿病足,疗程可持续 3~6 个月或更长。通常先予以静脉给药,症状控制后,逐渐过渡为口服治疗。

骨与关节感染最常见的病原菌为金黄色葡萄球菌。按照微生物分类,金黄色葡萄球菌可分为甲氧西林敏感株(MSS)和甲氧西林耐药株(MRS)。抗感染治疗常针对这两种病原菌展开。一般而言,甲氧西林敏感金黄色葡萄球菌(MSSA)多见于无基础疾病、无长期抗菌药物暴露史、社区获得性的初始感染。可选药物包括苯唑西林、氯唑西林、阿莫西林 - 克拉维酸、头孢唑林、头孢呋辛、磷霉素、克林霉素、达托霉素等。其中,达托霉素对于 MSSA 形成生物膜的相关感染,不仅可杀灭游浮细菌,而且可穿透生物被膜清除被膜内细菌。值得一提的是,虽然糖肽类抗菌药物(万古霉素、替考拉宁)体外对 MSSA 也有抗菌活性,但其体内杀菌能力不及广谱青霉素类、第一代和第二代头孢菌素。因此,在病原学明确后,不宜将糖肽类抗菌药物作为首选。甲氧西林耐药金黄色葡萄球菌(MRSA)在骨关节外科相关感染中比例呈上升趋势。一些局部调查显示,在儿童慢性骨髓炎、关节置换术后假体周围感染中 MRSA 病原体的比例达50% 左右,然而我国社区获得性 MRSA 在骨关节感染较少。针对 MRSA 感染,万古霉素依旧是一线治疗药物。

骨与关节感染也可由革兰氏阴性菌引起,G⁻ 杆菌包括肠杆菌科细菌和糖非发酵菌,其中铜绿假单胞菌是急、慢性骨关节感染的常见病原体,抗菌药物宜选抗假单胞菌类的青霉素或头孢菌素,如哌拉西林、头孢他啶、头孢哌酮以及相应的加酶抑制剂。其他的氨基糖苷类抗菌药物或喹诺酮类药物,如阿米卡星、环丙沙星、氧氟沙星等,主要作为联合用药。

(吴丽瑶)

参考文献

[1] 陈孝平. 外科学. 2 版. 北京 : 人民卫生出版社 , 2005.

[2] 吴在德 , 吴肇汉. 外科学. 7 版. 北京 : 人民卫生出版社 , 2007.

[3] 王俊 , 熊竹 , 唐盛平. 骨关节感染危险因素、诊断与防治研究进展. 世界最新医学信息文摘 , 2017, 17 (83): 150-151.

[4] 《应用抗菌药物防治外科感染的指导意见》撰写协作组. 应用抗菌药物防治外科感染的指导意见 (草案) XVII—骨和关节感染. 中华外科杂志 , 2005,(4): 270-272.

[5] 卓超 , 钟南山. 骨关节外科相关感染的抗菌药物应用. 中华关节外科杂志 (电子版),

2014, 8 (6): 817-819.

［6］蔡长春 , 李景苏 , 侯艳宁. 骨与关节感染性疾病临床抗菌药物选择应用. 中国药师 , 2003, 6 (4): 236-238.

［7］中华医学会呼吸病学分会感染学组. 甲氧西林耐药的金黄色葡萄球菌肺炎诊治与预防专家共识. 中华结核和呼吸杂志 , 2012, 35 (10): 734-738.

［8］中华医学会骨科学分会关节外科学组. 中国人工关节感染诊断与治疗指南. 中华外科杂志 , 2021, 59 (6): 430-442.

［9］中华医学会骨科学分会创伤骨科学组等. 中国骨折内固定术后感染诊断与治疗专家共识. 中华创伤骨科杂志 , 2018, 20 (11): 929-936.

［10］国家卫生健康委合理用药专家委员会 . 国家抗微生物治疗指南 . 3 版 . 北京 : 人民卫生出版社 , 2023.

［11］汪复 , 张婴元 . 实用抗感染治疗学 . 3 版 . 北京 : 人民卫生出版社 , 2020.

［12］陈新谦 , 金有豫 , 汤光 . 陈新谦新编药物学 . 18 版 . 北京 : 人民卫生出版社 , 2018.

［13］中国医药教育协会感染疾病专业委员会 . 抗菌药物药代动力学 / 药效学理论临床应用专家共识 . 中华结核和呼吸杂志 , 2018,(6): 409-446.

第九章
皮肤及软组织感染处方审核案例详解

第一节 皮肤及软组织感染总论

皮肤及软组织感染(skin and soft-tissue infections, SSTI)是指由化脓性致病菌侵犯表皮、真皮和皮下组织引起的炎症性疾病。随着人群老龄化,危重患者和免疫功能低下患者数量增加以及多耐药病原体的出现,皮肤及软组织感染的发病率在全世界范围内逐年上升。HealthCore综合研究数据库进行的一项大规模研究表明,SSTI的发病率约为每年48.46例/千人。另一项研究显示美国每年因SSTI门诊就诊人数超过1 400万人次,住院人次达90万/a。

一、病原菌分布及耐药性

人体皮肤表面定植了大量的正常菌群,这些正常菌群可以通过位点竞争和产生抗微生物剂来防止其他病原微生物的侵袭。常见正常菌群包括葡萄球菌属、棒状杆菌、丙酸杆菌及酵母菌属等。定植的细菌一般不会引起感染,但是当皮肤屏障被破坏以及机体免疫障碍时,正常菌可侵入表皮、真皮以及深层组织导致感染。因此SSTI的主要致病菌为革兰氏阳性菌,也可由革兰氏阴性菌、厌氧菌、病毒、分枝杆菌及真菌引起。

多项研究表明,皮肤软组织感染的病原菌的构成及分布可因发病场所、疾病类型发生明显变化(常见SSTI的病原菌分布,见表9-1)。社区获得性皮肤及皮肤软组织感染(CA-SSTI)的致病菌主要是葡萄球菌属和化脓性链球菌,前者占52.7%。医院获得性SSTI多见于创伤和烧伤患者,以金黄色葡萄球菌为主,且甲氧西林耐药金黄色葡萄球菌(MRSA)比例更高。文献报道SSTI分离的金黄色葡萄球菌中,HA-MRSA占40.1%~93.5%,CA-MRSA的分离率一般在10%以下。MRSA对目前国内上市的所有β-内酰胺类抗菌药物不敏感,考虑与细菌产生自身 mecA 耐药基因有关,而对利奈唑胺、万古霉素、达托霉素、利福平、庆大霉素均有较高的敏感性。

引起皮肤组织感染的革兰氏阴性菌以肠杆菌科细菌、铜绿假单胞菌、鲍曼不动杆菌常见。烧伤创面感染、糖尿病足感染、大型地震伤创面感染、压疮感染等类型中革兰氏阴性菌的比例较高。大型地震伤创面革兰氏阴性菌感染以鲍曼不动杆菌、大肠埃希菌、肠杆菌属等为主。压疮感染以铜绿假单胞菌为多。腹部、妇科手术患者易继发革兰氏阴性菌切口感染。文献报道革兰氏阴性杆菌中铜绿假单胞菌和肠杆菌科细菌对氨苄西林和头孢唑林均呈现出较高的耐药性,铜绿假单胞菌对氨苄西林和头孢唑林的耐药率分别高达 95.92% 和 97.96%,肠杆菌科细菌对二者的耐药率也分别达到 77.22% 和 54.53%,因此,对于由铜绿假单胞菌和肠杆菌科细菌引起的 SSTI 临床不宜使用氨苄西林和头孢唑林。产 ESBL、碳青霉烯酶的肠杆菌科细菌亦不断出现,2022年 CHINET 监测显示肺炎克雷伯菌对亚胺培南、美罗培南的耐药率分别为 22.6%、24.2%。

表 9-1　常见 SSTI 类型的病原菌

常见 SSTI 类型	常见病原菌
脓疱疮	金黄色葡萄球菌、A 族乙型溶血性链球菌
脓肿	金黄色葡萄球菌
疖和痈	金黄色葡萄球菌
丹毒	链球菌属
常见蜂窝织炎	金黄色葡萄球菌、A 族乙型溶血性链球菌
与注射吸毒有关的蜂窝织炎	金黄色葡萄球菌
淡水损伤引起的蜂窝织炎	嗜水气单胞菌
盐水损伤引起的蜂窝织炎	创伤弧菌
水产养殖场损伤引起的蜂窝织炎	链球菌
人咬伤引起的蜂窝织炎	人类口腔菌群
动物咬伤引起的蜂窝织炎	多杀性巴氏杆菌
中性粒细胞减少患者的坏疽性深脓疱	铜绿假单胞菌、革兰氏阴性杆菌
手术部位感染 - 清洁手术	葡萄球菌属
手术部位感染 - 清洁 - 污染,污染的手术	厌氧菌 肠球菌属 革兰氏阴性杆菌属 链球菌属

续表

常见 SSTI 类型	常见病原菌
感染性压疮	多种微生物
坏死性筋膜炎	金黄色葡萄球菌 A 族乙型溶血性链球菌 多种微生物

二、诊断及分级

SSTI 的一般诊断需详细询问患者发病诱因和危险因素。应全面仔细查体,除注意皮肤局部红、肿、热、痛等炎症共同表现外,还需关注皮损性质、积气、溃疡形成与坏死程度,注意有无感染中毒症状,及早判断并发症、是否需外科紧急处理。一般诊断后再进行分类、分级诊断;分类、分级诊断是帮助制定 SSTI 处理程序的基础。

SSTI 可根据解剖部位、致病病原菌、感染深度及临床表现的严重程度进行分类。依据 IDSA 2014 年发布的《皮肤软组织感染的诊断与管理实践指南》将 SSTI 分为非化脓性和化脓性感染,前者包括坏死性感染、蜂窝织炎及丹毒;后者包括疖、痈及脓肿。通常按病情严重程度将 SSTI 分为 4 级,并根据分级级别制订不同治疗方案。如诊断分级为 4 级,患者应住院治疗,并予静脉用抗菌药物及外科处理。SSTI 的具体分级、分类,见表 9-2、表 9-3。

表 9-2　皮肤软组织感染诊断分类

诊断分类	临床情况
化脓性感染	
轻度	符合切开引流指征
中度	化脓性感染伴全身感染症状
重度	切开引流和口服抗菌药物联合治疗失败或具有全身感染症状(体温>38 ℃、心率>90 次 /min、呼吸频率>24 次 /min、白细胞计数>12 000/μl 或 <400/μl);或免疫缺陷
非化脓性感染	
轻度	典型的蜂窝织炎或丹毒(无化脓病灶)
中度	典型的蜂窝织炎或丹毒(伴有全身感染症状)
重度	口服抗菌药物失败或伴有全身感染症状(如上述化脓性感染症状),或为免疫缺陷,或伴深部感染临床症状(如大脓肿、皮肤腐烂、低血压或存在器官功能障碍的证据)

表 9-3 SSTI 病情诊断分级

诊断分级	临床情况
1 级	无发热,但需除外蜂窝织炎
2 级	有发热,一般情况稍差,但无不稳定并发症
3 级	中毒症状重,或至少有 1 个并发症,或有肢残危险
4 级	脓毒症或感染危及生命

第二节 毛 囊 炎

一、疾病概述

毛囊炎指单个毛囊感染发生的化脓性炎症,常与患者不洁净、搔抓及机体抵抗力低下等因素有关。细菌感染是感染性毛囊炎最常见的病因,其中金黄色葡萄球菌是细菌性毛囊炎最常见的病原菌。铜绿假单胞菌也可导致患者出现毛囊炎,常可引起"热水浴毛囊炎",考虑与涡旋浴缸、热水浴缸或泳池中的氯、溴或 pH 水平不达标导致水受到假单胞菌污染有关。

二、临床表现及评估

毛囊炎初起常表现为与毛囊口一致的红色充实性丘疹,迅速发展成为丘疹性脓疱,中间贯穿毛发,四周红晕有炎症,继而干燥结痂。葡萄球菌性毛囊炎的典型临床表现为毛囊脓疱和炎性毛囊丘疹,常见部位包括头皮、面部、躯干上部、臀部和腿,以及婴儿和儿童的腋窝。铜绿假单胞菌所致"热水浴毛囊炎"表现为瘙痒性、炎性、毛囊性斑疹、丘疹或脓疱;皮疹在暴露后 8~48 小时出现,主要见于躯干和臀部的湿泳衣覆盖区域或其他与污染水接触的部位。

三、治疗原则

(一) 一般治疗

以局部治疗为主,加强清洁、消炎、收敛,防止感染进一步扩散。同时辅以超短波、半导体激光等物理治疗。

(二) 抗感染治疗

1. 毛囊炎通常为自限性疾病,一般只需局部外用碘酊、莫匹罗星软膏及鱼石脂软膏。

2. 对于广泛皮损、外用治疗后无效或复发的葡萄球菌性毛囊炎或须部毛囊炎可考虑予口服抗菌药物,MRSA 感染风险不高时,可考虑予 β- 内酰胺类药物,如双氯青霉素或头孢氨苄治疗;培养出 MRSA 或怀疑 MRSA 可考虑予糖肽类、复方磺胺甲噁唑或利奈唑胺治疗。

3. 假单胞菌所致的毛囊炎如病情严重(皮损范围大或失能性瘙痒)的患者可口服左氧氟沙星。

第三节 脓 疱 病

一、疾病概述

脓疱病俗称"黄水疮",是一种常见细菌感染性皮肤病,临床上呈现高度传染性,可通过直接接触传播,容易在儿童中流行。主要病原菌为金黄色葡萄球菌或溶血性链球菌。

二、临床表现及评估

临床表现为水疱、脓疱,破溃后结脓痂,伴瘙痒,一般无全身症状。根据脓疱特征分为大疱性、非大疱性脓疱病以及深脓疱病。大疱性脓疱病主要见于年幼儿童,在细菌释放的表皮剥脱毒素作用下,1~2 日内从最初散在的小水疱转成薄壁大脓疱。非大疱性脓疱病是最常见的脓疱病,初时为皮肤红色斑丘疹,迅速演变成水疱和脓疱,脓疱变大并迅速破溃形成较厚的黏附性痂皮并具有特征性金黄色外观。深脓疱病是一种溃疡型脓疱病,病变从表皮延伸至真皮深部,愈合后常遗留疤痕。重症患者可并发淋巴结炎、发热等。

三、治疗原则

(一) 一般治疗

1. 对于无并发症的轻中度局限性皮肤受累患者以局部治疗为主。皮损渗出较少者,直接使用 75% 乙醇消毒;皮损广泛、渗出较多时使用 0.1% 乳酸依沙吖啶溶液或 1:5 000 高锰酸钾溶液等冷湿敷。局部外用莫匹罗星软膏或复方多黏菌素 B 软膏。

2. 注意个人卫生,清洁及消毒毛巾、床单和衣服等日常生活物品。

(二) 抗感染治疗

深脓疱病或多处脓疱病病变可采用抗菌药物口服治疗,可选择双氯西林、头孢唑林或口服头孢氨苄治疗 7 日;也可选用 SMZ/TMP、多西环素等。MRSA 或可疑 MRSA 感染,可给予糖肽类或利奈唑胺。

第四节　丹　　毒

一、疾病概述

丹毒又称"流火",是由细菌感染引起的皮肤及皮下组织内淋巴管及其周围软组织的急性炎症。致病菌多为 A 族乙型溶血性链球菌,偶为 C 型或 G 型链球菌,病原菌主要由皮肤或黏膜细微损伤而侵入。足癣、趾甲真菌病、小腿溃疡、鼻炎、慢性湿疹等均可成为本病的诱发因素,机体抵抗力低下(如糖尿病、慢性肝病、营养不良等)均可成为促发因素。

二、临床表现及评估

本病好发于小腿及头面部,婴儿则常见于腹部。通常起病急剧,常先有全身不适、畏寒、发热、头痛、呕吐等前驱症状。典型皮损为局部出现边界清楚的水肿性红斑、表面紧张发亮,并迅速向四周蔓延;可出现淋巴结肿大及不同程度全身症状,病情多在 4~5 日达高峰;消退后局部可留有轻度色素沉着及脱屑。临床依据发病急骤,边界清楚的水肿性红斑以及伴有的全身中毒症状进行鉴别诊断。

三、治疗原则

(一) 一般治疗

可考虑用 25%~50% 硫酸镁溶液、呋喃西林溶液或 0.1% 依沙吖啶溶液冷湿敷,并用含抗菌药物的软膏。亦可采用半导体照射、超短波、红外线等物理治疗。同时抬高患肢,注意皮肤清洁、及时处理小创口。患者如有足癣亦应治疗。

(二) 抗感染治疗

早期、足量高效的抗菌药物治疗可减缓全身症状、控制炎症蔓延并防止复发。早期轻症患者可肌内注射普鲁卡因青霉素或口服头孢菌素。重症患者予静脉滴注青霉素 160 万 ~240 万 U q.6h. 或头孢唑林 1g q.6h.~q.8h.。一般全身和局部症状消失后,仍需继续应用 5~7 日。

第五节　急性蜂窝织炎

一、疾病概述

急性蜂窝织炎是由细菌侵入皮肤和皮下疏松结缔组织而引起的急性化脓

性炎症。最常见的病原菌是 A 族链球菌或化脓性链球菌,少数为金黄色葡萄球菌、表皮葡萄球菌、流感杆菌、大肠埃希菌、肺炎链球菌和厌氧杆菌等。本病大部分为原发感染,即由细菌通过皮肤的创伤直接侵入皮内所致;少数也可继发于外伤、溃疡或其他局限性化脓感染等。

二、临床表现及评估

蜂窝织炎根据皮损部位可分为眶内蜂窝织炎、腹壁蜂窝织炎、颊部蜂窝织炎及肛周蜂窝织炎等。皮损初起为局部弥漫性浸润性红斑,界限不清,迅速扩散到周围组织,表面皮温高,疼痛明显。严重者可发生水泡、深部化脓和组织坏死。常伴有高热、寒战和全身不适,可有淋巴结炎、淋巴管炎,甚至脓毒血症或败血症。

实验室检查可出现白细胞总数升高,以中性粒细胞为主,可出现核左移和中毒颗粒。脓液组织革兰氏染色可查获细菌,血培养阳性率一般 ≤ 5%,穿刺针吸取组织取样一般不易获取,培养阳性率仅可达 5%~40%,组织活检培养阳性率一般为 20%~30%。

三、治疗原则

(一) 一般治疗

早期未化脓的皮损,局部治疗同丹毒。皮损中间软化并有波动感时,则需及时手术切开引流。

(二) 抗感染治疗

1. 对于非化脓性蜂窝织炎(如无化脓性流出物和渗出液且无相关脓肿的蜂窝织炎),应采用针对乙型溶血性链球菌和甲氧西林敏感性金黄色葡萄球菌(MSSA)感染的经验性治疗,可选青霉素、阿莫西林或第一代头孢菌素类。

2. 对于化脓性蜂窝织炎在有培养结果前,应采用针对葡萄球菌感染的经验性治疗,可选用耐酶青霉素或头孢唑林;在 MRSA 高发的地区,可予 SMZ/TMP、多西环素或利奈唑胺等药物口服,重症患者可考虑静脉滴注万古霉素、利奈唑胺或达托霉素等。

第六节　寻　常　痤　疮

一、疾病概述

痤疮是一种好发于青春期并主要累及面部的毛囊皮脂腺单位的慢性炎症性皮肤病。中国人群截面统计痤疮发病率为 8.1%。其发病机制仍未完全阐明,发病与遗传因素、雄激素分泌、皮脂腺大量分泌脂质等因素有关。痤疮丙酸杆菌是痤疮最主要的致病菌。

二、临床表现及评估

好发于面颈部、胸背部、肩膀和上臂,临床以白头粉刺、黑头粉刺、炎性丘疹、脓疱、结节、囊肿等为主要表现。

痤疮分级是痤疮治疗方案选择及疗效评价的重要依据。依据皮损性质将痤疮分为3度、4级,即轻度(Ⅰ级):仅有粉刺;中度(Ⅱ级):有炎性丘疹;中度(Ⅲ级):出现脓疱;重度(Ⅳ级):有结节、囊肿。

三、治疗原则

(一) 一般治疗

1. 轻度及轻中度痤疮可以外用药物治疗为主,中重度及重度痤疮在系统治疗的同时辅以外用药物治疗。常用外用药包括维A酸类药物、过氧化苯甲酰、外用抗菌药物等。

2. 激素治疗。

3. 物理与化学治疗。

(二) 抗感染治疗

1. 针对痤疮丙酸杆菌及炎症反应选择具有抗菌和抗炎作用的抗菌药物是治疗中重度及重度痤疮常用的系统治疗方法。首选四环素类药物如多西环素、米诺环素等。四环素类药物不能耐受或有禁忌证时,可考虑用大环内酯类如红霉素、罗红霉素、阿奇霉素等代替。磺胺甲噁唑-甲氧苄啶(复方新诺明)也可酌情使用。

2. 四环素类药物不宜用于孕妇、哺乳期妇女和8岁以下的儿童,上述人群可使用大环内酯类替代治疗。

第七节　手术切口感染

一、疾病概述

外科手术部位感染(surgical site infection,SSI)是医疗保健相关感染的常见原因,在外科手术患者中发生率达2%~5%。感染发生的宿主因素有高龄、营养不良、糖尿病等,手术因素包括手术部位、环境消毒不彻底、手术时间过长等。通常根据CDC标准分为切口浅部组织感染、切口深部组织感染、器官/腔隙感染。切口浅部组织感染是最常见的外科手术部位感染。

二、临床表现及评估

外科手术部位感染的患者可出现或逐渐加重的伤口疼痛、红肿、局部皮温升高、肿胀、脓性渗出，也可能有伤口局部恶臭或全身发热。临床可根据伤口的脓性引流或全身的炎症反应大于正常伤口愈合时的炎症反应明确诊断。

三、治疗原则

（一）一般治疗

1. 及时更换敷料，保持敷料干燥、清洁。
2. 加强切口引流，必要时手术治疗彻底清除感染组织。

（二）抗感染治疗

（1）不涉及消化道和女性生殖道的手术切口感染抗感染以覆盖金黄色葡萄球菌及表皮葡萄球菌为主，治疗上对于轻症不伴有脓毒血症的患者，以通畅引流为主；对于伴有脓毒血症的患者，抗菌药物可选择氨苄西林/舒巴坦、阿莫西林/克拉维酸钾、头孢唑林及头孢呋辛。

（2）涉及消化道和女性生殖道的手术切口感染可能的病原菌为金黄色葡萄球菌、表皮葡萄球菌、肠杆菌属及厌氧拟杆菌，经验性治疗对于轻症不伴有脓毒血症的患者，保持通畅引流；伴有脓毒血症症状，宜选择静脉用第二、三代头孢菌素+甲硝唑，或头孢哌酮/舒巴坦或哌拉西林/舒巴坦。

（3）若发生 MRSA 感染的危险因素较多，可使用万古霉素、利奈唑胺或替考拉宁。

第八节　动物咬伤后感染

一、疾病概述

动物咬伤是急诊外科常见的问题。犬咬伤占动物咬伤的 60%~90%，猫咬伤占动物咬伤的 5%~20%。猫、狗咬伤后感染率分别为 80%、5%。动物咬伤的病原体来源于致伤动物口腔菌群和人类皮肤菌群，通常为多种病原体混合感染。常见病原体包括巴斯德氏菌属、葡萄球菌、链球菌及厌氧菌。另外，犬咬伤可传播二氧化碳噬纤维菌，猫咬伤可传播汉赛巴尔通体。

二、临床表现及评估

犬咬伤可导致从小伤口（如划痕、擦伤）到较大且复杂的伤口（如深部开放撕裂伤、深部刺伤、组织撕脱和挤压伤）的多种损伤。猫咬伤一般发生在上肢或面部,相较伤口更深,更易引起深部感染,导致患者出现脓肿、化脓性关节炎、骨髓炎、腱鞘炎、菌血症或坏死性软组织感染等。

动物咬伤后感染实验室检查一般无特异性,少数患者出现白细胞增多和血清炎症指标升高。考虑存在咬伤后感染应从伤口中获取培养物;对于发热患者、有其他全身感染征象者以及免疫抑制者应行血液培养。深部咬伤行影像学检查可评估骨折、脓肿或异物等情况。

三、治疗原则

(一) 一般治疗

1. 存在透骨合并骨折、肌腱、关节等重要结构的深伤口或复杂的面部撕裂伤或伴有复合感染的伤口等情况需请手术会诊。

2. 无脓肿形成的浅表伤口感染可给予伤口清创,有脓肿形成的伤口应加强引流。

3. 评估后按需给予破伤风和狂犬病预防。

(二) 抗感染治疗

1. 存在深部刺伤、挤压伤相关的中度至重度伤口等感染高风险因素的患者,可考虑予预防用抗菌药物;经验性预防首选阿莫西林/克拉维酸钾,预防口服疗程为3~5日。

2. 感染性伤口应经验性覆盖甲氧西林敏感性金黄色葡萄球菌和链球菌,可选用阿莫西林/克拉维酸钾、头孢呋辛、多西环素、克林霉素及喹诺酮类等。

3. 对于浅表脓肿(无菌血症)进行引流的患者,可先给予胃肠外抗菌药物治疗直至感染消退,然后改为口服治疗,疗程为10~14日。

4. 无脓肿形成的浅表伤口感染可给予伤口清创,口服抗菌药物治疗及密切门诊随访。

5. 对于复杂性感染(如腱鞘炎、骨髓炎)需根据患者个体情况延长治疗疗程。

第九节　糖尿病足感染

一、疾病概述

糖尿病足感染是指糖尿病患者因下肢远端神经异常和不同程度的血管病变导致的足部感染、溃疡和/或深层组织破坏,已成为我国糖尿病患者致残、致死的严重慢性并发症之一。发生糖尿病足感染的重要危险因素有患者长期血糖控制不佳、糖尿病病程长、足溃疡分级较高、下肢血管病变严重及高龄等。

二、临床表现及评估

糖尿病足感染(diabetic foot infection,DFI)通常始于微小的损伤,后可沿纵行腔隙蔓延至皮下组织,包括筋膜、肌肉、肌腱、关节和骨组织。患者既可表现出发热、畏寒、寒战等典型的全身炎症体征;也可仅表现出足部皮肤红、热、肿胀、变硬、疼痛或触痛、创面出现脓性分泌物等局部体征。

浅表足溃疡感染以革兰氏阳性菌为主,其次为革兰氏阴性菌和真菌;且以单菌感染为主,少数为混合菌感染。深部足溃疡感染以革兰氏阴性菌为主,其次为革兰氏阳性菌与真菌,且混合菌感染比例较浅部足溃疡高。Wagner 分级(表 9-4)越高、溃疡越深、缺血缺氧越严重,越易出现混合感染和条件致病菌感染。单纯神经性溃疡以革兰氏阳性球菌为主,缺血性溃疡和混合型溃疡以革兰氏阴性菌为主。由于抗菌药物暴露时间延长、同一伤口感染反复住院导致患者易出现多重耐药菌感染,在我国 MRSA 在 DFI 中占 7.61%~24.50%。碳青霉烯耐药的铜绿假单胞菌占 6.5% 以及产超广谱 β- 内酰胺酶的肠杆菌科细菌占比高达 52.6%。

表 9-4　不同 Wagner 分级糖尿病足的临床表现

Wagner 分级	临床表现
0 级	有发生足溃疡的危险因素,但目前无溃疡
1 级	足部表浅溃疡,无感染征象,突出表现为神经性溃疡
2 级	较深溃疡,常合并软组织感染,无骨髓炎或深部脓肿
3 级	深部溃疡,有脓肿或骨髓炎
4 级	局限性坏疽(趾、足跟或前足背),其特征为缺血性坏疽,通常合并神经病变
5 级	全足坏疽

DFI 临床上主要依据患者病史、体格检查、实验室结果及影像学检查进行诊断。深部组织培养的病原菌结果最为可靠,溃疡底部刮除物或创面脓性渗出物革兰氏染色涂片或培养亦可作为抗菌药物治疗参考。X 线检查发现气体,提示为厌氧菌或肠道革兰氏阳性菌感染。目前主要依据患者全身状况、患足或患肢的血管病变和神经病变以及足感染创面状态评估感染情况。可依据国际糖尿病足工作组(International Working Group on the Diabetic Foot, IWGDF)和 / 或美国感染病学会(American society of infectious diseases,IDSA)的分级方法进行分级评估。依据 IDSA 分级糖尿病足感染可分为轻度、中度及重度感染。详见表 9-5。

表 9-5　美国感染病学会对糖尿病足感染的分类

感染的临床表现	感染严重性
• 没有感染症状或体征	未感染,无定植
• 没有感染症状或体征	有感染,定植状态
• 有感染,至少存在以下 2 项 局部红肿或硬结 红斑 局部触痛或疼痛 局部热感 脓性分泌物(稠、浑浊不透明或血性分泌) 局部感染,仅皮肤和皮下组织,没有累及深层组织,溃疡周围皮肤炎症范围 ≤2cm 排除皮肤炎症反应的其他原因(如创伤、痛风、急性神经性骨关节病、腓骨骨折、血栓形成、静脉淤血)	轻度
• 具备轻度感染的表现,同时感染累及皮肤和皮下深层组织(如脓肿、骨髓炎、化脓性关节炎、筋膜炎),溃疡周围皮肤炎症范围>2cm,不存在感染的全身中毒反应	中度
• 具备中度感染的表现,并且 SIRS 表现 ≥2 项: 温度>38℃或<36℃ 心率>90 次 /min 呼吸频率>20 次 /min 或 PaCO$_2$<32mmHg 白细胞计数>12 000/μl 或<4 000/μl,或杆状核细胞粒细胞 ≥ 10%	重度 [a]

注:1mmHg ≈ 0.133kPa;PaCO$_2$—动脉血二氧化碳分压;SIRS—全身炎症反应综合征;[a] 缺血可能使感染诊断的严重性被低估,治疗的效果不理想,全身性感染有时可能伴低血压、神志不清、呕吐等其他临床表现或酸中毒、严重高血糖、新发氮质血症等代谢紊乱证据。

三、治疗原则

(一) 一般治疗

1. 控制血糖。

2. 加强清创、引流或减压治疗,必要时截除患肢。

3. 进行营养评估,纠正低蛋白血症。

4. 创面局部应用抗菌药物治疗仍存在争议。因此,原则上不推荐在 DFI 创面上局部直接应用抗菌药物。

（二）抗感染治疗

1. 初始治疗可根据当地（或医院）的病原谱及细菌耐药情况，并结合患者感染分级进行经验性用药；后续可结合初步治疗效果，结合病原菌培养和药敏结果综合分析并调整治疗方案。

2. 轻度感染病原体主要为金黄色葡萄球菌，少数情况可见链球菌；治疗上可口服第二、三代头孢菌素或耐酶青霉素或 SMZ/TMP 或氟喹诺酮类。

3. 中、重度感染常为混合感染，宜选择广谱抗菌药物，推荐初始予静脉抗菌药物，待感染症状缓解后序贯用口服抗菌药物。口服可选择阿莫西林 / 克拉维酸钾。危重患者静脉可选用头孢哌酮 / 舒巴坦、哌拉西林 / 他唑巴坦或碳青霉烯类。怀疑 MRSA 予静脉用万古霉素或去甲万古霉素或替考拉宁。

4. 建议轻度足感染患者抗菌药物治疗时间一般为 1~2 周，中、重度感染一般为 2~3 周，部分可延长至 4 周。合并骨髓炎的感染，抗感染治疗疗程至少 4~6 周。

第十节　坏死性筋膜炎

一、疾病概述

坏死性筋膜炎（necrotizing fasciitis，NF）是由细菌入侵皮下组织和筋膜引起的急性坏死性软组织感染，具有起病急、发展迅速、破坏力强、病死率高等特点，常伴有全身脓毒血症。NF 可发生于全身的各个部位，但以会阴区、四肢末端多见，很少出现在胸腹部等躯干部位。重大创伤、擦伤、昆虫叮咬等皮肤黏膜微小损伤，水痘感染，烧伤，肛周脓肿等是坏死性筋膜炎的常见诱因。存在自身免疫缺陷、糖尿病、慢性心脏病、外周血管疾病等疾病的患者更易患 NF。

NF 主要分为两种类型，Ⅰ 型为多种细菌的混合感染，可由厌氧菌和非厌氧菌等多种病原微生物感染导致，多发生在老年人或存在基础疾病的患者；Ⅱ 型感染多为单一菌感染，革兰氏阳性菌中 A 族链球菌最常见，其次为 MRSA，可见于任何年龄段的无基础疾病患者。

二、临床表现及评估

NF 早期会出现压痛、肿胀、红斑、皮温升高，通常疼痛与局部皮肤损伤的严重程度不一致。NF 中期由于营养血管遭破坏且血管栓塞，皮肤迅速出现苍白、青紫和坏死。NF 晚期皮肤发黑，皮下组织和浅筋膜、深筋膜呈进行性、广泛性坏死液化，并出现休克、凝血功能障碍、脓毒血症等严重并发症。

实验室检查可有白细胞增多，血沉加快、CRP 和降钙素原升高，可合并凝血功能障碍。伤口探查和清创时软组织活检是 NF 诊断的金标准,同时行需氧菌及厌氧菌培养、革兰氏染色,以排除少见菌如梭状杆菌及真菌感染。手指试验及 B 超、MRI 等影像学检查均可作为诊断的辅助检查。

三、治疗原则

(一) 一般治疗

1. 诊断明确者,应及时行清创引流等外科处理。

2. 对血流动力学不稳定的患者,应及时行复苏治疗。

3. 对于血流动力学稳定的患者,在不影响手术治疗的前提下,高压氧治疗可作为一种重要的辅助治疗方法。

4. 如怀疑出现链球菌中毒性休克综合征,静脉注射免疫球蛋白(IVIG)可考虑作为辅助治疗。

(二) 抗感染治疗

1. 坏死性筋膜炎可能的病原菌包括 A、C、G 群链球菌、金黄色葡萄球菌、肠杆菌科细菌以及厌氧菌,因此在未确定致病菌之前,早期推荐经验性使用广谱耐酶抗菌药物或联合治疗。首选方案为苯唑西林 2g q.6h. i.v.gtt.+ 甲硝唑 0.5g q.8h. i.v. 或(哌拉西林 / 他唑巴坦 4.5g q.6h. i.v.gtt. 或头孢哌酮 / 舒巴坦 3g q.8h. i.v.) ± 氨基糖苷类;危重患者必要时可选用碳青霉烯类抗菌药物。

2. 推荐应用青霉素联合克林霉素治疗 A 族链球菌引起的坏死性筋膜炎。

3. 化脓性肌炎应早期清创,及时进行血培养、脓液培养。推荐万古霉素作为经验治疗选择,免疫低下患者感染或伤及肌肉的开放性伤口应使用覆盖革兰氏阴性杆菌的抗菌药物,宜采用静脉后口服序贯给药。

第十一节 浅表真菌感染

一、疾病概述

浅部真菌感染是指由皮肤癣菌、马拉色菌及念珠菌侵犯皮质角质层、毛发、甲板引起的感染。最常见由毛癣菌属、表皮癣菌属及小孢子菌属中的皮肤癣菌引起,这些微生物可代谢角蛋白,引起一系列病理性临床表现包括足癣、体癣、股癣、Majocchi 肉芽肿、头癣及甲癣。

足癣是最常见的浅表真菌感染,占皮肤浅真菌感染的 1/3 以上,在湿热地区和高温季节呈现高发病率的特点。头癣在儿童中发病较高,考虑与带菌动物密切接触,或接触皮肤癣菌污染物有关。甲真菌病患病率占所有甲疾病的 50%,发病率占自然人群的 2%~18%。

二、临床表现及评估

浅表真菌感染病原真菌毒力一般较弱,主要作用于皮肤浅层,临床表现以丘疹、红斑、鳞屑为主,红斑边界清楚但不规则。实验室检查包括氢氧化钾(KOH)涂片镜检、真菌培养及皮肤镜检查等。真菌培养一般采用沙保罗培养基,培养2~4周。

三、治疗原则

浅表真菌感染以清除病原菌、快速解除症状、防止复发为治疗目标。治疗方案的选择应综合临床分型、严重程度、合并疾病及患者依从性等因素。

（一）一般治疗

1. 加强健康宣教　可予含氯消毒剂对污物进行消毒;不与他人公用日常生活物品;对于手足癣的患者手足部浴后及时擦干趾/指间;穿透气性好的鞋袜。

2. 某些皮损炎症反应剧烈、瘙痒严重的病例,可考虑使用抗真菌药物加糖皮质激素的复方制剂。

（二）抗感染治疗

1. 可采用局部治疗来处理大多数皮肤癣菌感染　对于局限性足癣、体癣或股癣患者,推荐采用有抗皮肤癣菌活性的局部抗真菌药治疗,而不是全身性治疗。有效的局部抗真菌药物包括唑类、丙烯胺类、环吡酮、布替萘芬和托萘酯等。

2. 口服抗真菌治疗用于广泛性感染或局部用药难治的感染　对于手、足癣及体癣系统治疗常用特比萘芬和伊曲康唑。特比萘芬成人量为250mg/d,疗程为1~2周;伊曲康唑200~400mg/d,疗程1~2周。

第十二节　常见处方审核案例详解

一、适应证不适宜

案例1

【处方描述】

性别:男　　年龄:62岁

临床诊断:手足癣。

处方内容：

莫匹罗星软膏	5g：0.1g×1 支	适量	b.i.d.	外用
联苯苄唑乳膏	15g：150mg×1 支	适量	b.i.d.	外用

【处方问题】适应证不适宜。

【机制分析】手足癣为浅表真菌感染，致病菌为皮肤癣菌，其中以毛癣菌为主，红毛癣菌和须毛癣菌最常见。外用药、口服药或二者联合方案均可选用。临床可用的外用药物包括咪唑类抗真菌药、丙烯胺类抗真菌药物、吗啉类抗真菌药及角质剥脱制剂等。本次联苯苄唑乳膏为咪唑类抗真菌药，可清除病原菌；而莫匹罗星软膏主要针对细菌感染，适应证不适宜。

【干预建议】如合并细菌感染，建议补充诊断，可局部给予莫匹罗星软膏；如不合并细菌感染，建议停用莫匹罗星软膏。

案例2
【处方描述】

性别：男　　年龄：20 岁

临床诊断：毛囊炎。

处方内容：

莫匹罗星软膏	5g：0.1g×1 支	适量	b.i.d.	外用
头孢丙烯片	0.25g/片×10 片	0.25g	b.i.d.	p.o.

【处方问题】适应证不适宜。

【机制分析】毛囊炎通常为自限性疾病，予局部外用为主，通常无须使用口服抗菌药物。因此本案例患者使用头孢丙烯片指征不充分，适应证不适宜。

【干预建议】如有合并感染，补充感染相关诊断；如不合并感染，建议停用头孢丙烯片。

二、抗菌药物选择不适宜与遴选药品不适宜

案例3
【处方描述】

性别：女　　年龄：67 岁

临床诊断：丹毒。

处方内容:

复方多黏菌素B软膏	10g/支×1支	适量	b.i.d.	外用
头孢克肟分散片	0.1g/片×12片	0.2g	b.i.d.	p.o.

【处方问题】抗菌药物选择不适宜。

【机制分析】《国家抗微生物治疗指南》(第3版)中提到,丹毒一般为A族溶血性链球菌,金黄色葡萄球少见,轻症口服苯唑西林或头孢拉定;重症静脉滴注青霉素160万~240万U q.6h. 或头孢唑林1g q.6h.~q.8h.,疗程7~10日。本案例患者使用的头孢克肟分散片为第三代头孢菌素,属广谱头孢菌素类,使用本品治疗轻症丹毒属用药起点过高。

【干预建议】停用头孢克肟分散片,门诊轻症患者建议口服头孢氨苄或头孢呋辛酯。

案例4
【处方描述】

性别:男　　　年龄:20岁

临床诊断:痤疮。

处方内容:

过氧苯甲酰凝胶	15g:5%/支×1支	1g	q.n.	外用
盐酸头孢他美酯分散片	0.25g/片×28片	2片	b.i.d.	p.o.

【处方问题】抗菌药物选择不适宜。

【机制分析】痤疮的发病与激素诱导的皮脂腺过度分泌脂质、毛囊皮脂腺导管角化异常、痤疮丙酸杆菌等毛囊微生物增殖及炎症和免疫反应等有关。针对痤疮丙酸杆菌及炎症反应选择具有抗菌和抗炎作用的抗菌药物是治疗中重度及重度痤疮常见的系统治疗方法。《中国痤疮治疗指南(2019修订版)》指出,首选四环素类药物如多西环素、米诺环素等。四环素类不耐受或有禁忌的患者,可考虑用大环内酯类如红霉素、罗红霉素等替代。磺胺甲噁唑-甲氧苄啶也可酌情使用。避免选择β-内酰胺类、头孢菌素类和喹诺酮类。此处方中选择盐酸头孢他美酯分散片不适宜

【干预建议】建议盐酸头孢他美酯分散片更换为多西环素、米诺环素等四环素类药物,使用期间留意胃肠道反应、过敏反应等药物不良反应。

案例5

【处方描述】

性别：男　　　年龄：32 岁

临床诊断：手挫伤、软组织感染。

处方内容：

头孢克肟分散片	0.1g/片×12 片	1 片	b.i.d. p.o.
双氯芬酸钠双释放肠溶胶囊	75mg/粒×7 粒	1 粒	b.i.d. p.o.

【处方问题】 抗菌药物选择不适宜。

【机制分析】《抗菌药物临床应用指导原则(2015 年版)》指出轻症皮肤、软组织感染一般不需要全身应用抗菌药物，只需局部用药。中、重症或复杂性皮肤及软组织感染需全身应用抗菌药物，全身抗菌药物宜选青霉素，或者第一、二代头孢菌素。头孢克肟分散片为第三代头孢菌素类，选择不适宜。

【干预建议】 建议将头孢克肟分散片更换为头孢呋辛酯胶囊或阿莫西林胶囊。

案例6

【处方描述】

性别：女　　　年龄：23 岁

临床诊断：孕 12 周＋；皮肤二期梅毒；青霉素过敏史。

处方内容：

盐酸多西环素肠溶胶囊	0.1g/粒×14 粒	1 粒	b.i.d. p.o.

【处方问题】 抗菌药物选择不适宜。

【机制分析】 梅毒螺旋体可以通过胎盘感染胎儿，自妊娠 2 周起梅毒螺旋体即可感染胎儿，引起流产。妊娠 16~20 周后梅毒螺旋体可通过感染胎盘播散到胎儿所有器官，引起死胎、死产或早产。梅毒如未经治疗，可导致胎儿自然流产或死产。如通过及时诊断和治疗妊娠合并梅毒，国内研究中 99% 的孕妇可获得健康婴儿。结合该患者诊断皮肤二期梅毒考虑有治疗干预的必要性。

《妊娠合并梅毒的诊断和处理专家共识》指出，妊娠合并梅毒不同病期的治疗与非妊娠期梅毒治疗相似：

(1)对于一期梅毒、二期梅毒、病程不到 1 年的潜伏梅毒推荐：苄星青霉素：240万U，肌内注射，每周1次，连续2周。或普鲁卡因青霉素：80万U，肌内注射，1次/d，10~14日。对青霉素过敏者：首先探究其过敏史可靠性。必要时重作青霉素皮肤试验。

（2）对青霉素过敏者，首选口服或静脉滴注青霉素脱敏后用青霉素治疗。如果脱敏无效时，可选用头孢类抗菌药物或红霉素治疗。如头孢曲松500mg，肌内注射，1次/d，共10日。或红霉素500mg，4次/d，口服，连续14日。

本案例患者选择多西环素治疗，该药在FDA中的妊娠安全性分级为D级，研究发现妊娠早期使用本药与自然流产风险增加有关；而在妊娠后半段使用可使其沉积在发育中的牙齿和骨骼中，引起胎儿牙齿变色、牙釉质再生不良及抑制胎儿骨骼生长。因此本案例中的患者不宜使用盐酸多西环素肠溶胶囊，可考虑选用其他具有抗梅毒螺旋体的抗菌药物。

【干预建议】停用盐酸多西环素肠溶胶囊，针对患者既往青霉素过敏史，应询问患者过敏类型、严重程度；如为较严重过敏反应，可考虑选用头孢曲松，使用期间密切观察过敏反应。如头孢曲松不耐受，可考虑使用红霉素治疗。

案例7

【处方描述】

性别：男　　　年龄：62岁

临床诊断：2型糖尿病伴多种并发症：①糖尿病酮症酸中毒；②糖尿病足并感染；③糖尿病视网膜病变；④糖尿病周围神经病变。高血压病3级，很高危组。

临床资料：患者诉"右足掌红肿1月，溃疡伴发热2日"入院，入院第1日体温39℃，查WBC：$14.6×10^9$/L，NEUT%：88%，CRP：298.39mg/L，PCT：22.97μg/L，Alb：27.6g/L，Cr：93μmol/L，HbA1c 14%；D1血培养提示革兰氏阳性球菌，治疗上予哌拉西林/他唑巴坦4.5g q.8h. i.v.gtt.。入院第2日行"右侧小腿截断术＋负压引流术"，加用盐酸万古霉素1g q.12h. i.v.gtt. 联合治疗。入院第3日体温37.8℃，查WBC：$8.93×10^9$/L，NEUT%：85.7%，CRP：288.46mg/L，PCT：50.14μg/L，Alb：17.6g/L，Cr：265μmol/L。D1血培养提示：金黄色葡萄球菌（MSSA），D2分泌物回报：金黄色葡萄球菌（MSSA），治疗上调整万古霉素0.5g q.8h. i.v.gtt. 联合哌拉西林/他唑巴坦4.5g q.12h. i.v.gtt. 治疗。第5日体温38.8℃，WBC：$18.04×10^9$/L，NEUT%：82.5%，CRP：86.13mg/L，PCT：3.74μg/L，Alb：19.3g/L，Cr：210μmol/L，D4血培养提示革兰氏阳性球菌，维持原抗感染方案。

处方内容：

注射用盐酸万古霉素	1g	q.12h.	i.v.gtt.	D1~D2
0.9% 氯化钠注射液	250ml	q.12h.	i.v.gtt.	D1~D2
注射用哌拉西林/他唑巴坦钠	4.5g	q.8h.	i.v.gtt.	D2
0.9% 氯化钠注射液	100ml	q.8h.	i.v.gtt.	D2
注射用盐酸万古霉素	0.5g	q.8h.	i.v.gtt.	D3~D5
0.9% 氯化钠注射液	100ml	q.8h.	i.v.gtt.	D3~D5
注射用哌拉西林/他唑巴坦钠	4.5g	q.12h.	i.v.gtt.	D3~D5
0.9% 氯化钠注射液	100ml	q.12h.	i.v.gtt.	D3~D5

【处方问题】抗菌药物选择不适宜。

【机制分析】患者糖尿病足伴感染诊断明确,病原菌方面我国 DFI 革兰氏阳性菌与革兰氏阴性菌比例大致相当,浅表的足溃疡感染以革兰氏阳性菌为主,其次为革兰氏阴性菌和真菌。浅表感染多以单菌感染为主,少数为混合菌感染;深部足溃疡感染以革兰氏阴性菌为主,其次为革兰氏阳性菌与真菌,且混合菌感染比例较浅部足溃疡高。经验性治疗方案依据感染的严重程度制订,结合入院化验及体征考虑存在严重感染,可考虑经验性选用头孢哌酮/舒巴坦、哌拉西林/他唑巴坦或碳青霉烯类。研究显示:在严重足感染患者,哌拉西林/他唑巴坦疗效优于厄他培南(临床缓解率:97.2% 比 91.5%),在中度足感染患者,哌拉西林/他唑巴坦疗效与厄他培南相似,优于替加环素。结合患者近期无住院史,无抗菌药物暴露史考虑初始选药合理。

患者入院当天送双侧血培养,结果提示革兰氏阳性球菌,考虑败血症,最终药敏结果提示 MSSA,后多次血培养送检及伤口分泌物送检结果均提示 MSSA。针对血流感染时抗菌药物的选择应综合考虑 Vd 和 PB,当药物 Vd 越小 PB 越高,表示药物向组织渗透越慢,血液浓度较高,对血流感染疗效最佳。综合考量 Vd 与 PB,苯唑西林、头孢哌酮、头孢唑林、头孢曲松、达托霉素、万古霉素在血液中浓度较高,对抗血流感染疗效最佳。针对患者培养示 MSSA,有研究表明,与抗葡萄球菌青霉素或第一代头孢菌素(头孢唑林)相比,万古霉素治疗甲氧西林敏感的金黄色葡萄球菌(MSSA)菌血症的死亡率是其 2~3 倍,而 β- 内酰胺的使用可能会导致 MRSA 发生率增加。且有研究表明,与头孢唑林治疗相比,哌拉西林钠/他唑巴坦钠治疗 MSSA 血流感染死亡率更高,表明它可能不如单药治疗 MSSA 菌血症有效。结合患者肾功能情况、药敏结果及当前治疗效果不佳,注射用盐酸万古霉素、注射用哌拉西林/他唑巴坦钠选择不适宜,考虑需调整目前抗感染方案。

【干预建议】停用注射用盐酸万古霉素、注射用哌拉西林/他唑巴坦钠，改用头孢唑林 2g q.8h. i.v.gtt. 继续治疗。

案例 8

【处方描述】

性别：男　　　年龄：86 岁　　　体重：56kg

临床诊断：右下肢软组织感染，丹毒；2 型糖尿病；足真菌病。

临床资料：体温 37.2℃，WBC $9.91×10^9$/L，NEUT% 82.3%，CRP 25.30mg/L，Alb 28.3g/L，Cr 60μmol/L。

处方内容：

注射用哌拉西林/他唑巴坦钠（8:1）	4.5g	q.12h.	i.v.gtt.
0.9% 氯化钠注射液	100ml	q.12h.	i.v.gtt.
注射用青霉素钠	80 万 IU 皮试		
盐酸特比萘芬片	0.25g	q.d.	p.o.
多黏菌素 B 软膏	0.5g	q.d.	外用

【处方问题】抗菌药物选择不适宜，用法、用量不适宜。

【机制分析】

(1)丹毒的主要致病菌多为 A 族乙型溶血性链球菌，偶为 C 型或 G 型链球菌，早期轻症患者可肌内注射普鲁卡因青霉素或口服头孢菌素。重症患者予滴注青霉素 160 万~240 万 U q.6h. 或头孢唑林 1g q.6h.~q.8h.。本次该患者选用的哌拉西林/他唑巴坦为广谱抗菌药物，对革兰氏阴性菌的作用更强，对超广谱 β- 内酰胺酶稳定，对部分厌氧菌有作用，更适合用于革兰氏阴性菌与厌氧菌混合感染的病例。因此案例注射用哌拉西林/他唑巴坦钠选择不适宜。

(2)注射用哌拉西林/他唑巴坦钠说明书指出肾功能正常的成人常用剂量为每 8 小时给予 4.5g。当肌酐清除率 ≤40ml/min 时予调整用药剂量。患者血肌酐：60μmol/L，计算肌酐清除率为 61.88ml/min，无须调整用药剂量。本次患者用药方案为 4.5g q.12h. i.v.gtt.，剂量偏小。

【干预建议】停用注射用哌拉西林/他唑巴坦钠；建议青霉素皮试阴性后，予青霉素 160 万~240 万 U q.6h. 治疗。

案例 9

【处方描述】

性别：男　　　年龄：86 岁

临床诊断：Ⅱ期压疮、脑梗死后遗症、2 型糖尿病。

临床资料：患者因腰骶部皮肤破溃流脓入院，入院当天予碘伏消毒创面，留取分泌物送检，体温 37.8℃，WBC 12.6×10⁹/L，NEUT% 78.5%，CRP 56.5mg/L，PCT 0.876μg/L，Cr 50μmol/L，外院伤口分泌物提示铜绿假单胞菌，对左氧氟沙星、哌拉西林/他唑巴坦、阿米卡星、亚胺培南、美罗培南敏感。

处方内容：

注射用头孢噻肟/舒巴坦钠	3g	q.8h.	i.v.gtt.
0.9% 氯化钠注射液	100ml		
左氧氟沙星氯化钠注射液	0.5g	q.d.	i.v.gtt.

【处方问题】抗菌药物选择不适宜，联合用药不适宜。

【机制分析】压疮相关感染的范围从局限于浅表溃疡基底的感染、伴周围蜂窝织炎的感染，到累及更深部结构（包括筋膜、肌肉和骨骼）的更广泛感染。结合皮肤破溃流脓及实验室检查考虑患者压疮感染明确。文献报道压疮感染主要病原菌为大肠埃希菌、金黄色葡萄球菌、奇异变形杆菌、铜绿假单胞菌及肺炎克雷伯菌。大肠埃希菌、肺炎克雷伯菌多存在于肠道内，而最为常见的压疮部位为骶尾部、髋部和背部，尤其是臀骶部的压疮，容易受到粪便和尿液污染，因此往往表现为多种细菌感染。结合患者本次外院伤口分泌物提示铜绿假单胞菌，初始治疗予覆盖铜绿假单胞菌为主，后续可结合送检情况及感染控制情况选药。

具有抗铜绿假单胞菌作用的头孢菌素包括头孢他啶、头孢吡肟及头孢哌酮；本次选择的头孢噻肟/舒巴坦无抗铜绿假单胞菌作用，因此存在遴选抗菌药物不适宜。患者初始入院 WBC：12.6×10⁹/L，NEUT%：78.5%，CRP：56.5mg/L，PCT：0.876μg/L，并持续性行清创换药治疗，综合考虑患者目前感染不重，可不考虑联合用药。

【干预建议】停用头孢噻肟/舒巴坦。可选择方案：①优选抗铜绿假单胞菌的 β-内酰胺类/β-内酰胺酶抑制剂复方制剂；如头孢哌酮/舒巴坦、哌拉西林/他唑巴坦；停用左氧氟沙星。②左氧氟沙星氯化钠注射液单药治疗，需警惕其耐药性。

案例 10

【处方描述】

性别：男　　　年龄：17 岁

临床诊断：颅骨修补术后额部右侧颞部感染。

临床资料：患者因"发现额部皮下肿物 1 周余，破溃流脓 6 日"入院，入院第 1 日查 WBC：13.39×10^9/L，NEUT%：82.3%，CRP：86.77mg/L 予头孢呋辛 1.5g q.8h. i.v.gtt. 治疗，入院第 3 日行"额部右侧颞部感染伤口清创术"，术中留取伤口分泌物送检。入院第 6 日，查 WBC：11.39×10^9/L，NEUT%：78.3%，CRP：59.77mg/L；切口伤口分泌物回报提示金黄色葡萄球菌，BAP1+，对苯唑西林、阿莫西林/克拉维酸钾、环丙沙星、庆大霉素、万古霉素、甲氧苄啶/磺胺甲噁唑等敏感，医生更换抗菌药物为左氧氟沙星 0.5g q.d. i.v.gtt. 治疗。

处方内容：

注射用头孢呋辛钠	1.5g	} q.8h.	i.v.gtt.	D1-D5
0.9% 氯化钠注射液	100ml			
左氧氟沙星氯化钠注射液	0.5g	q.d.	i.v.gtt.	D6

【处方问题】遴选药品不适宜。

【机制分析】患者应用左氧氟沙星氯化钠注射液有禁忌证。

(1)本案例中患者伤口分泌物培养示对苯唑西林敏感，药敏报告中未见头孢呋辛，医师认为对头孢菌素类耐药，选用其他敏感药物为遴选药物不适宜。药敏结果中对苯唑西林敏感，表示该菌对耐酶青霉素类（如氯唑西林、双氯西林、氟氯西林等）、β-内酰胺/β-内酰胺酶抑制剂复合物、抗葡萄球菌头孢类和碳青霉烯类敏感。结合患者炎症指标较前下降，考虑抗感染有效；且药敏对头孢呋辛敏感，可继续使用头孢呋辛抗感染；后续可序贯为头孢呋辛酯。

(2)患者年龄为 17 岁，使用左氧氟沙星治疗属用药禁忌证。氟喹诺酮类说明书指出 18 岁以下儿童禁用，但氟喹诺酮类在儿童感染鼠疫、吸入性炭疽及多重耐药菌时均有较好的抗菌活性；因此氟喹诺酮类用于儿童尚存在争议。<18 岁儿童使用本品需满足以下相关条件：①目前无其他安全有效的治疗药物可用；②药敏试验显示对喹诺酮类药物敏感的重症感染患者；③儿童使用氟喹诺酮类药物必须请感染学专家、感染专科临床药师会诊，在充分权衡利弊后谨慎使用；④对超说明书用药，经药事管理与药物治疗学委员会及伦理委员会审批备案，并与家属做好知情同意；⑤使用喹诺酮类时注意剂量和时间，

密切关注对中枢神经系统的影响及关节软骨的变化。

【干预建议】停用左氧氟沙星氯化钠注射液,继续注射用头孢呋辛1.5g q.8h. i.v.gtt. 治疗。

案例 11

【处方描述】

性别:女　　年龄:7岁

临床诊断:被猫抓伤伴感染。

处方内容:

盐酸多西环素肠溶胶囊	0.1g/粒×14粒	1粒	b.i.d.	p.o.
双氯芬酸钠双释放肠溶胶囊	75mg/粒×7粒	1粒	b.i.d.	p.o.

【处方问题】遴选药品不适宜。

【机制分析】猫咬伤后感染率高达80%,对于已明确感染治疗应经验性覆盖甲氧西林敏感金黄色葡萄球菌和链球菌,可选用阿莫西林/克拉维酸钾、头孢呋辛、多西环素、克林霉素及喹诺酮类等。但多西环素禁用于8岁以下的儿童,该患儿7岁选用盐酸多西环素肠溶胶囊不适宜。

【干预建议】建议将多西环素更换为阿莫西林/克拉维酸钾。

三、未注明皮试、免试

案例 12

【处方描述】

性别:女　　年龄:23岁

临床诊断:丹毒。

处方内容:

迈之灵片	150mg×12片	2片	b.i.d.	p.o.
注射用青霉素钠	80万U×24瓶	3瓶	b.i.d.	i.v.

【处方问题】未注明皮试、免试,用法、用量不适宜。

【机制分析】

(1)青霉素皮试问题:青霉素皮试是目前预测青霉素速发型过敏反应最为快捷、敏感和经济的方法。目前我国青霉素类抗菌药物说明书、《抗菌药物临床应用指导原则(2015年版)》《中华人民共和国药典临床用药须知(2020年版)》均要求在使用青霉素类抗菌药物之前需常规做青霉素皮试。本案例未行青霉素皮试即行青霉素钠治疗可增加用药风险。

（2）丹毒的病原菌主要为乙型溶血性链球菌，推荐头孢唑林或青霉素治疗。青霉素为时间依赖性抗菌药物，其血清半衰期为 0.5 小时；根据《国家抗微生物治疗指南》（第 3 版）：丹毒推荐静脉滴注青霉素 160 万~240 万 U，q.6h.。本次给药频次偏小，可能导致青霉素的血药浓度偏低，影响治疗疗效。

【干预建议】用药前行青霉素皮试，皮试阴性后可使用注射用青霉素钠，并将该药更改用药频次为 q.6h.。

四、用法、用量不适宜

案例 13

【处方描述】

性别：男　年龄：4 岁　体重：18kg

临床诊断：头癣。

处方内容：

盐酸特比萘芬片	0.25g×7 片	0.5 片	q.d.	p.o.
酮康唑洗剂	50ml×1 瓶	5ml	q.n.	外洗

【处方问题】用法、用量不适宜。

【机制分析】特比萘芬为角鲨烯环过氧化酶抑制剂，在较低浓度时即可抑制真菌角鲨烯环过氧化酶活性，致真菌内麦角甾醇合成不足及角鲨烯积聚，从而导致真菌快速死亡。《中国头癣诊断和治疗指南(2018 修订版)》指出特比萘芬对头癣真菌学治愈率和总治愈率均较高，特别是对毛癣菌所致头癣疗效好，可作为一线用药。该药 2 岁以上儿童均可使用，儿童体重<20kg，每日 62.5mg；体重为 20~40kg，每日 125mg；体重>40kg，剂量同成人，每日 250mg，疗程 4~8 周。该患儿体重为 18kg，应每日使用 62.5mg，本次每日使用 125mg，剂量偏大，易增加该药引起胃肠道不适及皮疹的风险。

【干预建议】盐酸特比萘芬片单次剂量调整为 62.5mg。

五、溶媒选择不适宜

案例 14
【处方描述】

性别：男　　　年龄：69 岁

临床诊断：右侧臀部坏死性筋膜炎；右下肢深静脉血栓；高血压病；低蛋白血症。

临床资料：患者因"右侧臀部皮肤红肿 10 日"入院，入院当天体温 36.9 ℃，WBC：18.42×10^9/L，NEUT%：80.5%，CRP：160.33mg/L，PCT：0.530μg/L，行右侧臀部脓肿切开＋清创＋引流术，予五水头孢唑林 2g b.i.d. i.v.gtt. 治疗；入院第 3 日，臀部脓肿切开引流通畅，引流量多；入院第 5 日，体温 38.5 ℃，WBC：22.32×10^9/L，NEUT%：89.5%，CRP：260.33mg/L，PCT：10.21μg/L，予血培养送检，更换亚胺培南/西司他丁 2g（含亚胺培南 1g）q.8h. i.v.gtt. 抗感染。

处方内容：

注射用五水头孢唑林	2g	q.12h.	i.v.gtt.
0.9% 氯化钠注射液	100ml		
注射用亚胺培南/西司他丁钠	2g	q.8h.	i.v.gtt.
0.9% 氯化钠注射液	100ml		

【处方问题】溶媒选择不适宜。

【机制分析】坏死性筋膜炎可能的病原菌包括 A、C、G 群链球菌、金黄色葡萄球菌、肠杆菌科细菌以及厌氧菌，因此在未确定致病菌之前，早期推荐经验性使用广谱耐酶抗菌药物或联合治疗，危重患者必要时可选用碳青霉烯类抗菌药物；结合患者第 5 日病情变化及化验指标，可考虑选用碳青霉烯类抗菌药物，继续加强引流。但存在溶媒量偏少的问题，亚胺培南/西司他丁说明书指出：亚胺培南 0.5g 应加入稀释液的容量为 100ml，静脉滴注的药物平均浓度为 5mg/ml。患者注射用亚胺培南/西司他丁钠用量为 2g/次，溶于 100ml 生理盐水中，溶媒量不足，易造成亚胺培南浓度过饱和，从而析出白色结晶。

【干预建议】调整注射用亚胺培南/西司他丁钠 2g 加入 0.9% 氯化钠注射液 250ml 中应用。

案例 15
【处方描述】

性别：男　　　　年龄：25 岁
临床诊断：皮肤软组织感染。
处方内容：

注射用克林霉素磷酸酯	0.6g×4 瓶	1.2g	b.i.d.	i.v.gtt.
0.9% 氯化钠注射液	100ml×2 袋	100ml		

【处方问题】溶媒选择不适宜，用法、用量不适宜：注射用克林霉素磷酸酯溶媒量不足，且用法、用量不适宜。

【机制分析】皮肤软组织感染的病原菌以革兰氏阳性菌为主。克林霉素对革兰氏阳性菌及厌氧菌具有良好的抗菌活性可作为皮肤感染的治疗用药。注射用克林霉素磷酸酯的说明书指出：静脉滴注需将本品 0.6g 用 100~200ml 生理盐水或 5% 葡萄糖稀释成 ≤6mg/ml 浓度的药液，故 1.2g 剂量溶媒量应大于 200ml。文献报道使用超浓度配置的克林霉素后可导致急性间质性肾炎或急性肾衰竭，引起消化道反应、过敏等不良反应的发生率升高。

【干预建议】注射用克林霉素磷酸酯用法、用量调整为：0.6g b.i.d. i.v.gtt.，调整剂量后溶媒量可继续 0.9% 氯化钠注射液 100ml。

六、联合用药不适宜

案例 16
【处方描述】

性别：男　　　　年龄：28 岁
临床诊断：马拉色菌毛囊炎。
处方内容：

伊曲康唑胶囊	0.1g/粒×7 粒	1 粒	q.d.	p.o.
头孢呋辛酯胶囊	0.125g/粒×28 粒	2 粒	b.i.d.	p.o.

【处方问题】联合用药不适宜。
【机制分析】马拉色菌是皮肤正常菌群中的亲脂性酵母菌，皮脂生成较多以及出汗增加是马拉色菌毛囊炎的易感因素。马拉色菌引起的毛囊炎的治疗可口服抗真菌药（如氟康唑、伊曲康唑）或外用抗真菌药（如唑类抗真菌药、二

硫化硒)。特比萘芬效果不明。该患者确诊为马拉色菌毛囊炎,为真菌感染,无须联合使用抗细菌药物头孢呋辛酯胶囊。

【干预建议】建议停用头孢呋辛酯胶囊。

案例 17

【处方描述】

性别:男　　　年龄:29 岁

临床诊断:皮肤二期梅毒;吉海反应。

处方内容:

注射用青霉素钠	80 万 IU×1 支	80 万 IU	q.d.	皮试
0.9% 氯化钠注射液	10ml×1 支	4ml	q.d.	皮试
注射用苄星青霉素	120 万 IU×2 支	240 万 IU	q.w.	i.m.
盐酸多西环素肠溶胶囊	0.1g×14 粒	0.1g	q.d.	p.o.
醋酸泼尼松片	5mg×15 片	15mg	q.d.	p.o.

【处方问题】联合用药不适宜。

【机制分析】二期梅毒的患者可出现斑疹、斑丘疹、丘疹、鳞屑性皮损、毛囊疹及脓疱等皮肤病变。针对一期、二期梅毒及病期在 2 年以内的隐性梅毒推荐方案为苄星青霉素240U,分两侧臀部肌内注射,每周 1 次,共 1~2 次;对青霉素过敏者用多西环素100mg,每日 2 次连服15 日;治疗上未推荐联合用药。本次同时使用苄星霉素及多西环素属联合用药不适宜。

【干预建议】停用盐酸多西环素肠溶胶囊。

案例 18

【处方描述】

性别:女　　　年龄:54 岁

临床诊断:急性化脓性蜂窝织炎。

处方内容:

阿莫西林胶囊(青霉素皮试阴性)	0.25g×30 粒	2 粒	t.i.d.	p.o.
复方磺胺甲噁唑片	0.4g:80mg×20 片	2 片	b.i.d.	p.o.

【处方问题】联合用药不适宜。

【机制分析】

(1)阿莫西林属繁殖期杀菌剂。复方磺胺甲噁唑片是磺胺甲噁唑(SMZ)

和甲氧苄啶(TMP)按 5∶1 比例混合制成的复方制剂。SMZ 作用于二氢叶酸合成酶,TMP 抑制二氢叶酸还原酶,双重阻断细菌二氢叶酸合成发挥作用,属于抑菌剂。二者合用可干扰青霉素类的杀菌活性,使杀菌活性降低。且二者合用可减少青霉素类在肾小管的排泄,使其半衰期延长,毒性可能增加。因此两药不宜同时合用。

(2)蜂窝织炎最常见的病原菌是 A 族链球菌或化脓性链球菌,患者本次为初发病、无免疫功能缺陷、蜂窝织炎累及部位较浅以及患者近期无抗菌药物暴露史,考虑感染耐药菌的可能性较小,可参照指南经验性选择青霉素类或第一代头孢菌素类治疗。阿莫西林胶囊为耐酶青霉素,抗菌谱可覆盖化脓性链球菌、无乳链球菌、金黄色葡萄球菌、肠球菌等,适应证批准用于皮肤软组织感染。复方磺胺甲噁唑片抗菌谱可覆盖链球菌且该药为脂溶性抗菌药物在皮肤软组织中渗透性较高,可考虑作为备选方案之一。但对于轻症的蜂窝织炎目前推荐单药治疗,因此二者无须联合使用。

【干预建议】停用复方磺胺甲噁唑片。

案例 19

【处方描述】

性别:女　　　年龄:29 岁
临床诊断:脚气病;哺乳期。
处方内容:

| 伊曲康唑胶囊 | 100mg/粒×7 粒 | 1 粒 | q.d. | p.o. |
| 硝基咪康唑乳膏 | 20g∶2% ×1 支 | 适量 | q.d. | 外用 |

【处方问题】联合用药不适宜。

【机制分析】哺乳期妇女作为特殊人群,使用药物要充分评估用药的必要性。如目前尚无证据表明服药的利益大于风险,则应尽量避免使用;如必须使用,局部治疗的安全性高于全身用药。如需全身用药应选择相对分子质量大、脂溶性低、半衰期短、乳药 / 血药比低、pK_a 低的药物,以减少乳汁中的药物含量。

哺乳期可参照 Hale 教授哺乳期用药危险等级选药,用药按其危险性分为 L1~L5 五个等级。L1 级定义为药物最安全、L2 级药物较安全、L3 级药物中等安全、L4 级药物为可能危险、L5 级药物为禁忌。对于哺乳期足癣的患者《中国手癣和足癣诊疗指南(基层实践版 2020)》指南指出应以局部治疗为主,如需使用外用抗真菌药建议以 L2 级抗真菌药物为主。目前克霉唑、咪康唑、特比萘芬等外用抗真菌药被列入哺乳期药物安全分级 L2 级;而本次该患者选用外用抗真菌药物的同时联合口服制剂属联合用药不适宜;结合伊曲康唑胶囊为 L3 级药物,综合考虑使用伊曲康唑胶囊不适宜。

【干预建议】停用伊曲康唑胶囊。

案例 20
【处方描述】

性别:女　　　年龄:33 岁

临床诊断:左上臂坏死性筋膜炎;痛风。

临床资料:体温 38℃,WBC 12.8×10⁹/L,NEUT% 89.3%,SAA≥200mg/L,CRP 170mg/L;查体左肘部背侧见一大小约 2cm×2cm 创面,创面渗液,呈黄白色。

处方内容:

注射用头孢哌酮/舒巴坦钠	1.5g	q.12h.	i.v.gtt.
0.9% 氯化钠注射液	100ml	q.12h.	i.v.gtt.
甲硝唑氯化钠注射液(100ml)	0.5g	q.12h.	i.v.gtt.

【处方问题】联合用药不适宜。

【机制分析】坏死性筋膜炎可能的病原菌包括 A、C、G 群链球菌、金黄色葡萄球菌、肠杆菌科细菌以及厌氧菌,因此在未确定致病菌之前,早期推荐经验性使用广谱耐酶抗菌药物或联合治疗。用药方案可考虑予 β- 内酰胺 /β- 内酰胺酶抑制剂复合物 ± 氨基糖苷类治疗。致病厌氧菌以脆弱拟杆菌为主,头孢哌酮 / 舒巴坦的抗菌谱能够覆盖脆弱拟杆菌,有一定抗厌氧菌能力,轻中度感染不必联合使用甲硝唑。

【干预建议】停用甲硝唑氯化钠注射液。

案例 21
【处方描述】

性别:男　　　年龄:23 岁

临床诊断:寻常痤疮。

处方内容:

盐酸多西环素肠溶胶囊	0.1g/粒×14 粒	1 粒	b.i.d.	p.o.
异维 A 酸软胶囊	100mg/粒×7 粒	1 粒	q.d.	p.o.

【处方问题】联合用药不适宜。

【机制分析】异维A酸与四环素类药物合用,可导致"假性脑瘤"产生,临床表现为伴有头痛的高血压、眩晕和视觉障碍,同时两者合用可加剧致光敏作用;因此临床上应避免合用。

【干预建议】建议将抗菌药物更换为红霉素等大环内酯类药物。

案例 22

【处方描述】

性别:男　　　年龄:53 岁

临床诊断:指甲真菌感染;高脂血症;高血压 2 级。

处方内容:

辛伐他汀片	20mg/片×7 片	1 片	q.n.	p.o.
伊曲康唑胶囊	0.1g/粒×7 粒	1 粒	q.d.	p.o.
厄贝沙坦片	75mg/片×7 片	1 片	q.d.	p.o.

【处方问题】联合用药不适宜。

【机制分析】伊曲康唑胶囊与辛伐他汀片联用可发生药物相互作用,说明书指出二者禁忌合用。伊曲康唑为 CYP3A4 强效抑制剂,抑制经 CYP3A4 介导的辛伐他汀的代谢,使其血药浓度升高,导致肌肉毒性(包括肌病和横纹肌溶解)。有研究报道显示伊曲康唑可使辛伐他汀的浓度-时间曲线下面积增加 20 倍。

【干预建议】降血脂药物建议更换为不依赖于 CYP3A4 代谢的他汀类如普伐他汀、氟伐他汀(表 9-6)。

表 9-6　不同降血脂药物的肝药酶

药物	洛伐他汀、辛伐他汀、阿托伐他汀	普伐他汀	氟伐他汀	匹伐他汀	瑞舒伐他汀
肝药酶	3A4	无	2C9	2C9 (很少)	2C9 2C19

案例 23

【处方描述】

性别：男　　　年龄：46 岁

临床诊断：2 型糖尿病；糖尿病足感染；青霉素过敏史。

处方内容：

格列齐特缓释片	30mg×7 片	1 片	q.d.	p.o.
阿卡波糖片	50mg×21 片	1 片	t.i.d.	嚼服
左氧氟沙星片	0.5g×7 片	1 片	q.d.	p.o.

【处方问题】联合用药不适宜。

【机制分析】左氧氟沙星片与降血糖药联用，可引起血糖紊乱如症状性高血糖或低血糖，故联合用药不适宜。

(1) 轻度糖尿病足感染病原体主要为金黄色葡萄球菌，少数情况可见链球菌；治疗上可口服第二、三代头孢菌素或耐酶青霉素或 SMZ/TMP 或氟喹诺酮类。结合患者既往青霉素过敏史，可考虑予喹诺酮类抗感染。

(2) 有文献报道氟喹诺酮类能引起血糖紊乱如症状性高血糖或低血糖，尤其易发生在同时口服降血糖药（如格列本脲、格列美脲等）或使用胰岛素的糖尿病患者。其可能机制是氟喹诺酮类和磺酰脲类均可抑制 KATP 通道增加胰岛素分泌，导致胰岛素释放。

【干预建议】密切监测血糖变化，如患者出现持续低血糖可考虑调整降血糖方案或更换抗菌药物为 SMZ/TMP。

第十三节　小　　结

皮肤及软组织感染是皮肤科及外科的常见疾病，主要治疗方法包括手术治疗、药物治疗及对症治疗。药物治疗是治疗皮肤及软组织感染的主要手段，临床用药需结合解剖部位、致病病原菌、药物组织分布、感染深度及临床表现的严重程度进行综合评价。

浅表感染如毛囊炎、癣类疾病通常为局部治疗，审核这类处方应注意是否存在全身用药指征。皮肤及软组织感染的抗感染药物包含抗细菌药物、抗病毒药物及抗真菌药物等，部分抗感染药物如万古霉素存在肾毒性，审核此类用药尤需注意用药剂量。唑类抗真菌药物受代谢酶影响较大，审核此类用药的处方需重点关注其药物相互作用，如伊曲康唑与他汀类、伊曲康唑与胺碘酮。

儿童可能感染脓疱病、头癣等皮肤软组织感染,审核此类特殊人群处方需留意是否存在用药禁忌证。此外审核处方或医嘱时需重视患者耐药高危因素的评估,重视药敏报告的解读,并对分离的病原菌是定植还是感染进行判定。总之,皮肤软组织感染的类型多样,浅表感染与深部感染病原菌亦有所差异,导致用药方案组合多样,审方药师需夯实皮肤软组织疾病知识、用药专业知识及相关检验知识并结合患者的个体情况进行分析,以促进临床合理用药。

(段萍萍 陈文瑛)

参考文献

[1] 柯晓苹,蔡良奇,林维嘉.皮肤软组织感染人群病原菌分布与其耐药性分析.中国医院药学杂志,2019,39 (20): 2073-2076.

[2] MILLER L G, EISENBERG D F, LIU H, et al. Incidence of skin and soft tissue infections in ambulatory and inpatient settings 2005-2010. BMC Infect Dis, 2015, 15: 362-368.

[3] SILVANO ESPOSITO, SILVANA NOVIELLO, SEBASTIANO LEONE, et al. Epidemiology and microbiology of skin and soft tissue infections. Curr opin Infect Dis, 2016, 29 (2): 109-115.

[4] EDELSBERG J, TANEJA C, ZERVOS M, et al. Trends in US hospital admissions for skin and soft tissue infections. Emerg Infect Dis, 2009, 15 (9): 1516-1518.

[5] HERSH A L, CHAMBERS H F, MASELLI J H, et al. National trends in ambulatory visits and antibiotic prescribing for skin and soft-tissue infections. Arch Intern Med, 2008, 168 (14): 1585-1591.

[6] 国家卫生健康委合理用药专家委员会.耐药革兰氏阴性菌感染诊疗手册.2版.北京:人民卫生出版社,2022.

[7] 颜青,夏培元,杨帆,等.临床药物治疗学感染性疾病.北京:人民卫生出版社,2017.

[8] 张建中,高兴华.皮肤性病学.北京:人民卫生出版社,2015.

[9] 何礼贤,肖永红,陆权,等.国家抗微生物治疗指南.3版.北京:人民卫生出版社,2023.

[10] 中国医学救援协会动物伤害救治分会专家组.动物致伤专家共识.中国急救复苏与灾害医学杂志,2018,13 (11): 1056-1061.

[11] 中国医师协会皮肤科分会.皮肤及软组织感染诊断和治疗共识.临床皮肤科杂志,2009,38 (12): 810-812.

[12] SGANGA G, BAGUNEID M, DOHMEN P, et al. Management of superfcial and deep surgical site infection: an international multidisciplinary consensus. updates surg, 2021, 73 (4): 1315-1325.

[13] SARTELLI M, GUIRAO X, HARDCASTLE T C, et al. 2018 WSES/SIS-E consensus conference: recommendations for the management of skin and soft-tissue infections. World J Emerg surg, 2018, 13: 58.

[14] KWAK Y G, CHOI S H, KIM T, et al. Clinical Guidelines for the Antibiotic Treatment

for Community-Acquired Skin and Soft Tissue Infection. Infect Chemother, 2017, 49 (4): 301-325.

[15] 中国痤疮治疗指南专家组. 中国痤疮治疗指南 (2019 修订版). 临床皮肤科杂志, 2019, 48 (9): 583-588.

[16] 中华医学会糖尿病学分会. 中国糖尿病足防治指南 (2019 版)(Ⅲ). 中华糖尿病杂志, 2019, 11 (4): 238-246.

[17] 韦伟, 刘宏霞, 汤莎莎, 等. 糖尿病患者足部感染致病菌分布及耐药性研究. 中华医院感染学杂志, 2017, 27 (4): 819-922.

[18] 中华医学会妇产科学分会感染性疾病协作组. 妊娠合并梅毒的诊断和处理专家共识. 中华妇产科杂志, 2012, 47 (2): 158-160.

[19] 中国手癣和足癣诊疗指南工作组. 中国手癣和足癣诊疗指南 (基层实践版 2020). 中国真菌学杂志, 2020, 15 (6): 325-330.

[20] 中国头癣诊疗指南工作组. 中国头癣诊断和治疗指南 (2018 修订版). 中国真菌学杂志, 2019, 14 (1): 4-6.

[21] 龚晓梅, 张洪柱, 田耿家, 等. 压疮创面病原菌分布与耐药性分析. 中国卫生检验杂志 2019, 29 (4): 413-416.

[22] 广东省药学会. 氟喹诺酮类抗菌药物在儿童应用中的专家共识. 今日药学, 2018, 28 (1): 1-10.

第十章
眼、耳鼻喉感染处方审核案例详解

第一节 眼、耳鼻喉感染总论

在本章所列出的眼、耳鼻喉科感染性疾病为常见病、多发病,其中眼科感染性疾病包括外部眼附属器官感染(如睑腺炎、泪小管炎及泪囊炎)、结膜炎,至内部的眼内炎等多种疾病。耳鼻喉科感染性疾病包括外耳炎、中耳炎、乳突炎及咽炎、扁桃体炎、扁桃体周围脓肿及蜂窝织炎、牙周炎、牙周脓肿等疾病,每种感染性疾病有其自身特点,眼、耳常见感染的治疗往往需要局部给药处理。对于脓肿首要考虑的是切开引流,不能仅仅依靠抗菌药物治疗。治疗时这些疾病临床上要结合具体的病情,遵循抗菌药物治疗性应用的基本原则,尽早查明感染病原体,结合抗菌药物的药动学和药效学,进行个体化治疗。

第二节 睑 腺 炎

一、疾病概述

睑腺炎又称麦粒肿,是睑缘腺体或睑板腺急性化脓性结节性病变。根据发病部位分为外睑腺炎和内睑腺炎。大多数睑腺炎为外睑腺炎,是由于睫毛毛囊和邻近皮脂腺阻塞和感染造成的,毛囊阻塞可能是造成外睑腺炎的重要原因。内睑腺炎,非常少见,是睑板腺的感染。有时睑腺炎可能伴有蜂窝织炎。内睑腺炎可分为急性、亚急性和慢性。

二、临床表现及评估

眼睑或睑缘部出现红、肿、热、痛。睑结膜面或睫毛根部出现黄脓点,可自行穿破。炎症严重者,伴同侧耳前淋巴结肿大压痛或伴畏寒、发热等全身症状。内睑腺炎症状较外睑腺炎轻。

大多数睑腺炎的病原菌通常为葡萄球菌,其中金黄色葡萄球菌引起的感染最为常见。

三、治疗原则

外睑腺炎轻症无须使用抗菌药物,可局部热敷,每日 3~4 次,每次 15~20 分钟,可采用抗菌药物眼液滴眼或涂抗菌药物眼膏,经热敷治疗无效、脓肿成熟时可以用锐利的尖刀片切开引流。若局部炎症反应严重或全身反应或反复发作者可口服阿莫西林 / 克拉维酸钾 625mg,一日 2 次。

急性内睑腺炎很少自行引流,需要切开引流并送细菌培养,可采用抗菌药物眼液滴眼或涂抗菌药物眼膏。氟喹诺酮滴眼液是否有效尚不清楚,因 MRSA 常对低浓度氟喹诺酮耐药,对高浓度加替沙星,左氧氟沙星或莫西沙星滴眼液可能敏感。严重急性内睑腺炎可口服阿莫西林 / 克拉维酸钾 625mg,一日 3 次。严重亚急性睑腺炎可使用复方新诺明(TMP-SMX),2 片,口服,一日 2 次。严重慢性内睑腺炎可使用利奈唑胺 600mg,口服,一日 2 次。

第三节 结 膜 炎

一、疾病概述

结膜是一层覆盖于眼睑后部和眼球前部巩膜表面的质地透明的黏膜组织,由于结膜与外界环境及各种微生物相接触,眼表的特异性和非特异性防护机制使其具有一定的预防感染和使感染局限的能力,当其防御能力减弱或外界致病因素增强时,引起结膜组织的炎症发生,表现为血管扩张,渗出和细胞浸润,这种炎症称为结膜炎。以感染性结膜炎最常见。一般病程少于 3 周者为急性结膜炎,超过 3 周者为慢性结膜炎。

二、临床表现及评估

结膜炎症状为眼异物感、灼热感、痒、畏光、流泪等。表现为结膜充血、水肿、滤泡形成、乳头增生、真伪膜形成、结膜分泌物增多及耳前淋巴结肿大等。结膜病变的形态学改变(乳头性、滤泡性、膜性、瘢痕性和肉芽肿性)及渗出物的类型(脓性、黏脓性、浆液性)等可帮助诊断。

引起细菌性结膜炎的病原体有肺炎链球菌、流感嗜血杆菌、金黄色葡萄球菌、草绿色链球菌、莫拉氏菌、脑膜炎双球菌、淋病奈瑟菌等。引起新生儿结膜炎的病原体有淋球菌、沙眼衣原体、单纯疱疹病毒；引起儿童结膜炎的病原体有流感嗜血杆菌、金黄色葡萄球菌、肺炎链球菌。引起病毒性结膜炎（红眼病）的病原体有腺病毒；引起慢性细菌性结膜炎（沙眼）的病原体为沙眼衣原体。

三、治疗原则

针对病因选用敏感的抗细菌、抗病毒等滴眼液。急性期应频繁点眼，每 1~2 小时 1 次，病情好转可减少次数。眼膏可睡前用，在结膜囊驻留时间长，可持续发挥治疗作用。结膜囊冲洗：当结膜分泌物较多时，可用生理盐水或 3% 硼酸水冲洗，每日 1~2 次，注意冲洗液勿流入健眼，避免交叉感染。急性期忌包扎患眼。

细菌性结膜炎传染性高，应该遵循标准的感染控制流程。为避免传播感染，医师必须使用消毒擦手液或正确洗手（完全起泡手，至少洗手 20 秒，冲洗干净，然后用纸巾关掉水），检查患者后消毒设备。患者触摸眼睛或鼻腔分泌物后，使用消毒擦手液和 / 或彻底洗手。触摸受感染的眼睛后，避免触摸未感染的眼睛，避免共用毛巾或枕头，避免在泳池中游泳。

除了淋球菌性和衣原体性感染外，抗菌药物均以局部滴眼用药为主。大多数临床医师采用左氧氟沙星滴眼液，最初 2 日非睡眠时间每 2 个小时 1~2 滴，之后每 4~8 小时 1~2 滴，持续使用 7 日，或 0.5% 莫西沙星滴眼液，每日 3 次连续治疗 7~10 日。治疗 2~3 日后症状缓解不明显时，提示可能为耐药菌感染、病毒感染或者是过敏性结膜炎。应做培养和药敏试验，根据结果指导后续治疗。

淋球菌引起的新生儿结膜炎可使用头孢曲松 25~50mg/kg，静脉滴注，每日 1 次。沙眼衣原体引起的新生儿结膜炎首选的治疗方案为红霉素或琥乙红霉素糖浆 12.5mg/kg，口服，每 6 小时 1 次，服用 14 日，不需要进行局部治疗。腺病毒引起的病毒性结膜炎（红眼病）无特殊治疗，若有症状，可选择人工泪液；沙眼衣原体引起的慢性细菌性结膜炎（沙眼）使用阿奇霉素 20mg/kg，每日 1 次；成人可使用阿奇霉素 1g，口服，每日 1 次，顿服。

第四节　角　膜　炎

一、疾病概述

角膜炎是指外源或内源性致病因素在角膜防御能力减弱时引起角膜组织的炎症反应。角膜炎的病因多见于感染源性、内源性及局部蔓延。感染性角膜炎是最常见、视力损害最严重的角膜炎，根据致病微生物的不同分为细菌性、病毒性、真菌性、衣原体性及棘阿米巴性角膜炎等。

二、临床表现及评估

典型眼部刺激症状为眼红痛、畏光、流泪、睑痉挛。角膜缘睫状充血,角膜局限性灰白色混浊灶。由于致病微生物侵袭力较强,炎症继续加重,坏死的角膜上皮和基质脱落形成角膜溃疡。裂隙灯下角膜形态学特征性改变是角膜炎诊断的重要依据。革兰氏阳性菌感染者多表现为角膜病变局限的脓肿性病灶。革兰氏阴性菌感染多表现为迅速广泛的角膜基质溶解坏死。病毒性角膜炎上皮型多有典型的树枝状上皮溃疡,基质型和内皮型患者多因角膜炎反复发作同时存在深浅不等的角膜斑翳,合并角膜感觉减退。真菌性角膜炎多表现为白色或灰白色致密粗糙的牙膏状或苔垢样的角膜浸润,伴有卫星病灶或伪足。棘阿米巴角膜炎多表现为角膜中央或旁中央的环状浸润伴有上皮缺损及眼痛剧烈。

单纯疱疹病毒是发达国家引起角膜炎最常见的病原体,发展中国家则以细菌和真菌感染更常见。病毒性角膜炎的常见病原体有单纯疱疹病毒和眼水痘-带状疱疹。细菌性角膜炎的常见病原体有葡萄球菌属(如表皮葡萄球菌、金黄色葡萄球菌等)、链球菌属(肺炎链球菌、溶血性链球菌、化脓性链球菌等)、假单胞菌属(如铜绿假单胞菌等)、肠杆菌科(变形杆菌、大肠埃希菌、沙雷菌等)、嗜血杆菌、李斯特菌等;从流行病学来看,世界范围角度表皮葡萄球菌感染比例位于第一位,而我国铜绿假单胞菌等感染却占第1位,另外表皮葡萄球菌、金黄色葡萄球菌分列第2位、第3位。真菌有曲霉菌、镰刀菌、念珠菌等,其他如龟分枝杆菌、脓肿分枝杆菌和棘阿米巴原虫也会引起角膜炎。

三、治疗原则

角膜炎的治疗原则为积极抗感染治疗,促进溃疡愈合,减少瘢痕形成,预防和减少并发症。

细菌性角膜炎应选用相应抗菌药物滴眼液。若考虑为非感染性角膜炎如神经麻痹性角膜炎、蚕食性角膜炎、暴露性角膜炎、丝状角膜炎等特殊类型角膜炎,应进一步检查治疗。

类固醇皮质激素的应用要严格掌握其适应证,如使用不当可引起病情恶化,角膜溶解穿孔致盲。对免疫性角膜炎,变态反应性角膜炎可选用皮质激素治疗。单纯疱疹病毒角膜炎原则上只能用于非溃疡型角膜基质炎;细菌性角膜炎急性期不宜使用皮质激素滴眼,慢性期病灶愈合后可酌情使用;真菌性角膜炎禁用皮质激素滴眼。

争取在抗菌药物治疗前迅速从浸润灶取标本涂片找病原体,及时送细菌培养和药敏试验。

对于细菌性角膜炎经验性治疗,尽快采用广谱高效的抗菌药物治疗如妥布霉素、头孢菌素、氧氟沙星等眼药水滴患眼,每 15~30 分钟滴眼 1 次,夜间使用眼膏。若病原菌为铜绿假单胞菌,滴眼次数宜频繁,可使用多黏菌素、妥布霉素、左氧氟沙星等,为提高房水中药物浓度,重症患者可选用广谱抗菌药物结膜下注射,特别严重的病例如淋球菌感染,则需全身联合使用抗菌药物治疗。

真菌性角膜炎可局部使用抗真菌药治疗。包括多烯类(如 0.25% 两性霉素 B 滴眼液、5% 那他霉素),咪唑类(如 0.5% 咪康唑滴眼液)或嘧啶类(如 1% 氟胞嘧啶滴眼液)。目前,0.15% 两性霉素 B 和 5% 那他霉素滴眼液是抗真菌性角膜炎的一线药物。如果实验室检查证实病原菌是丝状菌属,则首选 5% 那他霉素,如使用 5% 那他霉素滴眼液,每 1~2 小时 1~2 滴,持续数日,再每 3~4 小时 1~2 滴,持续数日,然后根据疗效减少用药频率。如果病原菌是酵母菌属,则可选用 0.15% 两性霉素 B、2% 氟康唑、5% 那他霉素或 1% 氟胞嘧啶。抗真菌药物联用有协同作用,可减少药物用量,降低毒副作用,目前较为肯定的联用方案有氟胞嘧啶联合两性霉素 B 或氟康唑,利福平联合两性霉素 B 等。对于严重病例结膜下注射抗真菌药物如 0.1mg 两性霉素 B,也可全身使用抗真菌药物。

单纯疱疹病毒性角膜炎可选用曲氟尿苷滴眼液,每 2 小时 1~2 滴,一日 9 次,直到角膜上皮再生,然后每 4 小时 1 次,总疗程不超过 21 日,也可考虑伐昔洛韦或阿昔洛韦滴眼液、眼膏等。伐昔洛韦为阿昔洛韦前体,组织穿透力为阿昔洛韦 5~6 倍。眼水痘 - 带状疱疹性角膜炎可使用泛昔洛韦 500mg,口服,每日 3 次,使用 10 日。若出现角膜水肿,应到医院进行进一步治疗。

分枝杆菌性角膜炎,可使用加替沙星或莫西沙星滴眼液,每日 4 次,每次 1 滴,可能还要联合其他有活性的抗菌药物滴眼液,如 5% 阿米卡星和 1% 克拉霉素。

棘阿米巴原虫感染角膜炎,应及时进行进一步检查治疗。同时可局部应用 0.02%~0.06% 聚亚己基双胍联合 0.1% 丙烷脒或 0.1% 己脒啶。聚亚己基双胍从小剂量开始,根据治疗反应逐步调整。

第五节　泪小管炎及泪囊炎

一、疾病概述

泪小管炎为泪小管的慢性炎症,主要是由于细菌、真菌或病毒从结膜囊下行或泪囊炎上行感染泪小管所致,常与泪囊炎同时存在,单独发生者少见。临床上常见的是沙眼性和真菌性泪小管炎。泪小管炎患者用指压泪管开口处可见渗出物,革兰氏染色可以查找病原体。泪囊炎常继发于泪道阻塞。

二、临床表现及评估

泪小管炎和泪囊炎常表现为流泪、眼红,有分泌物,上睑或下睑鼻侧轻触痛。泪小点发红、凸起,泪小管周围皮肤发红。压迫泪囊区时,有黏液或脓性分泌物从泪小点溢出。可伴发局限于鼻侧的结膜炎。用泪道探针探测泪小点有沙砾感。急性泪囊炎,患者表现为泪囊周围疼痛、发红和肿胀。

引起泪小管炎的常见病原体主要有放线菌、葡萄球菌、链球菌。罕见病原体有蛛网菌、梭杆菌、诺卡菌和念珠菌等。

引起泪囊炎的主要病原体为肺炎球菌、金黄色葡萄球菌、流感嗜血杆菌、化脓性链球菌、铜绿假单胞菌等。

三、治疗原则

1. 一般治疗

(1)去除堵塞泪小管的结石:先在裂隙灯显微镜下试行挤压,促使结石从泪小点排出。如要彻底清除泪小管结石,则行泪小管切开术。

(2)应用抗菌药物滴眼液冲洗泪道。

(3)涂片或细菌培养发现有细菌者,应用敏感的抗菌药物滴眼液。真菌者用制霉菌素滴眼液,或用相同浓度的药液每周冲洗泪小管数次。单纯疱疹病毒可用阿昔洛韦滴眼液,持续数周。

(4)热敷泪小管区,每日 3 次。

(5)如有大量脓液时,需进行泪小管切开治疗。

2. 抗菌药物治疗方案。泪小管炎首选治疗方案为泪管区热敷每日 4 次。可采用清除泪小管内凝结物(结石)并用抗菌药物滴眼液局部冲洗。抗菌药物选择通常为经验性选择第一代头孢菌素或者耐青霉素酶的半合成青霉素,但可以根据冲洗出的标本培养来指导选择。涂片或细菌培养发现有细菌者,可应用敏感抗菌药物滴眼,每日 4~6 次。

急性泪囊炎早期治疗为局部热敷,若有脓肿宜切开引流,眼部滴抗菌药物滴眼液,每日 6~8 次,或结膜下注射抗菌药物,每日或隔日 1 次;全身使用抗菌药物,轻度患者口服抗菌药物治疗,严重患者静脉应用抗菌药物治疗。抗菌药物一般选择第一代头孢菌素或者耐青霉素酶的合成青霉素。如果感染未能按照预期得到控制,需考虑 MRSA 并以此调整抗菌药物。如果最初的抗菌药物治疗无效,可行脓肿切开引流术并根据培养结果选择敏感抗菌药物。急性泪囊炎首选口服阿莫西林/克拉维酸钾625mg,每日2次;或口服头孢呋辛酯0.25g,每日3次。慢性泪囊炎首选手术治疗。

第六节　眼 内 炎

一、疾病概述

眼内炎又称玻璃体炎症,广义地讲是指各种严重的眼内炎症,如眼内感染、眼内异物、肿瘤坏死、严重的非感染性葡萄膜炎、晶状体皮质过敏等引起的玻璃体炎、前房积脓和眼部疼痛。临床上一般指由细菌、真菌或寄生虫引起的感染性眼内炎。根据感染途径不同又分为外源性眼内炎和内源性眼内炎。外源性眼内炎的感染来源是手术后或注射后;内源性眼内炎主要继发于细菌或真菌血症。玻璃体混浊是细菌性眼内炎诊断的关键。其中以外源性眼内炎较为常见。当炎症累及巩膜或眼外眶组织时,称为"全眼球炎"。

二、临床表现及评估

1. 外伤性眼内炎患者有明确的外伤或手术史,临床表现随感染发作的快慢和程度有所不同。一般情况下,大多数细菌性眼内炎患者起病急骤,伤眼的疼痛明显加重,畏光流泪,视力骤降,甚至无光感,眼睑痉挛,结膜水肿、充血,结膜囊的黄色分泌物增多,玻璃体混浊。可有明显的眼睑水肿,不易睁开。角膜有不同程度的水肿,角膜后沉着物,伤口可能会裂开,严重者有分泌物从伤口流出。前房内蛋白及细胞增多,下部常有积脓,有时前房积脓混有血液。极重时,前房内出现血性渗出物,角膜变白。如有人工晶状体,前后面都有纤维蛋白性膜。玻璃体内有大量细胞碎片,局部有白色的团状或成层的混浊。眼压可能降低,但也可为正常或偏高。瞳孔缩小,眼底难以检查。视网膜血管炎属于感染早期的表现,在多数病例看不清楚。通常眼底仅有红光反射或完全无反射。由表皮葡萄球菌或其他凝固酶阴性菌引起者,临床发作可在伤后几日,表现较轻。

2. 内源性细菌性眼内炎常见于急性感染性疾病(败血症等)、慢性全身性疾病(如糖尿病、慢性肾衰竭等)、恶性肿瘤、免疫功能缺陷、长期服用免疫抑制剂或糖皮质激素的患者,出现突然的视力下降、眼痛、畏光流泪。裂隙灯显微镜下可见球结膜充血及水肿,角膜基质水肿,后弹力层皱褶,角膜后沉着,前房闪辉或积脓,瞳孔传入阻滞以及晶状体或人工晶状体表面见渗出物等炎症的表现。眼底检查可见玻璃体混浊、视网膜血管收缩、眼底出血斑和白色或黄色的结节状浸润病灶。个别严重的患者可发展为全眼球炎,进而出现眼球突出、眼睑和眼肌运动障碍。

眼内炎早期为急性起病,主要病原体为表皮葡萄球菌、金黄色葡萄球菌、链球菌和肠球菌。革兰氏阴性菌较少。轻度或慢性眼内炎的常见病原体为痤疮丙酸杆菌、表皮葡萄球菌,少见金黄色葡萄球菌。青光眼滤过术后继发眼内炎的主要病原体为链球菌属(草绿色链球菌或其他链球菌)、流感嗜血杆菌。穿通伤后眼内炎的主要病原体为杆菌属和表皮葡萄球菌。血行性感染继发的眼内炎主要病原体为肺炎球菌、脑膜炎球菌、金黄色葡萄球菌、B族链球菌和肺炎克雷伯菌。静脉吸毒者眼内炎主要病原体为金黄色葡萄球菌、蜡样芽孢杆菌、念珠菌等。

3. 真菌性眼内炎多见于经常使用广谱抗菌药物,常使用糖皮质激素、免疫功能障碍或长期体内带导管的患者。起病慢,自觉症状较轻,一般可有患眼疼痛、视力下降、眼前漂浮物、轻度睫状充血、少量前房积脓、玻璃体渗出等,常为双侧。脉络膜及视网膜可出现分散的、多灶性、黄白色病灶,逐渐发展为数个视盘大小的绒状病变。随着病情的发展病变面积增大,进一步播散至玻璃体腔形成"棉球状"病灶。真菌性眼内炎的常见病原体为念珠菌属和曲霉菌属。

三、治疗原则

由于细菌的毒力能在短时间内损害眼组织,感染性眼内炎如不及时治疗,常以丧失视力乃至眼球萎缩而告终,若能及时控制感染,则有可能部分恢复患者视力。故一旦怀疑为眼内炎,应及早给予有效治疗,主要治疗手段包括药物治疗和手术治疗。药物治疗包括全身静脉给药,滴眼用药,结膜下及球旁注射和玻璃体内注射。一般使用广谱且可能穿过血 - 视网膜及血 - 房水屏障的抗菌药物。手术治疗中玻璃体切割术是治疗感染性眼内炎最重要最有效的手段。

眼内炎早期若视力仅存光感或更严重,应立即行玻璃体切割术,并于玻璃体内注射万古霉素 1mg 联合头孢他啶 2.25mg。

轻度或慢性眼内炎需眼内注射万古霉素 1mg/0.1ml,可加阿米卡星 0.4mg 或头孢他啶 2mg,2~3 日后重复注射。感染局限于眼内者无须全身性用药。通常需要做玻璃体切割术,摘除人工晶体。

青光眼滤过术后的首选治疗方案为眼内注射药物万古霉素 1mg 联合头孢他啶 2.25mg 和局部药物。

穿通伤后眼内炎需玻璃体内注射万古霉素 1mg 联合头孢他啶 2.25mg 或阿米卡星 0.4mg,同时全身应用万古霉素 15~20mg/kg,静脉滴注,每 8~12 小时 1 次,联合头孢他啶 1g,静脉滴注,每 8 小时 1 次或环丙沙星 400mg,静脉滴注,每 12 小时 1 次。可能需要行玻璃体切割术。

血行性感染继发的眼内炎首选治疗方案为头孢噻肟 2g,静脉滴注,每 4

小时 1 次或头孢曲松 2g,静脉滴注,每日 1 次联合万古霉素 30~60mg/kg,分 2~3 次,保持谷浓度在 15~20μg/ml,玻璃体内使用抗菌药物同手术后早期。

静脉吸毒者眼内炎治疗与血行性感染经验性治疗一致,根据病原学和药敏结果确定方案。

真菌性眼内炎的首选治疗方案为 0.005~0.01mg/0.1ml 两性霉素 B 玻璃体内给药,可同时全身用药:氟康唑 400mg,静脉滴注或口服,每日 1 次;或伏立康唑 200mg,每日 2 次,一日后 100mg,每日 2 次。

第七节　感染性视网膜炎

一、疾病概述

感染性视网膜炎以视网膜组织水肿、渗出和出血为主,引起不同程度的视力减退;一般继发于脉络膜炎,导致脉络膜视网膜炎症。病因分外源性和内源性。外观症状不明显,主要表现为视力减退,甚至失明。

二、临床表现及评估

中心视力减退、视物变形。眼底改变:黄斑部局限性的灰白色或灰黄色渗出病灶,呈圆形或椭圆形,边界不清,稍隆起,大小为 1/4~1 个视乳头直径,病灶周围有弧形或环形出血及硬性脂类渗出,并可伴有后极部视网膜浅脱离。晚期病变吸收,瘢痕组织形成。视野检查有中心暗点。荧光血管造影:可见来源于脉络膜的色素上皮下或神经上皮下的新生血管。周围出血形成荧光遮蔽。

急性视网膜坏死的常见病原体为带状疱疹病毒、单纯疱疹病毒。带状疱疹病毒与非典型坏死性疱疹病毒视网膜病有很强的相关性。

艾滋病(CD4$^+$T 细胞计数<100/mm^3)患者视网膜炎的主要病原体为巨细胞病毒。

进展性外层视网膜坏死的主要病原体为水痘 - 带状疱疹病毒、单纯疱疹病毒,少见巨细胞病毒。

三、治疗原则

进展性外层视网膜坏死的多数患者是严重免疫抑制患者(CD4 细胞低的 HIV 感染者或移植患者)。与急性视网膜坏死不同之处在于无眼内炎和动脉炎。当抗逆转录病毒治疗后若 CD4 细胞恢复,可以停止口服抗病毒药物。

急性视网膜坏死的首选治疗方案为阿昔洛韦 10~12mg/kg,每 8 小时 1 次,静脉滴注,用药 5~7 日,然后阿昔洛韦 800mg,口服,每日 5 次,或伐昔洛韦

1g,口服,每日 3 次,或泛昔洛韦 500mg,口服,每日 3 次,服用 6 周。

艾滋病患者视网膜炎的首选治疗为:玻璃体内注射更昔洛韦 3mg/0.1ml,每周 1 次。复发者玻璃体内注射加用膦甲酸钠 2.4mg/0.2ml;血病毒阳性者同时全身用药;更昔洛韦 5mg/kg,静脉滴注,每 12 小时 1 次,用药 14~21 日,然后缬更昔洛韦 900mg 每天 1 次。

进展性外层视网膜坏死的治疗方案为阿昔洛韦 10~12mg/kg,每 8 小时 1 次,静脉滴注,用药 1~2 周,然后阿昔洛韦 800mg,口服,每日 3 次,或伐昔洛韦 1g,口服,每日 3 次,或泛昔洛韦 500mg,口服,每日 3 次。必须请眼科医师会诊,治疗方案还包括眼内注射抗病毒药物(膦甲酸钠,更昔洛韦眼内植入)。

第八节　眼眶蜂窝织炎

一、疾病概述

眼眶蜂窝织炎是指眶隔后的眼眶组织感染。感染可能来自外部感染灶(如伤口),鼻窦或者牙源性感染的蔓延,或者远处感染灶的转移。症状包括眼睑疼痛、色泽改变和肿胀,眼眶蜂窝织炎还可引起发热、烦躁、眼球突出、眼球运动障碍和视力损害。眼眶蜂窝织炎多见于儿童。

眼眶蜂窝织炎最常见的原因是邻近鼻窦感染扩大,尤其是筛窦。少数情况下眼眶蜂窝织炎是由局部外伤(如昆虫或动物蜇咬、眼睑穿透伤)后直接感染、面部或者牙源性感染蔓延、血行传播造成。

二、临床表现及评估

眼眶蜂窝织炎的症状和体征包括眼睑和周围软组织的肿胀充血、结膜充血水肿、眼球运动受限、眼球运动疼痛、视力下降以及因眼眶肿胀所致的眼球突出。常同时伴有原发感染的体征(如鼻窦炎可出现鼻部分泌物和出血、牙周疼痛和脓肿引起的肿胀),常出现发热。出现头痛及嗜睡时应该考虑伴有脑膜炎可能。感染早期上述症状和体征可能部分或者全部缺乏。

病原菌根据病因、年龄而各不相同。肺炎链球菌是鼻窦感染最常见的病原菌,金黄色葡萄球菌和化脓性链球菌是局部外伤后发生蜂窝织炎的主要病原菌。B 型流感嗜血杆菌过去是一种常见的病原菌,现在由于疫苗的推广已经相对少见。真菌是一种少见病原菌,主要在糖尿病和免疫抑制患者引起眼眶蜂窝织炎。<9 岁儿童的感染,典型的是单一需氧菌感染;随着年龄增长,尤其是>15 岁患者的感染,典型的是包括需氧菌和厌氧菌(如类杆菌属、消化链球菌属)在内的多种病原菌混合感染。

三、治疗原则

眼眶蜂窝织炎患者应该住院抗菌药物治疗。出现下列情况,应该施行眼眶减压、脓肿引流和 / 或感染鼻窦开放术:危及视力;疑有脓肿或者异物;影像学显示有眼眶脓肿或者大的骨膜下脓肿;抗菌药物治疗未能控制感染。

眼眶蜂窝织炎抗菌药物首选方案为万古霉素 15~20mg/kg,静脉滴注,每 8~12 小时 1 次,达到万古霉素谷浓度 15~20μg/ml+ 头孢曲松 2g,静脉滴注,每日 1 次 + 甲硝唑 1g,静脉滴注,每 12 小时 1 次或哌拉西林 / 他唑巴坦 3.375g,静脉滴注,每 6 小时 1 次。如果患者对青霉素或头孢菌素过敏,可使用万古霉素 15~20mg/kg,静脉滴注,每 8~12 小时 1 次,达到万古霉素谷浓度 15~20μg/ml+ 莫西沙星 400mg,静脉滴注,每日 1 次。若患者不能耐受万古霉素,对金黄色葡萄球菌可选择达托霉素 6mg/kg,静脉滴注,每日 1 次。

第九节　外　耳　炎

一、疾病概述

外耳炎可分为两类,一类为局限性外耳炎,又称外耳道疖;另一类为外耳道皮肤的弥漫性炎症,又称弥漫性外耳炎。外耳道皮肤外伤或局部抵抗力降低时易发病,如挖耳、游泳进水、化脓性长期脓液的刺激等。此外,有变应体质者易反复发作。局限性外耳炎表现为耳痛剧烈,张口咀嚼时加重,并可放射至同侧头部。多感全身不适,体温或可微升。当肿胀严重堵塞外耳道时,可致听力减退。检查有耳廓牵引痛及耳屏压痛,外耳道软骨部皮肤有局限性红肿。

二、临床表现及评估

外耳炎的临床表现为疼痛和外耳道分泌物。疼痛表现为耳屏压痛和耳廓牵引痛。发病初期耳内有灼热感,随病情发展,耳内胀痛,疼痛逐渐加剧,甚至坐卧不宁,咀嚼或说话时加重。外耳道分泌物表现为外耳道弥漫性充血、肿胀、潮湿,有时可见小脓疱。随病情的发展,外耳道有分泌物流出,并逐渐增多,初期是稀薄的浆液性分泌物,逐渐变稠成脓性。鼓膜可大致正常。如病情严重,耳廓周围可水肿,耳周淋巴结肿胀或压痛。

慢性外耳炎多继发于脂溢性皮肤病;真菌性外耳炎感染的病原体多为念珠菌属;坏死性(恶性)外耳炎,多见于糖尿病、艾滋病、化疗后等患者。感染病原体以铜绿假单胞菌为主(>95%);"游泳耳" 急性感染常继发于金黄色葡萄球菌感染,其他常见病原体有假单胞菌、厌氧菌、表皮葡萄球菌、念珠菌等。

三、治疗原则

轻柔清洁外耳道,保证局部清洁、干燥和引流通畅。改正挖耳,在脏水里游泳等不良习惯。轻症可局部使用抗菌药物滴耳液。严重的外耳道炎需全身应用抗菌药物,首选青霉素类或头孢类抗菌药物,用法同急性鼻窦炎;耳痛剧烈者可予止痛药和镇静剂。

预防或减少"游泳耳"复发措施:游泳后用 75% 乙醇溶液使外耳干燥,再滴氧氟沙星滴耳液或 2% 醋酸溶液。药膏不宜用于耳内。若鼓膜穿孔,勿用新霉素或其他氨基糖苷类滴剂。

慢性外耳炎可使用(多黏菌素 B+ 新霉素 + 氢化可的松)滴耳,每日 4 次。同时须使控制皮肤脂溢,可使用含有二硫化硒的皮屑洗液或酮康唑洗液 + 中效糖皮质激素溶液(0.1% 曲安西龙)

真菌性外耳炎抗菌药物方案为首剂氟康唑 200mg,口服,次日使用 100mg,口服,3~5 日。

坏死性(恶性)外耳炎首选治疗方案为环丙沙星 400mg,静脉滴注,每 8 小时 1 次。或环丙沙星 500mg,口服,每 8~12 小时服用 1 次,适用于疾病早期。治疗无效者可使用哌拉西林 / 他唑巴坦 3.375g,每 4 小时 1 次,或延长输注 > 4 小时(3.375g,每 8 小时 1 次)+ 妥布霉素。典型患者电刺激镫骨肌反射(electrically evoked stapedius responses,ESR)很高,通常需要清创。CT/MRI 扫描判断是否合并骨髓炎。如果累及骨骼,疗程 6~8 周。其他备选药物有亚胺培南 0.5g,静脉滴注,每 6 小时 1 次;美罗培南 1g,静脉滴注,每 8 小时 1 次;头孢吡肟 2g,静脉滴注,每 12 小时 1 次;头孢他啶 2g,静脉滴注,每 8 小时 1 次。

轻度的外耳道炎可以通过改变耳道的 pH 来治疗,用 2% 的醋酸(或白醋)和应用局部的糖皮质激素(如氢化可的松滴耳液)来减轻炎症,予 5 滴 / 次,每日 3 次,共用 7 日。中重度感染:使用环丙沙星氢化可的松滴耳液 3 滴滴耳,每日 2 次,使用 7 日。备选方案可使用非那沙星 0.3% 滴耳悬液 4 滴滴耳,每 12 小时 1 次,使用 7 日。

第十节　中　耳　炎

一、疾病概述

急性中耳炎是中耳黏膜的急性普通炎性疾病,多数由细菌的急性感染引起。儿童多发。急性中耳炎可分为急性非化脓性中耳炎和急性化脓性中耳炎两大类。儿童的急性中耳炎,无论其为化脓性或非化脓性,绝大多数(约 80%

以上）与细菌的急性感染有关,在疾病的早期,两者的临床表现极其相似;而由于抗菌药物的早期和广泛应用,少数以化脓性开始的中耳炎,以后可发展为分泌性中耳炎。故目前不少学者将两者不加区分地统称为急性中耳炎。

二、临床表现及评估

急性上呼吸道感染、鼓膜外伤及婴幼儿喂养不当是急性化脓性中耳炎发生的主要原因,同时某些急性传染病也可以伴发此病。因此,详细询问病史,有助于本病的诊断。

急性化脓性中耳炎发病不同阶段其症状有所不同,鼓膜穿孔前症状较重,穿孔后症状减轻。常见的全身症状有畏寒、发热、怠倦、食欲减退,婴幼儿常伴有呕吐、腹泻等。局部症状包括耳深部痛（搏动性或刺痛）、耳闷、听力下降,可伴有耳鸣。穿孔后还会出现耳溢液,初为血水样或脓血性,渐为黏脓性。典型的局部体征可明确诊断。听力检查及血常规分析,可为诊断提供辅助依据。颞骨薄层 CT 有助于了解疾病的累及范围及程度。

中耳炎的病原体检出率最高的是细菌,主要为肺炎链球菌,其次是流感嗜血杆菌、卡他莫拉菌、溶血性链球菌、葡萄球菌等。若患者是鼻气管插管 48 小时后,主要检出病原体为假单胞菌属、克雷伯菌、肠杆菌等。

三、治疗原则

2 岁以下患儿需治疗。2 岁以上患者,若无发热、耳痛、体检阴性或可疑,可给予镇痛治疗,不用抗菌药物。无发热的患者在决定使用抗菌药物前等待 48 小时,绝大多数患者预后良好。不推荐预防性使用抗菌药物来预防中耳炎。

局部治疗:

（1）鼓膜穿孔前:可用 1% 酚甘油滴耳,消炎止痛,含有血管收缩剂的滴鼻液滴鼻。

（2）鼓膜穿孔后:①先用 3% 过氧化氢溶液清洗并拭净外耳道脓液,必要时鼓膜切开;②局部使用抗菌药滴耳液滴耳,如 0.3% 氧氟沙星滴耳液、1% 氯霉素滴耳液、0.5% 金霉素滴耳液等滴耳;③乙醇制剂滴耳,脓液减少、炎症逐渐消退,可用 3% 硼酸乙醇甘油、3% 硼酸乙醇、5% 氯霉素甘油等滴耳。

儿童急性中耳炎的治疗方案为:若患者近 1 个月内未使用过抗菌药物,则首选治疗方案为阿莫西林 80~90mg/(kg·d),每 8~12 小时 1 次。若近 1 个月使用过抗菌药物,可使用阿莫西林 / 克拉维酸钾 90/6.4mg/(kg·d),每日 2 次,或头孢曲松 50mg/kg 静脉滴注或肌内注射,每日 1 次,使用 3 日。

若为经鼻气管插管 48 小时后的患者,可选择的药物有:头孢他啶 2g,静脉滴注,每 8 小时 1 次;头孢吡肟 2g,静脉滴注,每 12 小时 1 次;亚胺培南

0.5g,静脉滴注,每 6 小时 1 次;美罗培南 1g,静脉滴注,每 8 小时 1 次;哌拉西林 / 他唑巴坦 4.5g,静脉滴注,每 8 小时 1 次;环丙沙星 400mg,静脉滴注,每 8 小时 1 次。

第十一节 乳 突 炎

一、疾病概述

乳突炎是乳突气房黏膜及骨质的急性化脓性炎症,多为急慢性中耳炎的并发症。乳突炎性病变虽继续发展,而全身及局部症状却不明显,以致不被发现,称隐性乳突炎。急性乳突炎如不能得到控制,炎症继续发展,可穿破乳突骨壁,引起颅内、外并发症,如骨髓炎、化脓性横窦血栓性静脉炎、化脓性脑膜炎、脑脓肿等。

二、临床表现及评估

乳突部皮肤肿胀、潮红,有明显压痛。外耳道骨部后上壁红肿、塌陷;鼓膜穿孔较小,穿孔处有脓液搏动,脓液量较多;有时脓液穿破乳突外壁,在骨膜下形成脓肿。乳突 X 线拍片显示早期可见鼓窦及乳突气房阴影混浊,呈云雾状。白细胞计数增多,多形核细胞增加。

急性乳突炎若为首次发病,常见病原体为肺炎球菌、流感嗜血杆菌、卡他莫拉菌等。若为继发于慢性中耳炎的急性乳突炎,病原体主要为金黄色葡萄球菌、铜绿假单胞菌、肺炎球菌等。

慢性乳突炎的常见病原体为金黄色葡萄球菌、铜绿假单胞菌、厌氧菌、真菌等。

三、治疗原则

乳突炎应早期使用大剂量抗菌药物注射,如青霉素类、头孢菌素类等。为尽快控制病情,开始时可立即使用青霉素及链霉素联合注射,同时取耳道分泌物进行细菌培养及药敏试验,以便再换用敏感性药物。凡鼓膜穿孔小排脓不畅或鼓膜未穿孔者,应行鼓膜切开术,以利引流。如耳后已经形成脓肿,可切开排脓。若引流不畅,感染未能控制,或出现可疑并发症时,应立即行乳突切开术。

急性乳突炎若病情较重不适合门诊治疗。慢性乳突炎通常无须静脉抗菌药物。急性乳突炎先留取培养,再经验性治疗。首次发病可使用头孢曲松 2g,静脉滴注,每日 1 次;或左氧氟沙星 0.5g,静脉滴注,每日 1 次。

慢性中耳炎急性加重引起的急性乳突炎治疗方案为：外耳道手术清创，之后万古霉素（谷浓度 15~20μg/ml）＋哌拉西林他唑巴坦 4.5g，静脉滴注，每 8 小时 1 次。或万古霉素（谷浓度 15~20μg/ml）＋环丙沙星 400mg，静脉滴注，每 8 小时 1 次。

慢性乳突炎的治疗首先将耳引流物培养，可能需要手术清创。局部氟喹诺酮药物滴耳，如氧氟沙星滴耳液。

第十二节 鼻 窦 炎

一、疾病概述

急性鼻窦炎多继发于急性鼻炎，病程在 12 周以内，是鼻窦黏膜的急性炎症，严重者可累及骨质。由于鼻窦与眼眶及颅底相邻，故当病情严重而出现并发症时常累及眼部及颅内。慢性鼻窦炎表现为流涕、鼻塞、面部疼痛、嗅觉下降、有鼻息肉、内镜下见脓涕或 CT 扫描改变。多为上呼吸道多种因素导致的炎症。

二、临床表现及评估

鼻窦炎继发于上呼吸道感染或急性鼻炎之后，出现鼻塞、脓涕、嗅觉下降；伴有发热、畏寒及全身不适等症状。头痛和局部疼痛也是常见的症状。鼻黏膜充血，中鼻道或嗅裂见脓性分泌物。鼻窦区压痛。鼻窦 CT 可辅助诊断。

急性鼻窦炎主要病原体为肺炎链球菌、流感嗜血杆菌，其他常见的病原体如卡他莫拉菌、厌氧菌、A 族链球菌、金黄色葡萄球菌、病毒等。

经鼻气管插管或鼻胃管的住院患者发生鼻窦炎的病原体大部分为革兰氏阴性杆菌（常见如假单胞菌、不动杆菌、大肠埃希菌），其次为革兰氏阳性菌（主要为金黄色葡萄球菌），还有部分为酵母菌感染。以混合感染常见。

三、治疗原则

急性鼻窦炎的治疗原则是积极治疗加快缓解，防止细菌感染并发症发生，如暂时性嗅觉减退、眶内感染、硬膜外脓肿、脑脓肿、脑膜炎、海绵窦血栓形成等。避免慢性鼻窦炎，避免不必要的抗菌药物治疗。

若为病毒或过敏所致炎症引起鼻窦口阻塞，不需抗菌药物治疗，可使用生理盐水冲洗。

细菌性鼻窦炎使用抗菌药物的治疗指征为发热、疼痛、流脓涕，未用抗菌药物治疗 10 日无缓解。

慢性鼻窦炎标准维持治疗方案为使用生理盐水冲洗或局部使用糖皮质激

素。另外,白三烯拮抗剂仅对鼻息肉患者使用。除非是明确的过敏性鼻炎,不然不使用抗组胺药物。

急性鼻窦炎的儿童患者可使用阿莫西林 90mg/(kg·d) 或阿莫西林 / 克拉维酸钾 90/6.4mg/(kg·d),分 2 次,每 12 小时 1 次。治疗 10~14 日。成人使用阿莫西林 / 克拉维酸钾 1 000/62.5mg,每次 2 片,口服,一日 2 次,治疗 5~7 日。

若患者为青霉素严重过敏儿童,可使用克林霉素 8~25mg/(kg·d),分 3 次服用,治疗 10~14 日。非严重过敏的儿童可使用头孢泊肟酯 10mg/(kg·d),间隔 12 小时分 2 次口服。若为青霉素严重过敏的成人,可选用左氧氟沙星或多西环素。

若患者为重症或住院患者,可使用头孢曲松 1~2g,静脉滴注,一日 1 次,或左氧氟沙星 750mg,静脉滴注或口服。若 48 小时无好转,行鼻窦 CT 并请外科会诊。

若患者为经鼻气管插管或鼻胃管的住院患者,首选治疗方案为亚胺培南 0.5g,静脉滴注,每 6 小时 1 次;或美罗培南 1g,静脉滴注,每 8 小时 1 次。若革兰氏染色提示 MRSA,加用万古霉素。备选方案有(头孢他啶 2g,静脉滴注,每 8 小时 1 次 + 万古霉素)或(头孢吡肟 2g,静脉滴注,每 12 小时 1 次 + 万古霉素)。若穿刺涂片提示酵母菌可用氟康唑。

同时存在鼻息肉和脓涕的慢性鼻窦炎可使用抗菌药物,方案为多西环素 200mg 口服,1 剂,随后 100mg,一日 2 次,使用 20 日。

第十三节　咽　　炎

一、疾病概述

急性咽炎是咽部黏膜及黏膜下组织的急性非特异性炎症,常累及咽部淋巴组织。多继发于急性鼻炎、急性扁桃体炎之后,或为上呼吸道感染之一部分。亦可为全身疾病的局部表现或为急性传染病之前驱症状。病原体为细菌或病毒,各约占一半,严重者可为混合感染。秋冬春三季多发。

慢性咽炎是咽部黏膜、黏膜下及淋巴组织的弥漫性慢性炎症。常为上呼吸道慢性炎症的一部分。多见于成人,病程长,症状较顽固迁延。

二、临床表现及评估

急性咽炎患者一般有受凉、过劳等致全身抵抗力下降史。起病较急,以咽部局部症状为主,初始咽干、灼热,继而咽痛,吞咽时加重,疼痛可放射至耳部。

有时有全身不适、关节酸痛、头痛、食欲不振等，但全身症状较轻，可有不同程度发热。一般病程为 4~7 日。咽部急性充血、水肿，可有点状或片状渗出物。白细胞计数因病原体的不同可升高或正常，咽拭子培养出致病菌可作为诊断依据。

急性咽炎根据病史、症状、体征诊断并不困难。但应与以下疾病相鉴别：麻疹、流行性感冒、猩红热、传染性单核细胞增多症、白血病性咽峡炎。

慢性咽炎患者通常有急性咽炎反复发作史。生活及工作环境的影响，如长期接触刺激性粉尘，有毒有害气体等，或某些职业影响如教师、话务员等讲话过多。进食辛辣食物过多，烟酒过量。一般全身无明显症状，但咽部有异物感、痒感、烧灼感、干燥感等不适的症状。咽部黏膜充血，咽后壁、扁桃体表面、软腭缘尤其明显，多呈暗红色。咽后壁淋巴滤泡增生，充血扩张血管变成网状，或相互融合成团块状突起，咽侧索淋巴组织增生时，腭咽弓之后常有条索状红肿皱襞，使咽腔显得相对缩窄，有时可见淋巴顶部覆有黄白色小点，咽后壁表面可有黏脓性分泌物。

急性咽炎病毒感染以柯萨奇病毒、腺病毒、副流感病毒多见，鼻病毒及流感病毒次之，通过飞沫和密切接触而传染。急性咽炎的细菌感染主要以链球菌、葡萄球菌及肺炎链球菌多见，其中以 A 族乙型链球菌感染者最为严重。

三、治疗原则

急性咽炎的一般治疗原则为去除病因，隔离患者，以防传染他人。卧床休息，流食，多饮水，通畅大便。头痛发热明显者可服用对乙酰氨基酚、布洛芬等解热镇痛药。咽部可用复方硼砂水含漱或含服喉片。颈淋巴结肿大疼痛可局部热敷。一般无须使用抗菌药物。如病情需要，考虑因细菌引起，可选用青霉素类等抗菌药物，用量依病情而定。若为急性细菌性咽炎，针对溶血性链球菌选用药物，可首选青霉素，也可肌内注射普鲁卡因青霉素或口服青霉素 V，或口服阿莫西林，疗程为 10 日，青霉素过敏患者可口服四环素或对溶血性链球菌敏感的氟喹诺酮类。大环内酯类的应用应参照当地药敏情况。其他可选药有口服第一代或第二代头孢菌素，疗程 10 日。

慢性咽炎的一般治疗原则为去除病因，改善工作和生活环境。少进食辛辣食物，戒烟酒，以减少对咽部黏膜的刺激。及时处理原发疾病，如慢性鼻 - 鼻窦炎等疾病。增强体质，提高机体抵御疾病的能力。可使用含漱液如复方硼砂液、西吡氯铵等漱口，能起到收敛消炎、清洁爽口等作用，或含服喉片、药物雾化吸入等。若考虑为病毒所致咽炎，一般无须使用抗菌药物。

第十四节　扁　桃　体　炎

一、疾病概述

扁桃体炎可以分为急性扁桃体炎和慢性扁桃体炎。急性扁桃体炎为腭扁桃体的急性非特异性炎症,常伴有不同程度的咽黏膜和淋巴组织炎症,是一种很常见的咽部疾病。多发生于儿童及青年,在春秋两季气温变化时最易发病。慢性扁桃体炎多由急性扁桃体炎反复发作或因扁桃体隐窝引流不畅,窝内细菌、病毒滋生感染而演变为慢性炎症。

二、临床表现及评估

1. 急性扁桃体炎　各种类型扁桃体炎的症状相似,以急性化脓性扁桃体炎多见,其全身症状表现为起病急,可有畏寒、高热、头痛、全身不适、食欲下降、乏力、便秘等。儿童可因高热而引起抽搐、呕吐及昏睡。另外以剧烈咽痛局部症状为主,常放射至耳部,伴有吞咽困难。下颌下淋巴结肿大,有时感到转头不便。急性扁桃体炎主要致病菌为乙型溶血性链球菌,其次为非溶血性链球菌、葡萄球菌、肺炎链球菌、流感杆菌或腺病毒、鼻病毒、单纯性疱疹病毒等。细菌和病毒混合感染者不少见。

2. 慢性扁桃体炎　患者常有咽痛,易感冒及急性扁桃体炎发作史,平时自觉症状少,可有咽内发干、发痒、异物感、刺激性咳嗽等轻微症状。若扁桃体隐窝内潴留干酪样腐败物或有大量厌氧菌感染,则出现口臭。儿童扁桃体过度肥大,可能出现呼吸不畅、睡时打鼾、吞咽或言语共鸣的障碍。

慢性扁桃体炎主要致病菌为链球菌和葡萄球菌。反复发作的急性扁桃体炎使隐窝内上皮坏死,细菌与炎性渗出物聚集其中,隐窝引流不畅,导致本病的发生和发展,也可继发于猩红热、白喉、流感、麻疹、鼻腔及鼻窦感染。

三、治疗原则

急性扁桃体炎卧床休息,进流质饮食及多饮水,加强营养及疏通大便,咽痛较剧或高热时,可口服解热镇痛药。急性扁桃体炎治疗中抗菌药物的应用为主要治疗方法,青霉素为首选,可选用青霉素,也可肌内注射普鲁卡因青霉素,或口服青霉素V,或口服阿莫西林,疗程均为10日。青霉素过敏患者可口服四环素或对溶血性链球菌敏感的氟喹诺酮类。大环内酯的应用应参照当地药敏情况。其他可选药有口服第一代或第二代头孢菌素,疗程10日。若治疗2~3日后病情无好转,高热不退,应分析其原因,改用其他种类抗菌药物。或酌情使用糖皮质激素。另外也可使用复方硼砂溶液、复方氯己定含漱液、1:5 000呋喃西林液漱口或其他有抗菌作用的含漱液作为局部治疗。

慢性扁桃体炎可结合免疫疗法或抗变应性措施,包括使用有脱敏作用的细菌制品(如用链球菌变应原和疫苗进行脱敏),以及各种增强免疫力的药物,如注射胎盘球蛋白、转移因子等。局部涂药、隐窝灌洗及激光疗法等远期疗效不理想。加强体育锻炼,增强体质和抗病能力。慢性扁桃体炎治疗参考急性扁桃体炎治疗。

第十五节　扁桃体周围脓肿及蜂窝织炎

一、疾病概述

扁桃体周围脓肿及蜂窝织炎为扁桃体和咽部细菌感染扩散到周围软组织。通常为单侧发病,感染位于扁桃体和咽上缩肌之间。患者表现为严重咽喉痛,伴牙关紧闭、发声异常及悬雍垂推移。通过扁桃体周围脓肿穿刺和细菌培养来明确诊断。穿刺出脓液可与扁桃体周围蜂窝织炎鉴别。当体检有困难或诊断不明确,特别是诊断上需与咽旁或其他颈深部感染鉴别时,可依靠CT或颈部超声检查来明确。

二、临床表现及评估

扁桃体周围脓肿及蜂窝织炎症状包括缓慢发展的单侧咽喉痛、吞咽困难、发热、耳痛及非对称颈淋巴结肿大。此外,牙关紧闭、发声异常、中毒面容(眼神交流差或缺失、不能认识父母、易怒、无法安慰或精神无法集中、发热、焦虑)、垂涎、严重口臭、扁桃体充血及渗出均常见。脓肿和蜂窝织炎均表现为感染扁桃体上方组织肿胀,扁桃体周围脓肿表现为局部隆起,伴软腭和悬雍垂向中线推移,明显牙关紧闭。

扁桃体周围脓肿及蜂窝织炎的致病菌可为多种细菌,链球菌和葡萄球菌是最常见的需氧菌,拟杆菌是最主要的厌氧菌。

三、治疗原则

扁桃体周围脓肿及蜂窝织炎通常采用切开引流的方法。有些临床医师认为,在镇静的条件下,细针穿刺就足以提供充分的引流。蜂窝织炎通常在48小时内经补液治疗和大剂量青霉素治疗可消退;其他药物包括一代头孢菌素或克林霉素。根据细菌培养结果,使用10日抗菌药物。

第十六节 牙 周 炎

一、疾病概述

牙周炎是牙齿的支持组织（牙龈、牙周膜、牙骨质和牙槽骨）发生原发性损害的慢性炎症。主要由牙菌斑中的微生物所引起。

二、临床表现及评估

牙周炎表现为牙龈红肿、自发性出血或刷牙时出血、牙周探诊检查时出血、牙龈松软。牙周袋形成、牙周袋溢脓，探诊深度大于 3mm；牙龈退缩；牙槽骨吸收，X 线片上可显示牙槽骨高度降低，呈水平或垂直吸收；牙齿松动、移位，甚至脱落，导致咀嚼无力；自觉症状有牙龈退缩所导致的牙根面暴露、冷热敏感、食物嵌塞、口臭，咬合不适或咬合疼痛。发生牙周炎的患者口腔卫生往往很差，有明显的菌斑、牙石及局部刺激因素。

三、治疗原则

轻症牙周炎不需使用抗菌药物，可采用洁治术、龈下刮治和根面平整术清除局部致病因素，用生理盐水、3% 过氧化氢溶液或氯己定溶液局部冲洗。指导患者采用正确的方法刷牙、使用牙线或牙签或牙间隙刷，以长期控制菌斑，保持口腔卫生。

重度慢性牙周炎、侵袭性牙周炎、伴糖尿病等全身疾病的牙周炎患者需辅助全身用药和局部药物治疗。青霉素与头孢菌素类药物过敏者可应用红霉素等大环内酯类药物替代。经洁治术、龈下刮治及药物治疗仍无明显好转的患者要注意排除牙龈癌或艾滋病。

第十七节 牙 周 脓 肿

一、疾病概述

牙周脓肿是牙周组织的局限性化脓性炎症，一般为急性过程，也可为慢性牙周脓肿。

二、临床表现及评估

急性牙周脓肿发病突然，在患牙的唇颊侧或舌腭侧牙龈形成椭圆形或半球状的肿胀突起。牙龈发红、水肿，表面光亮，松软。患者自觉患区有剧烈放射状跳痛,患牙有"浮起感",叩痛,松动明显。在脓肿的后期,脓肿表面扪诊可有波动感,疼痛稍减轻,轻压牙龈可有脓液从袋内流出,或脓肿自行从表面破溃。脓肿可发生在单个牙齿,磨牙的根分叉处较为多见,也可同时发生于多个牙齿,或此起彼伏。多发性牙周脓肿常伴有较明显的全身不适,如发热等。

慢性牙周脓肿常无特殊症状,在牙龈黏膜上通入脓腔的瘘管,能用探针探入。

三、治疗原则

牙周脓肿以局部治疗为主,脓肿切开引流。可用 3% 过氧化氢溶液或氯己定溶液,0.1% 西吡氯铵含漱液,一日 3 次。可给予甲硝唑 200~400mg,一日 3~4 次,连续服用 3~5 日。阿莫西林 500mg,一日 3 次。也可以选用阿莫西林克/拉维酸钾、克林霉素、大环内酯类抗菌药物。阿莫西林与甲硝唑联合用药可缩短疗程,适合重度牙周脓肿、多发性牙周脓肿患者。

第十八节　急性根尖周炎

一、疾病概述

因龋病、牙髓病等引起的急性根尖周炎症。急性根尖周炎的初期,表现为浆液性炎症变化,炎症继续发展,则可发生化脓性变化。

二、临床表现及评估

患牙多有牙髓炎病史,叩诊患牙时疼痛较剧烈,温度试验或电活力试验患牙无反应或迟钝。若为急性化脓性根尖周炎诊断则主要根据疼痛的程度;患牙多有松动而不存在牙周袋,有触痛、浮起;根尖部黏膜潮红或有黏膜下脓肿,触及根尖肿胀处疼痛,并有深部波动感。轻叩即引起疼痛;一般牙髓已失去活力。X 线检查可见根尖部暗影或不同程度的牙槽骨破坏。

三、治疗原则

局部治疗包括开髓引流减压,脓肿切开排脓。用 3% 过氧化氢溶液或氯己定溶液或 0.1% 西吡氯铵含漱液,一日 3 次。急性炎症缓解后行根管治疗。

口服抗菌药物,甲硝唑:成人一日 0.6~1.2g,分 3 次服。阿莫西林:成人一次 0.5~1g,每 6~8 小时 1 次。头孢拉定:成人一次 0.25~0.5g,每 6 小时 1 次。红霉素:成人一日 1~2g,分 3~4 次服。也可以选用阿莫西林/克拉维酸钾、克林霉素、大环内酯类抗菌药物。

使用镇痛剂。布洛芬：成人每次 0.2~0.4g，每 4~6 小时 1 次。双氯芬酸：成人首剂每日 100~150mg，以后每日 75~100mg，分 2~3 次服用。

第十九节 冠 周 炎

一、疾病概述

智齿冠周炎是发生在阻生智齿牙冠周围软组织的化脓性炎症。多发生在 18~25 岁、智齿萌出期的年轻人。下颌比上颌的多见。

二、临床表现及评估

发现有阻生智齿及其周围软组织的红肿疼痛，不难诊断为智齿冠周炎。冠周炎的面颊部水肿充血，要和嚼肌间隙、颊部感染等鉴别。

三、治疗原则

局部治疗包括用 3% 过氧化氢溶液或氯己定溶液或 0.1% 西吡氯铵含漱液，一日 3 次。急性炎症缓解后，拔除炎症反复发作的患牙。

口服抗菌药物。阿莫西林：成人 1 次 0.5~1g，每 6~8 小时 1 次。头孢拉定：成人 1 次 0.25~0.5g，每 6 小时 1 次。甲硝唑：成人每日 0.6~1.2g，分 3 次服，儿童每日 20~50mg/kg，分 3 次服用。替硝唑：首剂 2g，以后每日 1g。或每次 0.5g，每日 2 次，疗程为 5~6 日。也可以选用阿莫西林 / 克拉维酸钾、克林霉素、大环内酯类抗菌药物。

第二十节 常见处方审核案例详解

一、适应证不适宜

案例 1

【处方描述】

性别：女　　年龄：8 岁

临床诊断：鼻咽癌（nasopharyngeal carcinoma，NPC）放疗后，双分泌性中耳炎。

处方内容：

桉柠蒎肠溶软胶囊	0.3g×18粒×2盒	0.3g	t.i.d.	p.o.
枸地氯雷他定片	8.8mg×6片×2盒	8.8mg	q.d.	p.o.
阿奇霉素片	250mg×6片×2盒	250mg	q.d.	p.o.

【处方问题】适应证不适宜。

【机制分析】根据《临床实践指南：分泌性中耳炎（更新版）》，强烈不推荐使用抗组胺药用于治疗分泌性中耳炎。根据枸地氯雷他定片说明书，其适应证为慢性特发性荨麻疹及常年性过敏性鼻炎的全身及局部症状。根据桉柠蒎肠溶胶囊说明书，其适应证为急慢性鼻窦炎、急慢性支气管炎、肺炎、支气管扩张、肺脓肿、慢性阻塞性肺疾病、肺部真菌感染、肺结核等呼吸道疾病。没有证据表明桉柠蒎肠溶胶囊适用于双分泌性中耳炎。不推荐抗菌药物治疗分泌性中耳炎，抗菌药物不能改善听力阈值，也不能降低未来手术的可能性，不推荐2~12岁儿童全身使用抗菌药物治疗分泌性中耳炎。处方开具阿奇霉素片，考虑为无适应证用药。

【干预建议】建议短期口服糖皮质激素，鼻用减充血剂等药物治疗。

案例2
【处方描述】

性别：男　　　年龄：45岁

临床诊断：过敏性鼻炎。

处方内容：

孟鲁司特钠片	10mg×5片×1盒	10mg	q.d.	p.o.
糠酸莫米松鼻喷雾剂	50μg×60吸×1瓶	1喷	q.d.	喷鼻
阿莫西林克/拉维酸钾片	1.0g×6片×1盒	1.0g	b.i.d.	p.o.

【处方问题】适应证不适宜，遴选药品不适宜。

【机制分析】根据《过敏性鼻炎及其对哮喘的影响（ARIA）》指南、2019版《过敏性鼻炎管理路径（中国版）》，对于≥15岁的患者，建议使用鼻用皮质类固醇而不是白三烯受体拮抗剂，对于中、重度患者，建议联合使用鼻用皮质类固醇和鼻用 H_1 抗组胺药物。

过敏性鼻炎是一种鼻腔黏膜超敏反应性疾病，无细菌感染，该处方没有使用阿莫西林/克拉维酸钾片的适应证。

【干预建议】轻症过敏性鼻炎患者建议使用糠酸莫米松鼻喷雾剂等鼻用

皮质类固醇。对于中、重度患者,建议联合使用鼻用皮质类固醇和鼻用 H_1 抗组胺药物。停用阿莫西林/克拉维酸钾片,若需要使用,建议增加相应诊断。

案例3
【处方描述】

性别:男　　　年龄:31 岁

临床诊断:慢性咽炎。

处方内容:

雷贝拉唑钠肠溶片	20mg×7片×2盒	20mg	q.d.	p.o.
肿痛安胶囊	0.28g×36粒×2盒	2粒	t.i.d.	p.o.
甘桔冰梅片	0.2g×36片×2盒	2片	t.i.d.	p.o.
左氧氟沙星片	0.5g×4片×2盒	0.5g	q.d.	p.o.

【处方问题】适应证不适宜。

【机制分析】

患者诊断为慢性咽炎,若为非感染因素所致,不推荐使用抗菌药物,若为感染因素所致,病毒感染所致慢性咽炎也不推荐使用抗菌药物。

反流性咽喉炎又称喉咽反流,由于胃内容物反流到咽部,刺激损伤咽部黏膜并引起相应的症状。喉咽反流常发生于白天,站立或坐位,常以发音困难、声嘶、清嗓、咽异物感、长期咳嗽、喉部分泌物多、吞咽不畅感等为主要症状。而胃食管反流常发生于夜间平卧时,以反酸、烧心、胸痛、吞咽困难等为主要不适,胃镜可见食管炎、胃食管疝、Barrett 食管等相应表现,主要与下食管括约肌功能异常有关。根据雷贝拉唑肠溶片说明书,其适应证为胃溃疡、十二指肠溃疡、吻合口溃疡、反流性食管炎、卓-艾氏综合征。处方中用药与诊断不符。

【干预建议】雷贝拉唑肠溶片对于慢性咽炎没有适应证,但反流性咽喉炎除外。建议根据患者病史是否具有反流性咽喉炎,补充处方诊断。建议停用左氧氟沙星片。

二、抗菌药物选择不适宜与遴选药品不适宜

案例4
【处方描述】

性别:女　　　年龄:19 岁

临床诊断:外睑腺炎(麦粒肿)。

处方内容：

重组牛碱性成纤维细胞生长因子眼用凝胶	5g∶21 000IU×1支	0.05g	b.i.d.	涂眼
玻璃酸钠滴眼液	5ml∶5mg×1支	1滴	t.i.d.	滴眼
左氧氟沙星片	0.5g×4片×2盒	0.5g	q.d.	p.o.

【处方问题】抗菌药物选择不适宜。

【机制分析】外睑腺炎的一般治疗原则为热敷，轻症无须使用抗菌药物，经热敷治疗无效时可以用锐利的尖刀片切开引流。处方开具左氧氟沙星片，考虑抗菌药物选择不适宜。重组牛碱性成纤维细胞生长因子及玻璃酸钠滴眼液也无相关适应证。

【干预建议】建议停用左氧氟沙星片、重组牛碱性成纤维细胞生长因子眼用凝胶、玻璃酸钠滴眼液等三种药物，外睑腺炎轻症考虑热敷。

案例 5

【处方描述】

性别：女　　　年龄：31 岁

临床诊断：细菌性角膜炎。

处方内容：

阿莫西林/克拉维酸钾片	1.0g×6片×1盒	1g	b.i.d.	p.o.
奥硝唑片	0.5g×8片×1盒	0.5g	q.d.	p.o.

【处方问题】抗菌药物选择不适宜，未标明皮试或免试。

【机制分析】细菌性角膜炎的常见病原体有葡萄球菌属（如表皮葡萄球菌、金黄色葡萄球菌等）、链球菌属（肺炎链球菌、溶血性链球菌、化脓性链球菌等）、假单胞菌属（如铜绿假单胞菌等）、肠杆菌科（变形杆菌、大肠埃希菌、沙雷菌等）。对于细菌性角膜炎经验性治疗，尽快采用广谱高效的抗菌药物治疗如妥布霉素、头孢菌素、氧氟沙星等眼药水频繁滴患眼，每15~30分钟滴眼1次，夜间使用眼膏。阿莫西林/克拉维酸钾片、奥硝唑片难以通过血眼屏障，因此选药不适宜。

另外，阿莫西林/克拉维酸钾片需按规定进行青霉素皮试。

【干预建议】建议妥布霉素、氧氟沙星等眼药水频繁交替滴患眼，每15~30分钟滴眼1次。

案例6

【处方描述】

性别：男　　　年龄：43 岁

临床诊断：牙周脓肿。

处方内容：

左氧氟沙星片	0.5g×4片×2盒	0.5g	q.d.	p.o.
甲钴胺片	500μg×20片×2盒	500μg	t.i.d.	p.o
西吡氯铵含漱液	200ml：0.2g×2瓶	15ml	b.i.d.	漱口

【处方问题】抗菌药物选择不适宜。

【机制分析】牙周脓肿的病原体主要是厌氧菌及链球菌属细菌，左氧氟沙星属喹诺酮抗菌药物，对链球菌及阴性杆菌有较好疗效，但对厌氧菌疗效欠佳。不优选用于牙周脓肿的治疗。本处方属于药物选择不适宜。

【干预建议】建议停用左氧氟沙星片，可选用阿莫西林、甲硝唑等药物。

案例7

【处方描述】

性别：女　　　年龄：56 岁

临床诊断：真菌性角膜炎（右）。

处方内容：

| 氯化钠注射液 | 10ml：0.09g×20 支 | 10ml | q.d. | 外用 |
| 氟米龙滴眼液 | 5ml：1mg×1 支 | 1 滴 | b.i.d. | 滴眼 |

【处方问题】遴选药品不适宜。

【机制分析】真菌性角膜炎禁用皮质激素滴眼。氟米龙滴眼液为眼用糖皮质激素，用于治疗对类固醇敏感的睑球结膜、角膜及其他眼前段组织的炎症。长期眼部使用类固醇可能导致角膜真菌感染，未进行抗菌治疗的眼部急性化脓性感染，用类固醇可能掩盖病情或使病情恶化。患者诊断为真菌性角膜炎，开具氟米龙滴眼液。考虑为用药禁忌证，属于遴选药品不适宜。

【干预建议】建议停用氟米龙滴眼液，使用抗真菌药物对症治疗真菌性角膜炎或选择手术治疗。

案例8

【处方描述】

性别:女　　　　年龄:25 岁(哺乳期)

临床诊断:慢性鼻炎。

处方内容:

盐酸氮䓬斯汀鼻喷剂	10ml:10mg×1 瓶	0.02ml	b.i.d.	喷鼻
糠酸氟替卡松鼻喷雾剂	50μg×120喷×1 瓶	1 喷	q.d.	喷鼻
头孢呋辛酯片	250mg×6片×2 盒	250mg	b.i.d.	p.o.

【处方问题】遴选药品不适宜,无适应证用药。

【机制分析】根据盐酸氮䓬斯汀鼻喷剂说明书,严禁哺乳期母亲使用本品。5 岁及 5 岁以下儿童不推荐使用,哺乳期妇女用药时,在乳汁中可检测出微量的活性成分。目前研究证据不多,不推荐用于哺乳期妇女。

根据氟替卡松鼻喷剂说明书,没有在孕妇及哺乳期妇女中使用糠酸氟替卡松的充分数据。尚不清楚鼻用的糠酸氟替卡松是否经母乳分泌。仅在对母亲的预期受益大于对乳儿的潜在风险时,方可考虑对正在哺乳的女性使用糠酸氟替卡松。目前研究证据不多,不推荐用于哺乳期妇女,属于遴选药品不适宜。

根据《鼻炎分类和诊断及鼻腔用药方案的专家共识(2019)》,细菌感染与慢性鼻炎的发病关系不大,目前还没有足够的证据支持鼻用抗菌药物治疗慢性鼻炎的有效性,故不予推荐。处方开具头孢呋辛酯治疗慢性鼻炎考虑为无适应证用药。

【干预建议】建议停用盐酸氮䓬斯汀鼻喷剂、糠酸氟替卡松鼻喷雾剂和头孢呋辛酯片,哺乳期妇女鼻炎发作可考虑使用盐水洗鼻或喷鼻。

案例9

【处方描述】

性别:女　　　年龄:64 岁

临床诊断:真菌性角膜炎(右),(左)青光眼;结膜炎。

处方内容:

两性霉素 B 滴眼液	5ml:50μg ×1 支	1 滴	q.2h.	滴眼
氟康唑眼膏	5ml:100mg×1 支	5mg	q.n.	涂眼
溴芬酸钠滴眼液	5ml:5mg×1 支	1 滴	b.i.d.	滴眼
地塞米松磷酸钠滴眼液	5ml:1.25mg×1 支	1 滴	t.i.d.	滴眼

【处方问题】遴选药品不适宜。

【机制分析】真菌性角膜炎感染期禁用局部或全身糖皮质激素,以免真菌感染扩散,处方中地塞米松磷酸钠滴眼液存在用药禁忌。属于遴选药品不适宜。若考虑地塞米松磷酸钠滴眼液用于结膜炎可在真菌性角膜炎治疗控制感染后再进行后续治疗。

在真菌菌种鉴定结果前,采取经验治疗,首选 5% 那他霉素滴眼液,或 0.1%~0.2% 两性霉素 B 溶液频繁滴眼,好转后适当减少用药频率。夜间可用 0.5% 氟康唑眼膏。局部可联合应用非甾体抗炎药。

【干预建议】建议停用地塞米松磷酸钠滴眼液。

案例 10

【处方描述】

性别:男　　　年龄:16 岁

临床诊断:急性细菌性鼻窦炎,关节疼痛。

处方内容:

左氧氟沙星片	0.5g×4 片 ×2 盒	0.5g	q.d.	p.o.
甲钴胺片	500μg×20 片 ×2 盒	500μg	t.i.d.	p.o.
布洛芬胶囊	300mg×20 粒 ×1 盒	300mg	b.i.d.	p.o.

【处方问题】遴选药品不适宜,联合用药不适宜。

【机制分析】根据左氧氟沙星片说明书,包括左氧氟沙星在内的喹诺酮类抗菌药物可以引起动物幼体发生关节病变和骨/软骨病变,禁用于 18 岁以下患者。另外,同时使用非甾体抗炎药和包括左氧氟沙星在内的喹诺酮类抗菌药物可以增加发生严重中枢神经系统刺激和抽搐发作的危险,故为联合用药不适宜。

【干预建议】建议更换左氧氟沙星片为阿莫西林/克拉维酸钾片。急性细菌性鼻窦炎的儿童患者可以使用阿莫西林/克拉维酸钾 90/6.4mg/(kg·d),分 2 次,每 12 小时 1 次。治疗 5~7 日。若患者为青霉素严重过敏儿童,可使用克林霉素 30~40mg/(kg·d),分 3 次服用,治疗 10~14 日。

三、用法、用量不适宜

案例 11

【处方描述】

性别：男　　　　年龄：46 岁

临床诊断：慢性牙周炎，牙周脓肿。

处方内容：

头孢泊肟酯片	50mg×18片×2盒	100mg	q.d.	p.o.
西比氯胺含漱液	200ml：0.2g×1瓶	15ml	b.i.d.	漱口

【处方问题】用法、用量不适宜、抗菌药物选择不适宜。

【机制分析】牙周脓肿病原体需针对口腔链球菌属和厌氧菌等病原体，头孢泊肟酯为第三代头孢菌素，对链球菌作用不如阿莫西林，对厌氧菌作用不如甲硝唑。另外，其半衰期为 2.09~2.84 小时，头孢泊肟酯属于时间依赖性药物，需要分次给药。阿莫西林/克拉维酸钾对口腔常见厌氧菌如消化链球菌、梭杆菌属和脆弱拟杆菌有良好的抗菌作用，可单独用于治疗口腔感染。

【干预建议】建议换用阿莫西林联合甲硝唑，或阿莫西林/克拉维酸钾。

案例 12

【处方描述】

性别：女　　　　年龄：61 岁

临床诊断：睑板腺囊肿。

处方内容：

氧氟沙星眼膏	3.5g：10.5mg×1 支	适量	q.n.	涂眼
普拉洛芬滴眼液	5ml：5mg×1 支	1 滴	q.i.d.	滴眼
复合维生素 B 片	100 片/瓶×1 瓶	2 片	t.i.d.	p.o.

【处方问题】用法、用量不适宜，抗菌药物选择不适宜。

【机制分析】根据处方管理办法，书写处方中用法、用量要准确规范，不得使用遵医嘱，自用，适量等含糊不清的字句。处方开具氧氟沙星眼膏，用法使用适量，考虑为用法、用量不适宜。

睑板腺囊肿有自愈可能，早期保守治疗（热敷），较小的睑板腺囊肿可以进行病灶局部激素注射，使囊肿消退，一般不需要应用抗菌药滴眼或涂眼。患者诊断为睑板腺囊肿,使用氧氟沙星眼膏考虑为抗菌药物选择不适宜。

【干预建议】建议根据氧氟沙星眼膏说明书,建议使用一日3次,每次0.05g,涂眼。睑板腺囊肿无须使用抗菌药物,建议停用氧氟沙星眼膏,建议患者热敷。如确需使用,建议完善诊断。

四、给药途径不适宜

案例 13
【处方描述】

性别:男　　　年龄:35 岁
临床诊断:(双)慢性鼻窦炎伴鼻息肉(术后 3 年 7 月)。
处方内容:

吸入用布地奈德混悬液	2ml:1mg×10 支	0.5mg	b.i.d.	滴鼻
糠酸莫米松鼻喷雾剂	50μg×60吸×1 瓶	1 喷	q.d.	喷鼻
枸地氯雷他定片	8.8mg×6 片×2 盒	8.8mg.	q.d.	p.o
头孢泊肟酯片	50mg×18 片×2 盒	100mg	b.i.d.	p.o.

【处方问题】剂型与给药途径不适宜,联合用药不适宜,适应证不适宜。

【机制分析】处方中吸入用布地奈德混悬液为用于雾化的剂型,其一支的剂量为1mg,处方中用于滴鼻考虑为给药途径不适宜。根据布地奈德鼻喷雾剂的说明书,成人推荐的起始剂量为 1 日 256μg,可早晨 1 次喷入或早晚分 2 次喷入。1 日用量超过 256μg,未见作用增加。在获得临床预期效果后,减少用量至控制症状的最小剂量,一般每个鼻孔喷入 32μg 作为维持剂量是足够的。本处方中使用布地奈德混悬液无法准确控制激素的剂量,每天使用 1mg 的剂量超过说明书推荐剂量。患者诊断为(双)慢性鼻窦炎伴鼻息肉(术后 3 年 7 月),处方同时开具糠酸莫米松鼻喷雾剂,二者都是长效糖皮质激素,不建议同时使用。

根据《中国慢性鼻窦炎诊断和治疗指南(2018)》慢性鼻窦炎稳定期不推荐抗菌药物治疗,急性发作重症患者首选口服阿莫西林或头孢呋辛酯,疗程为 7~10 天,处方开具头孢泊肟酯片考虑为适应证不适宜。

【干预建议】建议停用吸入布地奈德混悬液滴鼻,单用糠酸莫米松鼻喷雾剂。建议停用头孢泊肟酯片,若患者为慢性鼻窦炎急性发作期重症情况,请补充诊断,并遴选适合的药物。

案例 14
【处方描述】

性别：女　　　年龄：25 岁

临床诊断：结膜炎。

处方内容：

氧氟沙星滴耳液	5g：15mg×2 支	0.05g	t.i.d.	滴眼
氟米龙滴眼液	5ml：1mg×1 支	1 滴	q.i.d.	滴眼

【处方问题】剂型与给药途径不适宜。

【机制分析】滴眼液要求必须为无菌制剂，而耳科制剂仅用于手术，耳部伤口或耳膜穿孔的滴耳液要求无菌。总体上说，滴眼液的制剂要求要比滴耳液高。因此，在滴耳液药品缺乏且在相同浓度下，可以用滴眼液代替滴耳液滴入耳科病变部位。但不能用滴耳液代替滴眼液滴入眼睛。本处方为剂型与给药途径不适宜。

【干预建议】建议停用氧氟沙星滴耳液滴眼，使用左氧氟沙星滴眼液。

五、存在配伍禁忌

案例 15
【处方描述】

性别：男　　　年龄：11 岁

临床诊断：分泌性中耳炎（右），低钙血症。

处方内容：

头孢曲松钠注射剂	1g×3 支	1g	q.d.	i.v.gtt.
氯化钠注射液	0.9%×100ml×3 袋	100ml	q.d.	i.v.gtt.
葡萄糖酸钙注射剂	10ml：1g×3 支	1g	q.d.	i.v.gtt.
5% 葡萄糖注射液	5%×100ml×3 袋	100ml	q.d.	i.v.gtt.

【处方问题】存在配伍禁忌，溶媒选择不适宜，抗菌药物选择不适宜。

【机制分析】根据头孢曲松注射剂说明书，本品在同一根输液管中与含钙溶液混合时也可能产生头孢曲松 - 钙沉淀物。本品不应与含钙的静脉输液包括通过"Y"形接口连续滴注的含钙注射液（如胃肠外营养液）同时给药。除了新生儿，其他患者可进行本品和含钙输液的序贯给药，在两次输液之间必须用相容液体充分冲洗输液管。新生儿产生头孢曲松-钙沉淀物的风险更高，若需要使用头孢曲松与葡萄糖酸钙注射液序贯给药，建议输注完头孢曲松后使用氯化钠进行充分冲洗输液管再使用葡萄糖酸钙注射液。

另葡萄糖酸钙注射液说明书推荐的溶媒为 10% 葡萄糖注射液，稀释后需缓慢注射，不超过 5ml/min。建议根据说明书选择溶媒。

根据 2016 年《临床实践指南：分泌性中耳炎（更新版）》，抗菌药物治疗分泌性中耳炎的疗效甚微，且有显著副作用，不能改善听力阈值，也不能降低未来手术的可能性，不推荐 2~12 岁儿童全身使用抗菌药物治疗分泌性中耳炎，故为抗菌药物选择不适宜。

【干预建议】分泌性中耳炎不推荐全身使用抗菌药物。建议停用头孢曲松。若患者有其他适应证需要使用头孢曲松，建议补充相应诊断。

如确需使用头孢曲松，建议在头孢曲松与葡萄糖酸钙注射液之间注明冲管。将葡萄糖酸钙注射剂的溶媒更换为说明书推荐的 10% 葡萄糖注射液。

六、联合用药不适宜

案例 16

【处方描述】

性别：男　　　年龄：43 岁
临床诊断：结膜炎（右），面部软组织挫伤。
处方内容：

左氧氟沙星眼用凝胶	5g：15mg×2 支	0.05g	t.i.d.	涂眼
更昔洛韦滴眼液	5g：7.5mg×1 支	1 滴	q.i.d.	滴眼
氧氟沙星眼膏	3.5g：10.5mg×1 支	0.05g	q.n.	涂眼
氯霉素滴眼液	5ml：12.5mg×1 支	1 滴	q.i.d.	滴眼
双氯芬酸二乙胺乳胶剂	20g：0.2g×1 支	0.5g	t.i.d.	外用

【处方问题】联合用药不适宜，遴选药品不适宜。

【机制分析】引起细菌性化脓性结膜炎的病原体有金黄色葡萄球菌、肺炎球菌、流感嗜血杆菌、草绿色链球菌、莫拉氏菌等。左氧氟沙星和氯霉素滴眼液可以覆盖这些病原体。左氧氟沙星为氧氟沙星的左旋体，其抗菌活性约为氧氟沙星的 2 倍，左氧氟沙星眼用凝胶的用法为涂于眼下睑穹窿部，每日 3 次（早、中、晚各 1 次）。未发现与氧氟沙星眼膏联用的依据。二者的剂型不同，一个为眼用凝胶，为水性基质，眼膏一般是凡士林作为基质，为油性基质。二者的相同点为增加药物与患处的接触时间,但眼用凝胶更具有优势的地方是具有良好的生物相容性,刺激性小,能减轻药物对眼球的摩擦和克服视力模糊的问题。患者诊断为结膜炎(右),面部软组织挫伤,处方同时开具左氧氟沙星眼用凝胶和氧氟沙星眼膏涂眼,考虑为联合用药不适宜。

更昔洛韦滴眼液主要用于巨细胞病毒感染疾病,该患者为细菌性的,遴选药品不适宜。

【干预建议】停用更昔洛韦滴眼液;左氧氟沙星眼用凝胶和氧氟沙星眼膏具有相同的活性成分,建议根据患者病情保留一种。

案例 17

【处方描述】

性别:男　　　年龄:47 岁

临床诊断:鼻窦炎术后。

处方内容:

桉柠蒎肠溶软胶囊	0.3g×18粒×3 盒	0.3g	t.i.d.	p.o.
吸入用布地奈德混悬液	2ml:1mg×15 支	1mg	q.d.	滴鼻
艾普拉唑肠溶片	5mg×6片×5 盒	5mg	q.d.	p.o.
罗红霉素胶囊	150mg×6粒×2 盒	150mg	b.i.d.	p.o.
头孢泊肟酯片	50mg×18片×2 盒	100mg	b.i.d.	p.o.

【处方问题】联合用药不适宜,剂型与给药途径不适宜,适应证不适宜。

【机制分析】罗红霉素胶囊为大环内酯类抗菌药物,属快速抑菌药,能迅速阻断细菌蛋白质的合成,致使细菌合成细胞壁的过程停止、生长代谢处于静止状态;头孢泊肟酯片属于繁殖期杀菌剂,其作用机理是直接影响细胞壁的合成而起杀菌作用,故传统药理学观点认为两者存在拮抗作用,不能合用。本处方开具罗红霉素胶囊和头孢泊肟酯片,考虑为联合用药不适宜。

吸入用布地奈德混悬液 1 支的剂量为 1mg。根据布地奈德鼻喷雾剂的说明书,成人推荐的起始剂量为 1 日 256μg,可早晨 1 次喷入或早晚分 2 次喷入。1 日用量超过 256μg,未见作用增加。在获得临床预期效果后,减少用量至控制症状的最小剂量,一般每个鼻孔喷入 32μg 作为维持剂量是足够的。本处方中使用布地奈德混悬液为用于雾化的剂型,无法准确控制激素的剂量,每天使用 1mg 的剂量超过说明书推荐剂量。

患者诊断为鼻窦炎术后,处方开具艾普拉唑肠溶片,艾普拉唑肠溶片的适应证为十二指肠溃疡及反流性食管炎,没有证据表明该药可用于鼻窦炎术后,考虑为适应证不适宜。

根据《中国慢性鼻窦炎诊断和治疗指南(2018)》，大环内酯类药物主要应用于常规药物治疗效果不佳、无嗜酸性粒细胞增多、血清总 IgE 水平不高，且变应原检测阴性的慢性鼻窦炎不伴鼻息肉患者。可根据患者鼻窦炎诊断情况合理使用抗菌药物。

【干预建议】建议停用布地奈德混悬液，用于鼻窦炎建议使用布地奈德鼻喷雾剂。建议停用艾普拉唑肠溶片和头孢泊肟酯片，是否使用罗红霉素需根据患者鼻窦炎诊断类型加以选择。

案例 18

【处方描述】

性别：男　　　年龄：65 岁

临床诊断：慢性咽炎(反流性)，冠心病。

处方内容：

药品	规格	剂量	频次	给药途径
奥美拉唑钠肠溶片	20mg×7片×2盒	20mg	q.d.	p.o.
裸花紫珠片	0.5g×36片×2盒	2 片	t.i.d.	p.o.
伊托必利片	50mg×20片×2盒	50mg	t.i.d.	p.o.
硫酸氢氯吡格雷片	75mg×7片×2盒	75mg	q.d.	p.o.
阿莫西林/克拉维酸钾片	1.0g×6片×1盒	1.0g	b.i.d.	p.o.

【处方问题】适应证不适宜，联合用药不适宜。

【机制分析】

(1)该患者为食物反流引起的慢性咽炎，阿莫西林/克拉维酸钾片治疗为适应证不适宜。

(2)患者诊断为慢性咽炎(反流性)，若考虑使用质子泵抑制剂，需要充分考虑不同的质子泵抑制剂与氯吡格雷的相互作用。由于部分氯吡格雷由 CYP2C19 代谢为活性代谢物，使用抑制此酶活性的药物将导致氯吡格雷活性代谢物水平的降低。奥美拉唑是强效 CYP2C19 抑制剂，二者具有不良的相互作用，不推荐联合使用。雷贝拉唑主要经非 CYP 酶途径代谢，其次经 CYP3A4、CYP2C19 代谢。其经非 CYP 酶代谢产物雷贝拉唑硫醚对 CYP2C19 仍有一定的抑制作用，不过目前尚未有证据证明雷贝拉唑与氯吡格雷相互作用有临床意义。泮托拉唑通过肝细胞内的细胞色素 P450 酶系的第 I 系统进行代谢，同时也可以通过第 II 系统进行代谢。当它与其他通过 P450 酶系代谢的药物合用时，本品的代谢途径可以通过第 II 系统进行，从而不易发生药物代谢酶系的竞争性关系。故考虑为联合用药不适宜。

【干预建议】建议避免使用对 CYP2C19 抑制作用强的 PPI，如奥美拉唑和艾司奥美拉唑，但可以考虑使用泮托拉唑、雷贝拉唑等。停用阿莫西林 / 克拉维酸钾片。

案例 19
【处方描述】

性别：女　　　年龄：40 岁

临床诊断：阻生齿。

处方内容：

阿莫西林 / 克拉维酸钾片	1.0g×6 片 ×1 盒	1.0g	b.i.d.	p.o.
甲硝唑片	0.2g×100 片 ×1 瓶	0.2g	t.i.d.	p.o.

【处方问题】联合用药不适宜，未注明皮试、免试。

【机制分析】患者诊断为阻生齿，冠周炎感染致病菌常为厌氧菌和链球菌属，阿莫西林 / 克拉维酸钾对链球菌属和口腔常见厌氧菌如消化链球菌、梭杆菌属和脆弱拟杆菌有良好的抗菌作用，可单独用于治疗感染，无须联用甲硝唑。硝基咪唑类药物可与阿莫西林、头孢菌素类、大环内酯类联用。因此本处方属于联合用药不适宜。

阿莫西林 / 克拉维酸钾颗粒为青霉素制剂，未按规定注明进行皮试。

【干预建议】停用甲硝唑片，使用阿莫西林 / 克拉维酸钾片，并注明进行皮试。

案例 20
【处方描述】

性别：女　　　年龄：51 岁

临床诊断：慢性牙周炎，牙周脓肿。

处方内容：

阿奇霉素片	250mg×6 片 ×2 盒	250mg	q.d.	p.o.
头孢泊肟酯片	50mg×18 片 ×2 盒	100mg	b.i.d.	p.o.
西吡氯铵含漱液	200ml：0.2g×2 瓶	15ml	b.i.d.	漱口

【处方问题】联合用药不适宜。

【机制分析】阿奇霉素片为大环内酯类抗菌药物，属快速抑菌药，能迅速阻断细菌蛋白质的合成，致使细菌合成细胞壁的过程停止、生长代谢处于静止状态;头孢泊肟酯片属于繁殖期杀菌剂,其作用机制是直接影响细胞壁的合成而起杀菌作用,故传统药理学观点认为两者存在拮抗作用,不能合用。

另外牙周炎主要致病菌是以厌氧菌、链球菌等为主的混合感染,两者均对厌氧菌作用较差,头孢泊肟酯片对链球菌作用欠佳。本处方开具阿奇霉素片和头孢泊肟酯片,考虑为联合用药不适宜。

【干预建议】建议选择阿莫西林、甲硝唑等药物。

第二十一节 小 结

眼、耳鼻喉科感染性疾病为常见病、多发病,不同的部位感染有其自身特点,眼科疾病常不需全身抗菌药物治疗,而口腔疾病有时需要局部治疗和全身抗菌药物治疗相结合,对于成熟脓肿首要考虑的是切开引流,不能仅仅依靠抗菌药物治疗。眼科感染性疾病治疗方案主要涉及局部给药,局部给药以滴眼液及眼膏使用为主,球结膜下注射也有推荐,一般不推荐全身给药,因为抗菌药物难以通过血眼屏障,审核这类处方尤其应注意药物与适应证、给药途径是否适宜。耳部感染多见于外耳道炎及化脓性中耳炎,因滴耳外用制剂较难获得,临床常用滴眼液,这类处方往往存在超说明书用药,审核这类处方尤其应注意药物与给药途径是否适宜,超说明书用药建议临床申请备案,获得通过方可使用。鼻喉科感染性疾病以药物治疗为主,注意感染性指标的监测、病原学的评估及相关病原学送检,审核这类处方时要注意联系疾病诊断和治疗方法,以评价用药的适宜性。

(陈 杰 姜清芳)

参考文献

[1] DAVID NG. 桑福德抗微生物治疗指南(新译第 50 版). 范洪伟, 译. 北京:中国协和医科大学出版社, 2021.

[2] 何礼贤, 肖永红, 陆权, 等. 国家抗微生物治疗指南. 3 版. 北京:人民卫生出版社, 2023.

[3] 《抗菌药物临床应用指导原则》修订工作组. 抗菌药物临床应用指导原则 (2015 年版). 北京:人民卫生出版社, 2015.

[4] 王家伟. 眼科、耳鼻咽喉头颈外科用药咨询标准化手册. 北京:人民卫生出版社, 2016.

[5] 谢立信. 感染性角膜病临床诊疗专家共识 (2011 年). 中华眼科杂志, 2012, 48 (01): 72-75.

[6] 中华医学会眼科学分会眼整形眼眶病学组. 中国内镜泪囊鼻腔吻合术治疗慢性泪囊炎专家共识 (2020 年). 中华眼科杂志, 2020, 56 (11): 820-823.

[7] 中华医学会眼科学分会白内障及人工晶状体学组. 我国白内障摘除手术后感染性眼内

炎防治专家共识 (2017 年). 中华眼科杂志 , 2017, 53 (11): 810-813.

［8］浙江省医学会热带病与寄生虫病分会艾滋病学组. 艾滋病合并巨细胞病毒视网膜炎诊治浙江省专家共识. 中华临床感染病杂志 , 2019, 12(05): 331-338.

［9］ROSENFELD R M, SCHWARTZ S R, CANNON C R, et al. Clinical practice guideline: acute otitis externa. Otolaryngol Head Neck Surg, 2014, 150 (1 Suppl): S1-S24.

［10］中华耳鼻咽喉头颈外科杂志编辑委员会鼻科组 . 中国慢性鼻窦炎诊断和治疗指南 (2018). 中华耳鼻咽喉头颈外科杂志 , 2019, 54 (2): 81-100.

［11］WINDFUHR J P, TOEPFNER N, STEFFEN G, et al. Clinical practice guideline: tonsillitis I. Diagnostics and nonsurgical management. Eur Arch Otorhinolaryngol, 2016, 273 (4): 973-987.

［12］中华口腔医学会牙周病学专业委员会 . 重度牙周炎诊断标准及特殊人群牙周病治疗原则的中国专家共识 . 中华口腔医学杂志 , 2017, 52 (2): 67-71.

第十一章

妇产科感染性疾病处方审核详解

第一节　妇产科感染性疾病总论

妇产科感染性疾病是病原体侵入妇女泌尿生殖道或其他部位引起的生殖道炎症或全身感染性疾病。据世界卫生组织发布数据表明,中国女性中有40%患有不同程度的生殖道感染性疾病,在发展中国家,感染性疾病是最常见的死亡原因之一。如不及时诊断和正确治疗,可导致不孕症、异位妊娠、流产、早产、死产、先天性感染及新生儿感染,以至影响两代人健康,严重的还可致癌或易与艾滋病并发。世界卫生组织长期以来致力于妇产科感染性疾病实验室检查和标准技术等研究,以预防和控制该类疾病的传播和蔓延。

合理应用抗菌药物是提高疗效、降低不良反应发生率以及减少或延缓细菌耐药发生的关键。在未获知细菌培养及药敏结果前,或无法获取培养标本时,可根据患者的感染部位、基础疾病、发病情况、发病场所、既往抗菌药物用药史、是否是特殊人群、治疗反应等推测可能的病原体,并结合当地细菌耐药性监测数据,给予抗菌药物经验治疗。待获知病原学检测及药敏结果后,结合先前的治疗反应调整用药方案,以期进一步提高药物应用的有效性,减轻患者耐药性,提高患者生活质量。

第二节　阴　道　炎　症

一、疾病概述

阴道炎症是妇科常见疾病,在生殖道感染中发病率最高,各年龄组均可发病。最常见的阴道炎是外阴阴道假丝酵母菌病(vulvovaginal candidiasis,

VVC),其次是细菌性阴道病(bacterial vaginosis,BV)和滴虫阴道炎(trichomonal vaginitis,TV),这三种阴道炎占所有阴道炎症的90%,其他阴道炎有萎缩性阴道炎等。阴道异物、刺激物、过敏和一些全身性疾病等也可引起阴道炎症。

二、临床表现及评估

阴道正常状态时寄居多种微生物,包括乳酸杆菌、类白喉菌、假丝酵母菌和其他菌群,阴道生理性pH约为4.0,可以抑制病原菌过度生长,正常阴道分泌物是少许白色、稀薄、絮状及无味的,多出现于阴道独立区域,显微镜下可见上皮细胞和乳酸菌。

(一)临床表现

所有阴道炎都可表现为白带增多、瘙痒、烧灼感、异味及性交痛,外阴刺激表现为红斑、水肿、抓痕或皲裂,不同的阴道炎可有相似症状,单纯依靠病史难以确诊。阴道炎的三种类型及其特征,见表11-1。

表 11-1　阴道炎的3种类型及其不同特征

	BV	VVC	TV
症状	分泌物增多,无或轻度瘙痒	重度瘙痒、烧灼感、分泌物增多	分泌物增多,轻度瘙痒
分泌物特点	白色、稀薄、黏着、腥臭味	豆腐渣样或凝乳样分泌物,无腥臭味	稀薄脓性、泡沫状
阴道黏膜	正常	水肿、红斑	散在出血点
阴道 pH	>4.5	<4.5(5.0~7.0)	>4.5
胺试验	阳性	阴性	可为阳性
涂片	线索细胞,极少白细胞	芽生孢子及假菌丝,少量白细胞	阴道毛滴虫,多量白细胞

(二)诊断标准

1. 细菌性阴道病　细菌性阴道病是阴道内正常菌群失调所致的以带有鱼腥臭味的稀薄阴道分泌物增多为主要表现的混合感染,一半女性可无症状。BV不是由某种单一菌种感染引起的,而是由于正常阴道菌群比例失调,厌氧菌增加至10倍,包括普氏菌、加德纳菌和动弯杆菌属,而乳酸杆菌浓度降低。BV是胎膜早破和早产的危险因素,BV与侵入性操作如子宫内膜活检、子宫切除、治疗性流产、放置宫内节育器、剖宫产、刮宫后子宫内膜炎、附件炎有关。

BV的诊断目前主要根据Amsel临床诊断标准及革兰氏染色Nugent评分诊断标准。Amsel标准是BV诊断的临床"金标准"。下列4项临床特征中至少3项阳性即诊断BV:①线索细胞阳性(即线索细胞数量>20%阴道上皮细胞总量);②胺试验阳性;③阴道分泌物 pH>4.5;④阴道分泌物呈均质、稀薄、灰白色。其中线索细胞阳性为必备条件。

革兰氏染色 Nugent 评分标准是 BV 诊断的实验室"金标准"。方法为将阴道分泌物进行革兰氏染色,在显微镜(1 000 倍油镜)下观察不同细菌的形态类型,并进行量化和综合评分,总分范围为 0~10 分;评分 0~3 分为正常,4~6 分为 BV 中间态,≥7 分诊断为 BV。具体评分标准,见表 11-2。

表 11-2　Nugent 评分标准

评分	乳酸菌	加德纳菌及类杆菌	革兰氏染色不定的弯曲小杆菌
0	4+	0+	0+
1	3+	1+	1+ 或 2+
2	2+	2+	3+ 或 4+
3	1+	3+	−
4	0+	4+	−

注:各项根据每 10 个油镜视野下观察到的每类形态细菌的平均数量进行评分,0+ 为未见细菌;1+ 为<1 个细菌;2+ 为 1~4 个细菌;3+ 为 5~30 个细菌;4+ 为>30 个细菌;− 为无此项。

2. 外阴阴道假丝酵母菌病　外阴阴道假丝酵母菌为机会性感染,通常由假丝酵母菌过度繁殖引起。妇女终身 VVC 发病率是 75%,40%~45% 有反复感染,大部分妇女为单纯性 VVC,发病诱因包括广谱抗菌药物应用、妊娠、糖尿病及免疫抑制治疗,可通过性交传播,但对性伴侣不进行常规治疗。80%~90%VVC 的病原体为白假丝酵母菌,10%~20% 为光滑假丝酵母菌、近平滑假丝酵母菌、热带假丝酵母菌等。

对有阴道炎症状或体征的妇女,包括瘙痒、外阴皲裂或有抓痕、阴道不适、外部排尿困难、红斑水肿等,若在阴道分泌物中找到假丝酵母菌的芽生孢子或假菌丝即可确诊。显微镜检查方法包括以下几种。

(1)悬滴法:10% KOH 镜检,菌丝阳性率为 70%~80%。

(2)涂片法:革兰氏染色法镜检,菌丝阳性率为 70%~80%。

(3)培养法:复发性 VVC 或有症状但多次镜检阴性者,应采用培养法诊断,同时进行药物敏感试验。

3. 滴虫阴道炎　滴虫阴道炎是由阴道毛滴虫所致的性传播感染,可同时累及生殖道及泌尿道,引起阴道炎、尿道炎、膀胱炎或无症状,常与细菌性阴道病、沙眼衣原体感染和淋病并存。高危性行为、HIV 感染、性伴侣数增加及阴道灌洗等是阴道毛滴虫病的高发因素。阴道毛滴虫病的感染途径主要为性接触(异性或同性间)或垂直传播(阴道分娩),性伴侣应同时进行治疗。

阴道毛滴虫病根据临床特征和实验室检查诊断,阴道分泌物中找到滴虫即可确诊。常用的实验室检查方法包括以下几种。

(1)显微镜检查阴道分泌物悬液:可见活动的阴道毛滴虫,特异性高,但敏感性仅有 50%~60%。

(2)核酸扩增试验:诊断敏感性和特异性均超过 95%。

(3)阴道毛滴虫培养:诊断敏感性为 75%~96%,特异性高达 100%,但临床应用较少。

(4)其他诊断方法:包括阴道毛滴虫抗原检测,其敏感性为 82%~95%,特异性为 97%~100%。

其他阴道炎性疾病如萎缩性阴道炎、婴幼儿外阴阴道炎、需氧菌性阴道炎及混合性阴道炎等此处不做一一赘述。

三、治疗原则

治疗前通常取阴道分泌物做病原体检查,涂片检查即可诊断,必要时再做培养。获病原体后做药敏试验,根据不同病原体选择抗菌药物,注意去除病因,治疗期间避免性生活,巩固疗效,预防复发,严重患者应加大剂量或延长疗程,多次复发性患者先强化治疗后再巩固半年。阴道炎性疾病抗感染治疗推荐方案见表 11-3、表 11-4。

表 11-3 阴道炎性疾病抗感染治疗推荐方案 1

	病原体(通常)	首选方案	备选方案
BV	病原体不明:与阴道加德纳杆菌、动弯杆菌属及普氏菌等有关	甲硝唑 0.5g b.i.d. p.o. × 7d 或甲硝唑阴道凝胶 q.d. × 5d 或 2% 克林霉素阴道霜 5g 睡前置阴道 × 7d	克林霉素 0.3g b.i.d. p.o. × 7d 或克林霉素胶囊 100mg 睡前置阴道 × 3d
TV	阴道滴虫	甲硝唑 2g p.o. × 1 剂或 500mg b.i.d. p.o. × 7d;或替硝唑 2g p.o. × 1 剂	治疗失败者:重复甲硝唑 500mg b.i.d. p.o. × 7d;若再次失败:甲硝唑 2g q.d. p.o. × 3~5d;仍失败者:替硝唑 2g q.d. p.o. × 5d
VVC	白念珠菌 80%~90%,光滑念珠菌、热带念珠菌可能在增多(对吡咯类的敏感性下降)	口服吡咯类:氟康唑 150mg p.o. × 1 剂;伊曲康唑 200mg b.i.d. p.o. × 1d。轻型病例,局部使用非处方药物通常有效(如克霉唑,咪康唑栓剂)	阴道内用吡咯类:抗菌活性不一,疗程从 1 剂到 7~10d 不等,可用药物:克霉唑、咪康唑、噻康唑、替康唑。复发性念珠菌病(≥ 4 次 /a),行 6 个月的抑制治疗:氟康唑 150mg p.o. × 1 剂 /w 或伊曲康唑 100mg q.d. p.o. 或克霉唑阴道栓 500mg × 1 剂 /w

注:源自《抗微生物治疗指南》(第 48 版)。

表 11-4　阴道炎性疾病抗感染治疗推荐方案 2

病原体（通常）	推荐方案	替代方案
BV　病原体不明：与阴道加德纳杆菌、动弯杆菌属及普氏菌等有关	全身给药：甲硝唑 0.4g b.i.d. p.o.×7d 局部给药：方案①，0.75% 甲硝唑凝胶 5g，阴道用药，1 次 /d，5d；方案②，甲硝唑阴道栓（片）200mg，1 次 /d，5~7d；方案③，2% 克林霉素软膏 5g，睡前置阴道 ×7d	全身给药：方案①：替硝唑 2g，口服，1 次 /d，5d。方案②：替硝唑 1g，口服，1 次 /d，5d。方案③：克林霉素 300mg，口服，2 次 /d，5d 局部给药：克林霉素阴道栓 100mg，睡前阴道用药，3d
TV　阴道滴虫	甲硝唑 2g，单次顿服；或替硝唑 2g，单次顿服。如果考虑再次感染，予再次单剂量甲硝唑 2g 或替硝唑 2g 顿服治疗性伴侣的治疗选择替硝唑或甲硝唑单剂量 2g 顿服	甲硝唑 400mg，口服，2 次 /d，7d 如果推荐方案治疗失败，除外再次感染后，可选择替硝唑 2g，口服，1 次 /d，7d。有条件者进行甲硝唑和替硝唑药敏试验，考虑应用高剂量或超高剂量替硝唑方案
VVC　白念珠菌 80%~90%，光滑念珠菌、热带念珠菌可能在增多（对吡咯类的敏感性下降）	单纯性 VVC 的治疗 局部用药①咪康唑栓剂：200mg/ 晚 ×7d 或 400mg/ 晚 ×3d 或 1 200mg×1 剂；②克霉唑栓剂：150mg/ 晚 ×7d 或每日早、晚各 150mg×3d 或 500mg×1 剂；③制霉菌素栓剂：10 万 U/ 晚 ×10~14d 全身用药：氟康唑胶囊 150mg，顿服 重度 VVC 的治疗 上述治疗基础上延长治疗时间。若为局部用药，延长至 7~14d，若为口服氟康唑，则在 72h 后再用药 1 次 复发性 VVC 的治疗分为两个阶段：初始治疗和巩固治疗 初始治疗：在单纯性 VVC 治疗基础上延长治疗时间。若为局部用药，延长至 7~14d，若为全身用药，氟康唑 150mg，1 次 /3d，共 3 次 巩固治疗：氟康唑 150mg，每周 1 次，口服，连续用药 6 个月；或根据复发规律，在每月复发前给予局部用药方案	

注：源自《细菌性阴道病诊治指南(2021 修订版)》《混合性阴道炎诊治专家共识(2021 版)》《阴道毛滴虫病诊治指南(2021 修订版)》。

目前的研究数据未发现甲硝唑及克林霉素存在明显的致畸作用，由于目前国内生产的甲硝唑、替硝唑药品说明书中多标注"孕妇禁用"，美国 FDA 认证的妊娠期用药安全分级中，甲硝唑为 B 级药物。结合我国国情，建议妊娠早期尽量避免应用硝基咪唑类药物,妊娠中晚期应用甲硝唑通常是安全的。尽管属于妊娠期相对安全药物,妊娠期应用时仍建议充分知情告知患者药物利弊。哺乳期建议选择局部用药,尽量避免全身用药。

第三节　宫颈炎症

一、疾病概述

宫颈炎指子宫颈(简称宫颈)的炎症,主要累及宫颈管内腺体的柱状上皮细胞,也可累及宫颈阴道部鳞状上皮。临床多见的宫颈炎是急性宫颈管黏膜炎,若急性宫颈炎未经及时诊治或病原体持续存在,可导致慢性宫颈炎症。不同群体中宫颈炎患病率可能不同,性传播感染门诊中,有高达30%~45%的患者为宫颈炎,性行为是宫颈炎的主要危险因素。

二、临床表现及评估

(一)临床表现

急性宫颈炎是指宫颈发生急性炎症,包括局部充血、水肿、上皮变性、坏死、黏膜、黏膜下组织、腺体周围见大量中性粒细胞浸润,腺腔中可有脓性分泌物。急性宫颈炎可由多种病原体引起,也可由物理因素、化学因素刺激或机械性宫颈损伤、宫颈异物伴感染所致。

急性宫颈炎常见病原体包括两种。①性传播疾病病原体:淋病奈瑟菌及沙眼衣原体,主要见于性传播疾病高危人群;②内源性病原体:部分宫颈炎发病与细菌性阴道病病原体、生殖支原体感染有关。但也有部分患者的病原体不清楚。

急性宫颈炎患者大部分无症状,有症状者主要表现为阴道分泌物增多,呈黏液脓性,阴道分泌物刺激可引起外阴瘙痒及灼热感。此外,可出现月经间期出血、性交后出血等症状。妇科检查见宫颈充血、水肿、黏膜外翻,有黏液脓性分泌物附着甚至从宫颈管流出,宫颈管黏膜质脆,容易诱发出血。若为淋病奈瑟菌感染,可见尿道口、阴道口黏膜充血、水肿以及多量脓性分泌物。

慢性宫颈炎是指宫颈间质内有大量淋巴细胞、浆细胞等慢性炎细胞浸润,可伴有宫颈腺上皮及间质的增生和鳞状上皮化生。慢性宫颈炎症可由急性宫颈炎症迁延而来,也可为病原体持续感染所致,病原体与急性宫颈炎相似。

慢性宫颈炎大多无症状,少数患者可有持续或反复发作的阴道分泌物增多,淡黄色或脓性,性交后出血,月经间期出血,偶有分泌物刺激引起外阴瘙痒或不适。妇科检查可发现黄色分泌物覆盖子宫口或从宫颈口流出,或在糜烂样改变的基础上同时伴有宫颈充血、水肿、脓性分泌物增多或接触性出血,也可表现为宫颈息肉或宫颈肥大。

(二) 诊断标准

出现两个特征性体征之一、显微镜检查宫颈或阴道分泌物白细胞增多,可做出急性宫颈炎症的初步诊断。两个特征性体征具备一个或两个同时具备:①于宫颈管或宫颈管棉拭子标本上,肉眼见到脓性或黏液脓性分泌物;②用棉拭子擦拭宫颈管时,容易诱发宫颈管内出血。并同时具备白细胞检测宫颈管分泌物或阴道分泌物中白细胞增多的两项之一:①宫颈管脓性分泌物涂片做革兰氏染色,中性粒细胞>30 个/高倍视野;②阴道分泌物湿片检查示白细胞>10 个/高倍视野。

宫颈炎症诊断后,需进一步做沙眼衣原体和淋病奈瑟菌的检测,以及有无细菌性阴道病及滴虫阴道炎。若宫颈炎症进一步加重,可导致上行感染,因此对宫颈炎患者应注意有无上生殖道感染。

三、治疗原则

宫颈炎性疾病治疗目的为消灭病原体,减轻患者的症状及体征。宫颈管分泌物进行淋病奈瑟菌培养或核酸检测为阳性时,可诊断为淋菌性宫颈炎,予以相应的抗菌治疗;如衣原体抗原检测或核酸检测阳性,可诊断为沙眼衣原体感染,予以相应抗菌治疗。治疗期间避免性生活,并同时治疗性伴侣。约半数淋菌性宫颈炎合并沙眼衣原体感染,应同时针对两种病原体用药。抗菌药物的剂量和疗程必须足够。宫颈炎性疾病抗感染治疗推荐方案,见表 11-5。

表 11-5 宫颈炎性疾病抗感染治疗推荐方案

	推荐方案	妊娠期推荐方案
病原体	淋球菌(尿道炎和宫颈炎患者中 50% 伴有沙眼衣原体感染),治疗两种病原体,即使核酸扩增试验提示只有一种病原体	
《热病-桑福德抗微生物治疗指南(第48版)》	头孢曲松 250mg i.m.×1 剂 + 阿奇霉素 1g p.o.×1 剂 备选方案:阿奇霉素 2g p.o.×1 剂 治疗失败:头孢曲松 500mg i.m.×1 剂 + 阿奇霉素 2g p.o.×1 剂;治疗性伴侣;治疗 1 周后重复核酸扩增试验以明确是否治愈 严重的青霉素或头孢菌素过敏:(庆大霉素 240mg i.m.+ 阿奇霉素 2g p.o.×1 剂)或(吉米沙星 320mg+ 阿奇霉素 2g p.o.×1 剂)	头孢曲松 250mg i.m.×1 剂 + 阿奇霉素 1g p.o.×1 剂

续表

	推荐方案	妊娠期推荐方案
《妇产科学》(第9版),(谢幸主编,人民卫生出版社)	经验性治疗:阿奇霉素1g单次顿服;或多西环素100mg,b.i.d.,7d 单纯急性淋病奈瑟菌性子宫颈炎:头孢曲松钠250mg,单次肌内注射;或头孢克肟400mg,单次口服;或头孢唑肟500mg,肌内注射;或头孢噻肟钠500mg,肌内注射;或头孢西丁2g,肌内注射,加用丙磺舒1g口服;另可选择大观霉素4g,单次肌内注射 沙眼衣原体感染所致子宫颈炎:①多西环素100mg,b.i.d.,7d;或米诺环素0.1g,b.i.d.,7~10d;②阿奇霉素1g单次顿服或克拉霉素0.25g,b.i.d.,7~10d;或红霉素500mg,4次/d,7d;③氧氟沙星300mg,b.i.d.,7d;或左氧氟沙星500mg,q.d.,7d;或莫西沙星400mg,q.d.,7d	建议使用头孢菌素治疗。沙眼衣原体感染的孕妇,药物选择时应注意药物对胎儿的影响,不宜选用多西环素作为治疗药物

慢性宫颈炎是否需要治疗取决于患者的年龄、有无临床症状、病变类型、病变的严重程度和既往的治疗情况,以局部治疗为主,根据具体情况采用不同的治疗方法。治疗慢性宫颈炎之前均应排除宫颈上皮内瘤样病变和宫颈癌。

第四节　盆腔炎性疾病

一、疾病概述

盆腔炎性疾病(pelvic inflammatory disease,PID)是女性上生殖道感染引起的一组疾病,包括子宫内膜炎、输卵管炎、输卵管卵巢脓肿和盆腔腹膜炎。盆腔炎占妇科住院原因第一位,发病率不同地区差异很大,同一地区不同妇女人群也不同。盆腔炎的危险因素有年龄、性活跃或滥交、淋病奈瑟球菌和沙眼衣原体感染史等,延误治疗可能导致输卵管因素不育和异位妊娠等后遗症。

二、临床表现及评估

(一)临床表现

PID可因炎症轻重及范围大小而有不同的临床表现。轻者无症状或症状轻微,常见症状为下腹痛、阴道分泌物增多,腹痛为持续性,活动或性交后加重。若病情严重可出现发热甚至高热、寒战、头痛、食欲缺乏、分泌物增多。若有脓肿形成,可有下腹包块及局部压迫刺激症状。

患者体征差异较大,轻者无明显异常发现。典型体征呈急性病容,体温升高,心率加快,下腹部有压痛、反跳痛及肌紧张,若病情严重可出现腹胀、肠鸣音减弱或消失。

妇科检查:阴道内可有脓性分泌物。宫颈充血、水肿,若见脓性分泌物从宫颈口流出,说明宫颈管黏膜或宫腔有急性炎症。穹隆触痛明显。宫颈举痛,宫体稍大,有压痛,活动受限。子宫两侧压痛明显。

(二) 诊断标准

PID 的临床诊断准确度不高,然而延迟诊治又可能增加一系列后遗症的风险。中国 2019 年发布《盆腔炎症性疾病诊治规范》中 PID 的诊断标准与 2015 年美国 CDC 诊断标准基本符合,诊断 PID 仍然依靠最低诊断标准,且需同时考虑以下因素,详见表 11-6。

表 11-6 盆腔炎性疾病的诊断标准

	最低标准	附加标准	特异标准
2015 年美国 CDC 诊断标准 /2019 年 中国《盆腔炎症性疾病诊治规范》	子宫压痛或附件压痛;或宫颈举痛。下腹疼痛同时伴有下生殖道感染征象,诊断 PID 的准确性增加	①口腔温度 ≥38.3 ℃;②宫颈或阴道黏液脓性分泌物;③阴道分泌物显微镜检查白细胞增多;④红细胞沉降率升高;⑤ C 反应蛋白水平升高;⑥实验室检查证实有宫颈淋病奈瑟菌或沙眼衣原体感染	①子宫内膜活检显示有子宫内膜炎的组织病理学证据;②经阴道超声检查或 MRI 检查显示输卵管管壁增厚、管腔积液,可伴有盆腔游离液体或输卵管卵巢包块;③腹腔镜检查见输卵管表面明显充血、输卵管水肿、输卵管伞端或浆膜层有脓性渗出物等

最低诊断标准提示在性活跃的年轻女性或者具有性传播疾病的高危人群,若出现下腹痛,并可排除其他引起下腹痛的原因,妇科检查符合最低诊断标准,即可给予经验性抗菌药物治疗。附加标准可增加最低诊断标准的特异性。特异标准基本可诊断盆腔炎性疾病,但由于除超声检查及磁共振检查外,均为有创检查,特异标准仅适用于一些选择的病例。

三、治疗原则

PID 治疗以抗菌药物治疗为主,正确、规范使用抗菌药物可治愈 90% 以上的 PID 患者,必要时行手术治疗。抗菌药物治疗原则:经验性、广谱、及时和个体化。根据经验选择广谱抗菌药物覆盖可能的病原体,包括淋病奈瑟菌、沙眼衣原体、支原体、厌氧菌和需氧菌等。抗菌药物治疗至少持续 14 日(以下方案中无特别注明者,均为 14 日的疗程)。盆腔炎性疾病抗感染治疗推荐方案见表 11-7、表 11-8。

表 11-7　盆腔炎性疾病抗感染治疗推荐方案 1(源自抗微生物治疗指南第 48 版)

推荐方案	
病原体	淋球菌、衣原体、拟杆菌、肠杆菌科、链球菌,特别是无乳链球菌。少见病原体:阴道加德菌、流感嗜血杆菌、巨细胞病毒、解脲脲原体和生殖支原体
首选方案	门诊治疗:头孢曲松 250mg i.m. 或 250mg i.v.×1 剂(± 甲硝唑 500mg b.i.d. p.o.×14d)+(多西环素 100mg b.i.d. p.o.×14d) (头孢西丁 2g i.m. 和丙磺舒 1g p.o.×1 剂)+(多西环素 100mg b.i.d. p.o. 和甲硝唑 500mg b.i.d.×14d)
备选方案	住院治疗:头孢替坦 2g q.12h. i.v.(或头孢西丁 2g q.6h. i.v.)+多西环素 100mg i.v. 或 q.12h. p.o. 克林霉素 900mg q.8h. i.v.+(庆大霉素 2g/kg 负荷量,然后 1.5mg/kg q.8h. 或 4.5mg/kg q.d.),然后多西环素 100mg b.i.d. p.o.×14d
说明	其他胃肠外治疗方案:氨苄西林 / 舒巴坦 3g q.6h. i.v.+ 多西环素 100mg i.v. 或 q.12h. p.o.。推荐的治疗方案不能覆盖生殖支原体,如果治疗 7~10d 无效应考虑生殖支原体核酸扩增试验并用莫西沙星 400mg q.d.×14d。注意:同时诊治性伴侣

表 11-8　盆腔炎性疾病抗感染治疗推荐方案 2
(源自 2019 年《盆腔炎症性疾病诊治规范》)

推荐方案	
静脉给药 A 方案	以 β- 内酰胺类抗菌药物为主:二代或三代头孢菌素类、头霉素类、氧头孢烯类,如头孢替坦 2g q.12h. i.v.gtt.;或头孢西丁 2g q.6h. i.v.gtt.;或头孢曲松 1g q.24h. i.v.gtt.。如不覆盖厌氧菌,需加用硝基咪唑类药物,如甲硝唑 0.5g q.12h. i.v.gtt.。为覆盖非典型病原菌,需加用多西环素 0.1g q.12h. p.o.;或米诺环素 0.1g q.12h. p.o.;或阿奇霉素 0.5g,静脉滴注或口服,1 次 /d,静脉滴注 1~2d 后改为口服 0.25g,1 次 /d,5~7d
静脉给药 B 方案	以喹诺酮类抗菌药物为主:氧氟沙星 0.4g q.12h. i.v.gtt.;或左氧氟沙星 0.5g q.24h. i.v.gtt.。为覆盖厌氧菌,需加用硝基咪唑类药物,如甲硝唑 0.5g q.12h. i.v.gtt.
静脉给药 C 方案	以 β- 内酰胺类 + 酶抑制剂类联合抗菌药物为主:氨苄西林 / 舒巴坦 3g q.6h. i.v.gtt.;或阿莫西林 / 克拉维酸 1.2g q.6h.~q.8h. i.v.gtt.;哌拉西林 / 他唑巴坦 4.5g q.8h. i.v.gtt.。如不覆盖厌氧菌,需加用硝基咪唑类药物,如甲硝唑 0.5g q.12h. i.v.gtt.。为覆盖非典型病原菌,需加用多西环素 0.1g q.12h. p.o.;或米诺环素 0.1g q.12h. p.o.;或阿奇霉素 0.5g,静脉滴注或口服,1 次 /d,静脉滴注 1~2d 后改为口服 0.25g,1 次 /d,5~7d
静脉给药 D 方案	克林霉素 0.9g q.8h. i.v.gtt.,加用庆大霉素,首次负荷剂量 2mg/kg,静脉滴注或肌内注射,维持剂量 1.5mg/kg,q.8h.

续表

推荐方案	
非静脉给药 A 方案	β- 内酰胺类抗菌药物：头孢曲松 250mg，肌内注射，1 剂；或头孢西丁 2g，肌内注射，1 剂。之后改为其他二代或三代头孢菌素类，如头孢唑肟、头孢噻肟等，至少 14d。如不覆盖厌氧菌，需加用硝基咪唑类药物，甲硝唑 0.4g q.12h. p.o.。为治疗非典型病原菌，需加用多西环素 0.1g q.12h. p.o.(或米诺环素 0.1g q.12h. p.o.)，至少 14d；或阿奇霉素 0.5g q.d. p.o.，1~2d 后改为 0.25g q.d. 5~7d
非静脉给药 B 方案	氧氟沙星 0.4g b.i.d. p.o.，或左氧氟沙星 0.5g q.d. p.o.；加用甲硝唑 0.4g b.i.d. p.o.。莫西沙星 0.4g q.d. p.o.

　　静脉给药治疗者应在临床症状改善后继续静脉给药至少 24 小时，然后转为口服药物治疗，总治疗时间至少持续 14 日。如确诊为淋病奈瑟菌感染，首选静脉给药 A 方案或非静脉给药 A 方案，对于选择非三代头孢菌素类药物者应加用针对淋病奈瑟菌的药物。选择静脉给药 D 方案者，应密切注意药物的耳、肾毒性。此外，有报告克林霉素和庆大霉素联用偶尔出现严重神经系统不良事件。如药物治疗持续 72 小时无明显改善者应重新评估，确认诊断并调整治疗方案。

第五节　妊娠期性传播疾病

一、疾病概述

　　常见的妊娠期性传播疾病（sexually transmitted disease，STD）包括淋病、梅毒、尖锐湿疣、生殖器疱疹、沙眼衣原体感染、支原体感染和艾滋病等。孕妇感染后，绝大部分病原体可通过胎盘、产道、产后哺乳或密切接触感染胚胎、胎儿或新生儿，导致流产、早产、胎儿生长受限、死胎和出生缺陷等，严重危害母儿健康。表 11-9 描述了妊娠期性传播疾病的 7 种类型及其特征。

表 11-9　妊娠期性传播疾病的 7 种类型及其特征

	定义	传播途径	母儿危害
淋病	由淋病奈瑟菌引起的以泌尿生殖系统化脓性感染为主要表现的 STD	主要通过性接触传播，间接传播比例很小(如接触衣物及检查器械等)	孕早期可致感染性流产和人工流产后感染。孕晚期易发生宫内感染、胎儿窘迫、死胎和早产等。分娩后易促淋病播散，引起产褥感染。约 1/3 胎儿通过未经治疗产妇软产道时感染淋菌，引起新生儿淋菌性结膜炎、肺炎，甚至出现败血症，使围产儿死亡率增加

续表

	定义	传播途径	母儿危害
梅毒	由苍白密螺旋体感染引起的慢性全身性传染病	性接触为最主要传播途径,占95%,偶可经接触衣物等间接感染	梅毒螺旋体可经胎盘传给胎儿引起流产、早产、死胎、死产、低出生体重儿和先天梅毒。先天梅毒儿占死胎30%左右,即使幸存,病情也较重,病死率及致残率明显升高
尖锐湿疣	由人乳头瘤病毒感染引起的鳞状上皮疣状增生的病变	主要经性接触传播,不排除间接传播可能	妊娠期病灶易生长迅速,数目多、体积大、多区域、多形态、质脆易碎,阴道分娩时容易致大出血。妊娠期尖锐湿疣有垂直传播危险。婴幼儿感染HPV6型和HPV11型可引起呼吸道乳头状瘤
生殖器疱疹	由单纯疱疹病毒感染引起的,主要表现为生殖器及肛门皮肤溃疡,易复发	主要通过性接触传播,85%胎儿生产时通过产道而感染,10%为产后感染,仅5%为宫内感染	孕早期多数不会导致流产或死胎,孕晚期可能与早产和胎儿生长受限有关新生儿表现形式多样,40%感染局限在皮肤或眼,30%发生脑炎等神经系统疾病,32%出现播散性疾病,播散性感染幸存者中,20%~50%可出现严重发育障碍和中枢神经系统后遗症
沙眼衣原体感染	由沙眼衣原体引起的泌尿生殖道感染	主要经性接触传播,垂直传播率30%~50%	衣原体感染是否与流产、早产、胎膜早破、围产儿死亡等不良妊娠结局相关尚存争议。胎儿经污染产道而感染,主要引起新生儿肺炎和眼炎
支原体感染	由支原体引起的泌尿生殖道感染	主要经性接触传播。可经垂直传播,或上行感染或产道感染胎儿	目前有关支原体感染是否与不良妊娠结局有关尚存争议。已有很多证据表明支原体可导致羊膜腔感染,但妊娠期阴道支原体定植与低出生体重、胎膜早破及早产的发生无显著相关性
获得性免疫缺陷综合征	由人免疫缺陷病毒感染引起的STD	主要经性接触传播,其次为血液传播,孕妇感染HIV可通过胎盘传给胎儿,或分娩时经产道感染	HIV感染可增加不良妊娠结局的发生,如流产、早产、死产、新生儿HIV感染等,鉴于感染对胎儿、新生儿的严重危害,可建议早孕期终止妊娠

二、临床表现及评估

　　孕妇的临床表现与非妊娠期基本相似。表11-10描述了妊娠期性传播疾病的临床表现及其诊断标准。

表 11-10 妊娠期性传播疾病的临床表现及其诊断标准

	临床表现	诊断标准
淋病	阴道脓性分泌物增多,外阴瘙痒或灼热,偶有下腹痛,妇科检查见子宫颈水肿、充血等子宫颈炎表现。也可有尿道炎、前庭大腺炎、输卵管炎和子宫内膜炎等表现	根据病史、临床表现和实验室检查做出诊断,实验室检查包括:①分泌物涂片检查见中性粒细胞内有革兰氏阴性双球菌;②淋菌培养是诊断淋病的"金标准";③核酸扩增试验
梅毒	早期主要表现为硬下疳、硬化性淋巴结炎、全身皮肤黏膜损害(如梅毒疹、扁平疣、生殖器黏膜红斑、水肿和糜烂等),晚期表现为永久性皮肤黏膜损害,并可侵犯心血管神经系统等多种组织器官而危及生命	除病史和临床表现外,主要根据以下实验室检查方法。①病原体检查:取病损处分泌物涂片检查梅毒螺旋体确诊。②血清学检查:如梅毒螺旋体试验,包括荧光螺旋体抗体吸附试验(FTA-ABS)和梅毒螺旋体被动颗粒凝集试验(TP-PA)
尖锐湿疣	外阴瘙痒,灼痛或性交后疼痛。病灶初为散在或呈簇状增生的粉色或白色小乳头状疣。病灶增大后融合呈鸡冠状、菜花状或桑椹状	诊断典型的尖锐湿疣肉眼即可诊断。如果症状不典型、诊断不明确、病情加重,建议行活组织病理检查以明确诊断。不建议行 HPV 检查
生殖器疱疹	生殖器及肛门皮肤散在或簇集小水疱,破溃后形成糜烂或溃疡,自觉疼痛,常伴腹股沟淋巴结肿痛、发热、头痛、乏力等全身症状	临床表现缺乏特异性,诊断需依据以下实验室检查:病毒培养、核酸扩增试验、抗原检测和血清学检查
沙眼衣原体感染	多无症状或症状轻微,以子宫颈管炎、尿路炎和前庭大腺感染多见	临床表现无特征性,诊断需根据如下实验室检查。① CT 培养是诊断"金标准"。②抗原检测:包括直接免疫荧光法和酶联免疫吸附试验。③核酸扩增试验。④血清学检查
支原体感染	主要引起阴道炎、子宫颈炎和输卵管炎,支原体在泌尿生殖道存在定植现象,多与宿主共存,不表现感染症状,仅在某些条件下引起机会性感染,常与其他致病原共同致病	除病史和临床表现外,还需进行如下实验室检查。①支原体培养:国内检测主要手段,取阴道和尿道分泌物联合培养;②血清学检查;③ PCR 技术:较培养法更敏感、特异和快速
获得性免疫缺陷综合征	急性获得性免疫缺陷综合征感染期:常见症状包括发热、盗汗、疲劳、皮疹、头痛、淋巴结病、咽炎、肌痛、关节痛、恶心、呕吐和腹泻等 无症状期:症状消退,从无症状病毒血症到艾滋病期大概需要 10 年。 艾滋病期:发热、体重下降,全身浅表淋巴结肿大,常合并各种条件性感染(如口腔念珠菌感染、卡氏肺囊虫肺炎、隐球菌脑膜炎及活动性肺结核等)和肿瘤,约半数患者出现中枢神经系统症状	除高危因素和临床表现外,实验室检查:抗 HIV 抗体阳性,$CD4^+T$ 淋巴细胞总数 $<200/mm^3$,或 $200\sim500/mm^3$,CD4/CD8 比值 <1;血清 p24 抗原阳性;外周血白细胞计数及血红蛋白含量下降;β_2 微球蛋白水平增高;合并机会性感染病原学或肿瘤病理依据均可协助诊断

三、治疗原则

由于 STD 传播途径、危险因素和高危人群相同，患者可存在多重感染，因此，在发现治疗一种 STD 的同时，应积极进行其他 STD 病原菌的检查并作相应的治疗。妊娠期 STD 抗感染治疗推荐方案见表 11-11。

表 11-11　妊娠期 STD 抗感染治疗推荐方案

	推荐方案	注意事项
淋病	推荐联合使用头孢菌素和阿奇霉素。首选头孢曲松 250mg i.m.×1 剂 + 阿奇霉素 1g 顿服。散播性淋病引起的心内膜炎及脑膜炎建议头孢曲松 1~2g，静脉滴注，q.12h.~q.24h.，加阿奇霉素 1g 顿服，脑膜炎疗程 10~14d，心内膜炎疗程至少 4 周	治疗以及时、足量、规范化用药为原则。淋病产妇分娩的新生儿，应尽快使用 0.5% 红霉素眼膏预防淋菌性眼炎，并预防使用头孢曲松 25~50mg/kg（最大剂量不超过 125mg），单次肌内注射或静脉滴注
梅毒	早期梅毒：苄星青霉素 240 万 U i.m.×1 剂或普鲁卡因青霉素 120 万 U i.m.1 次 /d，10d。青霉素过敏者，首选脱敏和脱敏后青霉素治疗。脱敏无效，红霉素 0.5g q.6h. p.o.，14d 或头孢曲松钠 1g i.m.1 次 /d，10~14d，或阿奇霉素 2g 顿服 晚期或分期不明的梅毒：苄星青霉素 240 万 U i.m.，每周 1 次，3 周；或普鲁卡因青霉素 120 万 U q.d. i.m.，20d。青霉素过敏者，脱敏无效时，用红霉素 0.5g 口服 q.6h.，30d。 神经梅毒：青霉素 300 万 ~400 万 U，q.4h. i.v.，10~14d；或普鲁卡因青霉素 240 万 U q.d. i.m.，加丙磺舒 0.5g q.6h. p.o.，10~14d	先天梅毒：首选水剂青霉素 5 万 U/kg i.v.gtt.，出生 7d 内，q.12h.；出生 7d 后，q.8h.，连续 10d；或普鲁卡因青霉素 5 万 U/(kg·d)，肌内注射，q.d. 连用 10d。明确诊断后应及时进行正确、足量、规范的全面治疗，严格评估疗效并追踪观察至少 3 年以上，应同时检查和治疗性伴侣
尖锐湿疣	外阴较小病灶，用 80%~90% 三氯醋酸涂擦局部，每周 1 次。若病灶大且有蒂，可行物理治疗，如激光、微波、冷冻、电灼等。巨大尖锐湿疣可直接手术切除疣体，待愈合后再行局部药物治疗	产后部分尖锐湿疣可迅速缩小，甚至自然消退。妊娠期常不必切除病灶。治疗主要目的是缓解症状。妊娠期禁用足叶草碱、咪喹莫特乳膏和干扰素

续表

	推荐方案	注意事项
生殖器疱疹	原发生殖器疱疹：阿昔洛韦 400mg t.i.d. p.o.，7~10d 或伐昔洛韦 1g b.i.d. p.o.，7~10d；复发生殖器疱疹：阿昔洛韦 400mg t.i.d. p.o.，5d，或 800mg b.i.d. p.o.，用 5d；或伐昔洛韦 500mg b.i.d. p.o.，用 3d，或伐昔洛韦 1g q.d. p.o.，连用 5d 活动性感染或有前驱症状孕妇自孕 36 周起，阿昔洛韦 400mg t.i.d. p.o. 或伐昔洛韦 500mg b.i.d. 至分娩	治疗原则是减轻症状，缩短病程，减少病毒排放，控制其传染性。妊娠早期应用阿昔洛韦，未发现对胎儿或新生儿的其他副作用。哺乳期可用阿昔洛韦和伐昔洛韦，该药在乳汁中药物浓度很低
沙眼衣原体感染	妊娠期感染首选阿奇霉素 1g 顿服，或阿莫西林 500mg 口服，3 次/d，连用 7d，不推荐使用红霉素。孕妇禁用多西环素、喹诺酮类和四环素。性伴侣应同时治疗	对可能感染的新生儿：红霉素 50mg/(kg·d) q.6h.，连用 10~14d；或阿奇霉素混悬剂 20mg/(kg·d) q.d. p.o.，3d
支原体感染	不需要对下生殖道检出支原体而无症状的孕妇进行干预和治疗。对有症状者首选阿奇霉素 1g 顿服，替代疗法为红霉素 0.5g b.i.d. p.o.，用 14d	新生儿感染选用红霉素 25~40mg/(kg·d)，分 4 次静脉滴注，或口服红霉素，用 7~14d
获得性免疫缺陷综合征	目前尚无治愈方法，主要采取抗病毒药物治疗和一般支持对症处理	具体方案应根据是否接受过抗病毒治疗、是否耐药、孕周、HIV RNA 水平、$CD4^+$ 淋巴细胞计数等制定

第六节 产褥感染

一、疾病概述

产褥感染指分娩及产褥期生殖道受病原体侵袭，引起局部或全身感染，其发病率约 6%。产褥病率指分娩 24 小时以后的 10 日内，每日测量体温 4 次，间隔时间 4 小时，有 2 次体温达到或超过 38℃。产褥病率常由产褥感染引起，但也可由生殖道以外感染如急性乳腺炎、上呼吸道感染、泌尿系统感染、血栓静脉炎等原因所致。

二、临床表现及评估

正常女性阴道内寄生大量微生物，包括需氧菌、厌氧菌、真菌、衣原体和支原体,分为致病微生物和非致病微生物。有些非致病微生物在一定条件下可以致病称为条件病原体,但即使致病微生物也需要达到一定数量或机体免疫力下降时才会致病。病原体种类如下:

（一）需氧菌

（1）链球菌:以乙型溶血性链球菌致病性最强,能产生致热外毒素与溶组织酶,使病变迅速扩散导致严重感染。

（2）杆菌:以大肠埃希菌、克雷伯菌属、变形杆菌属多见,是菌血症和感染性休克最常见的病原菌。

（3）葡萄球菌:主要致病菌是金黄色葡萄球菌和表皮葡萄球菌。

（二）厌氧菌

（1）革兰氏阳性球菌:消化链球菌和消化球菌存在于正常阴道中。当产道损伤、胎盘残留、局部组织坏死缺氧时,细菌迅速繁殖。

（2）杆菌属:常见的厌氧性杆菌为脆弱类杆菌。

（3）芽孢梭菌:主要是产气荚膜梭菌,产生外毒素,毒素可溶解蛋白质而能产气及溶血。

（三）支原体与衣原体

解脲支原体及人型支原体均可在女性生殖道内寄生,引起生殖道感染。此外,沙眼衣原体、淋病奈瑟菌均可导致产褥感染。

发热、疼痛、异常恶露为产褥感染三大主要症状。产褥早期发热的最常见原因是脱水,但在2~3日低热后突然出现高热,应考虑感染可能。由于感染部位、程度、扩散范围不同,其临床表现也不同。依感染发生部位,分为会阴、阴道、宫颈、腹部伤口、子宫切口局部感染,急性子宫内膜炎,急性盆腔结缔组织炎,腹膜炎,血栓静脉炎,脓毒血症等。

诊断前应详细询问病史及分娩全过程,对产后发热者,首先考虑产褥感染,再排除引起产褥病率的其他疾病。仔细检查腹部、盆腔及会阴伤口,确定感染部位和严重程度。辅助检查可使用超声、CT、磁共振等检测手段,能够对感染形成的炎性包块、脓肿,做出定位及定性诊断。检测血清 C 反应蛋白升高,有助于早期诊断感染。确定病原体通过宫颈分泌物、脓肿穿刺物、后穹隆穿刺物作为细菌培养和药物敏感试验,必要时需作血培养和厌氧菌培养。

三、治疗原则

一旦诊断产褥感染,原则上应给予广谱、足量、有效抗菌药物,并根据感染的病原体调整抗菌药物治疗方案。对脓肿形成或宫内残留感染组织者,应积极进行感染灶的处理。

抗菌药物选择上,一般选用广谱青霉素类、第一代头孢菌素、第二代头孢菌素、第三代头孢菌素和氨基糖苷类抗菌药物合用,也可并用甲硝唑或克林霉素。克林霉素与氨基糖苷类抗菌药物合用效果好,但应考虑二者在乳汁中均有分泌,出生1个月内新生儿禁用克林霉素,氨基糖苷类会对新生儿造成耳毒性损害,用药时需停止哺乳。头孢哌酮/舒巴坦、氨苄西林/舒巴坦和哌拉西林/他唑巴坦抗菌谱广,亦可以选用。此三者对于厌氧菌均有一定抗菌活性,头孢哌酮/舒巴坦对于革兰氏阳性需氧菌活性稍弱,氨苄西林/舒巴坦对于革兰氏阴性需氧菌中等活性,而哌拉西林/他唑巴坦对肠球菌和大部分革兰氏阴性需氧菌效果都很好。亚胺培南/西司他丁对绝大部分革兰氏阳性和革兰氏阴性需氧菌和厌氧菌,对铜绿假单胞菌、金黄色葡萄球菌、粪肠球菌和脆弱拟杆菌亦有强大的杀灭作用,用于盆腔脓肿或其他抗菌药物无效的严重感染。

抗菌药物使用原则是:①产褥感染大多为需氧菌和厌氧菌的混合感染,应能覆盖常见需氧和厌氧菌的抗菌药物,病原检查获阳性结果后依据药敏试验结果调整用药;②当感染较轻时,可首先选择广谱高效抗菌药物进行单一药物治疗,必要时再考虑联合用药;③应有足够的剂量和疗程,经阴道产褥轻度感染可选择口服抗菌药物,中重度感染应选择静脉给药,持续到临床治愈后3日再停药,当有盆腔感染时,总疗程应达到14日甚至更长;④注意用药对于乳儿的影响,必要时需暂停哺乳。

第七节 妊娠合并B族链球菌感染

一、疾病概述

B族链球菌(group B streptococcus,GBS)又称无乳链球菌,是一种常定植于人类生殖道、胃肠道及小婴儿上呼吸道的革兰氏阳性球菌。GBS是婴儿、孕妇及有基础疾病成人的重要致病菌。在孕妇及产后女性中,GBS常引起无症状性细菌尿、泌尿道感染、上生殖道感染、产后子宫内膜炎(8%)、肺炎(2%)、产后脓毒症(2%)及无感染灶的菌血症(31%)。约10%~30%的孕妇伴有GBS感染,若不加以干预,其中50%在分娩过程中会传递给新生儿,是导致孕产妇产褥期感染和新生儿感染/死亡的重要原因之一。

2020年ACOG发布《预防新生儿早发型B族链球菌病共识》,建议无论计划采用何种分娩方式,所有孕妇均应在孕36^{+0}~37^{+6}周之间进行GBS培养法筛查,除非孕期已经明确诊断GBS菌尿,或既往有GBS感染新生儿分娩史(此情况均同GBS筛查阳性管理)。

二、临床表现及评估

GBS 是妊娠期无症状性细菌尿、膀胱炎和肾盂肾炎的常见病因。

产检时通过尿培养筛查可发现无症状性细菌尿，在妊娠早期，应至少开展 1 次筛查性培养，基于美国 CDC 和美国妇产科医师学会指南推荐的菌尿上报临界值，推荐使用 ≥ 10^4CFU/ml 这一阈值，以界定是否需要抗菌药物治疗联合后续产时化学预防的严重菌尿。无症状性细菌尿低于该阈值时，不采取治疗，但其依然反映了肛门生殖器细菌定植，并提示需行产前化学预防。治疗无症状性细菌尿可降低妊娠不良结局发生率，妊娠期无症状性细菌尿最佳治疗持续时间不明，通常给予 β- 内酰胺类抗菌药物治疗 5~7 日。治疗后必须证实尿中无菌，并在整个妊娠期常规产检时，定期开展尿培养筛查以检测菌尿是否复发。

如果临床表现为尿频、尿急、排尿困难而无发热，并且尿培养结果阳性，则可诊断为膀胱炎。口服抗菌药物治疗方案与无症状性 GBS 菌尿的方案相同，常在治疗后复查尿培养证实细菌清除。GBS 膀胱炎患者应在分娩时接受产时药物预防，以防止新生儿感染。

如果临床表现为发热、尿路症状、恶心 / 呕吐、腰痛和 / 或肋脊角压痛，并且尿培养结果阳性，则可诊断为妊娠期肾盂肾炎。经验性治疗包括静脉补液和静脉给予抗菌药物，并根据临床改善情况来调整治疗。对于存在 GBS 肾盂肾炎的女性，应在分娩时给予产时化学预防，以防止新生儿感染。

IAI（又称绒毛膜羊膜炎）是指羊水、胎膜、胎盘和 / 或脐带的感染。临床表现包括发热、子宫压痛、母体及胎儿心动过速、脓性羊水及母体白细胞增多。GBS 所致 IAI 的微生物学和病理学标准包括：从胎盘、羊水或羊膜中培养分离出 GBS，或从妊娠丢失的胎儿组织中分离出 GBS。

罕见情况下，GBS 可致一些少见的围产期感染，例如母体产前 / 产后脑（脊）膜炎、心内膜炎、腹腔脓肿及坏死性筋膜炎，这些感染既可发生在活产后，也可发生在选择性终止妊娠后。

三、治疗原则

（一）阴道分娩时 GBS 感染的预防

抗菌药物在产时使用，而非回报培养阳性结果时使用，因为分娩前过早应用抗菌药物并不能根除分娩时的 GBS 定植，而此时新生儿有垂直传播风险。需静脉给药，使母体血药浓度迅速升高，促进药物经胎盘进入胎儿体循环，然后进入羊水。产时阴道用氯己定不能有效减少早发型 GBS 病。表 11-12 描述了阴道分娩时 GBS 感染的预防指征与推荐方案。

表 11-12　阴道分娩时 GBS 感染的预防用药指征与推荐方案

具体指征		推荐方案
产时抗菌药物预防性治疗候选者	阴道或直肠标本的 GBS 筛查培养结果为阳性或者既往娩出早发型 GBS 病新生儿或者此次孕期有过 GBS 菌尿症（无论菌落计数结果）或者产前培养情况未知（未培养或尚未得到结果）且产时发热≥38℃或早产（孕周<37）或足月前胎膜早破或胎膜破裂时间较长（≥18小时）或产时检出 GBS	青霉素静脉给药，起始剂量 500 万 U，随后每 4 小时给予 250 万~300 万 U 直到分娩。或静脉使用氨苄西林，起始剂量 2g，随后每 4 小时给予 1g 直到分娩。不推荐口服治疗 **青霉素过敏者** **全身性过敏反应风险低**：如单纯性斑丘疹而无荨麻疹或瘙痒、头痛、胃肠道不适、无皮疹的瘙痒。给予头孢唑林静脉给药，起始剂量 2g，随后每 8 小时 1g 直到分娩 **全身性过敏反应风险高**：如全身性过敏反应、速发潮红、瘙痒皮疹尤其是用药后 30 分钟内发生，给予克林霉素静脉给药，每 8 小时 900mg 直到分娩或万古霉素静脉给药，起始剂量 2g，随后每 12 小时 1g 直到分娩
无须抗菌药物预防性治疗GBS 的情况	既往妊娠 GBS 培养为阳性，但此次分娩前 5 周内 GBS 培养为阴性 **计划剖宫产**：若孕妇的 GBS 培养为阳性并准备在分娩发动前且胎膜完整时剖宫产（任意孕周），则 GBS 传播给胎儿/新生儿的风险极低 **近期 GBS 培养为阴性**：妊娠 36^{+0}~37^{+6} 周时 GBS 培养为阴性者，即使有 1 个或多个产时危险因素，如产时发热≥38℃、早产或胎膜破裂时间较长（≥18小时）。然而，如果临产时发热的女性具有羊膜腔感染（绒毛膜羊膜炎）的临床证据，则生产时需要使用广谱抗菌药物治疗（而非预防） 分娩发动时 GBS 状态未知、但快速 NAAT 为阴性且无产时危险因素，如产时发热≥38℃、早产或胎膜破裂时间较长（≥18小时）	
特殊人群	**早产临产**：若孕妇入院时处于早产临产状态且之前 5 周内的 GBS 培养结果为阳性，则应给予 GBS 预防性治疗 **足月前胎膜早破**：孕妇在潜伏期内接受期待治疗和抗菌药物预防治疗，应在 GBS 培养取样后接受包含 GBS 预防性治疗的方案。培养结果为 GBS 阴性时应停止预防性治疗 **足月胎膜早破**：如果 GBS 培养阳性的孕妇接受期待处理，则应立即开始对产妇使用针对早发型新生儿 GBS 疾病的抗菌药物预防治疗	

（二）妊娠期 GBS 感染的治疗方案

表 11-13 描述了妊娠期 GBS 感染的药物治疗推荐方案。

表 11-13 妊娠期 GBS 感染的药物治疗推荐方案

	推荐方案	疗程
妊娠期无症状菌尿	呋喃妥因 100mg q.12h. p.o.；阿莫西林 500mg q.8h. p.o. 或 875mg q.12h. p.o.；阿莫西林 / 克拉维酸钾 500mg q.8h. p.o. 或 875mg q.12h. p.o.；头孢氨苄 250~500mg q.6h. p.o.；头孢泊肟 100mg q.12h. p.o.；磷霉素 3g×1 剂；复方新诺明 800/160mg q.12h. p.o. × 3d	除磷霉素、复方新诺明外，其余药物治疗疗程 5~7d。呋喃妥因、复方新诺明在妊娠早期及孕 38 周后避免使用
妊娠期膀胱炎	同妊娠期无症状菌尿。对于膀胱炎复发的孕妇，可在妊娠期全程使用抗菌药物预防治疗，以避免再次发作	
急性肾盂肾炎	初始经验性治疗优选抗菌药物是胃肠外广谱 β-内酰胺类药物。头孢曲松 1g q.24h.；头孢吡肟 1g q.12h.；氨曲南 1g q.8h.；氨苄西林 1~2g q.6h.+ 庆大霉素 1.5mg/kg q.8h.。 严重肾盂肾炎，伴有免疫系统受损和 / 或尿路不全：哌拉西林 / 他唑巴坦 3.375g q.6h.；美罗培南 1g q.8h.；厄他培南 1g q.24h.	与非妊娠期肾盂肾炎一样，妊娠女性在适宜抗菌药物治疗 24~48 小时内通常有明确的改善。一旦 48 小时无发热，可根据药敏结果转口服治疗，总疗程 10~14d
子宫内膜炎	治疗方案为覆盖厌氧菌的广谱抗菌药物，如氨苄西林和克林霉素联用庆大霉素，或单用头孢西丁。若出现危及生命的子宫内膜炎或初期脓毒症，应考虑使用更广谱的抗菌药物，例如碳青霉烯类和 / 或万古霉素	持续给予静脉治疗，直到患者临床改善(无宫底压痛)和无发热持续 24~48 小时

第八节　常见处方审核案例详解

一、适应证不适宜

案例 1

【处方描述】

性别：女　　　年龄：29 岁

临床诊断：急性乳腺炎；剖宫产术后。

处方内容：

注射用头孢呋辛钠	0.75g/瓶	0.75g	q.8h.	i.v.gtt.
氯化钠注射液	100ml/瓶	100ml	q.8h.	i.v.gtt.
替硝唑氯化钠注射液	替硝唑 0.4g 氯化钠 0.9g/100ml	0.8g	q.d.	i.v.gtt.

【处方问题】适应证不适宜。

【机制分析】患者诊断为乳腺炎,常见致病菌为金黄色葡萄球和链球菌属,单用 β- 内酰胺类抗感染治疗即可,不推荐联合使用替硝唑进行抗厌氧菌治疗。此外,患者为剖宫产术后,在哺乳问题上,替硝唑高度亲脂性且易于穿透细胞,为哺乳期妇女禁用,因本品乳汁中浓度与血中浓度相似,建议疗程结束后 3 日方可重新授乳。故本处方为适应证不适宜。

【干预建议】停用替硝唑氯化钠注射液。

二、抗菌药物选择不适宜与遴选药品不适宜

案例 2

【处方描述】

性别:女   年龄:30 岁
临床诊断:产褥期感染伴发热。
处方内容:

阿奇霉素片	0.25g×6 片	0.25g	b.i.d.	p.o.
双氯芬酸钠缓释片	75mg×10 片	75mg	q.d.	p.o.

【处方问题】抗菌药物选择不适宜。

【机制分析】产褥期感染以革兰氏阴性杆菌(如大肠埃希菌、肺炎克雷伯菌等)和厌氧菌常见,阿奇霉素对常见革兰氏阴性杆菌、厌氧菌效果差,故药物品种选择不适宜。抗菌药物选择上,一般选用广谱青霉素类、广谱头孢菌素类和氨基糖苷类抗菌药物合用,也可并用甲硝唑或克林霉素。克林霉素与氨基糖苷类抗菌药物合用效果好,但应考虑二者在乳汁中均有分泌,出生 1 个月内新生儿禁用克林霉素,氨基糖苷类会对新生儿造成耳毒性损害,用药时需停止哺乳。

用法、用量上,阿奇霉素在组织中释放缓慢,组织内药物消除半衰期为 2~3 日,血清消除半衰期长达 35~48 小时,因此,阿奇霉素片每日 1 次给药即可。

患者目前处于哺乳期,辛华雯主译世界图书出版公司出版的《药物与母乳喂养》(第 17 版)指出双氯芬酸钠为哺乳风险等级 L2 级,数据有限,可能适用。乳汁中的药物含量极低,很可能因为药物剂量太低而无法对婴儿产生作用。同类药中对乙酰氨基酚、布洛芬哺乳风险等级均为 L1 级,数据充分,用于哺乳期退热更为安全。

【干预建议】建议停用阿奇霉素片,选用广谱青霉素类、广谱头孢菌素类

或酶抑制剂抗菌药物;更改双氯芬酸缓释片为布洛芬或对乙酰氨基酚。

案例 3

【处方描述】

性别:女　　年龄:26 岁

临床诊断:妊娠期泌尿道感染;青霉素皮试阳性。

处方内容:

左氧氟沙星注射液	0.2g/瓶	b.i.d.	i.v.gtt.
0.9% 氯化钠注射液	250ml/瓶	b.i.d.	i.v.gtt.

【处方问题】抗菌药物选择不适宜。

【机制分析】妊娠期泌尿系感染分为无症状菌尿、急性膀胱炎、急性肾盂肾炎等,因其与妊娠不良结局有关,一旦确诊均需积极治疗。2021 年 uptodate《妊娠期泌尿道感染与无症状细菌尿》指出经验性和针对性治疗可选择的药物包括:β- 内酰胺类药物(头孢氨苄、头孢泊肟、头孢曲松、阿莫西林 / 克拉维酸钾、氨曲南等)、呋喃妥因和磷霉素。抗菌药物选择还应兼顾既往微生物学数据和妊娠期用药安全性。左氧氟沙星为妊娠 FDA 分级 C 类药物,妊娠期和哺乳期间通常应避免使用,除非没有更安全的其他药物。动物模型中,妊娠期使用氟喹诺酮类与发育中的胎仔出现软骨和骨毒性有关。虽然尚未在人类中观察到类似影响,但现有数据很少,而且随访通常不超过出生时,喹诺酮类药物是妊娠期间的第二选择抗菌药物。该患者既往青霉素皮试阳性,非速发型过敏反应或过敏性休克,建议选择头孢类抗菌药物,属于抗菌药物选择不适宜。

【干预建议】建议更改为头孢菌素类抗菌药物,注意密切观察,出现过敏性休克及时抢救。

案例 4

【处方描述】

性别:女　　年龄:30 岁

临床诊断:中度贫血;生殖道 B 族链球菌感染;低蛋白血症;G4P2 孕 40W ROA 单活胎;剖宫产。

处方内容:

注射用青霉素	80 万 U/支	480U	b.i.d.	i.v.gtt.
0.9% 氯化钠	250ml/瓶	250ml	b.i.d.	i.v.gtt.

【处方问题】抗菌药物选择不适宜：剖宫产术选择注射用青霉素预防切口感染不适宜。

【机制分析】《热病 - 桑福德抗微生物治疗指南》(第 48 版)推荐生殖道 B 族链球菌感染可选择抗菌药物青霉素静脉给药,起始剂量 500 万 U,随后每 4 小时给予 250 万 ~300 万 U 直到分娩。青霉素过敏者如全身性过敏反应风险低可给予头孢唑林静脉给药,起始剂量 2g,随后每 8 小时 1g 直到分娩。《抗菌药物临床应用指导原则(2015 年版)》指出剖宫产术属于 Ⅱ 类切口,可能污染菌包括革兰氏阴性杆菌、肠球菌属、B 族链球菌、厌氧菌等,预防用抗菌药物建议选择第一、二代头孢菌素 ± 甲硝唑。青霉素属于窄谱抗菌药物,抗菌谱不能覆盖到剖宫产围手术期后所需覆盖的菌群,感染风险增加。建议首选头孢唑林 ± 甲硝唑。

【干预建议】建议选择头孢唑林 ± 甲硝唑。

案例 5

【处方描述】

性别：女　　　年龄：32 岁

临床诊断：药流,清宫术。

处方内容：

米非司酮片	25mg×6 片	50mg	b.i.d.	p.o.
米索前列醇片	0.2mg×3 片	0.6mg	q.d.	p.o.
头孢克肟片	0.2g×10 片	0.2g	b.i.d.	p.o.

【处方问题】抗菌药物选择不适宜；预防用药时间过长。

【机制分析】《抗菌药物临床应用指导原则(2015 年版)》推荐人工流产 - 刮宫术或引产术属于 Ⅱ 类切口,预防用抗菌药物选择第一、二代头孢菌素 ± 甲硝唑,或多西环素,选择头孢克肟不适宜,且预防用药疗程长达 5 天,疗程过长。

【干预建议】建议更改为头孢呋辛 250mg b.i.d.。

案例 6

【处方描述】

性别：女　　　年龄：25 岁

临床诊断：宫内早孕,急性阴道炎。

临床资料：既往月经不规则,LMP3-11,4-12 自测尿 HCG(+)。现停经 55 日,白带异常伴瘙痒 1 周,有生育要求。

处方内容：

替泰栓	3g×6 枚	3g	q.d.	阴道外用
红核妇洁洗液	10ml×10 袋	10ml	q.d.	外用

【处方问题】遴选药品不适宜。

【机制分析】替泰栓主要成分为替硝唑、克霉唑、氯霉素。①替硝唑穿过人胎盘进入胎儿循环。治疗孕妇细菌性阴道病或滴虫病的安全性尚未得到很好的评价。怀孕期间最好使用其他药物。②氯霉素对新生儿具有毒性，可很好穿过胎盘，达到胎儿治疗浓度，婴儿出生时易患灰婴综合征。妊娠期不宜应用本品。③阴道局部可应用克霉唑治疗孕妇外阴阴道念珠菌病。鉴于替泰栓成分复杂，且主要成分替硝唑和氯霉素对孕妇安全性不明，并药品说明书明确提示孕妇禁用。建议选择临床其他可替代药品。

【干预建议】停用替泰栓。改用克霉唑阴道片。

案例 7
【处方描述】

性别：女　　　年龄：30 岁

临床诊断：瘢痕子宫，宫内早孕，阴道炎。

处方内容：

硝呋太尔片	0.2g×20 片	0.2g	t.i.d.	p.o.
甲硝唑片	0.2g×100 片	0.2g	t.i.d.	p.o.
百艾洗液	200ml/瓶	20ml	q.d.	外用

【处方问题】遴选药品不适宜。

【机制分析】国内说明书规定甲硝唑片禁用于孕妇和哺乳期妇女。uptodate 关于甲硝唑概述中提到，美国 FDA 的甲硝唑妊娠安全性分级为 B 级，在妊娠期间使用甲硝唑略有争议。甲硝唑可穿过胎盘并迅速进入胎儿循环。由于尚无充分的严格对照研究证实其对于孕妇安全，所以在妊娠期间仅当明确需要时才应使用，并且应避免在早期妊娠应用。在妊娠早期接触甲硝唑后，有报道称唇裂伴或不伴腭裂。然而，大多数研究并未显示怀孕期间母亲使用后胎儿先天性异常或其他不良事件的风险增加。由于甲硝唑在某些动物物种中具有致癌性，因此担心在怀孕期间是否应使用甲硝唑。现有研究并未显示怀孕期间甲硝唑暴露后婴儿癌症的风险增加，然而，检测能力可能有限。

细菌性阴道病和阴道毛滴虫病与不良妊娠结局有关，甲硝唑被推荐用于治疗有症状的孕妇。怀孕期间口服甲硝唑治疗细菌性阴道病的剂量与 CDC 推荐的非孕妇每日 2 次剂量相同。在治疗阴道毛滴虫病时,CDC 建议在怀孕期间采用单次口服给药方案,但仍不推荐甲硝唑在妊娠早期用于治疗阴道炎。

【干预建议】建议处方取消甲硝唑片,结合患者的临床症状,敏感菌等选择安全性高的外用或口服药物。

三、用法、用量不适宜

案例 8
【处方描述】

性别:女　　　年龄:48 岁
临床诊断:慢性阴道炎。
处方内容:

伊曲康唑胶囊	0.1g×7 片	0.1g	q.d.	p.o.
头孢克肟分散片	0.1g×14 片	0.1g	b.i.d.	p.o.

【处方问题】用法、用量不适宜,联合用药不适宜。

【机制分析】

(1)用法、用量不适宜:患者诊断为"慢性阴道炎",建议首先明确病原体,如果致病菌为假丝酵母菌,伊曲康唑胶囊针对 VVC 的推荐剂量为 0.2g,2 次 /d,疗程 1 日或 0.2g,1 次 /d,疗程 3 日,餐后马上给药,该处方剂量为 0.1g,1 次 /d,剂量过低。

(2)联合用药不适宜:患者诊断为"慢性阴道炎",如为混合性阴道炎,常见致病菌为厌氧菌,建议选择覆盖厌氧菌的甲硝唑。

【干预建议】停用头孢克肟分散片。伊曲康唑剂量调整为 0.2g,2 次 /d,疗程 1 日或 0.2g,1 次 /d,疗程 3 日。

案例 9
【处方描述】

性别:女　　　年龄:28 岁
临床诊断:高危妊娠监督,GBS 感染,妊娠 38 周。
处方内容:

头孢克洛缓释片	0.375g×12 片	0.375g	t.i.d.	p.o.
碳酸钙 D₃ 咀嚼片	1 片×30 片(钙 300mg)	1 片 .	q.d	p.o.

【处方问题】用法、用量不适宜。

【机制分析】患者诊断为"GBS 感染",选择头孢克洛缓释片,该缓释片为缓释制剂,只需一日 2 次给药,该处方 3 次 /d 给药不适宜。

【干预建议】更改头孢克洛缓释片用法为 0.375g,b.i.d.。

四、剂型与给药途径不适宜

案例 10

【处方描述】

性别:女　　　年龄:44 岁

临床诊断:盆腔炎。

临床资料:取曼月乐环 5 月,停经 46 日,下腹痛 3 日,同房后加重。外阴已婚已产式,阴道通畅,白色分泌物,宫颈光滑肥大陈旧裂伤,多个腺囊肿。子宫前位,压痛,大小正常。双侧附件区未触及肿块,增厚,无压痛。其他未见异常。

处方内容:

乳酸左氧氟沙星射液　　0.2g/100ml/瓶　　0.2g　b.i.d.　i.v.gtt.

【处方问题】剂型与给药途径不适宜。

【机制分析】《盆腔炎症性疾病诊治规范》(2019 年修订版)推荐治疗方案分为静脉给药方案和非静脉给药方案。根据广东省卫生健康委员会发布的《广东省卫生计生委办公室关于加强基层医疗卫生机构静脉输液管理的通知》特别提出中重度感染方需要静脉给予抗菌药物。该患者根据临床资料描述,无发热,无血象升高,但伴子宫压痛,下腹痛,属轻型感染,建议首选口服用抗菌药物左氧氟沙星片。遵循"能口服就不注射,能肌内注射就不静脉注射"的用药原则。

【干预建议】更改静脉滴注左氧氟沙星注射液为口服左氧氟沙星片。

案例 11

【处方描述】

性别:女　　　年龄:23 岁

临床诊断:妊娠合并念珠菌性阴道炎。

临床资料:孕 9 周因"阴道瘙痒伴阴道分泌物增多"就诊。患者 10 日前出现外阴瘙痒,阴道分泌物增多,呈豆渣样,当地就诊给予碳酸氢钠溶液,坐浴 2 日后好转,3 日前再次出现瘙痒症状,夜间入睡困难就诊。阴道分泌物检测:霉菌,可见孢子;滴虫阴性;BV 阴性。

处方内容:

氟康唑胶囊	50mg×7 粒	150mg	p.o.	once

【处方问题】剂型与给药途径不适宜。

【机制分析】2021 年 uptodate《假丝酵母菌性外阴阴道炎的治疗》,对于有症状的 VVC 孕妇,建议首选阴道局部用咪唑类(克霉唑或咪康唑),而非使用口服唑类药物,因为口服唑类药物可能对孕妇有风险,氟康唑口服给药不适宜。因此,避免对孕妇给予口服唑类药物治疗,尤其是在早期妊娠中,此治疗可能增加自然流产的风险,且对出生缺陷的影响尚不明确。由于局部疗法是口服疗法的有效替代方式,在有更多数据支持低剂量口服药物的安全性之前,倾向于采用阴道局部疗法。

【干预建议】建议改为局部用药如克霉唑阴道片 500mg 塞阴道,q.3d.,共 2 次。

五、溶媒选择不适宜

案例 12

【处方描述】

性别:女　　　年龄:23 岁

临床诊断:妊娠合并肺炎;孕 19^{+5} 周,LOA,单活胎。

临床资料:孕妇咳嗽咳痰 1 周,咳黄色黏痰,体温最高达 39℃,伴寒战,听诊双肺明显湿啰音,白细胞计数 17.14×10^9/L,中性粒百分比 91.6%,胸部 X 线检查示片状浸润性阴影,考虑双肺肺炎。

处方内容:

注射用美罗培南	0.5g/瓶	0.5g	q.8h.	i.v.gtt.
5% 葡萄糖(0.9%)氯化钠注射液	100ml/瓶	100ml	q.8h.	i.v.gtt.

【处方问题】溶媒选择不适宜。

【机制分析】注射用美罗培南使用 5% 葡萄糖(0.9%)氯化钠注射液作为溶媒,可存在化学不稳定性。能在 3 小时内美罗培南含量降低 8%,室温下 4 小时内含量降低 12%,能在冷藏下 14 小时内含量降低 10%。不建议使用 5% 葡萄糖(0.9%)氯化钠注射液作为溶媒。

【干预建议】建议停用 5% 葡萄糖(0.9%)氯化钠注射液,改用单一 0.9%

氯化钠溶液或 5% 葡萄糖溶液作为溶媒。

六、联合用药不适宜

案例 13
【处方描述】

性别：女　　年龄：17 岁
临床诊断：急性盆腔炎；衣原体感染、支原体感染。
处方内容：

| 克拉霉素缓释片 | 0.5g×7 片 | 0.1g | q.d. | p.o. |
| 阿奇霉素片 | 0.25g×4 片 | 1g | q.d. | p.o. |

【处方问题】联合用药不适宜。

【机制分析】根据《盆腔炎症性疾病诊治规范》(2019 年修订版)：急性盆腔炎根据经验选择广谱抗菌药物覆盖可能的病原体,包括淋病奈瑟菌、沙眼衣原体、支原体、厌氧菌和需氧菌等,且患者支原体、衣原体感染明确。从覆盖抗菌谱看,克拉霉素和阿奇霉素对生殖衣原体、支原体均可覆盖,但阿奇霉素效果优于克拉霉素,建议停用克拉霉素,加用覆盖淋病奈瑟菌的 β- 内酰胺类抗菌药物。

【干预建议】停用克拉霉素。加用 β- 内酰胺类抗菌药物。

案例 14
【处方描述】

性别：女　　年龄：35 岁
临床诊断：急性盆腔炎。
处方内容：

注射用头孢美唑钠	0.5g/支	1g	b.i.d.	i.v.gtt.
0.9% 氯化钠注射液	100ml/瓶	100ml	b.i.d.	i.v.gtt.
甲硝唑氯化钠注射液	0.5g/100ml/瓶	500mg	b.i.d.	i.v.gtt.

【处方问题】联合用药不适宜。

【机制分析】《盆腔炎症性疾病诊治规范》(2019 年修订版)指出盆腔炎常见病原体有淋病奈瑟菌、肠杆菌科细菌、链球菌属、脆弱拟杆菌、消化链球菌、产气荚膜杆菌等厌氧菌,以及沙眼衣原体、解脲脲原体等,头孢美唑属于头霉素类,抗菌谱和抗菌作用与第二代头孢菌素相仿,且对脆弱拟杆菌等厌氧菌抗菌作用较强,能覆盖盆腔炎常见的病原菌(包括厌氧菌)。甲硝唑主要对厌氧菌、滴虫、阿米巴和蓝氏贾第鞭毛虫等具有抗菌活性,根据该患者病情,未见盆腔脓肿,主要用于覆盖厌氧菌的治疗,与头孢美唑联用不适宜。

【干预建议】建议选择单用头孢美唑,若考虑覆盖支原体、衣原体,可选择联用阿奇霉素或多西环素。

案例 15
【处方描述】

性别:女　　　年龄:30 岁

临床诊断:子痫前期重度;妊娠 32^{+2} 周、单活胎;急诊剖宫产术。

处方内容:

盐酸克林霉素注射液	0.15g/瓶	0.6g	t.i.d.	i.v.gtt.
0.9% 氯化钠注射液	100ml/瓶	250ml	t.i.d.	i.v.gtt.
阿奇霉素注射液	0.25g/瓶	0.5g	q.d.	i.v.gtt.
0.9% 氯化钠注射液	100ml/瓶	100ml	q.d.	i.v.gtt.

【处方问题】联合用药不适宜。

【机制分析】大环内酯类抗菌药物(红霉素、克拉霉素、阿奇霉素)与林可霉素类(林可霉素、克林霉素)合用,两药竞争结合敏感菌的核糖体 50S 亚基,合用可能互相影响其抗菌效果,其抗菌作用可能互相拮抗。不推荐联合用药。

【干预建议】与诊治医师沟通,告知用药风险,建议更改克林霉素为第一、二代头孢菌素。

案例 16
【处方描述】

性别:女　　　年龄:33 岁

临床诊断:急性盆腔炎;皮疹查因。

处方内容:

乳酸左氧氟沙星注射液	0.2g/瓶	0.4g	q.12h.	i.v.gtt.
葡萄糖酸钙注射液 10%	10ml/瓶	10ml	q.12h.	i.v.gtt.
0.9% 氯化钠注射液	250ml/瓶	250ml	q.12h.	i.v.gtt.

【处方问题】联合用药不适宜。

【机制分析】左氧氟沙星属于氟喹诺酮类抗菌药物。葡萄糖酸钙属于一种(各种盐制剂)具有多种药理作用的钙盐。5例合用左氧氟沙星和碳酸钙的囊性纤维化患者,左氧氟沙星的最大血浆浓度显著降低。对健康志愿者的研究未发现上述变化。另一项对健康志愿者的研究显示,同时服用含钙橙汁时,单剂量左氧氟沙星的最大血浆浓度明显低于服用普通橙汁时。两药合用时至少间隔2小时服药,以降低潜在的药物相互作用,避免治疗失败和抗生素耐药。故乳酸左氧氟沙星注射液与葡萄糖酸钙注射液10%存在药物相互作用,不推荐联合用药。

【干预建议】两药避免在同一注射容器使用,给药时间至少间隔2小时以上。

案例 17

【处方描述】

性别:女　　　年龄:23 岁

临床诊断:败血症;产褥感染;产后出血;抑郁合并妊娠;妊娠39^{+5}周,LOA,单活胎,足月顺产;贫血。

临床资料:产妇产后状态,恶露血性,出血量约500ml。体温最高达39℃,伴寒战,宫缩差,白细胞计数 19.74×10^9/L,中性粒百分比87.6%,血红蛋白71g/L,PCT 0.532ng/ml,血培养回示:MRSA。

处方内容:

利奈唑胺葡萄糖注射液	(600mg 利奈唑胺)/300ml/瓶	0.6g	q.12h. i.v.gtt.
舍曲林片	50mg×14 片	50mg	q.d. p.o.

【处方问题】联合用药不适宜。

【机制分析】利奈唑胺为噁唑酮类抗菌药物,舍曲林属于一种选择性5-羟色胺再摄取抑制剂,通过抑制中枢神经细胞对5-羟色胺的摄取发挥作用。两种5-羟色胺类药物发挥作用可能引发严重,甚至致命性5-羟色胺综合征。同时使用利奈唑胺和舍曲林可能导致血清素综合征的风险增加(高血压、心动过速、高热、肌阵挛、精神状态改变)。如果可能,应当尽量避免联合使用利奈唑胺与选择性5-羟色胺再摄取抑制剂,并且应在停用选择性5-羟色胺再摄取抑制剂2周后加用利奈唑胺。

【干预建议】建议停用利奈唑胺,改用万古霉素。

第九节　小　　结

　　妊娠期用药处方审核需兼顾母体和胎儿因素,有其自身特殊性。保证孕妇用药安全是首要职责,用药审核时应明确孕周,是否符合孕妇用药原则,严格把握药物的禁忌证。除此之外,药师应了解孕妇所患疾病的诊断,病情不同进展,疾病的分级分期,因为所处的疾病不同阶段所采用的治疗方案及选择的药物不同。审核孕妇用药时,需考虑药物特性和药动学特点、胎盘对药物代谢作用,以及能否通过胎盘屏障等因素。另外,应注意药物药理作用或毒理学特点对胎儿产生的不同影响:有些药物则无明显影响,有些药物则可能造成胎儿宫内生长发育迟缓、新生儿低血糖、低血钙等,有些药物可直接导致胎儿致畸或死亡。

　　在审核妊娠用药时,还必须考虑药物剂量。药物剂量越大,用药时间越长,到达胎儿体内的药物越多,对胎儿的影响也越大。只有明确相关影响因素和注意事项,才能保证处方审核工作有条不紊地展开,为患者提供更为优质的药学服务。

(杨彩华)

参考文献

[1] 谢幸. 妇产科学. 9 版. 北京 : 人民卫生出版社 , 2018.

[2] 中华医学会妇产科学分会感染性疾病协作组. 细菌性阴道病诊治指南 (2021 修订版). 中华妇产科杂志 , 2021, 56: 3-6.

[3] 中华医学会妇产科学分会感染性疾病协作组. 混合性阴道炎诊治专家共识 (2021 版). 中华妇产科杂志 , 2021, 56: 15-18.

[4] 中华医学会妇产科学分会感染性疾病协作组. 阴道毛滴虫病诊治指南 (2021 修订版). 中华妇产科杂志 , 2021, 56: 7-10.

[5] DAVID N, GILBERT. 热病 - 桑福德抗微生物治疗指南. 48 版. 范洪伟 , 译. 北京 : 中国协和医科大学出版社 , 2018.

[6] 刘晓娟 , 范爱萍 , 薛凤霞.《2015 年美国疾病控制和预防中心关于盆腔炎性疾病的诊治规范》解读. 国际妇产科学杂志 , 2015, 42: 674-675.

[7] 中华医学会妇产科学分会感染性疾病协作组. 盆腔炎症性疾病诊治规范 (2019 修订版). 中华妇产科杂志 , 2019, 54: 433-437.

[8] 王超 , 赵扬玉. 美国《预防新生儿早发型 B 族链球菌病 : ACOG 委员会共识》解读. 协和医学杂志 , 2020, 11 (4): 402-407.

第十二章

真菌感染处方审核案例详解

第一节　真菌病学概述

一、疾病概述

真菌为真核细胞的微生物,属于真菌界,具有典型的细胞核和细胞器。不含叶绿素,以腐生或寄生的方式摄取营养,为单核细胞或多核细胞。其细胞壁含有几丁质和β-葡聚糖,能进行有性生殖和无性生殖。真菌的形态大小不等,小者要用显微镜才能见到,如念珠菌、皮肤癣菌,而大者可达数十厘米,如马勃、灵芝、茯苓等。真菌一般分为皮肤癣菌(dermatophyte)、酵母菌(yeast)和霉菌(mould)。真菌在自然界中有150多万种,大多数真菌对人类是有益的,只有少数对人类有害。其中对人类能致病的有200余种。人类的真菌感染源大部分来自外在环境,通过吸入、摄入或外伤植入而发病。少数真菌可使正常人致病,大部分只在特殊条件下致病。

一般将真菌感染按病变部位分为浅表真菌感染和深部真菌感染。浅表真菌感染是由癣菌侵犯皮肤、毛发、指(趾)甲等体表部位造成的,发病率高,危害性较小。深部真菌感染是由念珠菌和隐球菌侵犯内脏器官及深部组织造成的,发病率较低,难以治疗且危害性大,常可危及生命。随着广谱抗菌药物、糖皮质激素、抗肿瘤药、免疫抑制剂的广泛应用和侵入性治疗方法的大量开展,导致菌群失调、真菌耐药性增强及机体对真菌的抵抗力下降,致使深部真菌病的发病率日趋升高。

二、抗真菌药物分类

抗真菌药(antifungal drug)是指治疗或预防真菌感染的药物。抗真菌药按作用部位可分为治疗浅表真菌感染药物和抗深部真菌感染药物;按化学结构可分为多烯类、唑类(包括咪唑类和三唑类)、烯丙胺类、棘白菌素类、有机酸类、嘧啶类等(表12-1)。抗真菌药的作用机制复杂,可通过破坏真菌细胞壁或细胞膜形成、干扰核酸的合成等不同机制起到抑菌或杀菌作用(图 12-1)。

表 12-1　抗真菌药分类

类型	化学结构	常用药物
浅表真菌感染	多烯类	克念菌素(cannitracin)、美帕曲星(mepartricin)、那他霉素(natamycin)、喷他霉素(pentamycin)
	非多烯类	灰黄霉素(grisovin)
	咪唑类	克霉唑(clotrimazole)、益康唑(econazole)、咪康唑(miconazole)、酮康唑(ketoconazole)、布康唑(butoconazole)、硫康唑(sulconazole)、噻康唑(tioconazole)、异康唑(isoconazole)、氯康唑(croconazole)、联苯苄唑(bifonazole)、氯苄甲咪唑(chlormidazole)、依柏康唑(eberconazole)、芬替康唑(fenticonazole)、氟曲马唑(flutrimazole)、奥莫康唑(omoconazole)、奥昔康唑(oxiconazole)、舍他康唑(sertaconazole)
	烯丙胺类	萘替芬(naftifine)、特比萘芬(terbinafine)、布替萘芬(butenafine)
	有机酸类	醋酸(aceticacid)、乳酸(lactic acid)、水杨酸(salicylic acid)、丙酸(propionic acid)、丙酸钠(sodium propionate)、丙酸钙(calcium propionate)、十一烯酸(undecenoic acid)、十一烯酸钙(calcium undecenoate)、十一烯酸锌(zinc undecenoate)
	对吗啉类	阿莫罗芬(amorolfine)
	其他	溴氯柳苯胺(bromochlorosalicylanilide)、利拉萘酯(liranaftate)、二硫化硒(selenium disulfide)、氯苯苷醚(chlorphenesin)、环吡酮胺(ciclopirox olamine)、氯羟喹(cloxyquine)、芬替克洛(fenticlor)、吡咯尼群(pyrrolnitrin)、西卡宁(siccanin)、托西拉酯(tolciclate)、托萘酯(tolnaftate)、三醋汀(triacetin)
深部真菌感染	多烯类	两性霉素 B(amphotericin B)、制霉菌素(nystatin)、球红霉素(globoroseomycin)、甲帕霉素(methylpartricin)
	三唑类	氟康唑(fluconazole)、伊曲康唑(itraconazole)、伏立康唑(voriconazole)、泊沙康唑(posaconazole)、福司氟康唑(fosfluconazole)
	嘧啶类	氟胞嘧啶(flucytosine)、环吡酮胺(cidopirox olamine)
	棘白菌素类	卡泊芬净(caspofungin)、米卡芬净(micafungin)、阿尼芬净(anidulafungin)

三、抗真菌药物相互作用

抗真菌药物中,唑类抗真菌药物与其他药物间的相互作用最多。大部分三唑类抗真菌药物在一定程度上抑制肝内细胞色素 P450 氧化酶系统,一些药物可作为 CYP450 酶系统潜在的底物、诱导剂或抑制剂,与三唑类药物产生相互作用,引起血药浓度改变,影响治疗效果、增加产生不良反应的危险。常用唑类抗真菌药物的代谢见表 12-2。以氟康唑为例,泼尼松、甲泼尼龙、环孢素、硝苯地平均可与其产生药物相互作用。临床应用中,在加用或撤除唑类药物时必须慎重考虑对患者治疗方案的影响。

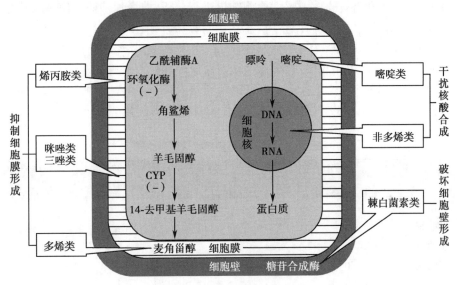

图 12-1　抗真菌药作用机制

表 12-2　常用唑类抗真菌药物的代谢

药物机制		氟康唑	伊曲康唑	泊沙康唑	伏立康唑	艾沙康唑
抑制剂	2C19	+			+++	-
	2C9	++	+		++	
	3A4	++	+++	+++	++	++
底物	2C19				+++	-
	2C9				+	
	3A4		+++		+	++

注:- 无;+ 低强度;++ 中等强度;+++ 高强度。

四、抗真菌药物耐药

真菌常见的耐药机制主要是外排泵、代谢途径的改变、生物膜的形成、基因突变、真菌细胞壁的适应性改变、酶活性的改变等。

对侵袭性念珠菌病,非白念珠菌的耐药率往往高于白念珠菌,特别是光滑念珠菌对唑类药物的敏感性逐渐降低。井然等回顾性分析 2010—2014 年中国侵袭性真菌耐药监测网（CHIF-NET）62 所监测中心重症监护室侵袭性酵母的现状，了解我国侵袭性酵母分布的特征及其对唑类药物的耐药情况。对 2 863 株酵母的唑类药物敏感性检测结果进行分析，白念珠菌对氟康唑和伏立康唑敏感，敏感率>99.0%；近平滑念珠菌对氟康唑耐药率为 8.7%（45/515），对伏立康唑耐药率较低，为 4.7%（24/515）；相比之下，光滑念珠菌对氟康唑耐药率较高，为 21.8%（74/340）；热带念珠菌对氟康唑和伏立康唑的耐药率较高，均为 14.1%（66/467）。克柔念珠菌对氟康唑天然耐药；94.6%（35/37）克柔念珠菌对伏立康唑敏感，5.4%（2/37）中介。常见抗真菌药物抗菌谱比较见表 12-3。

表 12-3 常见抗真菌药物抗菌谱比较

	氟康唑	伊曲康唑	伏立康唑	泊沙康唑	艾沙康唑	阿尼芬净	卡泊芬净	米卡芬净	两性霉素 B
真菌									
烟曲露	0	±	++	+	++	±	±	±	+
土曲霉	0	±	++	+	++	±	±	±	0
黄曲霉	0	±	++	+	++	±	±	±	+
白念珠菌	++	+	+	+	+	++	++	++	+
耳念珠菌	0	±	±	±	±	+	+	+	±
都柏林念珠菌	++	+	+	+	+	++	++	++	++
光滑念珠菌	±	±	±	±	±	++	++	++	++
季也蒙念珠菌	++	++	++	++	++	++	++	++	++
克柔念珠菌	0	0	+	+	+	++	++	++	++
葡萄牙念珠菌	++	+	+	+	+	++	++	++	0
近平滑念珠菌	++	+	+	+	+	+	+	+	++
热带念珠菌	++	+	+	+	+	++	++	++	++
隐球菌	++	+	+	+	+	0	0	0	++
暗色念珠菌	0	++	++	+	+	±	±	±	+
镰刀霉菌	0	±	±	±	+	0	0	0	±
毛霉菌	0	0	0	+	+	0	0	0	++
尖端赛多孢菌	0	0	+	±	±	0	0	0	0
多育赛多孢菌	0	0	0	0	0	0	0	0	0
毛孢子菌	±	+	+	+	+	0	0	0	+
双相真菌									
芽生菌	±	++	+	+	+	0	0	0	++
球孢子菌	++	++	+	+	+	0	0	0	++

续表

	氟康唑	伊曲康唑	伏立康唑	泊沙康唑	艾沙康唑	阿尼芬净	卡泊芬净	米卡芬净	两性霉素B
组织胞浆菌	±	++	+	+	+	0	0	0	++
孢子丝菌	±	++	+	+	+	0	0	0	++

注：++= 推荐：该药为一线推荐治疗药物,体外试验活性可信,临床有效,指南推荐,《桑福德抗微生物治疗指南》(第 48 版)推荐一线用药或可接受的替代用药；+= 有活性：该药是备选药物(体外试验有活性,与已知有活性药物相比疗效相仿,临床可能有效,但因抗菌谱广,毒性反应,临床经验有限,缺少疗效的已知证据,列为二用药)；±= 不确定：抗菌活性不确定,在某些病例,某些类型感染时有效,但在其他类型疗效不确定,或需与其他药物联合治疗,或因耐药而疗效差,与治疗失败有关；0= 不推荐：抗菌活性不佳,因为可能已经耐药,或药物渗透性不佳,毒性大或缺少治疗有效的证据。

五、抗真菌药物的不良反应

部分抗真菌药物常见不良反应,见表 12-4 所示。

表 12-4　部分抗真菌药的常见不良反应

药物	常见不良反应	肝	肾	电解质紊乱
两性霉素 B	寒战、高热；几乎所有患者在疗程中均可出现不同程度的肾功能损害。本品静脉滴注时易发生血栓性静脉炎	++	+++	+++
两性霉素 B 脂质体	不良反应与两性霉素 B 类似,但发生率较低	++	++	++
伏立康唑	皮疹,一过性视力模糊,肝药酶升高,恶心、腹泻	+	－	+
氟康唑	消化道反应：恶心、呕吐、腹泻	+	－	－
伊曲康唑	充血性心力衰竭,肝药酶升高,胃肠道反应	+	－	+
卡泊芬净	肝药酶升高；静脉炎 / 血栓性静脉炎；皮疹、瘙痒症	+	－	+
咪康唑	静脉炎、瘙痒、药热、皮疹；发生恶心、呕吐、腹泻和食欲减退等			
米卡芬净	肝脏和肾功能改变,皮疹、瘙痒、面部肿胀、血管扩张和注射部位反应			
特比奈芬	胃肠道症状(胀满感、食欲降低、消化不良、恶心、轻微腹痛、腹泻),轻微的皮肤反应(皮疹、荨麻疹),骨骼肌反应(关节痛、肌痛)			

六、真菌的实验室检查

真菌病的诊断除根据临床症状外,往往还要应用一些实验的检查,如真菌直接镜检、真菌培养等常规的检测方法,以及一些特殊的实验来确定诊断。标本包括皮屑、甲屑、毛发、血液、脑脊液、体液胸腔积液、心包积液、腹水、关节腔积液等、脓液、痰、尿液、粪便、口腔、咽喉、外耳道、阴道拭子、眼部、耳部、组织等。采取标本是否正确是检验能否取得阳性结果的关键。根据不同的疾病,不同的临床表现采取不同的标本。

(一)一般检查方法

1. 真菌直接镜检　直接镜检是将人体的皮损处或直接采取之标本或体液等标本进行涂片检查,此法简便快速,如果检查后阳性结果表示有真菌感染,有助于诊断,但有时出现阴性结果也不能排除真菌感染,与患者洗涤过勤,外用过量抗真菌药,或采取标本不适当等有关。可以反复检查或采取其他的检查方法协助诊断。

2. 真菌培养与鉴定　来源于无菌体液标本如血液、脑脊液、腹水、胸腔积液、关节腔积液等培养阳性,或活检组织标本培养阳性且伴有组织侵袭证据,可作为侵袭性念珠菌病诊断的金标准。对于非无菌标本,同一部位多次培养阳性或多个部位同时分离出同一种真菌,也常提示有真菌病的可能。对所有疑诊侵袭性真菌病的患者均应做血液真菌培养,以提高培养阳性率。

3. 血清学检测方法　目前国内外应用最广泛的是血清真菌特异性细胞壁成分(1,3)-β-D- 葡聚糖(BDG)检测,简称真菌 G 试验。BDG 广泛存在于真菌细胞壁中(除接合菌外),可占其干重的 50% 以上,而其他微生物、动物及人的细胞则不含这种成分。人体的吞噬细胞吞噬真菌后,能持续释放该物质,使得血液及其他体液(如尿、脑脊液、腹水、胸腔积液等)中 BDG 含量增高。感染早期即可呈阳性,且阴性预测值较高。可以检测除隐球菌和接合菌以外的多种病原真菌,包括念珠菌、曲霉、镰刀菌、肺孢菌、地霉和毛孢菌等感染。该方法主要用于检测空腹血清,也用于检测支气管肺泡灌洗液、脑脊液标本。但真菌 G 试验不是特异性诊断方法,念珠菌、曲霉、肺孢子菌等真菌感染均可为阳性,其他含有葡聚糖因素(如血液滤过、腹膜透析、标本或患者暴露于纱布或其他含有葡聚糖的材料),溶血、黄疸,使用丙种球蛋白,甚至某些细菌感染也会导致其假阳性。同样也存在假阴性,在诊断隐球菌或接合菌(根霉 / 毛霉)感染时,G 试验常出现假阴性结果,可能与其生长缓慢,形成厚壁胞膜有关。临床常见的肺曲霉病,由于有厚壁空洞的包绕,真菌胞壁的结构成分难以被释放入血,也会出现假阴性结果。G 试验结果阳性只表明存在深部真菌感染,但不能提示为何种真菌。连续 2 次或更多次 G 试验阳性可提高 G 试验对 IFD 诊断的特异度,对于 IFD 早期诊断有一定价值,且该指标能动态反映感染程度和抗真菌治疗疗效,但需要关注结果的假阳性。念珠菌定植不引起 G 试验升高。因此,在临床工作中建议:与半乳甘露聚糖检测试验(GM 试验)

联合以提高阳性率；高危患者建议每周检测 1~2 次；并对高危人群进行动态监测。念珠菌甘露聚糖抗原 / 抗体检测新近已获得国家相关部门批准并用于临床。

GM 试验是检测曲霉菌细胞壁上特有的半乳甘露聚糖抗原的方法，GM 是最早释放的抗原，主要用于急性侵袭性曲霉病的诊断。GM 释放量与菌量成正比，可以反映感染程度，所以可以作为疗效的评价指标。可检测的标本类型包括血清、血浆、支气管肺泡灌洗液（bronchoalveolar lavage fluid，BALF）或脑脊液。但是该试验干扰因素较多，抗真菌药物的使用会使轻度的侵袭性曲霉病和低曲霉负荷的 GM 试验阴性。使用免疫球蛋白、血液制品、静脉使用哌拉西林 / 他唑巴坦，大剂量使用激素，血液透析、化疗的严重黏膜炎的患者、儿童和新生儿等均可导致假阳性结果。

4. 分子生物学检测方法　目前已在临床开展的检测方法主要为病原体宏基因组学检测技术，又称二代测序技术（meta genomicnext generation sequence，mNGS），该技术不需要培养即可直接检测临床标本，尤其是对一些病因不明的感染或已使用抗感染药物治疗后，仍有一定检测阳性率，为疑难、少见感染病的病原学诊断提供依据，然其结果解释和诊断价值评估需结合临床谨慎进行。

5. 组织病理检查　感染病灶的组织穿刺、活检对于一些疑难病例的诊断非常重要，如肺组织、肝组织、骨组织、脑组织等。标本应分别送病原学检查（新鲜组织标本送临床微生物室，行病原学培养和 / 或 mNGS）和病理学检查（送病理科常规 HE 染色和过碘酸希夫、六胺银染色）。若组织病理切片中查见念珠菌芽孢和假菌丝或真菌丝，且有组织侵袭证据即可确诊，若活检组织培养阳性则对病原学诊断和药敏试验意义重大。

（二）隐球菌的实验室检查

1. 隐球菌的微生物学鉴定　隐球菌的鉴定主要分为经典的真菌学鉴定和生理生化及分子鉴定。脑脊液墨汁涂片可以早期、快速诊断隐球菌脑膜炎，但是诊断的特异性和敏感性依赖于检验者的技术水平。墨汁涂片阳性并不表示隐球菌感染没有得到有效控制，部分患者在完成治疗后墨汁涂片仍然阳性，少数患者此类情况可持续 1~2 年。脑脊液真菌培养是确诊隐球菌脑膜炎的"金标准"，而治疗过程中培养结果转阴较为迅速，并不能依此判断隐球菌已经完全丧失活力。另有新型隐球菌的菌落形态、隐球菌的生理生化实验。

2. 隐球菌病的免疫学诊断（血清学试验）　临床上最常用的为隐球菌荚膜抗原的检测、隐球菌荚膜多糖抗原阳性提示隐球菌感染，滴度的高低提示疾病的严重程度。未经抗真菌治疗的患者脑脊液或血清阳性滴度达 1∶4 往往提示新型隐球菌感染，当大于 1∶8 时提示其病情在发展或病情活动；但在艾滋病或者严重免疫抑制的患者中,血清中抗原滴度与隐球菌感染的预后并无明显关联,但脑脊液中抗原滴度有助于判断 HIV 感染的隐球菌脑膜炎患者预后。值得注意的是,由于死亡的隐球菌菌体仍持续释放荚膜多糖抗原,而机体清除此类抗原相对较慢,即使在有效治疗数月后,患者体液多次真菌涂片及培养转阴后,体液的抗原检测仍可阳性,所以抗原检测是否转阴不能作为隐球菌病是否治愈的指标。

第二节　浅部真菌感染

一、概述

浅部真菌即皮肤癣菌,主要包括毛癣菌属、小孢子菌属和表皮癣菌属中 40 余种菌,其中 20 余种能引起人和动物的癣病。根据感染部位的不同可分为头癣、体癣、股癣、手癣、足癣和甲癣。

二、头癣

(一) 概述

头癣是由皮肤癣菌感染头皮及毛发所致疾病。根据致病菌种类和宿主反应分为白癣、黑点癣、黄癣及脓癣;根据临床表现是否存在炎症反应而分为非炎症性头癣和炎症性头癣;根据致病菌侵犯毛发方式不同分为发外型感染和发内型感染;根据致病菌不同分为小孢子菌头癣和毛癣菌头癣。

(二) 病原学及流行病学

黄癣目前除新疆、内蒙古等地区外,国内其他地区少见。白癣为我国头癣中最常见类型,多侵犯儿童,尤以学龄前儿童多见,可在幼儿园、小学等场所暴发流行。黑点癣在儿童和成人中均可发病。亲动物性和亲土性皮肤癣菌引起的头癣常伴有较重的炎症反应,易引起脓癣,近年发病有上升趋势,多由白癣或黑点癣发展而来。

(三) 临床表现

1. 白癣　白癣(tinea alba)是指头部皮损呈灰白色鳞屑性斑片,圆形或椭圆形,可有卫星病灶。一般无自觉症状,偶有轻度瘙痒。有时候可以表现为炎性丘疹,严重时可转变成脓癣,常因接触患癣病的犬、猫、兔等引起。

2. 黑点癣　黑点癣(black-dotringworm)的头皮损害面积较白癣小但数目较多,一般无炎症反应。病发出头皮即折断,其残留端留在毛囊口,呈黑色小点状。无自觉症状或轻微瘙痒。病程久者治愈后可留有瘢痕,引起局灶性秃发。

3. 黄癣　黄癣(favus)主要见于儿童,成人和青少年也可发生。初起为毛囊口的脓疱或水疱,逐渐形成碟样硫黄色结痂(黄癣痂)。痂的基底紧黏在毛囊口周围,中间有毛发贯穿。剥去痂皮,其下为红色稍凹陷的糜烂面,常伴鼠尿样臭味。病发干枯无光泽,参差不齐。一般无明显自觉症状或伴轻度痒感。病程长者,毛囊及头皮萎缩,形成大片瘢痕及永久性秃发。

4. 脓癣　由于机体反应强烈,引起明显的感染性肉芽肿反应,典型表现为一个至数个圆形暗红色、浸润性或隆起性炎性肿块,表面群集毛囊性小脓疱,毛囊孔呈蜂窝状,挤压可排出少量脓液,即为脓癣(kerion)。患区毛发松动易拔出。可有程度不同的疼痛和压痛,附近淋巴结常肿大。愈后常有瘢痕形成,可导致永久性秃发。脓癣的临床表现有时不典型,尤其发生在成人时,容易被误诊。

（四）临床诊断

典型临床表现、皮肤镜表现结合滤过紫外线灯检查。真菌学检查阳性,包括真菌镜检阳性和/或真菌培养分离到皮肤癣菌,推荐在镜检同时进行真菌培养。排除头皮脂溢性皮炎、银屑病、斑秃、红斑狼疮、毛发扁平苔藓、拔毛癣、头皮化脓性穿掘性毛囊周围炎、梅毒性脱发等疾病。病原学检查有助于诊断。

（五）治疗

头癣治疗目的为清除真菌、治愈患者、减少瘢痕、阻断传播。治疗以系统药物为主,辅助局部外用药物,同时需要对污染物和污染环境进行消毒除菌,防止再次感染及传播。

系统治疗可选择抗真菌药物灰黄霉素、特比萘芬、伊曲康唑和氟康唑,后3种药物对于头癣的疗效与灰黄霉素相当,但安全性更高,不良反应较少。对低龄儿童应按照药品说明书建议年龄范围用药,必要时需监护人知情同意。

局部治疗外用抗真菌药单独应用不能治愈头癣,但其作为辅助治疗可以降低带菌率及传染性。外用抗真菌洗剂或香波,每日1次,每次局部停留5~10分钟,应用2周或至疗程结束。目前已上市的外用药以咪唑类和丙烯胺类药物最常用。咪唑类药物包括克霉唑、咪康唑、益康唑、联苯苄唑、硫康唑、舍他康唑、卢立康唑等。丙烯胺类药物包括特比萘芬、布替萘芬和萘替芬等,以及咪唑类和丙烯胺类复合制剂。其他还有阿莫罗芬(吗啉类)、利拉萘酯(硫代氨基甲酸酯类)、环吡酮胺(环吡酮类)等。

三、体癣和股癣

（一）概述

体癣(tinea corporis)指发生于除头皮、毛发、掌跖和甲板以外的浅表部位的皮肤癣菌感染。股癣(tinea cruris)则特指发生于腹股沟、会阴部、肛周和臀部的皮肤癣菌感染,属于特殊部位的体癣。

（二）病原学及流行病学

国内各地区及不同医院的流调资料显示,体癣和股癣的病原菌大致相同,最常见的是红色毛癣菌,其他包括须毛癣菌、犬小孢子菌和石膏样小孢子菌等。皮肤癣菌可以在人与人、动物与人、污染物与人以及人体不同部位之间传播。患者体质和环境因素在发病中起一定作用,如湿热地区和高温季节是体股癣高发的诱因,穿着不透气及过紧衣物、肥胖多汗者或司机易患股癣;饲养宠物、糖尿病、密切接触感染者及污染物、自身患有手足癣或甲真菌病等其他部位真菌感染易感染体癣。长期局部外用或者系统应用糖皮质激素及免疫抑制剂者可使皮损不典型,形成"难辨认癣"。既往认为阴囊少有皮肤癣菌感染,也有发现并报道的阴囊癣明显增多,多见于青少年,石膏样小孢子菌和红色毛癣菌为主要致病菌。

(三) 临床表现

1. 体癣　原发损害为丘疹、水疱或丘疱疹,由中心逐渐向周围扩展蔓延,形成环形或多环形红斑并伴脱屑,其边缘微隆起,炎症明显,而中央炎症较轻或看似正常,伴不同程度瘙痒。

2. 股癣　可单侧或双侧发生,基本损害与体癣相同,由股内侧向外发展的边界清楚、炎症明显的半环形红斑,上覆鳞屑,自觉瘙痒。

3. 特殊类型　难辨认癣(tinea incognita)临床表现多样,常表现为鳞屑较少,界限不清,无边缘隆起,中央可见脓疱、水疱,无自愈倾向,部分患者瘙痒明显。

阴囊癣是指阴囊单纯性感染,多由石膏样小孢子菌所致,表现为特征性的上覆黄白色痂皮的斑片,而由红色毛癣菌引起阴囊及其邻近部位感染的临床表现与股癣相似。

(四) 临床诊断

体股癣诊断的主要依据为:①典型临床表现;②真菌镜检阳性和/或培养分离到皮肤癣菌。

(五) 治疗

治疗目标是清除病原菌,快速缓解症状,清除皮损,防止复发。外用药、口服药或二者联合均可用于体股癣的治疗,强调个体化用药。

外用抗真菌药物为首选,一般为每日 1~2 次,疗程为 2~4 周。外用药以咪唑类和丙烯胺类药物最常用。咪唑类药物包括咪康唑、益康唑、联苯苄唑、克霉唑、硫康唑、舍他康唑、卢立康唑等。丙烯胺类药物包括特比萘芬、布替萘芬和萘替芬等。其他还有阿莫罗芬(吗啉类)、利拉萘酯(硫代氨基甲酸酯类)、环吡酮胺(环吡酮类),以及咪唑类和丙烯胺类复合制剂等。

同时含有抗真菌药物和糖皮质激素的复方制剂,可用于治疗炎症较重的体股癣患者,但应注意避免糖皮质激素的不良反应,建议限期应用 1~2 周,随后改为外用单方抗真菌药物至皮损清除。对于股癣,特别要注意外用剂型的选择,避免刺激反应。

外用药治疗效果不佳、皮损泛发或反复发作以及免疫功能低下患者,可用系统抗真菌药物治疗。常用特比萘芬和伊曲康唑。特比萘芬成人量为 250mg/d，疗程为 1~2 周。伊曲康唑 200~400mg/d，疗程为 1~2 周。如患者合并有足癣和 / 或甲真菌病，建议一并治疗。

疗效判定：红斑、丘疹、鳞屑完全消退，真菌镜检和 / 或培养为阴性，可视为痊愈。部分患者皮损消退后局部可留有暂时性色素沉着。

四、手癣和足癣

(一) 概述

手癣(tinea manum)和足癣(tinea pedis)是指由皮肤癣菌(dermatophyte)引起的手足部浅表真菌感染，主要累及指 / 趾间、手掌、足跖及侧缘，皮损可蔓延至手、足背及腕、踝部。其中仅发生于足背和 / 或手背的浅表皮肤癣菌感染，通常归入体癣范畴。

(二) 病原菌及流行病学

手癣、足癣的致病菌为皮肤癣菌，其中以毛癣菌为主，红色毛癣菌和须毛癣菌最常见。可以在人与人、动物与人、污染物与人之间传播。共用鞋袜，在公共浴室、健身房、游泳池等场所赤足，以及其他密切接触病原菌的情况下易被感染。足癣是最常见的浅部真菌病，在皮肤浅表真菌感染中，足癣约占 1/3以上，临床可见 1/3 以上足癣患者常伴有甲真菌病，环境因素对发病起一定作用，湿热地区和高温季节的手癣、足癣更高发。手足多汗、穿过紧不透气鞋袜的人群，免疫功能受损人群的手癣、足癣发病率较高。很多足癣患者有家族癣病史，这种现象在"两足一手"型手、足癣人群中尤为突出。

(三) 临床表现

根据皮损形态，足癣一般分为水疱型、间擦糜烂型、鳞屑角化型等，在临床不同阶段几种类型可以同时存在。

(四) 临床诊断

典型病例根据临床特点和真菌学检查结果，易于确诊。但真菌学检查结果受多种因素影响，阴性时也不能完全除外真菌感染，需结合临床进行综合判断。

(五) 治疗

手癣、足癣的治疗目标是清除病原菌，快速解除症状，防止复发。治疗原则、药物选择和治疗方法基本相同。外用药、口服药或二者联合方案均可选用。选择治疗方案时，应充分考虑手癣、足癣的临床分型、严重程度、合并疾病及患者依从性等因素。

局部治疗：外用抗真菌药物、角质剥脱制剂、中药制剂等。局部抗真菌治疗具有起效较快，费用较低，避免系统用药不良反应等优势。但可能存在：药物涂布不均匀，因衣物鞋袜擦除而遗漏病灶，鳞屑角化型手癣、足癣局部药物渗透性较差,因疗程长、局部黏腻不适造成患者依从性差等情况,导致足癣复发率变高。手癣、足癣局部治疗的注意事项:依据皮损类型选择不同药物剂型,如水疱型选用无刺激的溶液或乳膏;指/趾间擦糜烂型,先用温和的、散剂或粉剂将局部收敛干燥后,再用乳膏等其他剂型;鳞屑角化型可选择乳膏或软膏、角质剥脱剂。手癣、足癣的局部治疗疗程:症状消失后,应再维持治疗 1~2 周或者更长时间。难治性的鳞屑角化型手癣、足癣,一般建议延长用药 2 周,或联合应用系统抗真菌药物。

与局部治疗相比,系统抗真菌治疗具有疗程短、用药方便、不遗漏病灶、患者依从性较高、复发率低等优点,适用于皮损泛发或受累面积大、鳞屑角化型、局部治疗依从性差或疗效欠佳的手癣、足癣患者,以及伴有某些系统性疾病(如糖尿病、艾滋病等)的手癣、足癣患者。

临床手癣、足癣治疗常用的系统抗真菌药为特比萘芬和伊曲康唑。用药剂量及常用疗程:特比萘芬 250mg/d,疗程为 1~2 周。伊曲康唑 100mg/d,疗程为 2 周;或 100~200mg,2 次/d,疗程为 1 周。国内氟康唑治疗手癣、足癣的用药资料较少。

某些皮损炎症反应剧烈、瘙痒严重的手癣、足癣病例,局部联合用药建议:可先选用复方制剂(抗真菌药加糖皮质激素,如复方酮康唑乳膏、曲安奈德益康唑乳膏等,应避免单一使用激素类外用药。)治疗 1~2 周,待炎症及瘙痒缓解后,需改换不含糖皮质激素的外用抗真菌药物进行后续治疗。

疗效评定标准:红斑、丘疹、鳞屑、水疱、糜烂、浸渍、发白完全消退,瘙痒消退,真菌学检查阴性。

五、甲真菌病

(一) 概述

甲真菌病是指由皮肤癣菌、酵母菌和非皮肤癣菌性霉菌(简称其他霉菌)侵犯甲板和/或甲床所致的病变。其中由皮肤癣菌引起的甲真菌病又称为甲癣。甲真菌病(onychomycosis)是皮肤科的常见病,其患病率约占所有甲疾病的 50% 和所有皮肤感染的 10%。由于甲板的特殊解剖结构特点、药物难以渗透、治疗疗程长、复发率高等因素,导致其治疗存在很大挑战。

(二) 病原学及流行病学

我国各地综合的病原学调查中显示甲真菌病,皮肤癣菌约占 65%~70%;酵母菌约占 10%~30%,主要分布在南方温暖潮湿地区,女性手指甲感染比例较高;其他霉菌所致感染约占 3%~12%,皮肤癣菌中红色毛癣菌是引起甲真菌病的最主要的病原菌,其次为须毛癣菌。值得注意的是,不同地区和不同人群、不同部位的病原菌分布不同。

甲真菌病的发病率占自然人群的 2%~18%,甲真菌病的发病与年龄有关,流行病学调查显示,60~79岁人群患病率为18.2%,而19岁以下者仅为0.7%。男性发病率高于女性。趾甲多于指甲。

(三)临床表现

甲真菌病患者的甲板可以表现为混浊、增厚、分离、变色、萎缩、脱落、翘起、表面凹凸不平、钩甲以及甲沟炎等。

(四)治疗

局部药物治疗:应用局部药物治疗甲真菌病的指征包括远端受损甲板<50%;无甲母质受累;受累指/趾甲数目<4个;不能耐受口服药物治疗的患者。疗效有限,主要问题是药物不能很好渗透至整个甲,局部药物的浓度达不到MIC。目前主要有5%阿莫罗芬搽剂和8%环吡酮甲涂剂。

系统药物治疗:除了适于外用药物治疗的甲真菌病以外的各临床类型,均可选用系统药物治疗,目前包括特比萘芬、伊曲康唑和氟康唑。

非药物治疗:拔甲或病甲清除术。

联合治疗:联合治疗包括口服药物和局部外用药物的联合,口服药物和/或外用药物与非药物治疗的联合。一般在甲板受累面积较大(>50%)、甲母质受累或单一治疗失败时可考虑联合治疗。联合治疗方案最好选择作用机制不同的两种方法。

治疗方案的个体化选择:甲真菌病治疗方案的选择取决于诸多因素,包括甲板感染的类型及严重程度、感染病原菌的种类,患者年龄、营养健康状况、末梢循环情况、遗传因素、是否伴有其他疾病和甲病、甲的生长速度、家族内有无同病者、经济承受力、依从性、药物相互作用和禁忌证等。

第三节　念珠菌病

一、疾病概述

念珠菌病(candidiasis)是由各种致病性念珠菌引起的局部或全身感染性疾病,好发于免疫功能低下患者,可侵犯局部皮肤、黏膜以及全身各组织、器官,临床表现多样、轻重不一。其中,念珠菌血症是侵袭性念珠菌病最常见的临床类型,常预后不佳。早期诊断、及时治疗可明显改善侵袭性念珠菌病的预后。

(一)病原学

念珠菌广泛存在于自然界,为条件致病真菌。临床上以白念珠菌(*Candida albicans*)最为常见,而非白念珠菌致病菌种有16种以上,其中以热带念珠菌(*C. tropicalis*)、光滑念珠菌(*C. glabrata*)、近平滑念珠菌(*C. parapsilosis*)和克柔念珠菌(*C. krusei*)较为常见。目前普遍认识到很多念珠菌存在复合群,如近平滑念珠菌复合群,包含近平滑念珠菌、似平滑念珠菌和拟平滑念珠菌,其他还有光滑念珠菌复合群、季也蒙念珠菌复合群等。复合群中各菌种的生物学特性存在不同程度的差异,对抗真菌药物的体外敏感性也不尽相同。念珠菌显色培养基有助于临床快速鉴别常见白念珠菌、热带念珠菌、光滑念珠菌和克柔念珠菌。

（二）念珠菌病的危险因素

侵袭性念珠菌病是一个由定植、感染到发病的连续过程,多发生于抗细菌药物使用所致多部位、高强度念珠菌定植,并伴有生理屏障(解剖屏障、功能屏障和微生物屏障)破坏,或伴有严重基础疾病等机体免疫功能低下的患者。

（三）流行病学

侵袭性念珠菌病多见于免疫功能低下患者,患病率为$(2.1{\sim}21.0)/10$万,病死率达40%~60%。侵袭性念珠菌病以白念珠菌、光滑念珠菌、热带念珠菌、近平滑念珠菌和克柔念珠菌最为常见,白念珠菌占65%~70%,但近年来在ICU、血液系统恶性肿瘤、实体器官移植等患者中,非白念珠菌所占比例高于白念珠菌,2013年我国一项67所医院ICU的前瞻性调查研究结果显示,ICU侵袭性念珠菌病的发病率为0.32%,以白念珠菌为主(41.8%),其次为近平滑念珠菌(23.8%)、热带念珠菌(17.6%)和光滑念珠菌(12.3%)。中国医院侵袭性真菌病监测网(china hospital invasive fungal surveillance net,CHIF-NET)针对65所医院5年8 829株念珠菌临床分离株数据显示,4种最常见的念珠菌依次为白念珠菌(44.9%)、近平滑念珠菌复合群(20.0%)、热带念珠菌(17.2%)、光滑念珠菌复合群(10.8%)。近年来报告的多重耐药耳念珠菌所致新发念珠菌病,因其传播快、耐药广、鉴定难、病死率高而引起全球广泛关注。我国也有耳念珠菌病报道,应予高度重视。

大多数念珠菌对常用新型抗真菌药物的体外敏感性很高,一项1997—2016年来自全球39个国家20 788株念珠菌的药敏试验结果显示,对氟康唑或棘白菌素类药物耐药的菌株仍然少见,而光滑念珠菌和热带念珠菌对氟康唑和棘白菌素类药物的耐药率有所增加。我国ICU患者调查结果显示,白念珠菌对氟康唑的耐药率为9.6%,热带念珠菌、近平滑念珠菌、光滑念珠菌对氟康唑耐药率分别为19.3%、6.0%、4.0%,而白念珠菌、热带念珠菌、近平滑念珠菌、光滑念珠菌对卡泊芬净和两性霉素B均无耐药。克柔念珠菌对伏立康唑、泊沙康唑100%敏感。

二、临床表现及评估

主要根据宿主高危因素(如抗菌药物的使用、持续粒细胞缺乏、实体器官或干细胞移植、置入导管、TPN、腹腔手术、胰腺炎、糖皮质激素、其他免疫抑制剂的使用等)、临床特征(临床症状、体征、充分的抗细菌治疗无效等)、病原学检查(各种体液真菌涂片、培养,血清真菌 G 试验、组织病理学真菌特征性改变等)结果进行分层诊断。①拟诊(possible):同时具有宿主危险因素、临床特征;②临床诊断(probable):拟诊基础上兼有微生物学非确诊检查结果阳性;③确诊(proven):无菌体液或组织标本真菌培养为念珠菌和/或组织病理见侵袭性念珠菌病特征性改变。

真菌培养是诊断侵袭性念珠菌病的主要依据,一旦分离出念珠菌,仍需进行菌种鉴定,推荐进行体外药敏试验,为临床药物选择提供重要参考。由于侵袭性念珠菌病临床表现不典型,大多数通过血培养明确诊断,但血培养阴性不能排除诊断。真菌 G 试验是诊断侵袭性念珠菌病的一个重要参考,敏感性和特异性分别为 76.8% 和 85.3%,真菌 G 试验的特异性随着检测结果数值的升高而升高,动态监测真菌 G 试验对于疗效判断也有重要意义。建议对高危患者每周 2 次动态监测以提高其特异性,并结合临床表现及其他微生物学检查结果综合判断。

三、治疗原则

(一) 基本原则

选择抗真菌药物时应主要基于以下两方面考虑:首先,应尽可能寻找和明确感染部位,积极开展与其相关的临床合格标本的收集、真菌涂片、培养、真菌 G 试验等,以期获得微生物学证据,一旦明确致病菌即可根据感染部位、感染严重程度、患者基础情况、病原菌种类及其药敏试验结果等确定个体化治疗方案。其次,对于严重感染患者,在病原菌未明确前,可根据患者所在病区病原菌及其耐药流行情况,给予经验性抗真菌治疗,一旦明确病原菌,再根据经验性治疗的效果及体外药敏试验结果调整给药方案。

目前国内已上市并常用于治疗侵袭性念珠菌病的抗真菌药物有三唑类药物(氟康唑、伊曲康唑、伏立康唑、泊沙康唑)、棘白菌素类药物(卡泊芬净、米卡芬净)、多烯类药物(两性霉素 B 及其脂质制剂),以及嘧啶类药物(氟胞嘧啶)。皮肤黏膜念珠菌病可局部用药,全身用药适用于局部用药无效以及发生侵袭性念珠菌病时。侵袭性念珠菌病患者应选择静脉给药,必要时可联合用药,有指征时需进行外科手术治疗,同时还应对患者全身各器官(特别是肾脏和肝脏)功能障碍程度进行评估和监测,及时调整治疗方案。由于念珠菌菌种和药敏试验结果各异,治疗药物选择和预后也有所不同,因此菌种的鉴定和药敏试验十分重要,如克柔念珠菌对氟康唑天然耐药,葡萄牙念珠菌对两性霉素 B 天然耐药,光滑念珠菌对常用唑类抗真菌药物敏感性下降,甚至对棘白菌素类药物耐药也有报道,耳念珠菌呈多重耐药。此外,每种抗真菌药物均有其独特的理化特性、PK/PD 特点,以及不同程度的不良反应,加之许多真菌感染高危患者常合并其他疾病,需要接受多种药物治疗,因此,关注药物间相互作用也极其重要。同时应积极治疗可能存在的基础疾病,调节机体免疫功能。

(二) 预防

主要针对血液病中易发生侵袭性真菌病的急性髓性白血病和异基因造血干细胞移植患者。目前首选药物为泊沙康唑口服混悬液,其次为伏立康唑、伊曲康唑、米卡芬净、卡泊芬净等。对于实体器官移植的部分高危患者,也推荐使用抗真菌药物预防,但移植器官不同,其预防药物选择也不尽相同,如肝移植出现肾衰竭需要血液滤过治疗、再次肝移植术、暴发性肝衰竭、终末期肝病模型(model forend-stageliverdisease,MELD)评分 ≥ 30 分等患者,其继发真菌感染以念珠菌感染和曲霉感染为主,药物选择除考虑其抗菌活性外,还要考虑其不良反应和药物相互作用,棘白菌素类药物用于念珠菌和曲霉感染的高危患者预防。肺移植高危患者以曲霉感染最为多见,其次为念珠菌感染,主要选用伏立康唑或伊曲康唑预防。小肠或胰腺移植围术期患者以念珠菌感染多见,对于其高危人群多采用足量氟康唑预防;而普通心脏、肾移植患者通常不需要抗真菌药物预防。一般入住 ICU 患者通常不建议使用常规抗真菌药物预防,但对于复发性消化道穿孔、腹部大手术吻合口瘘患者可酌情考虑用氟康唑预防。

(三) 经验性治疗

是指有念珠菌病高危因素患者,已出现感染临床特征而采取的抗真菌治疗。较多见于血液恶性肿瘤高强度化疗或异基因造血干细胞移植患者,因持续发热伴粒细胞缺乏,充分抗菌药物治疗无效后给予抗真菌治疗,亦称之为发热驱动治疗。此类患者以曲霉感染最常见,其次为念珠菌感染,药物选择主要针对曲霉,同时也需对念珠菌有效,推荐选用棘白菌素类药物或伏立康唑或两性霉素 B 脂质体。美国国立综合癌症网络(national comprehensive cancer network,NCCN)肿瘤相关感染的临床实践指南推荐持续粒细胞缺乏伴发热患者,如果发现口腔念珠菌病,可早期给予氟康唑经验性治疗。经验性治疗也可用于非粒细胞缺乏的高危患者,多见于 ICU 或实体器官移植者,以念珠菌常见,但有多项临床研究显示其疗效并不理想,因而欧洲重症与感染学会不建议对这类患者常规推荐经验性治疗。研究表明,念珠菌所致感染性休克患者若 24 小时内未开始治疗,其病死率高达 97.6%。因此,发热伴念珠菌病高危因素患者出现血流动力学不稳定时,应在 24 小时内及时给予棘白菌素类药物经验性抗真菌治疗。

(四) 诊断驱动治疗

诊断驱动治疗,又称抢先治疗,是指有念珠菌病高危因素患者出现感染的临床特征,并有病原学非确诊检查阳性结果时给予的抗真菌治疗。诊断驱动治疗的目的在于尽早控制感染、降低病死率,但仍可能有部分患者因不是侵袭性真菌病而导致过度抗真菌治疗,增加真菌耐药性和不良反应的发生,且增加医疗费用。目前念珠菌病非确诊检查主要为真菌 G 试验,另外,甘露聚糖抗原/

抗体检测、mNGS 检测等病原学检测方法已在进一步临床研究中,有望成为新的诊断方法。真菌 G 试验结合念珠菌评分和定植指数可显著提高侵袭性念珠菌病的诊断效率。

对于有念珠菌病高危因素,病情相对稳定、近期未使用过唑类药物或已知氟康唑敏感菌株,可予以足量氟康唑治疗;如为耐药菌株,可选用伏立康唑或两性霉素 B 治疗;抗真菌治疗 5 日左右应进行初步疗效评估。

(五)目标治疗

侵袭性念珠菌病一旦确诊,可根据感染部位、药敏试验结果和经验性或诊断驱动治疗的效果选用抗真菌药物。推荐首选棘白菌素类药物。棘白菌素类药物不常规推荐用于中枢神经系统和泌尿系统念珠菌病,以及念珠菌眼内炎等念珠菌病的治疗。

早期临床研究显示,氟康唑、伏立康唑、棘白菌素类药物对于侵袭性念珠菌病的疗效与两性霉素 B 相当,但因两性霉素 B 不良反应而终止治疗者显著多于氟康唑、伏立康唑、棘白菌素类药物。另据国外临床资料显示,米卡芬净、卡泊芬净与两性霉素 B 脂质体的疗效相当,但其安全性显著优于后者。因此,病情相对稳定、近期未使用过唑类药物或已知氟康唑敏感菌株,也可以考虑使用足量氟康唑治疗;难治性病例也可应用伏立康唑或两性霉素 B。对于近期有使用棘白菌素类药物治疗 4 周以上者,应警惕发生耐药的可能。

抗真菌治疗疗程通常需结合患者感染的严重程度、致病菌种类、耐药性及临床疗效等因素综合决定。

第四节　隐球菌病

一、疾病概述

隐球菌病(cryptococcosis)是一种侵袭性真菌疾病。隐球菌可以感染人体的任何组织和脏器,最常见的部位是中枢神经系统,其次为肺部和皮肤,呈急性或慢性病程,各年龄均可发病。目前,在免疫抑制患者中,隐球菌感染的发病率为 5%~10%,在艾滋病(AIDS)患者中,隐球菌的感染率可以高达 30%;而在免疫功能正常的人群中,隐球菌的感染率约为十万分之一。

(一)病原学

隐球菌属在真菌分类学上归入半知菌亚门、芽孢菌纲、隐球酵母目、隐球酵母科,引起人类感染的隐球菌主要是新型隐球菌和格特隐球菌。我国则以新型隐球菌感染为主,格特隐球菌少见。两种隐球菌的无性繁殖体均为无菌丝的单芽孢酵母样菌,在体外为无荚膜或仅有小荚膜,进入人体内后很快形成厚荚膜,有荚膜的隐球菌菌体直径明显增加,致病力明显增强。新型隐球菌广泛分布于自然界,存在于土地、干鸽粪、水果、蔬菜、正常人的皮肤和粪便中。在干燥鸽粪中可以生存达数年之久,是人的主要传染源。

（二）危险因素

隐球菌性脑膜炎既可发生于 AIDS 患者和其他免疫功能低下人群,也可发生在免疫功能正常者,它是 AIDS 患者主要机会性感染和常见死亡原因之一,随着人类免疫缺陷病毒（HIV）感染的流行,隐球菌病发病呈显著增加趋势,据报道 6%~10% 的 AIDS 患者会合并隐球菌感染。我国隐球菌性脑膜炎患者有其一定特殊性,我国以及新加坡华裔患者的数据显示,高达 50%~77% 隐球菌性脑膜炎患者为免疫功能正常者。

二、临床表现及评估

（一）肺隐球菌感染

肺隐球菌感染的临床表现多种多样,从无症状的结节到严重的急性呼吸窘迫综合征（ARDS）。主要表现为咳嗽、咳少量黏液痰或血痰、伴发热,部分患者可出现胸痛、咯血、乏力、盗汗等。临床亦常见慢性隐匿起病的无症状患者,仅在体检时胸部 X 线检查发现,多见于免疫功能正常者。急性重症多见于免疫抑制尤其是 AIDS 患者,临床表现为严重急性下呼吸道感染,有高热、呼吸困难等症状,伴有明显的低氧血症,可发展为急性呼吸衰竭,如不及时诊断和治疗,病死率较高。

确诊主要依靠组织病理检查和病灶内脓液穿刺标本的病原学涂片和培养。通常取自无菌部位如经皮肺组织穿刺活检标本等真菌涂片、培养阳性,有确诊意义;取自痰、咽拭子或支气管肺泡灌洗液的标本涂片或培养阳性,以及血清隐球菌荚膜多糖抗原乳胶凝集试验阳性有临床疑似诊断价值。

（二）皮肤隐球菌感染

皮肤隐球菌感染根据感染来源,可以分为原发性和继发性感染两种。继发性隐球菌感染一般预示已经发生播散性隐球菌感染,主要来源于血行播散,提示感染严重。原发性隐球菌感染独立存在,但也可能播散到其他部位,发病前大多具有局部外伤史,一般预后较好。皮肤隐球菌感染的皮损多种多样,最常见的为传染性软疣样带有脐凹的损害,还可以表现为溃疡、结节、脓疱、红斑、坏死以及蜂窝织炎等多种损害。

诊断需要综合考虑发病部位,皮损类型,患者的免疫功能,皮肤病理以及真菌学检查的结果。最后确诊依赖于皮损真菌培养发现隐球菌和 / 或皮损的病理发现有荚膜的孢子。一旦确立为皮肤隐球菌感染,需要进行肺、脑脊液以及血液检查,以区分是原发性还是继发性皮肤感染。

(三) 中枢神经系统感染

非 HIV 感染患者隐球菌性脑膜炎的临床表现多种多样。大部分患者呈慢性发病,在诊断前已有症状可长达数月,常见临床表现为亚急性或慢性脑膜炎的症状和体征;约 50% 的患者可见发热,典型情况下,2~4 周出现头痛、嗜睡、人格改变与记忆丧失。对于实体器官移植受体,约 2.8% 的患者可出现隐球菌感染。从移植到疾病发作的中位时间为 21 个月;68% 的患者发生于移植后 1 年以上。经证实,52%~61% 的隐球菌感染患者有 CNS 受累和播散性感染,伴新型隐球菌病的移植受体中约 25% 有真菌血症。由于患者多有精神以及神经性损害的表现,且病理学也证实往往有脑实质损害,故称之为隐球菌性脑膜炎更为合适。临床主要表现包括发热(低热和中等度发热)、渐进性头痛、精神和神经症状(精神错乱、易激动、定向力障碍、行为改变、嗜睡等)颅内压升高往往比较明显,头痛、恶心呕吐较剧烈;病情进展可能累及脑神经(动眼神经、展神经、视神经等),出现脑神经麻痹(表现为听觉异常或失聪、复试或视力模糊、眼球外展受限等)和视盘水肿,脑实质受累可出现运动、感觉障碍,脑功能障碍,癫痫发作和痴呆等临床表现。查体有脑膜刺激征。CNS 感染可同时伴发肺部或其他部位播散性感染,但大多数不伴有其他感染的临床表现。

三、治疗原则

(一) 皮肤隐球菌感染

皮肤隐球菌感染的治疗目标是治愈感染,监测感染是否发生播散。继发性皮肤隐球菌感染需要按照中枢神经系统感染的原则进行治疗。原发性皮肤隐球菌感染的治疗可以采用氟康唑,200~400mg/d,治疗 1~3 个月。部分病例可以使用两性霉素 B 治疗,必要时可以采用外科手术切除。

(二) 肺隐球菌感染

肺隐球菌感染的治疗目标是治愈感染,防止感染播散到中枢神经系统(CNS)。治疗 HIV 阴性患者隐球菌肺部感染,不管选择何种方案,所有肺部感染(除无症状、非弥漫性病变的免疫正常宿主,且血清隐球菌抗原阴性或低滴度者外)及肺外隐球菌病的患者均建议进行腰穿检查以排除伴发 CNS 感染的可能。在免疫正常患者中,无症状而肺部标本隐球菌培养阳性的必须严密观察或采用氟康唑,200~400mg/d,治疗 3~6 个月。有轻到中度症状的免疫正常患者或轻到中度症状的无肺部弥漫性浸润、无其他系统累及的非严重免疫抑制患者采用氟康唑,200~400mg/d,治疗 6~12 个月。对不能耐受氟康唑的患者,可选用伊曲康唑,200~400mg/d,治疗 6~12 个月。血清隐球菌抗原持续阳性不能作为维持治疗指标。免疫抑制伴弥散性感染或严重肺炎者治疗同隐球菌中枢神经系统感染。如果不能应用口服唑类药物,或肺隐球菌病较重或呈进行性加重时,推荐使用两性霉素 B,0.4~0.7mg/(kg·d),总剂量为 1 000~2 000mg。对于肺部病灶局限、而内科治疗效果不佳的患者,可考虑手术治疗。因剖胸探查或误诊为肿瘤或其他病变行病灶手术切除者,建议术后常规应用抗真菌药治疗,疗程至少 2 个月。

（三）中枢神经系统感染

由于隐球菌性脑膜炎的亚急性发作及非特异性表现,导致及时诊断可能会有困难。对于任何伴有发热、头痛以及 CNS 相关体征或症状的免疫功能受损患者,或表现出亚急性或慢性脑膜炎的免疫功能正常个体,均应考虑新型隐球菌性脑膜炎的可能。进一步进行腰椎穿刺检查,若存在神经系统定位体征、视盘水肿或精神状态受损的情况下,应行放射影像学检查。通过脑脊液培养、印度墨汁染色和 / 或隐球菌抗原检测来对脑脊液仔细评估应能明确诊断。

自 2000 年以来对于包括免疫功能正常患者在内的非 HIV/AIDS 相关隐球菌性脑膜炎治疗仍存在一定的争议。球菌性脑膜炎疗程较长,具体疗程判定宜个体化,结合患者临床症状、体征消失,脑脊液常规、生化恢复正常,脑脊液涂片、培养阴性,可考虑停药,此外,有免疫功能低下基础疾病患者、脑脊液隐球菌涂片持续阳性、隐球菌特异多糖荚膜抗原检测持续高滴度,以及颅脑磁共振成像（MRI）示脑实质有异常病灶者疗程均宜相应延长。疗程通常 10 周以上,长者可达 1~2 年甚至更长,后期可口服氟康唑治疗。隐球菌性脑膜炎抗真菌药物治疗方案,见表 12-5。

表 12-5 非艾滋病患者隐球菌性脑膜炎抗真菌药物治疗方案

患者及病程	抗真菌药物		疗程
	首选	次选	
诱导期	两性霉素 B［(0.5~0.7mg/(kg·d)]+氟胞嘧啶［100mg/(kg·d)］	两性霉素 B［0.5~0.7mg/(kg·d)]+氟康唑(400mg/d) 两性霉素 B［0.5~0.7mg/(kg·d)］氟康唑(600~800mg/d)±氟胞嘧啶［100mg/(kg·d)］ 伊曲康唑注射液(第 1~2 日负荷剂量200mg,12 小时 1 次,第 3 日始 200mg,1 次 /d)±氟胞嘧啶［100mg/(kg·d)］ 伏立康唑(第 1 天负荷剂量 6mg/kg,12小时 1 次,第 2 天始 4mg/kg,12 小时 1次)±氟胞嘧啶［100mg/(kg·d)］	≥1 周

续表

患者及病程	抗真菌药物		疗程
	首选	次选	
巩固期	氟康唑(600~800mg/d) ± 氟胞嘧啶[100mg/(kg·d)] 两性霉素 B[0.5~0.7mg/(kg·d)] ± 氟胞嘧啶[100mg/(kg·d)]	伊曲康唑口服液(200mg,12 小时 1 次) ± 氟胞嘧啶[10mg/(kg·d)] 伏立康唑片(200mg,12 小时 1 次) ± 氟胞嘧啶[100mg/(kg·d)]	≥1 周

第五节　曲霉菌病

一、疾病概述

曲霉菌病(aspergillosis)是由致病曲霉菌所引起的疾病。曲霉菌感染是一种免疫相关性疾病,包括 3 种主要形式,即:侵袭性曲霉菌病(invasive aspergillosis,IA)、慢性曲霉菌病、过敏性曲霉菌病。曲霉孢子大小为 2~5μm,在空气中可呈现悬浮状态,孢子由呼吸道进入人体后可引起曲霉菌感染,人的呼吸系统如鼻窦、咽部、气管支气管及肺部最易受累,可在呼吸系统内寄生、定植进而播散至全身,可累及支气管、肺、胃肠道、神经系统、骨骼、皮肤、黏膜、眼和鼻等多器官系统,患者免疫系统受损严重则可能引发侵袭性曲霉病(invasive aspergillosis,IA)。

(一) 病原学

曲霉菌(aspergillus)是广泛存在于自然界的真菌,为典型的丝状菌,属于常见的条件致病性真菌,广泛分布于自然界,可感染动物,也可寄生于饲料、粮食中引起动物中毒,自然界中曲霉菌超过 185 种,据统计大约有 20 种曲霉菌可以引起人体机会性感染。引起人类疾病常见的有烟曲霉菌和黄曲霉菌。同时也可产生毒素,黄曲霉、寄生曲霉、棕曲霉、杂色曲霉等主要以产生的毒素而致病。

(二) 危险因素

2016 年美国感染病学会曲霉病诊断处理实践指南指出曲霉菌感染高危人群包括长期粒细胞缺乏患者、异体造血干细胞移植(hematopoietic stem cell transplantation,HSCT)受者、实体器官移植(solid organ transplant,SOT)受者、遗传性或获得性免疫缺陷、使用皮质激素等。其中 IA 发病危险因素包括持续的中性粒细胞减少状态、进展期 HIV 感染、原发免疫缺陷、异体造血干细胞移植和肺移植。

二、临床表现及评估

各种曲霉菌感染中,肺曲霉病约占全部曲霉病的 80%。按照病理分类,可依据曲霉菌丝是否侵及肺实质组织或在气道是否侵及支气管上皮细胞基底膜,分为侵袭性和非侵袭性;按临床病程可分为急性、亚急性和慢性。肺曲霉病临床表现复杂多变,取决于病原体和宿主免疫系统相互作用的结果,与宿主自身免疫状态以及宿主是否存在基础性呼吸道疾病有密切关系,而细致翔实的分类方法尚无公认的统一标准。综合宿主危险因素、基础肺部疾病、病理和病程,肺曲霉病包括 7 种,变应性支气管肺曲霉菌病(allergic bronehopulmonary aspergillosis,ABPA)、单发曲霉球(single/simple pulmonary aspergilloma,SA)、曲霉肉芽肿(aspergillus granuloma,AN)、慢性空腔曲霉菌病 / 复杂曲霉球病(chronic cavitary pulmonary aspergillosis,CCPA)、慢性纤维化肺曲霉菌病(chronic fibrosing pulmonary aspergillosis,CFPA)、亚急性 / 慢性坏死性肺曲霉菌病(subacute invasive aspergillosis/chronic necrotising pulmonary aspergillosis,SIA/CNPA)和侵袭性肺曲霉菌病(invasive pulmonary aspergillosis,IPA)。其中 SA、AN、CCPA、CFPA、SIA/CNPA 多归为慢性肺曲霉病。SA 可合并出现于 AN 以外的各慢性肺曲霉病(chronic pulmonary aspergillosis,CPA)过程中。IPA 可依据侵犯部位分为血管侵袭型和气道侵袭型,曲霉菌病易侵犯血管引起血栓形成以及出血性肺梗死或者间质性坏死和肺脓疡的形成,而气道侵袭型较为少见,其诊断标准是曲霉菌病侵入气道支气管上皮细胞基底膜。其中 IPA 病死率高、治疗难度大、治疗成本高,特别是合并其他疾病的患者,更提高了其发病率和病死率。

三、治疗原则

(一) IA 的预防

对于长期中性粒细胞缺乏的 IA 高危人群,推荐的预防用药有泊沙康唑、伏立康唑和 / 或米卡芬净。预防用卡泊芬净也可能有效。预防用伊曲康唑有效,但可能因药物吸收和耐受性问题而受到限制。三唑类药物不应与其他已知可能具有毒性的药物(如长春花碱)共用。

罹患 GVHD 的 HSCT 受者发生 IA 的风险高,推荐采用泊沙康唑预防。采用其他具有抗霉活性的吡咯类药物进行预防也有效。伏立康唑常用于 IA 高风险人群的预防,但并不能提高生存率。伊曲康唑作为预防用药受限于其吸收和耐受性问题。

对于慢性免疫抑制的 GVHD 患者,推荐在整个免疫抑制期间进行抗真菌预防[泼尼松>1mg/(kg·d),疗程>2 周,和 / 或其他抗 GVHD 治疗,例如去除淋巴细胞药物、抑制肿瘤坏死因子 α 治疗复发性 GVHD]。

对于肺移植受者,推荐手术后抗真菌预防用药为全身用三唑类如伏立康唑或伊曲康唑,或两性霉素 B 吸入制剂,疗程为 3~4 个月。对于肺移植受者,若肺移植手术前后存在霉菌定植、移植肺存在霉菌感染、鼻窦真菌感染以及单肺移植受者,建议全身应用伏立康唑或伊曲康唑,而非两性霉素 B 吸入制剂。对于肺移植受者接受胸腺细胞免疫球蛋白、阿仑珠单抗或大剂量皮质激素进行免疫抑制强化治疗者,推荐重新开始抗真菌预防用药。

对于非肺脏 SOT 受者,根据医疗机构感染的流行病学及个体危险因素评估,制定预防策略。目前尚缺乏前瞻性研究以确认非肺脏 SOT 中是否需要进行常规抗曲霉预防用药。已识别不同脏器移植的个别危险因素:心脏移植 [移植前定植,再次手术,巨细胞病毒(CMV)感染,肾衰竭,机构感染暴发];肝脏(暴发性肝衰竭,再次手术,再移植或肾衰竭),其他包括医疗机构霉菌感染暴发,或长期或大剂量应用激素。在这些患者中,预防用药的最佳疗程未确定。

(二) 抗曲霉经验治疗和抢先治疗

对于长期中性粒细胞减少的高危患者,经广谱抗菌药物治疗仍发热,推荐进行经验性抗真菌治疗。可选用的抗真菌药物有两性霉素 B 含脂制剂、棘白菌素类(卡泊芬净或米卡芬净)或伏立康唑。对于预计短期中性粒细胞减少者(持续时间 < 10 日),不建议进行经验性抗真菌治疗,除非存在疑似侵袭性真菌感染的证据。检测血清或 BALF 中的真菌标志物如 GM 或 $1,3\text{-}\beta\text{-}$D- 葡聚糖,对于无症状或发热的高危患者,有助于减少不必要的抗真菌治疗。对于高度怀疑 IPA 的患者,有必要在进行诊断性评估的同时尽早开始抗真菌治疗。对于疑似或确诊的突破性 IPA 患者,有关预防应用吡咯类药物或经验治疗的效果尚无临床试验数据证实,建议改用其他类别的抗真菌药物进行治疗。

对于未进行抗霉菌预防的肺移植受者,在术后 6 个月内或接受免疫抑制强化治疗避免排异反应的 3 个月内,若出现呼吸道曲霉无症状定植,建议抢先抗霉菌治疗。肺移植 6 个月以后,以及近期无免疫抑制强化治疗时,对曲霉气道定植可谨慎停用抗真菌治疗。

(三) 侵袭性肺曲霉菌病

对于高度怀疑 IPA 的患者,有必要在进行诊断性评估的同时,尽早开始抗真菌治疗。对于确诊为 IPA 的患者,可考虑联合伏立康唑和棘白菌素类。建议 IPA 的疗程至少 6~12 周,治疗时间很大程度上取决于患者免疫抑制程度及持续时间、感染部位和病情改善的证据。对于成功治疗 IPA 但仍需维持免疫抑制的患者,应当进行二级预防以防止复发(表 12-6)。

表 12-6　曲霉病治疗的推荐总结

感染类型	治疗		备注
	首选	备选	
IA			
IPA	伏立康唑（第 1 日 i.v. 6mg/kg q.12h.，以后 i.v. 4mg/kg q.12h. 或者按体重重给药；p.o. 200~300mg q.12h. 或者按体重给药剂量	首选：两性霉素 B 脂质体 [3~5mg/(kg·d) i.v.]，艾沙康唑 200mg q.8h. 给药 6 剂，继以 200mg q.d.　补救治疗：两性霉素 B 脂质复合体 [5mg/(kg·d)] i.v.，卡泊芬净（首剂 70mg/d i.v.，以后 50mg/d i.v.），米卡芬净（100~150mg/d i.v.），泊沙康唑（p.o. 混悬液：200mg t.i.d.，片剂：第 1 日 300mg b.i.d.，以后 300mg q.d.；静脉给药：第 1 日 300mg b.i.d.，以后 300mg q.d.，伊曲康唑混悬液 200mg q.12h.	不常规推荐初始联合治疗或者个体化考虑是否增加药物或者更换为另一种类药物进行补救治疗；伏立康唑和卡泊芬净在儿童和成人；患者中的使用剂量不同于成人；阿尼芬净的临床应用经验报道少；泊沙康唑在儿童患者中的剂量尚未确定
侵袭性鼻窦曲霉病	和 IPA 相似	和 IPA 相似	除药物治疗外，必要时考虑手术切除
TBA	和 IPA 相似	可加用两性霉素 B 吸入制剂	和 IPA 相似
中枢神经系统曲霉病	和 IPA 相似	和 IPA 相似　外科切除可能对某些此病例有益	中枢神经系统曲霉病的病死率在各种类型的侵袭性曲霉病中位居首位；注意和抗惊厥药物的相互作用
心脏曲霉感染（心内膜炎，心包炎和心肌炎）	和 IPA 相似	和 IPA 相似	曲霉引起的心内膜炎需要外科切除；曲霉心包炎通常需要心包切除

续表

感染类型	治疗		备注
	首选	备选	
曲霉骨髓炎和关节炎	和IPA相似		外科切除死骨和软骨对治疗非常重要
眼部曲霉感染(眼内炎和角膜炎)	伏立康唑 i.v. 或 p.o.,加局部玻璃体内注射两性霉素B 或者伏立康唑,同时行部分玻璃体切割术	和IPA相似;棘白菌素对眼部渗透作用甚微,且治疗眼部感染的资料极少	全身治疗可能对曲霉眼内炎有利;对所有类型眼部感染均推荐眼科干预;对角膜炎推荐局部治疗
皮肤曲霉病			若可行,推荐外科切除
曲霉腹膜炎			必须拔除腹膜透析管
经验和先发抗真菌治疗	对于经验抗真菌治疗,两性霉素B脂质体[3mg/(kg·d)i.v.],卡泊芬净(第1日70mg i.v.,继以50mg/d i.v.),米卡芬净(100mg/d),伏立康唑(第1日6mg/kg i.v. q.12h.,继以4mg/kg i.v. q.12h.;p.o. 200~300mg q.12h.,或者3~4mg/kg q.12h.)		先发治疗是经验治疗的扩展,主要应用于高危人群中出现侵袭性曲霉感染的依据(如肺部浸润影,或GM试验结果阳性)
IA的预防用药	泊沙康唑。p.o. 混悬液:200mg t.i.d.;片剂:第1日300mg b.i.d.,继以300mg q.d.;i.v.:第1日300mg b.i.d.,继以300mg q.d.	伏立康唑(200mg p.o. b.i.d.),伊曲康唑混悬液(200mg p.o. q.12h.);米卡芬净(50~100mg/d);卡泊芬净(50mg/d)	泊沙康唑的预防治疗效果在高危患者中得到证实(GVHD患者,粒细胞缺乏的AML MDS患者)

续表

感染类型	治疗		备注
	首选	备选	
曲霉腐生型或寄殖综合征			
曲霉球	不治疗或外科切除	伊曲康唑或伏立康唑；与 IPA 相似	肺曲霉球的药物治疗作用尚无定论；两性霉素 B 对于空洞的穿透力甚微
慢性空洞型肺曲霉病	与 IPA 相似	与 IPA 相似	大多数患者罹患先天性免疫缺陷，可能需要长期治疗；外科切除可能导致严重并发症；对 IFN-γ 治疗有反应；氨甲环酸治疗对咯血可能有用
过敏性曲霉病	与 IPA 相似	与 IPA 相似	
ABPA	伊曲康唑	po 伏立康唑 (200mg q.12h.) 或泊沙康唑 (剂量根据不同制剂而定)	糖皮质激素治疗是急性加重治疗的基石；伊曲康唑有减少激素剂量的效果
曲霉所致的过敏性鼻窦炎	息肉切除、鼻窦冲洗和鼻内局部应用激素	抗真菌治疗适用于复发和反复发病例	

注：IA—侵袭性曲霉病；IPA—侵袭性肺曲霉病；TBA—气管支气管曲霉病；i.v.—静脉给药；q.12h.—每 12 小时 1 次；p.o.—口服；q.8h.—每 8 小时 1 次；q.d.—每日 1 次；t.i.d.—每日 3 次；b.i.d.—每日 2 次；GM—半乳甘露聚糖；GVHD—移植物抗宿主病；AML—急性髓系白血病；MDS—骨髓增生异常综合征；IFN-γ—γ 干扰素；ABPA—过敏性支气管肺曲霉病。

第六节　常见处方及案例详解

一、适应证不适宜

案例 1

【处方描述】

性别：女　　　年龄：28 岁

临床诊断：慢性肾小球肾炎、慢性肾功能不全。

临床资料：患者因"车祸伤致左大腿皮肤撕脱 6 日入院"。入院体检：神志清楚，体温 38.7℃，左大腿 95% 面积、右肘部及部分右臀部皮肤撕脱，创面大量坏死组织和脓性分泌物，异味明显。入院诊断为车祸多发伤：左大腿、右肘部皮肤撕脱伴感染；全身多处骨折术后。入院后给予哌拉西林/他唑巴坦抗感染、静脉营养、补充电解质、奥美拉唑预防应激性溃疡及创面清洁等综合性治疗。患者入院后体温波动在 37.3~38.7℃，大小便正常，睡眠可，食欲欠佳。于入院后第 5 日行左大腿、右肘部创面清创、人工真皮覆盖术，手术顺利，术中彻底清除创面坏死组织和分泌物，并给予敏感抗菌剂外敷，术后继续给予哌拉西林抗感染及其他对症支持治疗，术后 2 日体温恢复正常，创面分泌物较入院减少。术后 4 日患者诉尿频，偶有尿痛，拔除导尿管，留取尿细菌、真菌培养，余未予特殊处理，术后第 6 日，患者诉尿频尿痛症状稍有好转，此时尿培养回报白念珠菌，予伊曲康唑胶囊口服。

处方内容：

| 伊曲康唑胶囊 | 0.1g×14 粒 | 0.20g | b.i.d. | p.o. |
| 哌拉西林/他唑巴坦注射剂 | 4.5g（含哌拉西林 4.0g 与他唑巴坦 0.5g）/瓶×14 瓶 | 4.5g | q.8h. | i.v.gtt. |

【处方问题】 适应证不适宜。

【机制分析】 念珠菌是尿培养中常见的病原菌，在住院患者中并不少见。出现念珠菌尿的危险因素包括高龄、曾进行外科手术、糖尿病、新生儿、女性、使用抗菌药物、放置尿路引流装置、尿路异常等，使用激素、免疫抑制剂及住院时间长亦是危险因素。多数念珠菌尿患者无症状，其尿中检出念珠菌可能为标本污染，或仅为膀胱、尿路导管生长的定植菌，一般不需治疗，部分患者为尿路念珠菌感染。

该患者有念珠菌尿的危险因素,但仅有一次的尿培养阳性结果,且患者在拔除尿管后,无抗真菌药物治疗的情况下,尿路症状好转,此时即启用抗真菌治疗缺乏用药指征,故为适应证不适宜。

【干预建议】停用伊曲康唑胶囊。重新留清洁中段尿送培养,并检测 G 实验,结合回报结果及临床症状再次评估使用抗真菌药治疗的必要性。

二、抗菌药物选择不适宜与遴选药品不适宜

案例 2

【处方描述】

性别:男　　　年龄:29 岁

临床诊断:股癣。

处方内容:

| 特比萘芬片 | 0.25g×14 片 | 0.25g | q.d. | p.o. |
| 复方柳唑气雾剂 | 50g×1 瓶 | 1 喷 | b.i.d. | 外喷 |

【处方问题】抗菌药物选择不适宜。

【机制分析】外用药、口服药或二者联合均可用于股癣的治疗。外用抗真菌药物为首选。外用药以咪唑类和丙烯胺类药物最常用。对于股癣,特别要注意外用剂型的选择,避免刺激反应。复方柳唑气雾剂为复方制剂,每毫升含水杨酸 50mg、克霉唑 10mg、苯酚 5mg、樟脑 10mg、冬绿油 10mg、甘油 100mg。辅料为乙醇。偶见皮肤刺激如烧灼感,或过敏反应如皮疹、瘙痒等。此处方中用于股癣不适宜。

可选用咪唑类外用抗真菌药,如咪康唑、益康唑、联苯苄唑、酮康唑、克霉唑、硫康唑、舍他康唑、卢立康唑等。

【干预建议】选择刺激性小的外用抗真菌药,如 1% 联苯苄唑乳膏等。

案例 3

【处方描述】

性别:男　　　年龄:76 岁

临床诊断:特发性肺纤维化伴感染,阻塞性肺气肿,肺大疱,慢性病毒性肝炎(乙型)。

临床资料:患者因"反复咳嗽 3 年余,加重伴发热、咳痰 1 日"入院。

患者 3 年余前无明显诱因下反复咳嗽(干咳为主),1 日前患者受凉后出现发热,自测体温 38℃,伴咳嗽、喘,遂来我院急诊,查血常规示白细胞计数为 16.1×10^9/L。生化指标示:谷丙转氨酶 207.8U/L;谷草转氨酶 94.1U/L;谷酰转肽酶 33.615/L;总胆红素 108.2μmol/L;白蛋白 26.3g/L;凝血酶原时间 17.3 秒;C 反应蛋白 68.6arg/L;降钙素原 11.02ng/ml。血淋巴细胞亚群计数示:$CD3^+CD4^+$ 细胞占淋巴细胞比率:27.2%,$CD4^+$ 细胞:0.218×10/L。胸部 CT 示:①两肺间质性肺炎;②两肺肺气肿伴肺大疱形成;③肝右叶钙化灶,肝总管结石伴肝内外胆管及胆总管扩张;④胆囊炎。患者既往有"乙肝"感染病史,已处于恢复期。消化科会诊示:阻塞性黄疸,特发性肺纤维化。入院第 4 日测体温仍达 38℃,痰真菌培养示:白念珠菌。

处方内容:

莫西沙星注射液	(20ml:0.4g)×14 瓶	400g	q.d.	i.v.gtt.
多烯磷脂酰胆碱注射液	(5ml:232.5mg)×14 瓶	930mg	q.d.	i.v.gtt.
氟康唑注射液	100ml:氟康唑 0.2g 与氯化钠 0.9g×14 瓶	0.4g	q.d.	i.v.gtt.

【处方问题】抗菌药物选择不适宜:氟康唑注射液选择不适宜。

【机制分析】根据《中国成人念珠菌病诊断与治疗专家共识》,对侵袭性念珠菌病宿主高危因素(抗菌药物的使用、持续粒细胞缺乏、实体器官或干细胞移植、置入导管、TPN、腹腔手术、胰腺炎、糖皮质激素、其他免疫抑制剂的使用等),临床特征(临床症状、体征、充分的抗细菌治疗无效等)、病原学检查(各种体液真菌涂片、培养,血清真菌 G 试验、组织病理学真菌特征性改变等)结果进行分层诊断。①拟诊:同时具有宿主危险因素、临床特征;②临床诊断(probable):拟诊基础上兼有微生物学非确诊检查结果阳性;③确诊(proven):无菌体液或组织标本真菌培养为念珠菌和/或组织病理见侵袭性念珠菌病特征性改变。

该患者为老年人,存在慢性基础疾病,$CD4^+$ 细胞低于正常水平,提示免疫力低下,有发热,入院经莫西沙星治疗第 4 日仍有发热,无明显好转,痰真菌培养＋药敏示:白念珠菌、光滑念珠菌。可临床诊断侵袭性念珠菌感染。另共识中指出对于侵袭性念珠菌病的高危患者,原有肺部细菌感染经恰当抗菌药物治疗无效、下呼吸道标本多次念珠菌培养或直接镜检阳性,应考虑念珠菌气管 - 支气管炎或肺炎可能,可酌情考虑经验性抗念珠菌治疗。重症念珠菌下呼吸道感染推荐棘白菌素类药物治疗,轻症者根据药敏试验结果也可选用氟康唑、伊曲康唑或伏立康唑治疗。

根据《重症患者侵袭性真菌感染诊断与治疗指南(2007)》,对于肝功能受损的患者,转氨酶轻度升高但无明显肝功能不全的临床表现时,可在密切监测肝功能的基础上继续使用唑类药物;转氨酶升高达正常5倍以上并出现肝功能不全的临床表现时,应考虑停用唑类抗真菌药。该患者谷丙转氨酶207.8U/L,是正常值的5倍以上,并出现黄疸等临床表现,因此,不考虑使用唑类药物。

【干预建议】停用氟康唑注射液,改卡泊芬净抗真菌治疗。

案例4
【处方描述】

性别:男　　　年龄:24 岁

临床诊断:甲癣。

处方内容:

伊曲康唑胶囊	0.1g×14 粒	0.20g	b.i.d.	p.o.
硝酸益康唑乳膏	(10g:0.1g)×1 支	1g	b.i.d.	外涂

【处方问题】抗菌药物选择不适宜。

【机制分析】甲真菌病是皮肤科的常见病。由于甲板的特殊解剖结构特点、药物难以渗透、治疗疗程长、复发率高等因素,导致其治疗存在很大挑战。甲真菌病治疗方案的选择取决于诸多因素,包括甲板感染的类型及严重程度、感染病原菌的种类,一般选择局部药物治疗,疗效有限,主要问题是药物不能很好地渗透至整个甲,局部药物的浓度达不到MIC。必要时可联合治疗。联合治疗包括口服药物和局部外用药物的联合,口服药物和/或外用药物与非药物治疗的联合。一般在甲板受累面积较大(>50%)、甲母质受累或单一治疗失败时可考虑联合治疗。联合治疗方案最好选择作用机制不同的两种方法。

此处方中选用的硝酸益康唑膏,益康唑与伊曲康唑作用机制相同,且该乳膏对甲的渗透性差,不适宜用于甲癣,属于抗菌药物选择不适宜。

【干预建议】建议局部用药选择5%阿莫罗芬搽剂或8%环吡酮甲涂剂等能很好渗透至整个甲。

案例5
【处方描述】

性别:女　　　年龄:29 岁

临床诊断:足癣。

处方内容：

| 特比萘芬片 | 0.25g×14 片 | 0.25g | q.d. | p.o. |
| 卤米松乳膏 | 15g×1 支 | 1g | b.i.d. | 外涂 |

【处方问题】抗菌药物选择不适宜。

【机制分析】足癣的治疗目标是清除病原菌,快速解除症状,防止复发。治疗原则、药物选择和治疗方法基本相同。外用药、口服药或二者联合方案均可选用。局部抗真菌治疗具有起效较快,费用较低,避免系统用药不良反应等优势。但应避免单一使用激素类外用药,属于抗菌药物选择不适宜。

【干预建议】局部治疗可先选用复方制剂(抗真菌药加糖皮质激素,如复方酮康唑乳膏、曲安奈德益康唑乳膏等)治疗 1~2 周,待炎症及瘙痒缓解后,需改换不含糖皮质激素的外用抗真菌药物进行后续治疗。

案例 6
【处方描述】

性别：女　　　年龄：38 岁

临床诊断：花斑癣。

处方内容：

特比萘芬片	0.25g×14 片	0.25g	q.d.	p.o.
咪康唑乳膏	20g×1 支	1g	b.i.d.	外涂
酮康唑洗剂	50ml×1 瓶	50ml	b.i.w.	冲洗

【处方问题】抗菌药物选择不适宜：特比萘芬片选择不适宜。

【机制分析】特比萘芬片适应证为：皮肤癣菌(丝状真菌)感染引起的甲癣(指甲真菌感染)。由皮肤癣菌如毛癣菌(例如红色毛癣菌、须毛癣菌、疣状毛癣菌、断发毛癣菌、紫色毛癣菌)、犬小孢子菌和絮状表皮癣菌引起的皮肤、毛发真菌感染。口服本品仅用于治疗大面积、严重的皮肤真菌感染(体癣、股癣、足癣、头癣)和念珠菌(如白假丝酵母)引起的皮肤酵母菌感染,应根据感染部位、严重性和感染程度进行考虑,只有在认为需要口服治疗时方可应用本品。

口服特比萘芬对阴道念珠菌病或花斑癣无效,抗菌药物选择不适宜。

【干预建议】选用伊曲康唑胶囊等。

案例 7

【处方描述】

性别：女　　　年龄：35 岁

临床诊断：隐球菌脑膜炎。

临床资料：患者因"下肢无力、行走不稳 20 余日，伴头痛、呕吐 10 余日"到医院就医。患者 20 余日前无明显诱因下出现双下肢无力、麻木，站立及行走不稳，伴二便障碍，10 余日前出现头痛，伴呕吐，于当地医院就诊。查头颅 MRI 提示脑积水，遂转入他院住院治疗。头颅 MRI 增强检查：双侧脑室、第三脑室及第四脑室扩张积水，考虑梗阻性脑积水伴间质性脑水肿，梗阻点位于第四脑室近出口处。间断行腰椎穿刺并行脑脊液检查，显示潘氏试验阳性，白细胞增加，蛋白质、糖含量升高，氯降低。细胞学显示淋巴细胞为主的免疫活性细胞学反应，并发现浆细胞。入院后患者出现剧烈呕吐等颅高压症状，于急诊行侧脑室引流术。术后患者一般情况可，无头痛、呕吐等。脑脊液细菌培养＋药敏结果显示：新生隐球菌，两性霉素 B、氟胞嘧啶、氟康唑、伊曲康唑、伏立康唑等药物敏感，遂予氟康唑注射液抗隐球菌治疗。追问病史，患者有鸽子、鸽粪密切接触史。现带引流管入院；其余无异常。入院体检：T 36.5℃，P 88 次/min，R 141/min，BP 108/72mmHg。侧脑室引流管在位通畅，引流袋内可见多量澄清、无色脑脊液，微浑。头颅加压包扎中，无畸形，余无特殊。入院诊断：隐球菌性脑膜炎、脑积水。

处方内容：

药品	规格	剂量	频次	给药途径
伊曲康唑注射液	25ml：0.25g×14 瓶	0.25g	q.12h.	i.v.gtt.
注射用泮托拉唑钠	40mg/瓶×14 瓶	80mg	q.12h.	i.v.gtt.

【处方问题】抗菌药物选择不适宜。

【机制分析】该患者有鸽子、鸽粪密切接触史，结合患者症状体征及外院脑脊液细菌培养显示新生隐球菌，故隐球菌性脑膜炎诊断明确。抗真菌治疗是新型隐球菌性脑膜炎的主要治疗手段，早期、足量、足程使用抗真菌药物可显著改善 CM 患者预后，合理选择、使用抗真菌药物更是治疗的关键。根据美国感染病学会 2010 年更新的《隐球菌病治疗临床实践指南》，隐球菌脑膜炎的抗真菌治疗分为诱导期、巩固期和维持期治疗三个阶段，对于免疫功能不同的患者，指南推荐的首选抗真菌治疗方案也有所不同。该患者为非 HIV 感染、非移植患者，根据指南推荐应首选两性霉素 B 联合氟胞嘧啶进行诱导治疗，然后开始氟康唑(400mg/d)巩固治疗8周。伊曲康唑注射液选择不适宜。

【干预建议】停用伊曲康唑,选用两性霉素B联合氟胞嘧啶进行诱导治疗。

案例8

【处方描述】

性别:女　　年龄:21岁

临床诊断:痤疮,足癣,皮脂腺增生,荨麻疹。

处方内容:

伊曲康唑胶囊	0.1g×14粒	0.2g	q.d.	p.o.
萘替芬酮康唑乳膏	10g×1支	1g	q.d.	外涂
咪唑斯汀片	50ml×1瓶	50ml	b.i.w.	冲洗

【处方问题】抗菌药物选择不适宜。

【机制分析】咪唑斯汀片与伊曲康唑胶囊合用会引起前者血药峰浓度升高,AUC升高,进而使咪唑斯汀相关的不良反应风险增加,例如Q-T间期延长,故在伊曲康唑治疗期间和治疗后的2周内禁用。咪唑斯汀片与伊曲康唑胶囊联用会出现药物相互作用,联合用药不适宜,建议选择其他抗组胺药或换用其他抗真菌药。

【干预建议】建议选择其他抗组胺药或换用其他抗真菌药,如地氯雷他定。

案例9

【处方描述】

性别:女　　年龄:58岁

临床诊断:瘢痕疙瘩,马拉色菌性毛囊炎,慢性肝炎。

处方内容:

特比萘芬片	0.25g×14片	0.25g	q.d.	p.o.
牛碱性成纤维细胞生长因子凝胶	21 000U×1支	21 000U	q.d.	外喷
酮康唑洗剂	50ml×1瓶	50ml	b.i.w	冲洗

【处方问题】遴选药品不适宜:该患者特比萘芬片存在用药禁忌。

【机制分析】特比萘芬片有引起肝衰竭、肝炎、黄疸、胆汁淤积、肝药酶升高的不良反应。有胆汁淤积性黄疸的个案报道。上市后还有肝炎的报道。说明书显示慢性或活动性肝病患者禁用,该患者特比萘芬片存在用药禁忌,属于遴选药品不适宜。

【干预建议】将特比萘芬片换为伊曲康唑胶囊等。

案例 10

【处方描述】

性别:男　　年龄:35 岁

临床诊断:蛛网膜下腔出血,动脉瘤。

临床资料:患者无明显诱因下忽然晕倒,意识不清,急诊 CT 提示动脉瘤。手术后转入 ICU 监护室,今患者脑脊液培养回报为热带念珠菌。

处方内容:

注射用醋酸卡泊芬净　　50mg/支/瓶　　50mg　　q.d.　　i.v.gtt.

【处方问题】遴选药品不适宜。

【机制分析】卡泊芬净脑脊液中浓度较低,不宜使用。

【干预建议】可选用氟康唑或伏立康唑。

三、用法、用量不适宜

案例 11

【处方描述】

性别:女　　年龄:38 岁

临床诊断:异基因造血干细胞移植术后;肺部感染;高血压;糖尿病;低蛋白血症。

临床资料:因确诊非霍奇金淋巴瘤 2 年余,异基因造血干细胞移植术后 1 年,发热咳嗽进行性加重 3 日入院。患者移植后,持续咳嗽,伴咳痰不畅,偶有黄痰,常规给予伏立康唑片口服预防造血干细胞移植后真菌感染。入院前 1 日无明显诱因下再次高热,体温最高 39℃,入院第 2 日,低蛋白血症 21g/L,总胆红素 33.8μmol/L,谷丙转氨酶 187.6U/L;第 5 日,总胆红素 66.9μmol/L,谷丙转氨酶 226.9U/L;伏立康唑血药浓度结果为 7.15μg/ml。并出现全身皮肤广泛色素沉积,巩膜重度黄染。

处方内容:

伏立康唑注射液　　200mg/支×14 支　　200mg　　b.i.d.　　i.v.gtt.
利奈唑胺注射液　　600mg/支×14 支　　600mg　　b.i.d.　　i.v.gtt.

| 头孢哌酮/舒巴坦注射液 | 1.5g(以头孢哌酮计 3g 1.0g 与以舒巴坦计 0.5g)×14 瓶 | q.8h. | i.v.gtt. |

【处方问题】用法、用量不适宜。

【机制分析】伏立康唑的不良反应累及各个系统,主要有神经功能障碍、视觉障碍、肝肾功能异常等。伏立康唑主要通过肝脏代谢,在体内呈非线性药代动力学,2018 年中国药理学会治疗药物监测研究专业委员会发布的《伏立康唑个体化用药》推荐伏立康唑的谷浓度范围为 0.5~5mg/L,对于严重肝功能不全患者,不建议首选伏立康唑。伏立康唑说明书指出,目前尚无伏立康唑应用于重度肝硬化患者的研究,严重肝功能损害者应用本品时必须权衡利弊。

根据 DILI(药物性肝损伤)严重程度分级,GPT 或 ALP 升高,总胆红素≥5 倍 ULN(正常值上限)或 INR(国际标准化比值)≥1.5 为重度肝损伤,患者入院后口服伏立康唑改为静脉滴注,入院第 2 日,低蛋白血症 21g/L,总胆红素 33.8μmol/L,谷丙转氨酶 187.6U/L;第 5 日,总胆红素 66.9μmol/L,谷丙转氨酶 226.9U/L;并出现全身皮肤广泛色素沉积,巩膜重度黄染。为重度肝损伤。另外,伏立康唑的血浆蛋白结合率为 58%,较高。当人体内血浆蛋白水平降低,会导致伏立康唑与蛋白结合减少,血浆中游离的伏立康唑浓度升高,患者入院时存在低蛋白血症,入院后查伏立康唑血药浓度结果为 7.15μg/ml,超出推荐范围。此时伏立康唑宜减量或换用其他的抗真菌药。

【干预建议】伏立康唑注射液剂量减半,或是停用伏立康唑注射液,改两性霉素 B 注射液 20mg q.d. 静脉滴注抗真菌治疗。

案例 12

【处方描述】

性别:女　　年龄:22 岁

临床诊断:急性髓系白血病伴骨髓增生异常综合征;急性呼吸窘迫综合征;重症肺炎;双侧胸腔积液;肛周感染;心功能不全;水电解质紊乱;双眼球结膜下出血;淋巴结结核病史。

临床资料:患者因"白细胞减少 1 年,逐渐全血细胞减少 1 个月"入院。患者 1 年前因"颈部淋巴结结核治疗 5 个月"就诊,期间多次复查血常规白细胞波动在(0.8~2.8)×10⁹/L,血红蛋白波动在 56~87g/L,血小板波动在(55~85)×10⁹/L,门诊拟"全血细胞减少"收入院。入院后给予雄激素、刺激因子促进造血,阿扎胞苷 100mg d1~d7+ 高三尖杉酯碱 1mg d1~d10+ 阿糖胞苷 15mg q.12h. d1~d10 化疗,化疗期间予水化、碱化尿液、抑酸、护胃、止吐、对症支持等治疗,按需成分输血。并莫西沙星、伏立康唑 0.2g b.i.d. i.v.gtt. 联合抗感染治疗。化疗后骨髓抑制期患者出现发热,肛周感染,肺部感染,胸部平扫:左肺下叶渗出性病变,较前减少,双肺散在慢性间质性炎症;纵隔旁肺气肿。最高体温 39.6℃,先后给予哌拉西林/他唑巴坦 4.5g q.6h.、亚胺培南/西司他丁 1g q.8h.、替考拉宁 400mg q.d. 抗感染治疗。d98,葡萄糖测定(干化学法)+急诊肝功能五项+急诊蛋白二项+急诊电解质五项+急诊心肌酶四项+急诊肾功能四项:葡萄糖 7.4mmol/L,白蛋白 26.5g/L,总胆红素 62.7μmol/L;急诊凝血四项:凝血酶原时间 16.8 秒。入院 d105 查 GM 试验阳性,换用卡泊芬净 50mg q.d. 抗真菌治疗,后患者体温恢复正常,好转出院。

处方内容:

卡泊芬净注射液	50mg/支×21 支	50mg	q.d.	i.v.gtt.
亚胺培南西司他丁注射液	(0.5g∶0.5g)/支×21 支	1g	q.8h.	i.v.gtt.
替考拉宁注射液	200mg/支×21 支	400mg	q.d.	i.v.gtt.

【处方问题】用法、用量不适宜。

【机制分析】患者换用卡泊芬净前,白蛋白 26.5g/L,总胆红素 62.7μmol/L,凝血酶原时间 16.8 秒。根据肝功能 Child-Pugh 分级,总分为 7 分,中度肝功能损害,卡泊芬净注射液 50mg/d 剂量过高。

【干预建议】卡泊芬净第 1 日给予负荷剂量 70mg 后,根据药动学数据,将本药剂量调整为一次 35mg,一日 1 次。

案例 13

【处方描述】

性别:女　　年龄:71 岁　　体重:53kg　　身高:158cm

临床诊断:感染性休克;脓毒血症;脑梗死后遗症;冠状动脉粥样硬化性心脏病:不稳定型心绞痛;心房颤动;心功能不全Ⅳ级;高血压Ⅲ级(很高危)。

临床资料:患者于 9 天前无明显诱因下出现发热,畏寒感不明显,最高体温 39℃,稍有咳嗽,咳白痰,时有气短,无腹泻,治疗后症状好转不明显,3 月 5 日转入我院急诊就诊,急查血常规:WBC $13.57×10^9$/L,N 0.873,血红蛋白 121g/L,血小板 $172×10^9$/L。肺部听诊:双肺呼吸音粗,双侧肺可闻及少许吸气末干啰音与湿啰音。入院后相继予以头孢西丁、头孢唑肟抗感染，营养支持，利尿减轻心脏负荷等治疗后症状未见好转，神志欠清，行间断机械通气辅助呼吸，仍有发热，咳黄痰，痰量较前相仿，加用美罗培南抗感染，经治疗后症状未见好转，在此期间血压下降，予以多巴胺维持循环，今为进一步治疗来我院就诊，门诊以"重症肺炎"收入院。

辅助检查：入院后血常规示 WBC 12.34×10^9/L，N 0.916，血红蛋白 117g/L，血小板 81×10^9/L，血气分析示 pH 7.478 $PaCO_2$ 55.7mmHg，PaO_2 73.7mmHg。氧饱和度97.3%。CRP 2.99mg/L，白蛋白 27g/L，Cr 93μmol/L，BNP 656pg/ml。急诊查空腹血糖 11.3mmol/L。

入院后机械辅助通气，给予亚胺培南西司他丁＋替考拉宁＋卡泊芬净抗感染，肠内营养乳剂营养支持，氨溴索化痰，奥美拉唑预防应激性溃疡，低分子肝素钠预防深静脉血栓，人血白蛋白补充蛋白。

处方内容：

注射用醋酸卡泊芬净	50mg/支/瓶	25mg	q.d.	i.v.gtt.
利奈唑胺注射液	600mg/支×14支	600mg	b.i.d.	i.v.gtt.
亚胺培南西司他丁	1g：500mg（亚胺培南）-500mg（西司他丁）/瓶	1g	q.8h.	i.v.gtt.

【处方问题】用法、用量不适宜。

【机制分析】卡泊芬净首剂 70mg，卡泊芬净肾功能不全时无须调整剂量。

【干预建议】卡泊芬净首剂 70mg，维持剂量 50mg。

四、剂型与给药途径不适宜

案例 14
【处方描述】

性别：男　　年龄：30 岁

临床诊断：头癣。

处方内容：

1%联苯苄唑乳膏	10g/支×1支	1g	b.i.d.	外涂

【处方问题】剂型与给药途径不适宜。

【机制分析】头癣治疗目的为清除真菌、治愈患者、减少瘢痕、阻断传播。

治疗以系统药物为主,辅助局部外用药物。局部治疗外用抗真菌药单独应用不能治愈头癣,但其作为辅助治疗可以降低带菌率及传染性。系统治疗可选择抗真菌药物灰黄霉素片、特比萘芬片、伊曲康唑胶囊和氟康唑胶囊,后3种药物对于头癣的疗效与灰黄霉素相当,但安全性更高,不良反应较少。

【干预建议】建议增加上述口服抗真菌药物中的一种,再联合一种外用抗真菌药。

案例 15

【处方描述】

性别:女　　　年龄:68 岁　　　体重 51kg

临床诊断:侵袭性肺曲霉病;肾移植术后;高脂血症。

临床资料:患者2个月前出现发热畏寒,CT 提示左肺下叶外基底段、舌段高密度影,血象和C反应蛋白均显著提高,拟诊"社区获得性肺炎,发热待查"。予以美罗培南抗感染治疗后仍有反复发热,最高体温达39.2℃。4 天前患者出现胸闷气急,氧饱和度下降,急送至我院,急诊CT 提示左肺及右下肺多发斑片状高密度影,伴空洞形成。2 天前患者因储氧面罩下氧饱和度仍下降,予气管插管呼吸机辅助呼吸。实验室检查:CRP 65.7mg/L ↑,PCT 5.21ng/ml ↑,WBC15.9×10/L,N 0.903。GPT 95U/L,GOT 188U/L,ALB 27g/L;Cr 185μmol/L。G 试验及 GM 试验汇报阳性,拟以"侵袭性肺曲霉病"收治入院。患者既往有肾移植病史5年,口服他克莫司,血药浓度控制在 2~3ng/ml。2 年前诊断为高脂血症,长期口服辛伐他汀。入院后给予伏立康唑抗真菌治疗。

处方内容:

他克莫司胶囊	0.5mg:50 粒/盒	2.5mg	b.i.d.	p.o.
注射用伏立康唑	200mg/瓶	200mg	q.d.	i.v.gtt.
辛伐他汀胶囊	20mg 粒:10 粒/板/盒	40mg	q.d.	p.o.

【处方问题】剂型与给药途径不适宜。

【机制分析】患者计算肾小球滤过率 20ml/min,由于伏立康唑注射液含有β环糊精,会对肾功能有进一步损伤,因此避免使用。

【干预建议】建议使用口服制剂。

五、联合用药不适宜

案例 16
【处方描述】

性别:女　　　年龄:38 岁

临床诊断:霉菌性阴道炎,癫痫。

处方内容:

伊曲康唑胶囊	0.1g×14 粒	0.2g	q.d.	p.o.
克霉唑阴道片	500mg×1 片	500mg	q.n.	阴道用
卡马西平片	200mg×1 瓶	200mg	b.i.d.	p.o.

【处方问题】联合用药不适宜。

【机制分析】伊曲康唑胶囊主要经 CYP 3A4 代谢,卡马西平是强效 CYP 3A4 诱导药,两者合用可降低伊曲康唑的生物利用度,使疗效减弱。不推荐合用。除非利大于弊,开始本药治疗的前 2 周和治疗期间应避免使用强效 CYP 3A4 诱导药如卡马西平。合用期间监测抗真菌疗效,并根据需要增加伊曲康唑的剂量。

【干预建议】建议监测伊曲康唑、卡马西平的浓度,或伊曲康唑以局部用药为主。

案例 17
【处方描述】

性别:女　　　年龄:1 日龄

临床诊断:早产儿,喂养不耐受。

处方内容:

氟康唑注射液	5ml:0.2g×14 支	4.5mg	b.i.w.	i.v.gtt.
注射用乳糖酸红霉素	0.25g(25 万 U)×7 支	7.5mg	q.d.	i.v.gtt.

【处方问题】联合用药不适宜。

【机制分析】接受氟康唑治疗的患者禁止同时服用可延长 Q-T 间期和经过 CYP3A4 酶代谢的药物,氟康唑与红霉素联合用药可能会增加心脏毒性(Q-T 间期延长、尖端扭转型室性心动过速)的风险,因此可能增加心脏猝死的风险,联合用药不适宜。

【干预建议】通过调整喂养方式改善患儿的喂养不耐受,停用红霉素。

第七节　小　结

随着医学的发展,由于临床上广泛地使用广谱抗菌药物、糖皮质激素、免疫抑制剂、抗肿瘤药物,加上器官移植工作的大力开展,烧伤抢救、放射治疗的广泛进行,以及生活的改善使糖尿病患者激增等因素,使真菌病特别是条件致病菌引起的深部真菌病的发病率明显地升高。抗真菌的治疗也在迅速的发展更新。

在抗真菌的治疗中,如何更好地使用抗真菌药物是一个挑战,因为抗真菌的治疗疗程较抗细菌的治疗更长,且不良反应较多,在临床应用时以及处方审核时更需注意适应证的把握,因抗真菌药不良反应多,常需较长疗程,启动抗真菌治疗前需评估适应证,排除标本污染及定植的可能性,以及检验的假阳性。另外根据患者的发病部位,严重程度,流行病学特点等进行个体化用药,选择合适的抗真菌药物。根据患者的年龄、肝肾功能、合用药物等给予合适的用法、用量。根据患者的感染部位,病情严重程度选择正确的给药途径。另外还需注意抗真菌药与其他药物的相互作用,避免用药禁忌,保障抗真菌药物使用的合理性、安全性、经济性。

(邓蔓青　王金平)

参考文献

[1] 中华医学会重症医学分会. 重症患者侵袭性真菌感染诊断与治疗指南. 中华内科杂志, 2007, 46 (11): 960-966.

[2] 中华内科杂志编辑委员会. 侵袭性肺部真菌感染的诊断标准与治疗原则 (草案). 中华内科杂志, 2006, 45 (8): 697-700.

[3] 陈楠. 尿路感染的抗真菌治疗. 中国感染与化疗杂志, 2011, 11 (2): 119-120.

[4] 王爱平, 李若瑜. 系统抗真菌药物概述. 中国药物评价, 2012, 29 (1): 10-13.

[5] 中华医学会皮肤性病学分会. 中国甲真菌病诊疗指南. 中国真菌学杂志, 2015,(2): 118-125.

[6] 唐晓丹, 李光辉. 2016 年美国感染病学会曲霉病诊断处理实践指南. 中国感染与化疗杂志, 2017, 17 (4): 456-462.

[7] 中国成人念珠菌病诊断与治疗专家共识组. 中国成人念珠菌病诊断与治疗专家共识. 中国医学前沿杂志, 2020, 12 (1): 35-50.

[8] 中国手癣和足癣诊疗指南工作组. 中国手癣和足癣诊疗指南 (基层实践版 2020). 中国真菌学杂志, 2020, 15 (6): 325-330.

[9] 中国体癣和股癣诊疗指南工作组. 中国体癣和股癣诊疗指南 (2018 修订版). 中国真菌

学杂志 , 2019, 14 (1): 1-3.

［10］中国头癣诊疗指南工作组 . 中国头癣诊断和治疗指南 (2018 修订版). 中国真菌学杂
　　　志 , 2019, 14 (1): 4-6.

［11］《中国真菌学杂志》编辑委员会 . 隐球菌感染诊治专家共识 . 中国真菌学杂志 , 2010,
　　　5 (2): 65-68, 86.

［12］刘正印 , 王贵强 , 朱利平 , 等 . 隐球菌性脑膜炎诊治专家共识 . 中华内科杂志 , 2018,
　　　57 (5): 317-323.

［13］买佳 , 王静 . 常用抗深部真菌感染药物及真菌对其耐药机制的研究进展 . 中国感染
　　　与化疗杂志 , 2015, 15 (4): 395-398.

［14］周梦兰 , 徐英春 , 赵玉沛 . 侵袭性真菌病血清学检测研究进展 . 中国感染与化疗杂
　　　志 , 2018, 18 (1): 118-123.

［15］夏梦 , 肖晓光 . 侵袭性真菌深部感染的早期实验室诊断 . 中国微生态学杂志 , 2020,
　　　32 (1): 58-62.

［16］井然 , 侯欣 , 肖盟 , 等 . 中国侵袭性真菌耐药监测网成员单位重症监护室侵袭性酵
　　　母的分布特征及其对唑类药物敏感性的变迁 . 中国感染与化疗杂志 , 2020, 20 (2):
　　　175-180.

［17］CHEN K, MPHARM, ZHANG X L, et al. Individualized Medication of Voriconazole:
　　　A Practice Guideline of the Division of Therapeutic Drug Monitoring, Chinese
　　　Pharmacological Society. Ther Drug Monit, 2018, 40 (6): 663-674.

第十三章

结核病处方审核案例详解

第一节 结核病概述

一、疾病概述

结核病是一种由结核分枝杆菌感染引起的传染性疾病,目前仍是严重危害公众健康的全球性公共卫生问题。我国是全球第三大结核病高负担国家,结核病报告的发病数位居法定报告甲、乙类传染病第二位。2010 年全国结核病流行病学抽样调查显示,全国活动性肺结核患者患病率为 459/10 万,涂阳肺结核患病率为 66/10 万,菌阳肺结核患病率为 119/10 万,推算全国有 499 万活动性肺结核患者,其中 72 万为涂片阳性肺结核患者。

结核分枝杆菌进入人体后,可使几乎所有组织、器官发病,但主要以肺结核最常见。结核病是慢性疾病,临床症状多样,轻重不等,与其他疾病临床症状没有特异性。结核病早期通常没有症状或比较轻微,如咳嗽、乏力等,易误认为感冒或上呼吸道感染等而忽略。中晚期症状比较明显,常有乏力、午后低热、食欲不振、咳嗽气促、咳痰咯血、夜间盗汗、体重减轻等全身症状,同时,不同部位结核病会表现出相应的局部症状,如肺结核的咳嗽咳痰、咯血、气促等,淋巴结核的淋巴结无痛性肿大、破溃等,肠结核的腹痛、大便习惯异常等,骨结核的关节功能受限、肿胀、畸形等,上述症状与其他感染性疾病等引起的症状存在相似性,需注意鉴别。

二、常用抗结核药物

各类结核病的治疗均以全身抗结核药物治疗为主,且必须遵循"早期、规律、全程、适量、联合"的治疗原则,坚持用药、完成疗程是最大限度清除体内休眠菌,防止复发,保证抗结核治疗成功的关键。

根据药物的疗效、不良反应、价格等的不同,将抗结核药分为"一线"(异烟肼、利福平、吡嗪酰胺、乙胺丁醇、链霉素）和"二线"药物。一般对未经抗结核治疗过的初治和敏感结核患者使用"一线"抗结核药物,对初治失败或耐药结核患者则要以药敏结果为依据,选择由未使用过的、敏感的药物组成的包括4~5 种药物的方案。常见抗结核药物,见表 13-1 所示。

表 13-1　常见抗结核药介绍

药品名称	用法、用量	特殊人群用药	药物相关作用	其他
异烟肼	成人每日 0.3~0.4g;儿童每日 10~15mg/kg,每日剂量不超过 0.3g;急性粟粒性肺结核或结核性脑膜炎患者,成人每日 10~20mg/kg,每日不宜超过 0.9g;儿童每日 10~20mg/kg,每日不宜超过 0.6g	肾功能减退但血肌酐低于 0.06mg/ml 者,异烟肼用量不需减少;严重减退者需减量,异烟肼 24h 血药浓度不宜超过 1mg/L;无尿患者减至常用量一半。异烟肼可经血液透析和腹膜透析清除	饮酒易引起异烟肼诱发的肝毒性反应,服药期间避免饮酒精饮料;多脂肪饮食、含铝制酸药可抑制本品的吸收,避免同服或间隔 1h 以上;使用高于常规剂量或出现周围神经不良反应时,可服用维生素 B_6 10~50mg;本品对细胞色素 P450 酶系有弱抑制作用,可加强香豆素类抗凝血药、某些抗癫痫药、抗高血压药、抗胆碱药、三环抗抑郁药的作用,合用时需注意	异烟肼对活动期结核分枝杆菌呈杀菌作用,对静止期有抑菌作用。食物会减少本品的吸收,宜空腹(餐前 1h 或餐后 2h)顿服,以保证最佳吸收,若出现不能耐受的胃肠道刺激则可进食后服用
利福平	每日用药:8~12mg/kg;成人体重<50kg,0.45g/d;体重≥50kg,0.6g/d;儿童 10~20mg/kg;成人与儿童用药剂量均不宜超过 0.6g/d。每日一次顿服,空腹	肝功能减退者,每日用量不超过 8mg/kg;肾功能减退者不需调整剂量;对本品过敏及妊娠 3 个月内孕妇禁用;利福平不能经血液透析或腹膜透析清除	本品对细胞色素 P450 酶系有诱导作用,是 CYP2C19 酶的强诱导剂,会减弱经 P450 酶系代谢药物的作用,合用时需调整剂量;会降低三唑类抗真菌药的血药浓度,禁止与伏立康唑联用;与异烟肼合用时,对 CYP2C19 酶总体表现诱导作用	本品为杀菌剂,对革兰氏阳性、阴性菌和结核分枝杆菌等均有抗菌活性。本品宜空腹(餐前 1h 或餐后 2h)顿服,以保证最佳吸收,若出现不能耐受的胃肠道刺激则可进食后服用

药品名称	用法、用量	特殊人群用药	药物相关作用	其他
乙胺丁醇	成人体重<50kg，每日1次750mg顿服，体重≥50kg，每日1次1 000mg顿服；13岁以下儿童，每日15mg/kg	本品慎用于痛风、视神经炎；CKD 4-5期患者推荐剂量15~25mg/(kg·d)，每周3次	含铝制酸药可抑制本品的吸收；与神经毒性药物合用可增加本品神经毒性	抑菌剂，联用可阻止或延缓结核菌耐药的产生
吡嗪酰胺	每日25~30mg/kg，成人每日1.5g，顿服	肾功能不全者应调整剂量，Ccr<10ml/min q.48h.	会降低环孢素的血药浓度需监测血药浓度，调整剂量	痛风患者慎用；注意光敏反应，避免阳光直晒
利福喷丁	450~600mg，每周1~2次，空腹顿服	肝功能不全、妊娠3个月以上者慎用，妊娠3个月禁用	与利福平相比，对P450酶系的诱导作用减弱，其他同利福平	与利福平有交叉耐药
利福布汀	每日150~300mg，q.d.	—	利福霉素类药中对P450酶系的诱导作用最弱	—
阿米卡星	成人：15~20mg/(kg·d)，不超过1.0g/d。强化期15mg/(kg·次)[0.75~1g/d，不超过1g/d；最佳剂量15~20mg/(kg·d)]	儿童：强化期15~30mg/(kg·次)(不超过1g/d)，每周5~7次；继续期15~30mg/(kg·次)(不超过1g/d)，每周3次	与髓袢利尿剂(速尿)合用可加重耳毒性；可增加非去极化肌松剂的效力	—
氯法齐明	成人：最初2个月200~300mg/d，以后100mg/d，q.d.或分次服用	儿童：资料有限	本品可致食欲减退、恶心、呕吐、腹痛、腹泻等胃肠道反应；个别患者可产生眩晕、嗜睡、肝炎、上消化道出血、皮肤瘙痒等	建议与食物或牛奶同时服用；服药2周后即可出现皮肤和黏膜红染，呈粉红色、棕色，甚至黑色。着色程度与剂量、疗程成正比。停药2个月后色素逐渐减退，约1~2年才能褪完

续表

药品名称	用法、用量	特殊人群用药	药物相关作用	其他
环丝氨酸	每日用量：成人 15mg/(kg·d)，常用量每日 0.5g，每日量不宜超过 1.0g。推荐体重<50kg，0.5g/d；体重≥50kg，0.75g/d。每日量分 2~3 次服用，如 0.75g/d 分 2 次使用时，推荐上午 0.25g，晚上 0.5g	儿童用药剂量：10mg/(kg·d)，不宜超过 1g/d，服用方法同成人；严重肾损伤患者要减少环丝氨酸的用量，甚至不用。当 Ccr 低于 30ml/min，建议剂量为 250mg/d；或 500mg/次，每周 3 次；肾功能不全和/或透析患者使用剂量可调整为 250~500mg/d，每周 3 次；成人剂量 1g/d 时，建议同时服用维生素 B_6，每服用 250mg 的环丝氨酸可给予 50mg 维生素 B_6	与异烟肼或丙硫异烟胺联合应用时，两药均可促进其血药浓度升高，加重中枢神经系统毒性作用，如嗜睡、眩晕、步态不稳；与苯妥英钠联合应用，使后者代谢减慢、毒性作用增强；进食会轻度减少药的吸收（最好空腹服药），70%~90% 可被吸收；抗酸剂和橙汁对吸收无显著影响	严重焦虑、精神抑郁或精神病者、有癫痫发作史者、酗酒者禁用；妊娠期或哺乳期：安全等级 C。哺乳时同时补充婴儿维生素 B_6
丙硫异烟胺	成人：体重<50kg，0.5~0.6g/d；体重≥50kg，0.75~0.8g/d；不宜超过 1g/d。每日量分 2~3 次服用，也可 1 次顿服，睡前或和食物同服	儿童：12~15mg/(kg·d)，不宜超过 1g/d。服用方法同成人	不适宜间歇用药；因胃肠道反应不能接受者，可酌情减量，或从小剂量开始，逐步递增用量。同时采用抗酸药、解痉药等可减轻胃肠道反应；长期服药者不宜长时间在阳光下曝晒，避免发生光敏反应	慢性肝病患者、精神病患者、孕妇禁用；本品亦引起烟酰胺的代谢紊乱，部分患者宜适当补充 B 族维生素，尤其补充维生素 B_6、维生素 B_2；需定期检测肝功能，营养不良者、糖尿病患者和酗酒者需适当缩短检测周期

续表

药品名称	用法、用量	特殊人群用药	药物相关作用	其他
贝达喹啉	成人：前2周400mg/d,1次/d；后22周200mg/次，每周3次，两次用药之间至少间隔48h，每周总剂量600mg；餐时服用；总疗程24周	儿童剂量暂未确定	贝达喹啉通过细胞色素P450系统（CYP）中的CYP3A4进行代谢，与CYP3A4诱导剂联用期间，其全身暴露量及治疗作用可能减弱，在本品治疗期间，应避免与全身用药的利福霉素类药（如利福平、利福喷丁和利福布汀）或其他强效CYP3A4诱导剂联用。将本品与强效CYP3A4抑制剂联用时可能增加贝达喹啉的全身暴露量，从而可能增加发生不良反应的风险。因此，除非药物联用的治疗获益超过风险，应避免将本品与全身用药的强效CYP3A4抑制剂连续联用超过14日。与其他具有延长Q-T间期的药共用时，有相加或协同作用（如氯法齐明、氟喹诺酮类药、德拉马尼、嗯唑类抗真菌药等）	Q-T间期>500ms、室性心律失常患者禁用。对使用的患者应密切监测心电图
德拉马尼	成人：推荐剂量为每次100mg,2次/d,连续服药24周	儿童、18岁以下青少年和老年患者（>65岁）：安全性和有效性尚不明确。无可用参考数据	与CYP3A强抑制剂联合使用使本品活性产物增加30%	治疗前必须进行心电图检查，治疗期间每月应检查一次。如果在德拉马尼首次给药前或治疗期间观察到Q-T间期>500ms,则不应给药或停止治疗

续表

药品名称	用法、用量	特殊人群用药	药物相关作用	其他
对氨基水杨酸	成人：片剂，体重<50kg，8g/d；体重≥50kg，10g/d；颗粒剂，8g/d；针剂（对氨基水杨酸钠，PAS-Na），用量参照片剂。不宜超过12g/d。每日量1次顿服或分2~3次服用	儿童：200~300mg/（kg·d）	本品可干扰利福平的吸收，与之联用时两者给药时间宜相隔6~8小时；本药可降低强心苷的吸收，与之并用时需注意调整后者的剂量；可促使抗凝血药、苯妥英钠作用增强，并用时注意观察是否存在出血征象；与阿司匹林并用，加重肠道刺激，严重时可产生溃疡；不宜长期与丙磺舒、氯化铵、维生素C联合应用；丙磺舒可减慢对氨基水杨酸的排泄，长期服用可提高对氨基水杨酸的血药浓度，并易引起肝功能损伤。氯化铵、维生素C可酸化尿液，长期联用易造成对氨基水杨酸结晶，引起肾损伤	静脉滴注：根据成人或儿童用量，用生理盐水或5%葡萄糖液将本品稀释成3%~4%浓度，避光下滴注，2~3h完成；使用颗粒剂时，建议和酸性饮料一起服用
左氧氟沙星	每日0.4~0.6g q.d. 顿服	<5岁或体重<10kg的儿童、孕妇及哺乳期妇女、有精神病史、癫痫病史者慎用。对氟喹诺酮类药品过敏者禁用。左氧氟沙星在肝功能损伤时无须减量，但肾功能损伤时需减量使用	长时间使用需注意药物相关不良反应	—

续表

药品名称	用法、用量	特殊人群用药	药物相关作用	其他
莫西沙星	每日 0.4g q.d. 顿服	<5 岁或体重<10kg 的儿童、孕妇及哺乳期妇女、有精神病史、癫痫病史者慎用。对氟喹诺酮类药品过敏者禁用	需注意 Q-T 间期延长	抗结核作用强度:莫西沙星>左氧氟沙星
利奈唑胺	成人:300~600mg/d,不宜超过 600mg/d	儿童;10(mg·kg)/次,q.8h.,不宜超过 600mg/d	具有单胺氧化酶抑制剂的作用,如与肾上腺素能药物同服,可引起可逆性血压增高;如与 5- 羟色胺神经药联合应用,应注意发生 5- 羟色胺综合征;但与华法林、苯妥英、氨曲南、庆大霉素、右美沙芬无相互作用	本品可能引起血小板减少症,对于易出血者、有血小板减少症、与有减少血小板药物同服或使用本品超过 2 周的患者,均应监测血小板计数

第二节 肺 结 核

一、疾病概述

结核病是由结核分枝杆菌感染引起的慢性和缓发性传染病,全身各系统均可发病,但 80% 发生在肺部。肺结核主要由呼吸道传播的结核分枝杆菌引起,处于排菌期的肺结核患者会具有较强的传染性;传播途径主要为飞沫传播,排菌量越多,接触时间越长,传染性越大;营养不良、婴幼儿、青春后期、老年人等免疫低下人群及有糖尿病、硅沉着病等慢性疾病患者是肺结核的易感人群。根据病症,肺结核可分为原发性肺结核、血播型肺结核和继发性肺结核。

二、临床表现及评估

肺结核的常见症状是咳嗽、咳痰、午后低热、咯血。原发性肺结核多见于儿童,原发病灶好发于上叶下部和下叶下部,患者会出现长期不规则低热、食欲不振、盗汗、乏力,少数患者症状不明显,仅在胸部 X 线检查时才发现。血播型肺结核是结核分枝杆菌进入血液后,分布到肺或其他器官而引起的结核病,多为原发性肺结核发展而来也可是继发性肺结核时细菌入血而来。血播型肺结核分为急性、亚急性和慢性,急性多起病急骤,表现为高热、盗汗、乏力、咳嗽、偶见痰中带血等明显的结核中毒症状。亚急性和慢性起病缓慢,临床表现差异较大,也可无明显自觉症状,常见长期低热或阶段性低热、轻度结核中毒症状。血播型肺结核体查可有浅层淋巴结肿大和肝脾肿大,中晚期肺部病灶可见空洞,也可见自发性气胸、肺外结核等并发症状。继发性肺结核是由潜伏在体内结核分枝杆菌重新繁殖引起,多数患者有发热(常午后低热)、咳嗽、咳痰等症状,可伴咳血、胸痛、呼吸困难。有糖尿病、慢性肾功能不全、长期使用激素或免疫抑制剂患者等免疫功能低下者肺结核发病率高。

三、治疗原则

抗结核治疗是结核病治疗最主要、最有效的方式,可能因病情采取的治疗方案和形式存在差异,但都必须遵循"早期、规律、全程、适量、联合"的治疗原则。治疗方案要根据患者的既往治疗情况(初治、复治)、是否排菌、细菌是否耐药、病变范围和是否有伴发病、并发症等制订或选择方案,但任何方案都包括强化期和巩固期两个阶段,杀灭活动期和潜伏期菌群,以达到保证治疗效果和防止复发的目的。一般对初治敏感性肺结核强化期 2~3 个月,使用异烟肼(H)、利福平(R)、吡嗪酰胺(Z)、乙胺丁醇(E)4 种药物;巩固期 4~9 个月,使用异烟肼、利福平 2 种药物。对耐药和耐多药结核患者以选择未曾使用过的、敏感的、增加药物数量为准则制订治疗方案,有药敏试验后按药敏结果选择。方案应包括 4~5 种药物,强化期至少 3 个月并以痰菌阴转为准。根据耐药和疗效情况,总疗程一般为 9~30 个月。

结核病是慢性消耗性疾病,在充分的药物治疗下应保证合理营养(富含蛋白质和维生素的食物)和休息是治疗的基础。对于全身结核中毒症状严重的患者,在有效的抗结核治疗下可使用糖皮质激素(泼尼松成人 30~40mg,儿童 1mg/kg),减轻中毒症状,促进渗出病变的吸收。对已经出现广泛干酪样坏死、空洞等肺结构破坏情况需要手术切除。

第三节　肺　外　结　核

一、疾病概述

肺外结核病是结核分枝杆菌感染了肺部以外的脏器而引起的疾病,包括结核性脑膜炎、骨与关节结核、肠结核、肾结核、肝结核等。肺外结核病通常是在肺内初期感染的基础上,经淋巴或血液途径传播至肺外的某个或多个脏器。其中大部分不会引起病变,处于"休眠"状态,当机体发生其他疾病或免疫功能下降时,才会转变成活动性病变。因发病部位的不同,会出现各自不同的临床症状。

结核性脑膜炎是结核分枝杆菌经血液循环侵入脑内或经其他途径播散至脑内而引起的中枢神经系统结核病。最常发病部位是脑膜,也可侵犯脑实质、脑动脉、脑神经等。由于脑部的重要性,结核性脑膜炎均为重症结核病,若早期治疗,用药顺利,患者依从性好,可取得良好预后;但晚期患者,治疗不合理,用药困难者,则具有较差预后,留有后遗症或死亡。

骨和关节结核是结核分枝杆菌感染骨和关节、滑膜、肌肉、腱鞘和滑囊后而引起的一种慢性骨和关节疾病,占所有结核的 3%~8%,是主要的肺外结核之一。骨和关节结核好发于儿童和老年人,病程长、并发症多,常影响患者骨骼的正常发育生长,造成骨与关节的损伤、畸形、强直、关节功能丧失等不同程度的残疾,严重者可造成脊髓压迫、截瘫,甚至危及生命。骨结核可发生在各类骨骼中,但以脊柱和四肢关节最为常见。

肠结核是结核分枝杆菌侵犯肠道引起的慢性特异性感染,在消化系统结核病中最常见,多继发于肺结核,特别是活动性肺结核。肠结核可发生于肠的任何部位,回盲部最常见,其次是升结肠、空回肠、横结肠、降结肠、直肠及肛周。根据病理改变情况,可将肠结核分为溃疡性和增殖性。本病多见于中青年。

肾结核是泌尿系统结核最主要的患病部位,如治疗不当可继发输尿管及膀胱结核。早期肾结核波及膀胱时,正确的应用抗结核药多数可以治愈。不能恢复的患者多是由泌尿系统以外的结核或膀胱结核导致。男性肾结核部分会合并附睾结核,如不及时治疗可影响生育能力。

二、临床表现及评估

不同感染部位的临床症状和体征各异,但肺外结核的结核分枝杆菌检出率会明显低于肺结核,用普通的 X 线检查多难以显示,较肺结核诊断难度大。有时需根据临床经验和治疗效果以及辅助检查等方式综合分析以协助诊断。

结核性脑膜炎在早期一般起病缓慢、多表现为间断头疼,可忍受,往往未就诊或误诊等未重视,可伴不规则低热(37~38℃)、盗汗等结核典型症状,可持续 1 个月左右;中期患者会出现头痛加剧。伴呕吐,体温明显升高,可达38.5℃以上,出现颅神经障碍症,最常见动眼神经障碍、复视、瞳孔散大等,一般持续 2 周等;晚期患者会出现意识障碍,从嗜睡到昏迷,深浅反射消失或形成脑疝终至死亡。部分患者可发生肢体瘫痪,根据病变侵犯部位的不同,可出现单侧瘫痪或截瘫、大小便失禁、癫痫等；对治疗不当导致的病情迁延不愈者，会出现持续高颅压，头痛、发热及长期癫痫、大小便失禁等。个别患者可能不会出现上述分期表现，仅以癫痫发作、单瘫或斜视、嗅觉异常等脑部局限性表现为主。

骨和关节结核感染中脊柱结核发病率最高，约占半数以上。脊柱结核绝大多数发生在脊柱的椎体，仅有约 1%~2% 发生在椎体附件。脊柱结核可见午后低热、盗汗、乏力等结核感染全身症状，局部主要表现为疼痛、肌肉痉挛、运动功能受限和神经功能障碍等。先出现疼痛症状，随着病变进展，痛点多固定在脊柱病灶平面的棘突或棘突旁，因疼痛或椎体不稳定等造成肌肉痉挛，使脊柱处于某种固定的被动体位会使脊柱运动受限。椎体的破坏、塌陷及骨质损伤会造成的脊柱后突畸形和侧弯，以胸椎和胸腰椎后突畸形弯曲最明显。脊柱结核病灶多可见寒性脓肿，脓肿可在病灶局部也可远离骨病灶形成流注脓肿。脓肿穿破皮肤可形成久治不愈的窦道，且窦道常会混合其他感染。有时脓肿还会穿破邻近脏器形成内瘘，形成各种瘘道。其他关节部结核多表现为疼痛，活动受限、脓肿、窦道形成甚至强直畸形。

肠结核起病缓慢，早期症状不明显，增殖性肠结核多无结核中毒症状，溃疡性可见低热、盗汗、乏力等结核全身中毒症状。腹痛是肠结核最常见的症状，多位于右下腹，其次是脐周。对溃疡性肠结核多见持续性腹泻，可有黏液或脓血，多无里急后重，对增殖性肠结核多见腹胀、便秘。部分患者可出现肠出血、肠穿孔、肠梗阻或急性腹膜炎等症状。

肾结核一般发病缓慢，最初症状是尿频，每日小便可 10 余次，随着病变进展，尿频次数增加，每日可 10~20 次，尿频同时伴尿急、尿痛。肾结核典型症状是尿频、尿急、尿痛、尿血、脓尿等膀胱炎的症状，其中，多数患者在早期即可见血尿，70% 以上的肾结核患者有膀胱炎症状。肾脏局部症状只在发生在肾积脓、继发感染、病变蔓延到肾周围时才会出现。当肾结核严重或合并其他器官结核时，可出现全身中毒症状。

肺外结核的临床表现多与其他感染相似，临床中常会出现误诊。在疾病评估时要注意患者的病史、结核典型症状等，在鉴诊阶段充分考虑结核的可能性。诊断肺外结核的金标准仍然是病灶部位活检找到结核分枝杆菌或病理学确诊，但通常结核分枝杆菌的检出率明显低于肺结核，一般要根据临床经验和治疗效果配合更敏感的检验手段综合分析协助诊断。

三、治疗原则

各类肺外结核的治疗首先均需遵循全身的抗结核药物治疗方案和原则，对耐药结核菌的感染也应遵循耐药结核的治疗方案。所有肺外结核的治疗疗程都要根据病情适当延长,如结核性脑膜炎总疗程 12~18 个月,3 个月 HRZE 强化期,继续 9 个月或以上 HRZE 巩固期;肠结核总疗程 18 个月;骨和关节结核、肾结核疗程一般要延长到 12 个月,方案为 2~3 个月 HRZE 强化期,9~10 个月 HRE 巩固期。

此外,对于不同病症,需采取相应对症治疗,如结核性脑膜炎患者可口服泼尼松 30~40mg/d(病情稳定后减量,总疗程 3 个月)减轻中毒症状;对顽固性颅内高压、脑脊液蛋白定量明显增高、脑脊髓膜炎、持续昏迷的重病例、各种原因导致抗结核方案不全、复发或耐药的结核性脑膜炎患者可使用椎管内注入异烟肼 0.1g 联合地塞米松 3~5mg 混合鞘内缓慢注入,每周 2~3 次,以减轻中枢神经症状;对骨和关节结核、肠结核、肾结核等患者,必要的部位固定、脓肿穿刺引流、窦道清创换药、坏死病灶的手术清除等措施需尽早进行。

第四节 非结核分枝杆菌病

一、疾病概述

分枝杆菌属包括结核分枝杆菌复合群、非结核分枝杆菌(nontuberculous mycobacteria,NTM)和麻风分枝杆菌三类,临床上的非结核分枝杆菌病是指除结核分枝杆菌复合群(结核分枝杆菌、牛分枝杆菌、非洲分枝杆菌等)和麻风分枝杆菌以外的分枝杆菌感染引起的疾病。三类分枝杆菌均含有分枝杆菌酸,抗酸染色呈阳性,常易混淆。根据非结核分枝杆菌的生长速度,可分为快速生长型和慢速生长型两种,快速生长型包括脓肿分枝杆菌、龟分枝杆菌、偶发分枝杆菌、耻垢分枝杆菌等,慢速生长型包括鸟-胞内分枝杆菌复合群、堪萨斯分枝杆菌、嗜血分枝杆菌、海分枝杆菌、蟾分枝杆菌等。两种不同生长速度的细菌对药物的敏感性存在差异,治疗方案中的药物也有一定差异。非结核分枝杆菌广泛存在于土壤、水等自然环境中,不同细菌由于其各自特点在环境中的分布有区别,如鸟-胞内分枝杆菌复合群、蟾蜍分枝杆菌、偶发分枝杆菌和龟分枝杆菌对消毒剂及重金属耐受,常生存于饮水系统中,其中大部分为腐物寄生菌。在供热、供水管道中可分离到嗜热的蟾蜍分枝杆菌、耐热分枝杆菌和缓黄分枝杆菌等。我国 NTM 病发病率南方高于北方,沿海高于内地,气候温暖地区高于寒冷地区。NTM 主要可引起肺部病变,也可致身体其他部位病变,常见的是淋巴结、皮肤软组织和骨骼,严重免疫抑制者还可引起血源性播散。

二、临床表现及评估

NTM 通过呼吸道、胃肠道和皮肤等途径侵入人体后,其致病过程与结核病相仿。NTM 肺病常发生于结构性肺部疾病的基础上，如 COPD、支气管扩张症、囊性纤维化、尘肺病、肺结核病和肺泡蛋白沉着症等；具有某些表型特征，如绝经期、脊柱侧弯、漏斗胸、二尖瓣脱垂和关节伸展过度的人也可对 NTM 易感，其机制尚未明了。NTM 与结核分枝杆菌的菌体成分和抗原有其共同性，但 NTM 的毒力较结核分枝杆菌弱。NTM 病的病理所见与结核病很难鉴别，区别在于 NTM 病的干酪样坏死较少，机体组织反应较弱。

NTM 病的全身中毒症状和局部损害表现与结核病相似，主要侵犯肺脏，在无菌种鉴定结果的情况下，可长期被误诊为结核病。NTM 病因感染菌种和受累组织不同，临床表现各异。

NTM 肺病：NTM 肺病最为常见，引起肺部病变的 NTM 菌种主要有鸟 - 胞内分枝杆菌复合群、脓肿分枝杆菌和偶发分枝杆菌，次要菌种有堪萨斯分枝杆菌、龟分枝杆菌、戈尔登分枝杆菌、蟾蜍分枝杆菌等。NTM 肺病的临床症状和体征与肺结核极为相似，全身中毒症状等较肺结核轻。患者的临床表现差别较大，有的没有明显症状，多数人发病缓慢，常表现为慢性肺部疾病的恶化，也可有急性发病；可有咳嗽、咳痰、咯血、胸痛、气急、盗汗、低热、乏力、消瘦和萎靡不振等症状。X 线胸片显示炎性病灶及单发或多发的薄壁空洞，而纤维硬结灶、球形病变及胸膜渗出相对少见。病变多累及上叶尖段和前段。由于 NTM 病程较长、肺组织破坏较重及并发症的存在，一般 NTM 肺病患者的肺通气功能减退较肺结核更为明显。

NTM 淋巴结病：NTM 淋巴结病多见于儿童，是儿童中最常见的 NTM 病。儿童 NTM 淋巴结病以 1~5 岁最多见，10 岁以上儿童少见，男女之比为 1:1.3~2.0。累及部位最多的是上颈部和下颌下淋巴结，耳部、腹股沟和腋下淋巴结也可受累，单侧多见，双侧少见。大多数患者无全身症状和体征，仅有局部淋巴结受累的表现，无或有轻度压痛，可迅速软化、破溃形成慢性窦道。分枝杆菌抗原皮肤试验对儿童淋巴结病的诊断具有重要价值，多数 NTM 淋巴结病患儿的 PPD 试验结果呈弱阳性，而 NTM 抗原试验为强阳性。

NTM 皮肤病：NTM 可引起皮肤及皮下软组织病变。引起皮肤病变的主要菌种有偶发分枝杆菌、脓肿分枝杆菌、龟分枝杆菌、海分枝杆菌和溃疡分枝杆菌，次要菌种有嗜血分枝杆菌、堪萨斯分枝杆菌、鸟 - 胞内分枝杆菌复合群和耻垢分枝。局部脓肿多由偶发分枝杆菌、脓肿分枝杆菌和龟分枝杆菌引起，多发生在针刺伤口、开放性伤口或骨折处，往往迁延不愈。医院内发生的皮肤软组织 NTM 病也常由这 3 种快速生长分枝杆菌引起。溃疡分枝杆菌可引起皮肤感染，海分枝杆菌可引起游泳池肉芽肿和类孢子丝菌病，堪萨斯分枝杆菌、苏加分枝杆菌和嗜血分枝杆菌可引起皮肤播散性和多中心结节病灶。

播散性 NTM 病：播散性 NTM 病主要见于免疫功能受损患者，是一种新发传染性疾病,最多见于 HIV 感染的个体。其临床表现多种多样,与其他感染不易区别。最常见的症状为不明原因、持续性或间歇性发热,多有进行性的体重减轻、夜间盗汗;胃肠道症状有轻度腹痛甚至持续性腹痛、不易缓解的腹泻和消化不良等;不少患者可有腹部压痛及肝脾肿大等体征,部分患者可有皮下多发性结节或脓肿。实验室检查显示全血细胞减少,CD4$^+$T 细胞减少,血清碱性磷酸酶和乳酸脱氢酶升高,可有肝功能异常,血液、体液、粪便、骨髓、淋巴结穿刺活检物和上消化道内窥镜抽吸液涂片或培养的抗酸染色多为阳性。

NTM 病的诊断应通过临床表现、影像学表现、细菌学及病理检查结果进行综合判断。NTM 的培养阳性对诊断 NTM 病有重要作用,同时,在培养阳性时对 NTM 进行菌种鉴定和药敏是保证有效治疗的重要保障。

三、治疗原则

由于 NTM 的耐药模式可因菌种不同而有所差异,所以治疗前进行药物敏感试验十分重要。目前无特效治疗 NTM 病的药物和标准方案,多数 NTM 对抗结核药耐药,所以要求抗结核药和其他抗菌药物联合使用(如克拉霉素、阿奇霉素、阿米卡星、头孢西丁、利奈唑胺等)。制定 NTM 治疗方案时,应尽可能根据药敏结果和用药史,选择 5~6 种药物联合治疗,强化期为 6~12 个月,巩固期为 12~18 个月,在 NTM 培养结果阴转后继续治疗 12 个月以上。不同 NTM 病的用药种类和疗程可有所不同。不建议对疑似 NTM 肺病患者进行试验性治疗。对 NTM 肺病患者应谨慎采用外科手术治疗。

第五节 常见处方审核案例详解

一、适应证不适宜

案例 1
【处方描述】

性别:男　　年龄:46 岁

临床诊断:继发性肺结核,双上中下,右上空洞,涂阳初治。

临床资料:患者间咳半年,头痛 3 个月,发热 2 个月,半年前无明显诱因出现间歇性咳嗽,咳少白稀痰,无血痰及黄脓痰。胸部 CT 示双肺阴影,双上中下,右上空洞,多次痰涂片找抗酸杆菌(+)。诊断:继发性肺结核,双上中下,右上空洞,涂阳初治。

处方内容：

利福平胶囊	0.45g	q.d.	p.o.
异烟肼片	0.3g	q.d.	p.o.
乙胺丁醇片	0.75g	q.d.	p.o.
吡嗪酰胺片	1.5g	q.d.	p.o.
左氧氟沙星片	0.4g	q.d.	p.o.

【处方问题】适应证不适宜。

【机制分析】左氧氟沙星虽有较强抗结核作用，但主要用于复治结核和耐药结核的治疗，为保持左氧氟沙星的有效性，对无合并肺部感染的初治结核且对异烟肼、利福平、乙胺丁醇和吡嗪酰胺无禁忌证的患者，仅需使用4种一线抗结核药，左氧氟沙星适应证不适宜。

【干预建议】停用左氧氟沙星。

案例2

【处方描述】

性别：男　　　年龄：61岁

临床诊断：胸椎结核。

处方内容：

异烟肼片	0.3g	q.d.	p.o.
利福平胶囊	0.45g	q.d.	p.o.
吡嗪酰胺片	1.5g	q.d.	p.o.
乙胺丁醇片	0.75g	q.d.	p.o.
五酯滴丸	1 150mg	q.d.	p.o.

【处方问题】适应证不适宜：五酯滴丸使用不当。

【机制分析】抗结核药引起的肝功能损伤多是由药物代谢产物直接引起或诱发的过敏反应，对有基础疾病、既往有药物性肝肾等肝损伤高危因素的患者可以在抗结核治疗的同时预防使用护肝药。但护肝药应选择具有抗氧化、抗炎等机制的药物，本例中使用的五酯滴丸的主要成分是华中五味子，能降低血清谷丙转氨酶，可用于慢性肝炎谷丙转氨酶升高者。对于预防性保肝治疗者，不建议使用降酶药，该类药物只能减轻症状，但不能保护肝细胞，同时可能掩盖肝损病情，干扰诊断。本处方中五酯滴丸使用不当，适应证不适宜。

【干预建议】建议将预防性护肝药改为甘草酸苷制剂。

二、抗菌药物选择不适宜

案例3

【处方描述】

性别：男　　　年龄：31 岁

临床诊断：继发性肺结核初治。

临床资料：患者咳嗽、咳痰 2 周，发热伴右侧胸痛 1 周。胸片示双肺继发性肺结核并双上下肺空洞。感染指标：WBC 7.30×10^9/L，NEUT% 68%，CRP 149.10mg/L，hs-CRP 152.28mg/L；痰找抗酸杆菌(1+)，痰 TB-RNA、TB-DNA 阳性，耐药基因检测提示利福平、异烟肼敏感；肝肾功能未见明显异常。诊断为继发性肺结核初治。

处方内容：

异烟肼片	0.3g	q.d.	p.o.
利福平胶囊	0.45g	q.d.	p.o.
盐酸乙胺丁醇片	0.75g	q.d.	p.o.
阿米卡星注射液	400mg	q.d.	i.v.

【处方问题】抗菌药物选择不适宜。

【机制分析】一线抗结核药品主要有异烟肼、利福平、吡嗪酰胺、乙胺丁醇、链霉素。阿米卡星为二线治疗用药。患者既往无结核病治疗史，针对该类初治活动型肺结核，应选择一线抗结核药物，即强化期使用异烟肼、利福平、吡嗪酰胺、乙胺丁醇四联抗结核，选用阿米卡星不合理，适应证不适宜。

【干预建议】建议阿米卡星注射液改为吡嗪酰胺片 1 500mg q.d. p.o.。

案例4

【处方描述】

性别：男　　　年龄：36 岁

临床诊断：肋骨骨折，空洞性肺结核。

临床资料：患者于 1 日前滑倒后出现明显胸痛不适，伴发热盗汗，伴轻微咳嗽、咳痰和气促不适，述双下肢间有疼痛不适。胸部 CT 示左侧胸第 2~7 肋骨骨折，右肺空洞，痰找抗酸杆菌 1+，肾功能检查提示尿酸 452.3μmol/L，于抗结核、抗感染、止痛、胸部骨折固定等治疗。诊断：肋骨骨折,空洞性肺结核。

处方内容:

利福平胶囊	0.45g	q.d.	p.o.
异烟肼片	0.3g	q.d.	p.o.
乙胺丁醇片	0.75g	q.d.	p.o.
吡嗪酰胺片	1.5g	q.d.	p.o.
注射用头孢孟多	1.0g	q.8h.	i.v.gtt.
塞来昔布胶囊	0.2g	b.i.d.	p.o.

【处方问题】抗菌药物选择不适宜。

【机制分析】吡嗪酰胺的代谢物吡嗪酸会抑制尿酸的排出,升高体内尿酸浓度,其常见的不良反应是痛风样关节炎,尤其是大关节,多发生在用药后的1~2个月内。患者尿酸高,双下肢间有疼痛不适,不排除痛风发作,选择吡嗪酰胺不适宜。

【干预建议】暂时停用吡嗪酰胺,待尿酸降低后使用或加用降尿酸药物如别嘌醇、非布司他等。

案例5
【处方描述】

性别:男　　　年龄:72岁

临床诊断:继发性肺结核初治。

临床资料:患者发现肺部阴影4日。胸部CT检查发现双肺多发斑点、斑片、小结节状影。感染四项hs-CRP 17.6mg/L,痰涂片找抗酸菌阳性,痰Gene Xpert MTB(+),对利福平敏感。诊断为继发性肺结核初治。患者既往有冠心病,心电图示ST-T改变、Q-Tc间期延长。

处方内容:

异烟肼片	0.3g	q.d.	p.o.
利福平胶囊	0.45g	q.d.	p.o.
吡嗪酰胺片	1.5g	q.d.	p.o.
盐酸莫西沙星片	0.4g	q.d.	p.o.

【处方问题】抗菌药物选择不适宜。

【机制分析】莫西沙星可导致Q-Tc间期延长,而该患者心电图已提示Q-Tc间期延长,为避免室性心律失常包括尖端扭转型室速的发生危险升高,应避免使用莫西沙星。另一方面,莫西沙星为二线抗结核药物,患者既往无结核病治疗史,属于活动性肺结核初治,首选选择一线抗结核药物(异烟肼、利福平、吡嗪酰胺、乙胺丁醇),建议选用异烟肼、利福平、吡嗪酰胺、乙胺丁醇四联抗结核。

【干预建议】建议盐酸莫西沙星片改为盐酸乙胺丁醇片 750mg q.d. p.o.。

案例6
【处方描述】

性别:男　　　年龄:68 岁

临床诊断:继发性肺结核初治、慢性肾功能不全、高血压3级。

处方内容:

利福平胶囊	0.45g	q.d.	p.o.
异烟肼片	0.3g	q.d.	p.o.
乙胺丁醇片	0.75g	q.d.	p.o.
吡嗪酰胺片	1.5g	q.d.	p.o.

【处方问题】抗菌药物选择不适宜。

【机制分析】乙胺丁醇主要经肾脏排泄,对肾功能不全患者需减少用量或停用,抗菌药物选择不适宜。本处方中虽诊断有慢性肾功能不全,但具体程度未知。对此类患者需请处方医师确认以进一步调整。

【干预建议】请处方医师进一步确认,或调整抗结核治疗方案:减少乙胺丁醇用量或停用乙胺丁醇、或改为对肾脏影响较小的莫西沙星。

三、用法、用量不适宜

案例7
【处方描述】

性别:男　　　年龄:13 岁

临床诊断:浸润型肺结核。

处方内容:

异烟肼片	0.1g×14 片	0.2g	q.d.	p.o.
乙胺丁醇片	0.25g×14 片	0.5g	q.d.	p.o.
利福平胶囊	0.3g×7 粒	0.3g	q.d.	p.o.
吡嗪酰胺片	250mg×6 片	100mg	q.d.	p.o.
肝得治胶囊	0.45g×63 粒	1.35g	t.i.d.	p.o.

【处方问题】用法、用量不适宜。

【机制分析】对于低体重患者,常需根据体重调整抗结核药剂量。上述门诊处方中4种抗结核药剂量明显低于常规剂量,说明医师已经根据体重调整剂量,但由于处方信息中无患者体重,在审方时可根据其他药品信息进行审方。首先明确的是在患者无肝肾功能不全等特殊情况时,4种抗结核药要求联合用药。按用法、用量计算,异烟肼、乙胺丁醇和利福平的处方量为7日用量,但吡嗪酰胺的总剂量远大于按用法、用量计算的7日量,提示吡嗪酰胺的用法、用量可能存在不合理,需进一步向医师确认。

【干预建议】跟医师进一步确认患者体重;按照15~30mg/(kg·d)进行用量调整。

案例8

【处方描述】

性别:男　　　年龄:48 岁

临床诊断:浸润型肺结核;糖尿病;结核性渗出性胸膜炎;高尿酸血症;药物性皮炎。

处方内容:

异烟肼片	0.1g×21 片	0.3g	q.d.	p.o.
复方甘草酸苷片	1片×63 片	3 片	t.i.d.	p.o.
盐酸莫西沙星片	0.4g×21 片	0.4g	b.i.d.	p.o.
氯雷他定片	10mg×7 片	10mg	q.d.	p.o.
碳酸氢钠片	0.5g×42 片	1g	t.i.d.	p.o.
肝得治胶囊	0.45g×63 粒	1.35g	t.i.d.	p.o.

【处方问题】用法、用量不适宜。

【机制分析】莫西沙星用于感染性疾病通用的用法、用量为,成人剂量0.4g(口服),每24小时1次,治疗的持续时间取决于感染的类型。该患者用量为0.4g,每日2次远超单日剂量,故为盐酸莫西沙星片用法不适宜。

【干预建议】调整盐酸莫西沙星片的用量为0.4g,每日1次。

案例9

【处方描述】

性别:男　　　年龄:56 岁

临床诊断:继发性肺结核初治。

临床资料：患者咳嗽、咳少量黄白痰20余日、偶有低热可自行下降至正常。辅助检查示痰 TB-RNA 阳性，痰涂片抗酸杆菌(3+)，痰结核分枝杆菌核酸检测示结核分枝杆菌，对利福平、氟喹诺酮敏感，对异烟肼耐药；肌酐183μmol/L。胸片：考虑双上中肺野继发性肺结核并双上空洞。诊断为继发性肺结核，耐异烟肼，复治。

处方内容：

利福平胶囊	0.3g	q.d.	p.o.
吡嗪酰胺片	1.5g	q.d.	p.o.
盐酸乙胺丁醇片	0.75g	q.d.	p.o.
左氧氟沙星片	0.6g	q.d.	p.o.

【处方问题】用法、用量不适宜。

【机制分析】左氧氟沙星主要以原型药由尿中排出，肾功能不全者应减量或延长给药间期。该患者肌酐清除率经计算为39ml/min，存在肾功能不全，左氧氟沙星片使用剂量过大。

【干预建议】建议左氧氟沙星片剂量调整为 0.3g q.d. p.o.。

案例 10

【处方描述】

性别：女　　　年龄：38 岁

临床诊断：继发性肺结核初治。

临床资料：患者 1 个多月前无明显诱因出现咳嗽、咯黄白色黏痰。胸部 CT 检查示：考虑双肺继发性肺结核(以渗出、空洞型为主)。支冲液 GeneXpert MTB 检测有结核分枝杆菌，利福平敏感。诊断为继发性肺结核，初治。

处方内容：

利福平胶囊	0.15g	t.i.d.	p.o.
异烟肼片	0.3g	q.d.	p.o.
吡嗪酰胺片	1.5g	q.d.	p.o.
盐酸乙胺丁醇片	0.75g	q.d.	p.o.

【处方问题】用法、用量不适宜。

【机制分析】利福平是抗结核治疗方案中最主要的杀菌剂之一，为浓度依赖性抗菌药物，为保证疗效，强调的是每日 1 次顿服。另外，利福平与食物同服会降低利福平的吸收速率,降低药物的吸收剂量,故宜空腹服用。一般当患者出现不能耐受的胃肠道不适而不能服药时,才会建议 3 次 /d 服用。上述处方中其他抗结核药均是 1 次 /d,提示患者可能未出现不能耐受的胃肠道不适,因此,利福平胶囊用法、用量不适宜,建议改为 1 次 /d。

【干预建议】利福平应于餐前 1 小时或餐后 2 小时服用,清晨空腹 1 次服用吸收最好。建议利福平胶囊用法、用量更改为 0.45g q.d. p.o.(空腹顿服)。

四、联合用药不适宜

案例 11
【处方描述】

性别:男　　　年龄:71 岁

临床诊断:2 型糖尿病合并肺结核。

临床资料:患者咳嗽伴咳痰 2 个月余,辅助检查示浸润性肺结核。既往有 2 型糖尿病病史 1 年,服用"二甲双胍片 0.5g t.i.d.、利格列汀 5mg q.d."降血糖,自诉血糖控制可。空腹血糖 6.0mmol/L,糖化血红蛋白 6.2%,肌酐 98μmol/L。

处方内容:

盐酸二甲双胍片	0.5g	t.i.d.	p.o.
利格列汀	5mg	q.d.	p.o.
异烟肼片	0.3g	q.d.	p.o.
利福平胶囊	0.3g	q.d.	p.o.
盐酸乙胺丁醇片	0.75g	q.d.	p.o.
吡嗪酰胺片	1.250g	q.d.	p.o.

【处方问题】联合用药不适宜:利格列汀和利福平存在药物相互作用。

【机制分析】利格列汀为 P- 糖蛋白底物,P- 糖蛋白诱导剂利福平会使利格列汀的暴露水平降低到亚治疗水平,很可能会降至无效的浓度。利格列汀和利福平存在药物相互作用,联合用药不适宜。

【干预建议】建议替换利格列汀为其他降血糖药物。

案例 12
【处方描述】

性别：男　　　年龄：57 岁

临床诊断：肺结核合并糖尿病足。

临床资料：患者因血糖升高 5 年余，左足溃烂 1 个月余就诊。辅助检查示：空腹血糖 8.0mmol/L，糖化血红蛋白 8.2%，肌酐 70μmol/L。

处方内容：

利福平胶囊	0.45g	q.d.	p.o.
左氧氟沙星片	0.5g	q.d.	p.o.
盐酸二甲双胍片	0.5g	t.i.d.	p.o.
卡格列净片	100mg	q.d.	p.o.

【处方问题】联合用药不适宜。

【机制分析】利福平是多种 UGT 酶的非选择性诱导剂，包括 UGTIA9、UGT284，与卡格列净联用时能够降低卡格列净的药时曲线下面积（AUC）达 51%。卡格列净和利福平存在药物相互作用，联合用药不适宜。

【干预建议】注意监测血糖变化，建议将卡格列净替换为其他降血糖药物，或剂量增加至 300mg q.d.［可耐受且 eGFR >60ml/(min·1.73m²)］。

案例 13
【处方描述】

性别：男　　年龄：44 岁

临床诊断：支气管结核、肾移植术后。

临床资料：患者 2 年前行异体肾移植术，术后长期服用"甲泼尼龙片、他克莫司胶囊、吗替麦考酚酯胶囊"抗排斥，他克莫司血药浓度维持在 5~7ng/ml，半个月前出现咳嗽、咳痰，伴乏力，入院查痰涂片找抗酸杆菌 ++++，支冲液 TB-DNA 阳性，纤支镜提示右中叶支气管结核（干酪坏死型），诊断"支气管结核"，予异烟肼片、利福平胶囊、吡嗪酰胺片、乙胺丁醇片抗结核治疗，复查他克莫司血药浓度 <2ng/ml。

处方内容：

利福平胶囊	0.45g	q.d.	p.o.
异烟肼片	0.3g	q.d.	p.o.
乙胺丁醇片	0.75g	q.d.	p.o.

吡嗪酰胺片	1.5g	q.d.	p.o.
他克莫司胶囊	6mg	b.i.d.	p.o.
甲泼尼龙片	4mg	q.d.	p.o.
吗替麦考酚酯胶囊	1g	b.i.d.	p.o.

【处方问题】联合用药不适宜：利福平会降低他克莫司的浓度。

【机制分析】他克莫司通过CYP3A4代谢,同时也是P-糖蛋白介导的转运的底物,而利福平是CYP酶和P-糖蛋白的强效诱导剂,对CYP1A2、CYP3A4和CYP2C均能产生诱导作用,可以诱导他克莫司在肝、肠CYP450 3A酶系统和P-糖蛋白的代谢,显著增加他克莫司的消除,减少他克莫司的生物利用度,使他克莫司血药浓度达不到治疗范围,从而引起器官排异。该患者在联合使用利福平和他克莫司后血药浓度会显著下降。

【干预建议】建议增加他克莫司的剂量或选择对肝药酶影响较小的利福布汀或利福喷丁,同时定期监测他克莫司血药浓度。

案例14
【处方描述】

性别：男　　年龄：62岁

临床诊断：浸润型肺结核,曲霉菌性肺病。

临床资料：患者既往诊断"曲霉菌性肺病",目前正在服用伏立康唑片抗感染治疗,现因"咳嗽、咳痰10日,发热1日"入院,入院查T-SPOT阳性,Genexpert阳性,胸部CT提示双肺继发性肺结核并左上肺空洞,考虑诊断"浸润型肺结核,初治,涂阴"。

处方内容：

利福平胶囊	0.45g	q.d.	p.o.
异烟肼片	0.3g	q.d.	p.o.
乙胺丁醇片	0.75g	q.d.	p.o.
吡嗪酰胺片	1.5g	q.d.	p.o.
伏立康唑片	0.2g	q.12h.	p.o.

【处方问题】联合用药不适宜。

【机制分析】三唑类抗真菌药主要通过细胞色素P450同工酶代谢,包括CYP2C19、CYP2C9和CYP3A4,利福平是CYP3A4强诱导剂,两者联用时三唑类抗真菌药浓度会显著下降,其中,伏立康唑的C_{max}和AUC分别降低93%

和96%,即使将伏立康唑剂量加倍仍无法达到有效血浓度。伏立康唑的说明书明确提出本品禁止与利福平联用,联合用药不适宜。

【干预建议】伏立康唑与利福平不宜联用,对于该患者,可将利福平改为其他抗结核药物如喹诺酮类。

案例 15

【处方描述】

性别:女　　　　年龄:25 岁

临床诊断:颈淋巴结结核。

临床资料:患者因"发现颈部肿物1个月余"入院,自诉平素身体健康,近2个月开始服用去氧孕烯炔雌醇片避孕,入院查肿物约4cm×3cm,质软、边界清,伴红肿、波动感,淋巴彩超提示双侧多发淋巴结肿大声像,淋巴结活检提示多核巨细胞、上皮细胞,干酪样坏死,考虑淋巴结结核,予予异烟肼片、利福平胶囊、吡嗪酰胺片、乙胺丁醇片抗结核治疗

处方内容:

利福平胶囊	0.45g	q.d.	p.o.
异烟肼片	0.3g	q.d.	p.o.
乙胺丁醇片	0.75g	q.d.	p.o.
吡嗪酰胺片	1.5g	q.d.	p.o.
去氧孕烯炔雌醇片	1 片	q.d.	p.o.

【处方问题】联合用药不适宜。

【机制分析】利福平与去氧孕烯炔雌醇片同服时,会使后者的避孕效果下降,可能造成避孕失败,联合用药不适宜。

【干预建议】建议抗结核治疗期间停用去氧孕烯炔雌醇片,选择其他避孕方式。

案例 16

【处方描述】

性别:男　　　　年龄:50 岁

临床诊断:结核性脑膜炎。

临床资料:患者既往有消化性溃疡病史,现因"发热并头痛20 日"入院,患者无明显诱因下出现发热,体温最高39.5℃,无明显规律,伴阵发性头痛、头晕,查头颅 MR 提示脑膜异常强化,考虑脑膜炎。行腰椎穿

刺术,脑脊液压力 250mmH$_2$O,常规生化 WBC 224×10^6/L,L% 90%,Cl 115.7mmol/L,Glu 2.22mmol/L,脑脊液涂片找到抗酸杆菌,考虑诊断"结核性脑膜炎"。

处方内容:

利福平胶囊	0.45g	q.d.	p.o.
异烟肼片	0.6g	q.d.	p.o.
乙胺丁醇片	0.75g	q.d.	p.o.
吡嗪酰胺片	1.5g	q.d.	p.o.
醋酸泼尼松片	30mg	q.d.	p.o.
艾司奥美拉唑肠溶片	20mg	q.d.	p.o.
强肝胶囊	1.2g	t.i.d.	p.o.

【处方问题】联合用药不适宜。

【机制分析】艾司奥美拉唑在肝脏经过 CYP2C19 和 CYP3A4 代谢,利福平是 CYP3A4 和 CYP2C19 强诱导剂,两药联用会极大地降低艾司奥美拉唑的血药浓度,建议两药避免联用。

【干预建议】建议选择对 CYP 酶依赖性相对较小的药物如泮托拉唑、雷贝拉唑等。

案例 17

【处方描述】

性别:男　　　年龄:61 岁

临床诊断:肺结核合并冠心病。

临床资料:患者反复发热、气促 2 个月,咳嗽、胸痛 3 周,伴畏寒、寒战,查 IGRAs 阳性,痰涂片找到抗酸杆菌,入院前 3 日因心梗在外院行 PCI 支架植入术,诊断结核性胸膜炎,病理(+);继发性肺结核,右上中下,左下(+)初治;急性心力衰竭;冠状动脉粥样硬化性心脏病;陈旧性前壁心肌梗死。

处方内容:

利福平胶囊	0.45g	q.d.	p.o.
异烟肼片	0.3g	q.d.	p.o.
乙胺丁醇片	0.75g	q.d.	p.o.
阿司匹林肠溶片	100mg	q.d.	p.o.
替格瑞洛片	90mg	b.i.d.	p.o.

【处方问题】联合用药不适宜。

【机制分析】替格瑞洛为 CYP3A4 底物,因合并用药 CYP3A4 酶诱导剂利福平的作用,抗血小板活性大大降低,易导致支架内血栓风险大大升高,联合用药不适宜。

【干预建议】该患者 PCI 术后 DAPT 方案应选择 P2Y12 抑制剂前药氯吡格雷联合阿司匹林。

案例 18

【处方描述】

性别:男　　年龄:83 岁

临床诊断:肺结核合并房颤。

临床资料:患者食欲减退 2 个月余,加重伴呕吐两天,间咳黄白痰,伴乏力,胸部 CT 示"双肺结核并右上肺空洞",Gene Xpert MTB/RIF(+),痰涂片找到抗酸杆菌 3+,心率 105 次/min,心律明显不齐,各瓣膜听诊区未闻及杂音,ECG:心房颤动。诊断:①继发性肺结核,双肺并双上空洞涂(+)初治;②心房颤动。

处方内容:

利福平胶囊	0.3g	q.d.	p.o.
异烟肼片	0.2g	q.d.	p.o.
乙胺丁醇片	0.5g	q.d.	p.o.
利伐沙班片	10mg	q.d.	p.o.

【处方问题】联合用药不适宜。

【机制分析】利伐沙班与强效 CYP3A4 诱导剂利福平联用,后者会使利伐沙班的平均 AUC 下降约 50%,同时药效也降低,抗凝不足,缺血事件风险升高,联合用药不适宜。

【干预建议】调整抗结核治疗方案或抗凝方案,可考虑对肝药酶作用较小的利福喷丁,同时密切动态评估缺血、出血风险。必要时也可考虑换用 VKA 华法林,监测 INR 达标以获得合适的抗凝力度。

案例 19

【处方描述】

性别:女　　年龄:87 岁

临床诊断:肺结核合并高血压。

临床资料:患者发现颈部肿物 2 个月,颈部 CT 平扫＋增强示"左颈淋巴结结核",颈部淋巴结穿刺活检,病理提示:慢性肉芽肿炎性病变,见小片状凝固性坏死,结核分枝杆菌核酸定性检测阳性。既往合并高血压病史 20 余年,长期服用硝苯地平控释片、氯沙坦钾片,诉血压控制可。诊断:①颈淋巴结结核;②高血压 3 级(很高危组)。

处方内容:

利福平胶囊	0.3g	q.d.	p.o.
异烟肼片	0.2g	q.d.	p.o.
乙胺丁醇片	0.5g	q.d.	p.o.
吡嗪酰胺片	1.0g	q.d.	p.o.
硝苯地平控释片	30mg	q.d.	p.o.
氯沙坦钾片	50mg	q.d.	p.o.

【处方问题】联合用药不适宜。

【机制分析】硝苯地平通过位于肠黏膜和肝脏的细胞色素 CYP3A4 系统代谢消除。因此对 CYP3A4 系统有抑制或诱导作用的药物可能改变对硝苯地平的首过效应(口服后)或清除率。利福平具有很强的诱导 CYP3A4 的作用,如与之合用,硝苯地平的生物利用度会降低而影响其疗效,血压控制不佳,联合用药不适宜。

【干预建议】由于酶诱导作用,与利福平合用时,硝苯地平达不到有效的血药浓度。因此硝苯地平不建议与利福平合用,建议调整降血压方案。

案例 20
【处方描述】

性别:男　　　年龄:52 岁

临床诊断:肺结核合并肺栓塞。

临床资料:患者疲乏、纳差半月余,查体:呼吸运动右侧减弱,语颤右侧减弱,右下肺叩诊浊音,右下肺呼吸音减低。胸部 B 超提示右侧大量包裹积液,引流胸液提示为渗出液,胸水生化提示 ADA 76.3U/L。胸部增强 CT 示:①双下肺动脉远端、右下肺外及后基底段动脉、左下肺各段动脉内血栓形成;②双肺继发性肺结核并左上肺小空洞,右侧胸膜炎,右侧胸腔内积液积气,怀疑抽液后所致;③双肺门及纵隔淋巴结肿大钙化。双下肢动静脉彩超检查示双下肢腓静脉完全栓塞。诊断:①继发性肺结核,双肺,左上空洞,痰涂(-)初治;②右侧结核性胸膜炎;③肺栓塞;④双下肢腓静脉完全栓塞。

处方内容：

利福平胶囊	0.45g	q.d.	p.o.
异烟肼片	0.3g	q.d.	p.o.
乙胺丁醇片	0.75g	q.d.	p.o.
吡嗪酰胺片	1.5g	q.d.	p.o.
达比加群酯片	150mg	b.i.d.	p.o.

【处方问题】联合用药不适宜。

【机制分析】达比加群酯是 P-pg 的底物。与 P-gp 诱导物利福平联合使用会降低达比加群血药浓度，抗凝效力减弱，血栓时间风险升高，应避免联合使用。

【干预建议】调整抗结核治疗方案或抗凝方案，可考虑对肝药酶作用较小的利福喷丁，同时密切动态评估缺血、出血风险。必要时也可考虑换用 VKA 华法林，监测 INR 达标以获得合适的抗凝力度。

第六节 小 结

结核病是呼吸系统常见的感染性疾病，无论是对肺结核还是肺外结核，初治还是复治结核，敏感还是耐药结核，其共同治疗原则都是"早期、规律、全程、适量、联合"的使用全身抗结核药物治疗。对不同类型的结核病通常根据感染病菌的敏感程度选择不同的药物方案，一般对敏感结核菌感染的患者使用异烟肼、利福平、乙胺丁醇、吡嗪酰胺 4 种药组成的"一线"抗结核药；对复治的患者或耐药结核菌感染的患者则需根据患者既往治疗情况选择具体的药物。所有结核病的治疗都要包括强化期和巩固期两个阶段，两个阶段的药物和疗程会因结核病的类型有一定不同。

由于复治、耐药结核和非结核分枝杆菌结核的治疗方案考虑因素较多，且结核病的诊治要求在定点医疗机构进行，在非定点医疗机构可能更多见初治结核患者，所以本章的审核案例主要列举的是初治敏感结核患者的用药情况。由于利福平是肝药酶的强诱导剂，在审核结核患者处方时主要需注意是否存在药物间的相互作用。异烟肼、利福平、吡嗪酰胺、乙胺丁醇在肝肾均有代谢，对肝肾功能不全和低体重患者需注意用法、用量问题。对于耐药结核和非结核分枝杆菌患者的处方更多的需注意超说明书用药的问题，如，目前左氧氟沙星、莫西沙星、利奈唑胺、头孢西丁、阿奇霉素、阿米卡星等均已经有充分的循证医学证据支持其用于耐药结核或非结核分枝杆菌的治疗,如遇到此类处方,不应当作适应证不适宜。

(李　祥)

参考文献

[1] 汪复 , 张婴元. 实用抗感染治疗学. 3 版. 北京 : 人民卫生出版社 , 2020.

[2] 中华医学会. 临床诊疗指南 - 结核病分册. 北京 : 人民卫生出版社 , 2005.

[3] 中国防痨协会. 耐药结核病化学治疗指南 (2019 年版). 中国防痨杂志 , 2019, 41 (10): 1025-1073.

[4] 首都医科大学附属北京胸科医院 , 中国防痨协会非结核分枝杆菌分会 ,《中国防痨杂志》编辑委员会. 非结核分枝杆菌病治疗药品超说明书用法专家共识. 中国防痨杂志 2020, 42 (8): 769-787.

[5] 中华医学会结核病学分会. 抗结核药超说明书用法专家共识. 中华结核和呼吸杂志 , 2018, 41 (6): 447-460.

[6] 中华医学会结核病学分会. 非结核分枝杆菌病诊断与治疗指南. 中华结核和呼吸杂志 , 2020, 43 (11): 918-946.

第十四章

病毒感染处方审核案例详解

第一节 病毒感染概述

病毒是引起人类传染病的重要病原体之一。病毒进入机体并增殖时,机体与病毒相互作用而产生的各种现象的总和,称为病毒感染(virus infection)。病毒感染种类繁多、分布广泛,常见的病毒感染性疾病有流行性感冒、病毒性肝炎、病毒性肺炎、疱疹性咽峡炎、带状疱疹、肾综合征出血热、麻疹及流行性腮腺炎等,除此之外,还有如获得性免疫缺陷综合征、手足口病、人感染性高致病性禽流感、登革热、埃博拉出血热、严重急性呼吸综合征等传染性更强、危害性更大、死亡率更高的病毒感染性疾病。

一、病毒感染的类型

(一)隐性感染

当病毒侵入机体后,由于病毒数量较少、毒力较弱或机体免疫力较强时,病毒在机体内增殖,但在临床上不出现明显的症状、体征,甚至生化改变,同时可使机体获得特异性免疫,称为隐性感染。隐性感染虽然不会出现临床症状,但病毒仍在机体内增殖并可向外排出病毒,成为重要的传染源。

(二)显性感染

病毒侵入机体后,由于病毒数量较多、毒力较强或机体免疫力较弱,病毒在机体内增殖,产生毒性物质,经过一定时间相互作用,病毒取得优势地位且机体不能维护其内部环境的相对稳定性时,临床上出现明显的症状和/或体征,称为显性感染。根据病毒滞留时间及感染持续时间长短,又可分为急性感染和持续性感染。

1. 急性感染　当病毒侵入机体后,一般潜伏期短、发病急,病程数日至数周,临床上很快出现症状,除少数患者在急性期死亡外,多数可通过自身免疫机制把病毒从体内迅速消除,如甲型肝炎、流行性出血热、脊髓灰质炎和麻疹等疾病。

2. 持续性感染　当病毒侵入机体后,在体内持续存在数月甚至终身,但不一定持续增殖,机体可出现临床症状,或不出现临床症状而长期携带病毒,其按病程、致病机制的不同,又可分为以下3种类型。

(1)潜伏感染:病毒在机体的某些特定组织或细胞中潜伏,机体既没有临床症状,也不向外排出病毒,此时病毒与人体免疫系统处于相对平衡状态,一旦平衡打破,病毒可重新繁殖而引起临床症状,并可检测出病毒,如单纯疱疹、水痘 - 带状疱疹等疾病。

(2)慢性感染:病毒持续存在于机体的血液或组织中,并不断排出体外而被检出,机体可出现或不出现临床症状,如乙型肝炎、丙型肝炎等疾病。

(3)慢病毒感染:病毒长期潜伏在机体内,可达数月至数年,此时机体不出现临床症状,一般也检测不出病毒,但其发病隐匿且病理改变呈退行性变,直至死亡,如获得性免疫缺陷综合征。

二、病毒感染常用药物

常用抗非逆转录病毒药如表 14-1 所示,常用抗逆转录病毒药如表 14-2 所示,常用人干扰素如表 14-3 所示。

表 14-1　常用抗非逆转录病毒药

药品	剂型	适应证	规格	用法、用量	不良反应	妊娠分级
利巴韦林	片剂	用于呼吸道合胞病毒引起的病毒性肺炎与支气管炎,皮肤疱疹病毒感染	0.1g	(1)病毒性呼吸道感染:成人一次 0.15g,一日 3 次,疗程 7 日。 (2)皮肤疱疹病毒感染:成人一次 0.3g,一日 3 次,疗程 7 日。 (3)儿童每日 10mg/kg,分 4 次服用,疗程 7 日。6 岁以下儿童口服剂量未定	常见的不良反应有贫血、乏力等,停药后即消失。较少见的不良反应有疲倦、头痛、失眠、食欲减退、恶心、呕吐、轻度腹泻、便秘等,并可致红细胞、白细胞及血红蛋白下降	X 级
	注射剂	用于呼吸道合胞病毒引起的病毒性肺炎与支气管炎	1ml:0.1g	成人一次 0.5g,一日 2 次,儿童一日 10~15mg/kg,分 2 次给药。每次滴注 20 分钟以上,疗程 3~7 日		

续表

药品	剂型	适应证	规格	用法、用量	不良反应	妊娠分级
金刚烷胺	片剂	用于防治A型流感病毒所引起的呼吸道感染	0.1g	(1) 成人：一次 0.2g，一日 1 次或一次 0.1g，每 12 小时 1 次。 (2) 1~9 岁儿童：一次 1.5~3mg/kg，8 小时 1 次，或一次 2.2~4.4mg/kg，12 小时 1 次。 (3) 9~12 岁儿童：每 12 小时口服 0.1g。 (4) 12 岁及 12 岁以上：用量同成人	眩晕、失眠和神经质、恶心、呕吐、厌食、口干、便秘。偶见抑郁、焦虑、幻觉、精神错乱、共济失调、头痛，罕见惊厥。少见白细胞减少、中性粒细胞减少	C 级
膦甲酸钠	注射剂	(1) 艾滋病患者巨细胞病毒性视网膜炎。 (2) 免疫功能损害患者耐阿昔洛韦单纯疱疹病毒性皮肤黏膜感染	250ml：3.0g；500ml：6.0g	(1) 艾滋病患者巨细胞病毒性视网膜炎（肾功能正常） 诱导治疗：推荐初始剂量为 60mg/kg，每 8 小时 1 次，静脉滴注时间不得少于 1 小时，根据疗效连用 2~3 周。 维持治疗：维持剂量为 90~120mg/（kg·d）（按肾功能调整剂量），静脉滴注时间不得少于 2 小时。维持治疗期间，若病情加重，可重复诱导治疗及维持治疗过程。 (2) 免疫功能损害患者耐阿昔洛韦单纯疱疹病毒性皮肤黏膜感染 推荐剂量为 40mg/kg，每 8 小时或 12 小时 1 次，静脉滴注时间不得少于 1 小时，连用 2~3 周或直至治愈	肾功能损害：血清肌酐值升高，肌酐清除率降低，肾功能异常、急性肾功能衰竭、尿毒症、多尿、代谢性酸中毒。停止用药 1~10 周内血清肌酐值能恢复至治疗前水平或正常。 电介质：低钙血症、低镁血症、低钾血症、低磷血症或高磷血症。 惊厥（包括癫痫大发作）：虽然许多患者出现惊厥可能因低钙血症或原有疾病（隐球菌脑膜炎、占位性病变或其他中枢神经系统肿瘤），但不能除外与本品的关系。 贫血或血红蛋白降低：一般不同时伴有白细胞及血小板计数下降。 局部刺激：注射部位静脉炎，生殖泌尿道刺激症状或溃疡。	C 级

药品	剂型	适应证	规格	用法、用量	不良反应	妊娠分级
膦甲酸钠					全身:疲乏、不适、寒战、发热、脓毒症。 胃肠系统:恶心、呕吐、腹泻、腹痛、消化不良、便秘,曾有胰腺炎个例报道。 代谢及营养失调:低钠血症和下肢浮肿,乳酸脱氢酶、碱性磷酸酶或淀粉酶升高。 中枢及周围神经系统:感觉异常、头痛、眩晕、非自主性肌肉收缩、震颤、共济失调、神经病。 精神失调:厌食、焦虑、神经质、精神混乱、抑郁、精神病、激动、进攻性反应。 肝胆系统:GPT 和 GOT 异常。 心血管系统:ECG 异常、高血压或低血压、室性心律不齐。 其他:白细胞减少、粒细胞减少、血小板减少、皮疹、肌肉无力	
阿昔洛韦	片剂	(1)单纯疱疹病毒感染:用于生殖器疱疹病毒感染初发和复发病例,对反复发作病例口服本品用作预防。	0.1g,0.2g	(1)生殖器疱疹初治和免疫缺陷者皮肤黏膜单纯疱疹:成人常用量一次 0.2g,一日 5 次,共 10 日;或一次 0.4g,一日 3 次,共 5 日;复发性感染一次 0.2g,一日 5 次,共 5 日;复发性感染的慢性抑制疗法,一次 0.2g,一日 3 次,共 6 个月,必要时剂量可加至一次 0.2g,一日 5 次,共 6~12 个月。	偶有头晕、头痛、关节痛、恶心、呕吐、腹泻、胃部不适、食欲减退、口渴、白细胞下降、蛋白尿及血尿素氮轻度升高、皮肤瘙痒等,长程给药偶见痤疮、失眠、月经紊乱	B 级

续表

药品	剂型	适应证	规格	用法、用量	不良反应	妊娠分级
阿昔洛韦		(2)带状疱疹:用于免疫功能正常者带状疱疹和免疫缺陷者轻症病例的治疗。 (3)免疫缺陷者水痘的治疗		(2)带状疱疹:成人常用量一次0.8g,一日5次,共7~10日。 (3)水痘:2岁以上儿童一次20mg/kg,一日4次,共5日,出现症状立即开始治疗。40kg以上儿童和成人常用量为一次0.8g,一日4次,共5日		
	注射剂	(1)单纯疱疹病毒感染:用于免疫缺陷者初发和复发性黏膜皮肤感染的治疗以及反复发作病例的预防;也用于单纯疱疹性脑炎治疗。 (2)带状疱疹:用于免疫缺陷者严重带状疱疹患者或免疫功能正常者弥散型带状疱疹的治疗。	0.25g; 0.5g	成人常用量: (1)重症生殖器疱疹初治,一次5mg/kg,一日3次,隔8小时滴注1次共5日。 (2)免疫缺陷者皮肤黏膜单纯疱疹或严重带状疱疹,一次5~10mg/kg,一日3次,隔8小时滴注1次,共7~10日。 (3)单纯疱疹性脑炎,一次10mg/kg,一日3次,隔8小时滴注1次,共10日。 (4)急性视网膜坏死,一次5~10mg/kg,一日3次,隔8小时滴注1次,共7~10日。以后一次口服0.8g,一日5次,连续6~14周。 成人一日最高剂量为30mg/kg或1.5g/m²。 儿童常用量:	(1)常见的不良反应:注射部位的炎症或静脉炎、皮肤瘙痒或荨麻疹、皮疹、发热、轻度头痛、恶心、呕吐、腹泻、蛋白尿、血尿素氮和血清肌酐值升高、肝功能异常如血清氨基转移酶、碱性磷酸酶、乳酸脱氢酶、总胆红素轻度升高等。 (2)少见的不良反应:急性肾功能不全、白细胞和红细胞下降、血红蛋白减少、胆固醇、三酰甘油升高、血尿、低血压、多汗、心悸、呼吸困难、胸闷等。 (3)罕见的不良反应:昏迷、意识模糊、幻觉、癫痫、下肢抽搐、舌及手足麻木感、震颤、全身倦怠感等中枢神经系统症状	

药品	剂型	适应证	规格	用法、用量	不良反应	妊娠分级
阿昔洛韦		(3)免疫缺陷者水痘的治疗。 (4)急性视网膜坏死的治疗		(1)重症生殖器疱疹初治,婴儿与12岁以下儿童,一次250mg/m²,一日3次,隔8小时滴注1次,共5日。 (2)免疫缺陷者皮肤黏膜单纯疱疹,婴儿与12岁以下儿童,一次250mg/m²,一日3次,隔8小时滴注1次,共7日,12岁以上按成人量。 (3)单纯疱疹性脑炎,一次10mg/kg,一日3次,隔8小时滴注1次,共10日。 (4)免疫缺陷者合并水痘,一次10mg/kg或500mg/m²,一日3次,隔8小时滴注1次,共10日。 儿童最高剂量为每8小时按体表面积500mg/m²		
	滴眼剂	用于单纯疱疹性角膜炎	8ml:8mg	滴入眼睑内,每2小时1次	滴眼可引起轻度疼痛和烧灼感,但易被患者耐受	
	乳膏剂	用于单纯疱疹或带状疱疹感染	10g:0.3g	取适量涂患处,成人与儿童均为白天每2小时1次,一日4~6次,共7日。	可见轻度疼痛、灼痛、刺痛、瘙痒以及皮疹等	
更昔洛韦	胶囊剂	用于免疫损伤引起巨细胞病毒感染的患者。	0.25g	肾功能正常情况下: (1)巨细胞病毒视网膜炎的维持治疗,在诱导治疗后,推荐维持量为每次1g,一日3次,与食物	本品可引起粒细胞减少/中性白细胞减少及血小板减少。罕见:头痛、头昏、呼吸困难、恶心、呕吐、腹痛、腹泻、	C级

续表

药品	剂型	适应证	规格	用法、用量	不良反应	妊娠分级
更昔洛韦		(1) 用于免疫功能损伤(包括艾滋病患者)发生的巨细胞病毒性视网膜炎的维持治疗。 (2) 预防可能发生于器官移植受者的巨细胞病毒感染。 (3) 预防晚期 HIV 感染患者的巨细胞病毒感染		同服。也可在非睡眠时每次服 0.5g,每 3 小时 1 次,一日 6 次,与食物同服。维持治疗时若巨细胞病毒视网膜炎有发展,则应重新进行诱导治疗。 (2) 晚期人类免疫缺陷病毒感染患者巨细胞病毒感染的预防:预防剂量为每次 1g,一日 3 次,与食物同服。 (3) 器官移植受者巨细胞病毒感染的预防:预防剂量为每次 1g,一日 3 次,与食物同服。用药疗程根据免疫抑制时间和程度确定	厌食、消化道出血、心律失常、血压升高或血压降低、寒战、血尿、血尿素氮增加、脱发、瘙痒、荨麻疹、血糖降低、浮肿、周身不适、肌酐增加、嗜伊红细胞增多症等。有巨细胞病毒感染性视网膜炎的艾滋病患者可出现视网膜剥离	
	注射剂	用于预防和治疗危及生命或视觉受巨细胞病毒感染的免疫缺陷患者,以及预防与巨细胞病毒感染有关的器官移植患者	0.25g; 0.5g	用以治疗巨细胞病毒视网膜炎的标准剂量: (1) 诱导治疗,肾功能正常患者剂量为 5mg/kg,静脉输注 1 小时以上,每 12 小时 1 次,持续 14~21 日。 (2) 维持治疗:剂量为 5mg/kg,静脉输注 1 小时以上,1 次 /d,每周 7 次,或 6mg/kg,1 次 /d,每周 5 次。 器官移植患者预防标准剂量:	一般反应:在对获得性免疫缺陷综合征或器官移植受体的对照临床试验中,考虑"很可能"或"可能"与更昔洛韦注射制剂或口服制剂有关的其他不良事件有如下几点。 全身反应:腹部增大,衰弱,胸痛,水肿,注射部位炎症,不适,疼痛。 消化系统:肝功能异常,溃疡性胃炎,便秘,消化不良,打嗝。	

续表

药品	剂型	适应证	规格	用法、用量	不良反应	妊娠分级
更昔洛韦				(1)诱导治疗:肾功能正常患者 5mg/kg,静脉输注 1 小时以上,每 12 小时 1 次,疗程 7~14 日。 (2)维持治疗:5mg/kg,静脉输注 1 小时以上,1 次 /d,每周 7 次;或 6mg/kg,1 次 /d,每周 5 次	血液和淋巴系统:全血细胞减少。 呼吸系统:咳嗽增加,呼吸困难。 神经系统:梦境异常,焦虑,神志错乱,抑郁,眩晕,口干,失眠,嗜睡,思维异常,震颤。 皮肤和附属器:脱发,皮肤干燥。 特殊感觉:视觉异常,味觉倒错,耳鸣,玻璃体病变。 代谢和营养异常:肌酐增加,GOT 增加,GPT增加,体重减轻。 心血管系统:高血压,静脉炎,血管张力下降。 泌尿生殖系统:肌酐清除率降低,肾衰竭,肾功能异常,尿频。 骨骼肌肉系统:关节痛,腿抽筋,肌痛,肌无力。 接受更昔洛韦的患者出现以下不良事件可能是致命的:胃肠穿孔,多器官衰竭,胰腺炎和脓毒血症。 更昔洛韦注射制剂或口服制剂上市后临床应用中报道的不良事件。以下事件是在该药品批准后使用中确定的。由于它们是来自未知样本的人群的自发报告,因此无法预	

续表

药品	剂型	适应证	规格	用法、用量	不良反应	妊娠分级
更昔洛韦					计其发生率：酸中毒，过敏反应，关节炎，支气管痉挛，心搏停止，心脏传导异常，白内障，胆石症，胆汁淤积，先天异常，眼干，感觉迟钝，言语障碍，甘油三酯水平增高，脑病，剥脱性皮炎，锥体外系反应，面瘫，幻觉，溶血性贫血，溶血性尿毒症，肝衰竭，肝炎，高血钙，低血钠，血清抗利尿激素异常，不育，肠道溃疡，颅内高压，易怒，记忆丧失，嗅觉丧失，骨髓病动眼神经麻痹，外周组织缺血，肺纤维化，肾小管病变，横纹肌溶解，Stevens-Johnson 综合征，卒中，睾丸发育不良，尖端扭转，脉管炎，室性心动过速	
	眼用制剂	用于单纯疱疹病毒性角膜炎	5g：7.5mg；8g：12mg；10g：15mg；15g：22.5mg	用法：外用，滴入结膜囊中。用量：一次 1 滴，一日 4 次，疗程 3 周	治疗中可能发生短暂的眼痒、灼热感，针刺感及轻微视力模糊，但很快消失，不影响治疗。偶见白细胞下降	

续表

药品	剂型	适应证	规格	用法、用量	不良反应	妊娠分级
泛昔洛韦	胶囊剂	用于带状疱疹和原发性生殖器疱疹	0.125g	成人每次0.25g,每日3次,连用7日	常见不良反应是头痛和恶心,此外尚可见下列反应。 (1)神经系统:头晕、失眠、嗜睡、感觉异常等。 (2)消化系统:腹泻、腹痛、消化不良、厌食、呕吐、便秘、胀气等。 (3)全身反应:疲劳、疼痛、发热、寒战等。 (4)其他反应:皮疹、皮肤瘙痒、鼻窦炎、咽炎等	B级
奥司他韦	胶囊剂	(1)用于成人和1岁及1岁以上儿童的甲型和乙型流感治疗(磷酸奥司他韦能够有效治疗甲型和乙型流感,但是乙型流感的临床应用数据尚不多)。患者应在首次出现症状48小时以内使用。 (2)用于成人和13岁及13岁以上青少年的甲型和乙型流感的预防	75mg	(1)流感的治疗:成人和13岁以上青少年的推荐口服剂量是每次75mg,每日2次,共5日。 (2)流感的预防:用于与流感患者密切接触后的流感预防时的推荐口服剂量为75mg,每日1次,至少10日。同样应在密切接触后2日内开始用药。用于流感季节时预防流感的推荐剂量为75mg,每日1次。有数据表明连用药物6周安全有效。服药期间一直具有预防作用	(1)在成人和青少年的治疗研究中,最常见的药物不良反应为恶心、呕吐和头痛,大多数药物不良反应是在治疗第1日或第2日时的单独个例,并且在1~2日内自行缓解。 (2)在成人和青少年的预防研究中,最常见的药物不良反应为恶心、呕吐、头痛和疼痛。 (3)儿童患者最常见的药物不良反应为呕吐。 (4)大部分患者没有因为上述药物不良反应事件而停药	C级

药品	剂型	适应证	规格	用法、用量	不良反应	妊娠分级
恩替卡韦	片剂	(1) 用于病毒复制活跃，血清谷丙转氨酶持续升高或肝脏组织学显示有活动性病变的慢性成人乙型肝炎的治疗（包括代偿及失代偿期肝病患者）。(2) 用于治疗 2 岁至<18 岁慢性 HBV 感染代偿性肝病的核苷初治儿童患者，有病毒复制活跃和血清谷丙转氨酶水平持续升高的证据或中度至重度炎症和/或纤维化的组织学证据	0.5mg；1mg	(1) 成人：一日 1 次，每次 0.5mg。拉米夫定治疗时发生病毒血症或出现拉米夫定耐药突变的患者为一日 1 次，每次 1mg。(2) 儿童：体重 32.6kg 及以上患者每日剂量应该为片剂 0.5mg，体重大于 10kg 且小于 32.6kg 患者应该使用口服溶液	在中国进行的临床试验中，最常见的不良反应有：GPT 升高、疲劳、眩晕、恶心、腹痛、腹部不适、上腹痛、肝区不适、肌痛、失眠和风疹。这些不良反应多为轻到中度	C 级

续表

药品	剂型	适应证	规格	用法、用量	不良反应	妊娠分级
替比夫定	片剂	用于有病毒复制证据以及有血清转氨酶（GPT或GOT）持续升高或肝组织活动性病变证据的慢性乙型肝炎成人患者	0.6g	治疗慢性乙型肝炎的推荐剂量为600mg，一日1次	神经系统：常见眩晕，头痛，偶见周围神经病变。胃肠道：常见腹泻，恶心。皮肤和皮下组织：常见皮疹。肌肉骨骼、结缔组织和骨：偶见肌病，肌炎，关节痛，肌痛。全身性病患及给药部位：常见疲劳，偶见身体不适。检查：常见血肌酸激酶、谷丙转氨酶、血淀粉酶、脂肪酶升高，偶见谷草转氨酶升高	B级

注：FDA自2015年起使用"怀孕与哺乳期标示规则"（PLLR）替代妊娠分级，但鉴于妊娠分级可快速对比为患者选择药物，故此处保留供参考。

表 14-2 常用抗逆转录病毒药

药品	剂型	适应证	规格	用法、用量	不良反应	妊娠分级
阿德福韦酯	片剂	用于治疗有乙型肝炎病毒活动复制证据，并伴有血清氨基酸转移酶（GPT或GOT）持续升高或肝脏组织学活动性病变的肝功能代偿的成年慢性乙型肝炎患者	10mg	成人（18~65岁）：对于肾脏功能正常的患者，推荐剂量为一日1次，每次10mg	疲乏、胃肠道反应（腹部不适、上腹痛、腹泻、恶心、胃部不适）、鼻咽炎、头晕、皮疹、脱发、肝区痛、自发流产、失眠、实验室检查异常（GPT、CPK和ALP升高、中性粒细胞和白细胞减少），任何单个不良事件的总体发生率均≤2%。最常见的为疲乏，唯一的严重不良反应为自发流产	C级

续表

药品	剂型	适应证	规格	用法、用量	不良反应	妊娠分级
丙酚替诺福韦	片剂	用于治疗成人和青少年(年龄12岁及以上,体重至少为35kg)慢性乙型肝炎	25mg	成人和青少年(年龄为12岁及以上且体重至少为35kg):一日1次,每次25mg	神经系统疾病:非常常见头痛,常见头晕。胃肠道疾病:常见腹泻、呕吐、恶心、腹痛、腹胀、肠胃胀气。肝胆疾病:常见谷丙转氨酶升高。皮肤及皮下组织疾病:常见皮疹、瘙痒,不常见血管性水肿、荨麻疹。肌肉骨骼和结缔组织疾病:常见关节痛。全身性疾病与用药部位状况:常见疲劳	B级
替诺福韦二吡呋酯	片剂	(1)用于与其他抗逆转录病毒药物联用,治疗成人HIV-1感染。(2)用于治疗慢性乙肝成人和≥12岁的儿童患者	0.3g	(1)对HIV-1成人患者的推荐剂量:每次0.3g,一日1次。(2)对治疗慢性乙肝成人和≥12岁儿童患者的推荐剂量:每次0.3g,一日1次	(1)严重急性乙肝恶化。(2)新发作或恶化的肾损害。(3)乳酸酸中毒伴有脂肪变性的重度肝肿大。(4)骨质流失或矿化障碍。(5)免疫重建炎性综合征。(6)成人HIV-1感染患者临床试验最常见不良反应(发生率≥10%,2~4级)包括皮疹、腹泻、头痛、疼痛、抑郁、衰弱和恶心。(7)成人慢性乙肝和代偿性肝病受试者临床试验期间出现的不良反应包括:腹痛、腹泻、头痛、头晕、乏力、鼻咽炎、背痛和皮疹	B级

续表

药品	剂型	适应证	规格	用法、用量	不良反应	妊娠分级
索磷布韦维帕他韦	片剂	用于治疗成人慢性丙型肝炎病毒(HCV)感染	0.4g 索磷布韦和 0.1g 维帕他韦	一日 1 次,每次 1 片	(1)在临床研究中,头痛、疲劳和恶心是在接受 12 周治疗的患者中报告的最常见(发生率 ≥10%)的治疗引发不良事件。(2)当索磷布韦与其他直接作用抗病毒药物连用,并合用药物胺碘酮和/或降低心率的其他药品时,观察到严重心动过缓和心脏传导阻滞情况	—

注:"—"表示无相关分级。

表 14-3 常用人干扰素

药品	剂型	适应证	规格	用法、用量	不良反应	妊娠分级
人干扰素 α1b	注射剂	用于治疗病毒性疾病和某些恶性肿瘤。已批准用于治疗慢性乙型肝炎、丙型肝炎和毛细胞白血病。已有临床试验结果和文献报告用于治疗病毒性疾病如带状疱疹、尖锐湿疣、肾综合征出血热和小儿呼吸道合胞病毒肺炎等有效,可用于治疗恶性肿瘤如慢性粒细胞白血病、黑色素瘤、淋巴瘤等	10μg;20μg;30μg;40μg;50μg;60μg	(1)慢性乙型肝炎:一次 30~50μg,隔日 1 次,皮下或肌内注射,疗程为 4~6 个月,可根据病情延长疗程至 1 年。可进行诱导治疗,即在治疗开始时,一日 1 次,0.5~1 个月后改为隔日 1 次,到疗程结束。(2)慢性丙型肝炎:一次 30~50μg,隔日 1 次,皮下或肌内注射。治疗 4~6 个月,无效者停用。有效者可继续治疗至 12 个月。根据病情需要,可延长至 18 个月。在治疗的第 1 个月,一日 1 次。疗程结束后随访 6~12 个月。急性丙型肝炎应早期使用该药治疗,可减少慢性化。	本品不良反应温和,最常见的是发热、疲劳等反应,常在用药初期出现,多为一次性和可逆性反应;其他可能存在的不良反应有头痛、肌痛、关节痛、食欲不振、恶心和脱发等;少数患者可能出现白细胞减少、血小板减少等血象异常,停药后可恢复。如出现上述患者不能忍受的严重不良反应时,应减少剂量或停药,并给予必要的对症治疗	C 级

药品	剂型	适应证	规格	用法、用量	不良反应	妊娠分级
人干扰素α1b				(3)尖锐湿疣:一次 10~30μg,皮下或肌内注射,或一次 10μg,疣体下局部注射,隔日 1 次,连续 3 周为 1 个疗程。可根据病情延长或重复疗程		
	滴眼剂	用于治疗眼部病毒性疾病,对单纯疱疹性眼病,包括眼睑单纯疱疹、单疱性结膜炎、角膜炎(树枝状,地图状,盘状,基质性角膜炎)、单疱性虹膜睫状体炎疗效显著;对带状疱疹性眼病(如眼睑带状疱疹、带状疱疹性角膜炎、巩膜炎、虹膜睫状体炎)、腺病毒性结膜角膜炎、肾综合征出血性结膜炎等也有良好效果	2ml:20 万 IU	于结膜囊内滴本药一滴,滴后闭眼 1~2 分钟。急性炎症期,一日滴 4~6 次,随病情好转逐渐减为一日 2~3 次,基本痊愈后改为一日 1 次,继续用药一周后停药。有多次复发史的单疱性角膜炎患者,每遇感冒、发热或其他诱因,如疲劳,生活不规律可滴用本品,一日 2 次,连续 3 日,以预防复发	一般无不良反应,偶见一过性轻度结膜充血、少量分泌物、黏涩感、眼部刺痛、痒感等症状,但可耐受继续用药。病情好转时酌减滴药次数,症状即缓解消失	
人干扰素α2a	注射剂	(1)淋巴或造血系统肿瘤:毛状细胞白血病,多发性骨髓瘤,低度恶性非何杰金氏淋巴瘤,慢性髓性白血病。(2)病毒性疾病伴有 HBV DNA、DNA 多聚酶阳	1ml:100 万 IU;1ml:300 万 IU;1ml:500 万 IU	(1)慢性活动性乙型肝炎:通常以 500 万 IU,每周 3 次,皮下注射,共用 6 个月。如用药 1 个月后病毒复制标志或 HBeAg 无下降,则可逐渐加大剂量并可进一步将剂量调整至患者能够耐受的水平,如治疗 3~4 个月后没有改善,则应考虑停止治疗。	一般症状:感冒症状,如乏力、发热、寒战、食欲减退、肌痛、头痛、关节病和出汗等。胃肠道:厌食、恶心、呕吐、味觉改变和体重减轻等。腹泻和轻度到中度腹痛等则少见。便	C 级

续表

药品	剂型	适应证	规格	用法、用量	不良反应	妊娠分级
人干扰素α2a		性 或 HBeAg 阳性等病毒复制标志的成年慢性活动性乙型肝炎患者;伴有 HCV 抗体阳性和谷丙转氨酶升高,但不伴有肝功能代偿失调(Child 分类 A)的成年急慢性丙型肝炎患者;尖锐湿疣		(2)急慢性丙型肝炎:①起始剂量,以 300 万 ~500 万 IU,每周 3 次,皮下或肌内注射 3 个月作为诱导治疗。②维持剂量,血清谷丙转氨酶正常的患者需要再以 300 万 IU,每周 3 次,注射 3 个月作为完全缓解的巩固治疗。患者血清谷丙转氨酶不正常者必须停止以人干扰素 α2a 治疗。(3)尖锐湿疣:以 100 万 ~300 万 IU,每周 3 次,皮下或肌内注射,共 1~2 个月;或于患处基底部隔日注射 100 万 IU,连续 3 周	秘、腹胀、肠蠕动增强、胃灼热等少见,消化性溃疡复发及非威胁生命的胃肠道出血也有个别报道。肝功能改变:特别是表现在 GPT 升高,也伴有碱性磷酸酶、乳酸脱氢酶以及胆红素增高,但一般来说不需要调整剂量。偶有导致肝炎的报道。对乙型肝炎患者来说,转氨酶的改变表明患者临床状况的改善。中枢神经系统:头昏、眩晕、视力障碍、记忆力下降、抑郁、嗜睡、焦虑、神经过敏以及失眠等不太常见。外周神经系统:感觉异常、麻木、神经病变、瘙痒以及震颤等偶有发生。心血管及呼吸系统:乙型肝炎患者中极少发生心血管方面的问题。皮肤黏膜及附件:反复发作性口唇疱疹、皮疹、瘙痒、皮肤黏膜干燥、流涕、鼻液溢偶有报道。	

续表

药品	剂型	适应证	规格	用法、用量	不良反应	妊娠分级
人干扰素α2a					约五分之一患者伴有轻至中度脱发，但终止用药后即可恢复。 肾脏及泌尿系统：肾功能降低极为少见，极少报道有肾衰竭病例，主要发生在有肾病和/或伴有危险因素的肾中毒症状的癌症患者。电解质紊乱有所发生，一般与厌食和脱水有关。 造血系统：约占三分之一到二分之一患者发生短暂白细胞减少，但极少需要减少用药剂量。非骨髓抑制性患者中血小板减少极为少见。血红蛋白及血细胞比容偶有降低，骨髓抑制患者中血小板减少及血红蛋白降低等较为多见。严重造血系统之异常改变通常在停用7~10日后即可恢复至治疗前水平。 其他：极少数患者用药有血糖升高，注射部位的局部反应也有发生	

药品	剂型	适应证	规格	用法、用量	不良反应	妊娠分级
人干扰素α2a	栓剂	用于治疗阴道病毒性感染引起的慢性宫颈炎、宫颈糜烂、阴道炎，预防宫颈癌	6万IU	每次1粒，隔日1次，睡前使用；6~10次为一个疗程或遵医嘱	极少数患者初次用药后出现轻微腰腹酸痛，偶见一过性低热，外阴、阴道不适，可自行消失，不影响治疗	
人干扰素α2b	注射剂	用于急慢性病毒性肝炎（乙型、丙型等）、尖锐湿疣、毛细胞白血病、慢性粒细胞白血病、淋巴瘤、艾滋病相关性卡波济氏肉瘤、恶性黑色素瘤等疾病的治疗	1ml：100万IU；1ml：300万IU；1ml：500万IU	(1)慢性乙型肝炎：推荐剂量为每次300万~500万IU，每日或隔日注射1次，3~6个月为一个疗程，医师可根据患者的具体情况而调整剂量。(2)慢性丙型肝炎：推荐剂量为每次300万~500万IU，每日或隔日注射一次，3~6个月为一个疗程，医师可根据患者的具体情况而调整剂量。(3)尖锐湿疣：推荐剂量为每次100万~300万IU，每周隔日注射3次，1~2个月为一个疗程	使用本品常见的不良反应有感冒样症状，如发热、头痛、寒战、乏力、肌肉酸痛、关节痛等，部分患者可出现厌食、恶心、腹泻、呕吐、白细胞减少、血小板减少、转氨酶增高，停药后即可恢复正常。偶见有失眠、皮疹、脱发、血压升高或降低、耳鸣、视力下降、神经系统功能紊乱等。不良反应多为一过性和可逆性反应，常出现在用药的第1周，不良反应多在注射48小时后消失，如发生中等程度至严重的不良反应，可考虑调整患者的用药剂量或停止用药。一旦发生过敏反应，应立即停止用药	C级

续表

药品	剂型	适应证	规格	用法、用量	不良反应	妊娠分级
人干扰素α2b	滴眼剂	用于治疗单纯疱疹病毒性角膜炎	2.5ml：50万 IU；5ml：100万 IU；10ml：200万 IU	滴于患眼的结膜囊内，一日6次，每次1~2滴，滴后闭眼1~2分钟。一般2周为一个疗程，必要时可遵医嘱	少数患者可能会出现眼部刺痛、轻度眼痒等症状，但多为一过性反应，停药后症状一般会自行消失	
	喷雾剂	(1) 用于由病毒引起的初发或复发性皮肤单纯疱疹(口唇疱疹、生殖器疱疹) (2) 用于尖锐湿疣的辅助治疗	10ml：100万 IU；20ml：200万 IU	每次1~2喷(如创口面积较大，也可喷涂多次以能覆盖整个创面为宜)，一日3次。口唇疱疹及生殖器疱疹连续用药1周，尖锐湿疣连续用药6周	用药期间偶见灼痛、瘙痒等局部轻微刺激反应，无须中止治疗即可自行缓解。未见其他明显不良反应	

第二节 流行性感冒

一、疾病概述

流行性感冒(influenza)简称流感，是一种流感病毒引起的，借助飞沫、人与人之间的接触、与被污染物品接触传播的急性病毒性呼吸道传染病。流感病毒是正黏病毒科，属于RNA病毒，根据其和蛋白的抗原性可以分为A型、B型和C型流感病毒，又可分别称为甲型、乙型和丙型流感病毒。其中A型流感病毒是人类流感的主要病原，根据其表面结构蛋白血凝素(HA)和神经氨酸酶(NA)抗原性的差异可分为不同亚型，至今已经鉴定了18种HA亚型和11种NA亚型。如2009年引起大流行病毒株就是甲型H1N1流感病毒，1997年首次通过密切接触由鸡传染人的是甲型H5N1流感病毒。流感流行是指很多人在短时间内感染流感病毒，一般每年在温带地区的秋末冬初时节会产生大范围暴发，一般第一波会发生于学龄儿童及与这些儿童生活在一起的人，第二波则是发生于长期在家或者护理机构的老年人群中。当流感在大面积的区域内暴发流行，通常是跨洲甚至席卷全球时候，则称为流感大流行，一般发生于流感病毒株出现比平时更重大的变异时,这将会导致严重的疾病与非常高的死亡风险。

该病起病急、病程短,有发热及周身酸痛等症状,其呼吸道症状相对较轻;部分患者会因为出现肺炎等并发症或者基础性疾病加重发展成重症病例,少数病例病情进展快,可因急性呼吸窘迫综合征等并发症死亡。一方面应该对一些高热、咳嗽等进行对症治疗;另一方面应选择合适抗病毒时机进行抗病毒药物如奥司他韦等治疗。流感的传染源是患者、病毒携带者以及一些动物宿主。因此根据其传播途径,需要注意管理好传染源,个人做好防护卫生,如戴口罩及勤洗手;流感有流行趋势时,要暂停室内的集体活动。除此以外可以在流行季节前一个月完成流感疫苗接种。

二、临床表现及评估

流感的潜伏期一般为 1~7 日,多为 2~4 日。主要临床表现为起病时发热、头痛、肌肉痛和全身不适,体温可达 39~40℃,可有畏寒、寒战,多伴有全身肌肉关节酸痛、乏力、食欲减退等全身症状。常有咽喉痛、干咳,可有鼻塞、流涕、胸骨后不适,颜面潮红,眼结膜充血等。部分患者症状轻微或无症状。儿童的发热程度通常高于成人,患乙型流感时恶心、呕吐、腹泻等消化道症状也较成人多见。新生儿可仅表现为嗜睡、拒奶、呼吸暂停等。无并发症者病程多自限性,多于发病 3~5 天后发热逐渐消退,全身症状好转,但咳嗽、体力恢复时间较长。

并发症中最常见的为肺炎,其他还包括神经系统损伤、心脏损伤、肌炎和横纹肌溶解、休克等。儿童流感并发喉炎、中耳炎、支气管炎较成人多见。病毒性肺炎还可合并细菌、真菌等其他病原体感染,严重则出现急性呼吸窘迫综合征。

实验室检查可见外周血白细胞总数一般不高或降低,重症病例淋巴细胞计数明显降低。血生化结果显示可有谷草转氨酶、谷丙转氨酶、乳酸脱氢酶、肌酐等升高。重症患者氧分压、血氧饱和度和氧合指数下降,酸碱失衡。可以通过病毒核酸检测区分病毒类型和亚型,采用呼吸道标本(鼻拭子、咽拭子、气管抽取物、痰)进行检测。一般持续高热大于 3 日,伴有剧烈咳嗽、咳浓痰或血痰,胸痛;或者呼吸频率快、呼吸困难、口唇发绀;或者合并肺炎;或者原有基础疾病明显加重为重症表现。一旦出现呼吸衰竭;或者急性坏死性脑病;或者休克;或者多器官功能不全,则为危重病例。

三、治疗原则

治疗中需要对临床诊断病例和确诊病例尽早隔离。对于重症或危重症要住院治疗；非住院患者居家隔离应注意保持通风，并佩戴口罩，时刻注意病情变化。要避免盲目或者不恰当给予抗感染药物。

重症或有重症流感高危因素的流感病例，在发病 48 小时内进行抗病毒治疗可减少并发症、降低病死率、缩短住院时间。非重症且无重症流感高危因素患者，应当充分评价风险和收益，考虑是否给予抗病毒治疗。治疗药物包括神经氨酸酶抑制剂、血凝素抑制剂和 M2 离子通道阻滞剂。神经氨酸酶抑制剂对甲型、乙型流感均有效，主要有奥司他韦、扎那米韦和帕拉米韦。奥司他韦成人剂量每次 75mg，一日 2 次，肾功能不全者要调整剂量。1 岁以下儿童剂量，0~8 个月每次 3.0mg/kg，一日 2 次；9~11 个月每次 3.5mg/kg，一日 2 次。1 岁以上不足 15kg 则每次 30mg，一日 2 次；15~23kg，每次 45mg，一日 2 次；体重 23~40kg，每次 60mg，一日 2 次；体重大于 40kg 则是与成人剂量相同。疗程 5 日，重症患者可以适当延长。血凝素抑制剂为阿比多尔，可用于成人甲型、乙型流感治疗，用量为每次 200mg，一日 3 次，疗程 5 日，需要注意不良反应。M2 离子通道阻滞剂一般为金刚烷胺和金刚乙胺，但是对目前流感病毒株耐药，不建议使用。

对于并发症，应当积极治疗原发病，并进行有效的器官保护和功能支持。

第三节　病毒性肝炎

一、疾病概述

肝炎（hepatitis）即肝脏出现炎症，有的表现出黄疸、食欲不振、呕吐、疲倦、腹痛或者腹泻的现象，有些则没有症状。一般病期在 6 个月以下为急性肝炎，6 个月以上为慢性肝炎。急性肝炎可自行痊愈，也可能发展成慢性肝炎，某些情况下甚至导致急性肝衰竭。导致肝炎的最常见原因为病毒，包括嗜肝病毒和非嗜肝病毒，其引发的称为病毒性肝炎（viral hepatitis）；另外，过量饮酒、服用特定药物、毒素以及非酒精性脂肪肝也是肝炎的病因。

病毒性肝炎主要分为五型：甲型肝炎、乙型肝炎、丙型肝炎、丁型肝炎和戊型肝炎，分别由甲型（HAV）、乙型（HBV）、丙型（HCV）、丁型（HDV）和戊型（HEV）5 种肝炎病毒引起，是以肝脏损害为主的全身性传染病。其中甲型、戊型肝炎多为急性感染，临床预后好。乙型、丙型、丁型肝炎多呈现慢性感染，少数发展成肝硬化或肝癌，全球约有 57% 的肝硬化病例和 78% 的肝癌病例与 HBV 或 HCV 的感染有关。

HAV 主要通过肠道传播，与恶劣的卫生条件密切相关，接触患者或者食用被污染的水、食物、海产品均会被感染。HBV 和 HCV 具有很强的感染性，

可以通过血液、唾液、精液、乳汁等体液传播。HDV 是一种缺陷病毒,必须在
HBV 辅助下才能复制增殖,所以丁肝和乙肝以重叠感染形式存在。HEV 发现
最晚,同样也是经肠道传播。病毒性肝炎的临床治疗需要保证足够的营养平
衡,避免不必要的用药加重肝脏负担;可以口服抗病毒药物治疗慢性乙肝感染
以抑制病毒复制。目前已有有效的疫苗来预防甲肝、乙肝、丁肝和戊肝,针对
丙肝的疫苗还在研发中。

二、临床表现及评估

病毒性肝炎的临床类型包括急性肝炎、慢性肝炎、重型肝炎、淤胆型肝炎、
肝炎肝硬化。

(一) 急性肝炎

指病程短于 6 个月的肝炎,包括急性黄疸型肝炎和急性无黄疸型肝炎,各
类嗜肝病毒均可引起。前者病程分为黄疸前期、黄疸期、恢复期 3 个阶段。

(1)黄疸前期起病急,多有发热、全身乏力,食欲降低,厌油、恶心、呕吐等
症状,一般持续 5~7 日。

(2)黄疸期发热减退,出现明显的巩膜、皮肤发黄、尿色加深,部分患者可
轻度脾肿大,持续 2~6 周。

(3)恢复期内黄疸逐渐消退,症状减轻,肝功能恢复正常,1~3 个月后可
康复。

急性无黄疸型肝炎起病较缓,除无黄疸外,其余临床表现与急性黄疸型肝
炎相似,部分患者如反复发作,则发展成慢性肝炎。

(二) 慢性肝炎

病程超过 6 个月,可分为轻、中、重度。

(1)轻度病情较轻,症状不明显,或者虽有症状但肝功能指标仅 1~2 项轻
度异常。

(2)中度临床症状介于轻度和重度之间。

(3)重度有较明显的或持续性的肝炎症状,伴有肝病面容、肝掌、蜘蛛痣、
肝脾大而排除其他原因者,白蛋白明显降低、胆红素明显升高($>85.5\mu mol/L$)
和凝血酶原活动度明显降低(40%~60%)者。

(三) 重型肝炎

也称肝衰竭,可以分为急性肝衰竭(又称暴发性肝炎)、亚急性肝衰竭、慢
性加急性或亚急性肝衰竭、慢性肝衰竭。急性肝衰竭起病后 10 日内,出现精
神神经症状,如嗜睡、烦躁、行为反常、性格改变、昏迷、抽搐等,中毒性肠麻痹,
黄疸迅速加深,腹水,出血倾向,凝血酶原时间延长,凝血酶原活动度降低到
40% 以下。后期出现脑水肿、谷丙转氨酶下降与胆红素上升呈酶胆分离现象,

病程一般为 7~14 日。亚急性肝衰竭在急性黄疸型肝炎病后 10 日以上出现，与急性重症肝炎相似而稍轻的临床表现，病程可长达数月，存活者有近三分之一发展为肝炎后肝硬化。

（四）淤胆型肝炎

主要特点是肝内胆汁淤积性黄疸持续 3 周以上，皮肤瘙痒，大便呈陶土色，血胆红素明显升高，且以结合胆红素为主，肝大明显，碱性磷酸酶、转氨酶、胆固醇明显升高，具有黄疸三分离特征，即黄疸明显而消化道症状较轻，谷丙转氨酶轻度升高，凝血酶原时间延长或凝血酶原活动度下降不明显，并排除其他肝内外梗阻性黄疸者。

（五）肝炎肝硬化

可分为代偿性肝硬化和失代偿性肝硬化。前者主要是早期肝硬化，患者可有门静脉增宽、食管 - 胃底静脉曲张等门脉高压症，但无腹水、肝性脑病或上消化道大出血、低蛋白血症及显性黄疸；后者主要是中晚期肝硬化，有明显肝功能异常及失代偿征象，如低蛋白血症、腹水、食管 - 胃底静脉曲张破裂出血等。

病毒性肝炎的典型症状较为相似，一般需要通过实验室血清学、病毒学及生化试验等确定感染类型及感染情况。针对甲肝，实验室主要检查抗 HAV IgM 和 IgG，前者是新近感染的证据，用于早期诊断，后者则是具有免疫力的标志。针对乙肝，主要检测乙肝"两对半"，乙型肝炎表面抗原（HBsAg）阳性表示存在 HBV 感染；乙型肝炎表面抗体（抗 -HBs）为保护性抗体，阳性表示具有 HBV 免疫力，见于乙肝康复期及接种乙肝疫苗者；乙型肝炎 e 抗原（HBeAg）阳性表示 HBV DNA 水平高，传染性强；乙型肝炎 e 抗体（抗 -HBe）阳性预示 HBV DNA 复制水平下降，但仍有感染性；乙型肝炎核心抗体（抗 -HBc）主要是 IgG 抗体，感染过 HBV，无论病毒是否被消除，此抗体多为阳性；除此以外，抗 -HBc IgM 多见于急性期乙肝，可持续 6 个月，也可以在慢性乙肝的急性发作期检测到。另外对于 HBV DNA 的定量检测可以判断慢性 HBV 复制水平，用于抗病毒治疗适应证的选择和疗效判断。针对丙肝，抗 -HCV 检测可以用于 HCV 感染者筛查，对于抗 -HCV 阳性者，应进一步检测 HCV RNA，以确定是否为现症感染。针对丁肝，可通过检测抗 HDV 和 σ 抗原 IgM 型抗体作出诊断。针对戊肝，可以检测该病毒的特异性 IgM 抗体和 HEV 抗原。

三、治疗原则

病毒性肝炎一般治疗是通过适当休息增加肝脏血流量，帮助病情恢复。同时进食清淡、高热量、易消化的食物；不过分强调高蛋白及高营养的食物，防止增加肝脏负担，诱发肝性脑病，出现脂肪肝等，绝对避免饮酒。

针对抗病毒治疗,其目标是最大限度抑制病毒复制,减少肝细胞损伤及肝纤维化自然病程,延缓发展为肝脏失代偿和肝癌,提高生活质量,目前疗效肯定的主要有干扰素和核苷(酸)类似物两大类药物。抗病毒治疗是治疗慢性乙肝、丙肝的根本治疗方法。

针对血清 HBV DNA 阳性的慢性乙肝患者,若谷丙转氨酶持续异常(>1倍正常值上限)且排除其他原因导致的谷丙转氨酶升高,均应考虑开始抗病毒治疗。代偿期肝硬化者,无论谷丙转氨酶和 HBeAg 状态,只要 HBV DNA 可检测到,均建议积极抗病毒治疗。对于失代偿患者,只要 HBsAg 阳性者,均建议抗病毒治疗。对于血清 HBV DNA 阳性,谷丙转氨酶正常者有以下情况之一,疾病进展风险较大,建议抗病毒治疗:①肝组织学存在明显的肝脏炎症(G2 级及以上)或肝纤维化(S2 级及以上);②谷丙转氨酶持续正常(每 3 个月检查 1 次,持续 12 个月),有肝硬化或肝癌家族史且年龄>30 岁者;③谷丙转氨酶持续正常(每 3 个月检查 1 次,持续 12 个月),无肝硬化或肝癌家族史且年龄>30 岁者,建议行无创肝纤维化检查或肝组织学检查,存在明显肝脏炎症或纤维化者;④谷丙转氨酶持续正常(每 3 个月检查 1 次,持续 12 个月),有 HBV 相关的肝外表现者(肾小球肾炎、血管炎、结节性多动脉炎、周围神经疾病等)。

乙肝初始患者应首选强效低耐药药物(恩替卡韦、富马酸替诺福韦酯、富马酸丙酚替诺福韦)治疗。经治或正在使用其他药物治疗的患者,建议换用强效低耐药药物,以进一步降低耐药风险。应用阿德福韦酯治疗患者,建议换用恩替卡韦、富马酸替诺福韦酯、富马酸丙酚替诺福韦;应用拉米夫定或替比夫定患者,建议换用富马酸替诺福韦酯、富马酸丙酚替诺福韦或恩替卡韦;曾有拉米夫定或替比夫定耐药者,换用富马酸替诺福韦酯或富马酸丙酚替诺福韦;曾有阿德福韦酯耐药者则换用恩替卡韦、富马酸替诺福韦酯、富马酸丙酚替诺福韦;联合阿德福韦酯和拉米夫定、替比夫定患者,可以换用富马酸替诺福韦酯或富马酸丙酚替诺福韦。此外,我国已批准聚乙二醇干扰素(Peg-IFN-α)和普通干扰素(IFN-α)用于治疗慢性乙型肝炎,前者仅需 1 周注射 1 次。由于干扰素的治疗较复杂,建议专科治疗和管理。

针对 HCV RNA 阳性患者,不论是否有肝硬化、合并慢性肾脏疾病或者肝外表现,均应接受抗病毒治疗。治疗前评估采用敏感检测方法进行血清或血浆 HCV RNA 定量检测。如果使用非高敏 HCV RNA 试剂检测低于检测限,建议再使用高敏试剂进行检测确认。慢性丙肝进行抗病毒治疗前需评估肝脏疾病的严重程度,是否存在进展期肝纤维化或者肝硬化,有失代偿期肝硬化病史者,不推荐使用 NS3/4A 蛋白酶抑制剂的方案。代偿期肝硬化患者,若不能进行密切临床或实验室监测者,不推荐使用含 NS3/4A 蛋白酶抑制剂的方案。

治疗前需评估肾功能(肌酐/估算肾小球滤过率),低于 30ml/(min·1.73m²) 的肾功能不全者应尽量避免使用包含索磷布韦的治疗组合。失代偿期肝硬化兼肾功能严重损伤患者,可谨慎使用含索磷布韦方案。HCV 感染宿主后,宿主体内的 HCV 变异株类型会发生变化,在直接抗病毒治疗靶点可能出现替代突变,因此采用基因型特异性直接抗病毒治疗方案的感染者需要先检测基因型。表 14-4 显示丙肝泛基因型和基因型特异性或多基因型直接抗病毒药物的分类。表 14-5 和表 14-6 为治疗方案汇总表。

表 14-4　丙肝直接抗病毒药物的分类

类别	药品	规格	使用剂量
泛基因型			
NS5A 抑制剂	达拉他韦	30mg、60mg,片剂	1 片,1 次/d(早上服用)
NS5B 聚合酶核苷类似物抑制剂	索磷布韦	400mg,片剂	1 片,1 次/d(随食物服用)
NS5B 聚合酶类似物抑制剂/NS5A 抑制剂	索磷布韦/维帕他韦	400mg 索磷布韦、100mg 维帕他韦,片剂	1 片,1 次/d
NS3/4A 蛋白酶抑制剂/NS5A 抑制剂	格卡瑞韦/哌仑他韦	100mg 格卡瑞韦、40mg 哌仑他韦,片剂	3 片,1 次/d(随食物服用)
NS5B 聚合酶核苷类似物抑制剂/NS5A 抑制剂/NS3/4A 蛋白酶抑制剂	索磷布韦/维帕他韦/伏西瑞韦	400mg 索磷布韦、100mg 维帕他韦、100mg 伏西瑞韦,片剂	1 片,1 次/d
NS5A 抑制剂	可洛派韦	60mg,胶囊	1 粒,1 次/d(早上服用)
NS5A 抑制剂	拉维达韦	200mg,片剂	1 片,1 次/d(早上服用)
基因型特异性或多基因型			
NS3/4A 蛋白酶抑制剂	阿舒瑞韦	100mg,软胶囊	1 粒,2 次/d(早晚服用)
NS3/4A 蛋白酶抑制剂/NS5A 抑制剂/细胞色素 P4503A4 酶强力抑制剂	帕立瑞韦/利托那韦/奥比他韦	75mg 帕立瑞韦、12.5mg 奥比他韦、50mg 利托那韦,片剂	2 片,1 次/d(随食物服用)
NS5A 抑制剂/NS3/4A 蛋白酶抑制剂	艾尔巴韦/格拉瑞韦	50mg 艾尔巴韦、100mg 格拉瑞韦,片剂	1 片,1 次/d

续表

类别	药品	规格	使用剂量
NS3/4A 蛋白酶抑制剂 / 细胞色素 P4503A4 酶 强力抑制剂	达诺瑞韦 / 利托 那韦	100mg 达诺瑞韦、100mg 利托那韦, 片剂	1 片, 2 次 /d (早晚服用)
NS5A 抑制剂	依米他韦	100mg, 胶囊	1 粒, 1 次 /d
NS5A 抑制剂 /NS5B 聚 合酶核苷类似物抑制剂	来迪派韦 / 索磷 布韦	90mg 来迪派韦, 400mg 索磷布韦, 片剂	1 片, 1 次 /d
NS5B 聚合酶非核苷类 似物抑制剂	达塞布韦	250mg, 片剂	1 片, 2 次 /d (早晚随食物服 用)

表 14-5　初治或 PRS 经治的无肝硬化 HCV 感染者治疗方案

基因型	既往治 疗经验	SOF/ VEL	GLE/ PIB	SOF/ VEL/ VOX	SOF/ LDV	GZR/ EBR	OBV/PTV/ r+DSV
基因 1a 型	初治	12 周	8 周	不推荐	12 周	12 周	不推荐
	经治	12 周	8 周	不推荐	12 周 +RBV/24 周	16 周 + RBV	不推荐
基因 1b 型	初治	12 周	8 周	不推荐	8 周 /12 周	12 周	8 周 (F0~F12), 12 周 (F3)
	经治	12 周	8 周	不推荐	12 周	12 周	不推荐
基因 2 型	初治	12 周	8 周	不推荐	12 周	不推荐	不推荐
	经治	12 周	8 周	不推荐	12 周	不推荐	不推荐
基因 3 型	初治	12 周	8 周	不推荐	不推荐	不推荐	不推荐
	经治	12 周	16 周	不推荐	不推荐	不推荐	不推荐
基因 4 型	初治	12 周	8 周	不推荐	12 周	12 周	不推荐
	经治	12 周	8 周	不推荐	不推荐	16 周 + RBV	不推荐
基因 5 型	初治	12 周	8 周	不推荐	12 周	不推荐	不推荐
	经治	12 周	8 周	不推荐	不推荐	不推荐	不推荐
基因 6 型	初治	12 周	8 周	不推荐	12 周	不推荐	不推荐
	经治	12 周	8 周	不推荐	不推荐	不推荐	不推荐

　　注: PRS, 聚乙二醇干扰素 α 联合利巴韦林或索磷布韦; SOF, 索磷布韦; VEL, 维帕他韦; GLE, 格
卡瑞韦; PIB, 哌仑他韦; VOX, 伏西瑞韦; LDV, 来迪派韦; GZR, 格拉瑞韦; EBR, 艾尔巴韦; OBV, 奥
比他韦; PTV, 帕立瑞韦; r, 利托那韦; DSV, 达塞布韦; RBV, 利巴韦林。

表 14-6 初治或 PRS 经治的代偿期肝硬化 HCV 感染者治疗方案

基因型	既往治疗经验	SOF/VEL	GLE/PIB	SOF/VEL/VOX	SOF/LDV	GZR/EBR	OBV/PTV/r+DSV
基因 1a 型	初治	12 周	12 周	不推荐	12 周 +RBV/24 周	12 周	不推荐
	经治	12 周	12 周	不推荐	不推荐	16 周 +RBV	不推荐
基因 1b 型	初治	12 周	12 周	不推荐	12 周 +RBV/24 周	12 周	12 周
	经治	12 周	12 周	不推荐	12 周 +RBV/24 周	12 周	12 周
基因 2 型	初治	12 周	12 周	不推荐	12 周 +RBV/24 周	不推荐	不推荐
	经治	12 周	12 周	不推荐	12 周 +RBV/24 周	不推荐	不推荐
基因 3 型	初治	12 周 +RBV	12 周	12 周	不推荐	不推荐	不推荐
	经治	12 周 +RBV	16 周	12 周	不推荐	不推荐	不推荐
基因 4 型	初治	12 周	12 周	不推荐	12 周 +RBV/24 周	12 周	不推荐
	经治	12 周	12 周	不推荐	不推荐	16 周 +RBV	不推荐
基因 5 型	初治	12 周	12 周	不推荐	12 周 +RBV/24 周	不推荐	不推荐
	经治	12 周	12 周	不推荐	不推荐	不推荐	不推荐
基因 6 型	初治	12 周	12 周	不推荐	12 周 +RBV/24 周	不推荐	不推荐
	经治	12 周	12 周	不推荐	不推荐	不推荐	不推荐

注：PRS，聚乙二醇干扰素 α 联合利巴韦林或索磷布韦；SOF，索磷布韦；VEL，维帕他韦；GLE，格卡瑞韦；PIB，哌仑他韦；VOX，伏西瑞韦；LDV，来迪派韦；GZR，格拉瑞韦；EBR，艾尔巴韦；OBV，奥比他韦；PTV，帕立瑞韦；r，利托那韦；DSV，达塞布韦；RBV，利巴韦林。

第四节 病毒性肺炎

一、疾病概述

病毒性肺炎（viral pneumonia）是指由病毒感染所致的肺实质和 / 或肺间质部位的急性炎症，常由上呼吸道病毒向下蔓延发展而引起，亦可由体内潜伏病毒或各种原因引起的病毒血症而导致肺部感染。临床表现主要为发热、咳嗽、肺部湿啰音等,重者胸闷、气促、呼吸困难甚至死亡。常见的有呼吸道合胞病毒、流感病毒、副流感病毒、腺病毒、人偏肺病毒可引起病毒性肺炎,除此之外还有鼻病毒、正呼肠病毒、麻疹病毒、巨细胞病毒、EB 病毒、单纯疱疹病毒、水痘 - 带状疱疹病毒、肠道病毒、严重急性呼吸综合征冠状病毒、中东呼吸综合征冠状病毒等。另外,病毒性肺炎可分为 3 类:①感染开始于并主要限于呼吸道,如流感病毒和呼吸道合胞病毒感染,临床最为常见;②感染开始于呼吸道,但常继发全身症状,如麻疹病毒和水痘 - 带状疱疹病毒;③肺炎继发于全身病毒性感染,如巨细胞病毒。单纯病毒感染可占儿童社区获得性肺炎病原的 14%~35%,且病毒病原的重要性随年龄增长而下降。

二、临床表现及评估

(一) 一般特征

病毒性肺炎可见于各个年龄段,婴幼儿最常见。区别于细菌性肺炎,喘息是病毒性肺炎的特征,患儿多有气促,可伴发热,严重者可有下胸壁吸气性凹陷、口周发绀、鼻翼翕动等。体检肺部常有中细湿啰音和呼气相哮鸣音。胸片可见两肺间质浸润影、斑片影和透亮度增加,可存在肺不张等。

(二) 呼吸道合胞病毒肺炎

呼吸道合胞病毒肺炎多见于婴儿及 2 岁以下儿童,初期可见鼻塞、流涕、咳嗽等,之后出现喘息,进一步加重出现呼吸困难、喂养困难、精神萎靡等,无发热或有低热。呼吸道合胞病毒肺炎预后较好,多在 7~10 日临床恢复,但婴儿期呼吸道合胞病毒感染的患儿出现哮喘的概率会比健康婴儿增加 4 倍。

(三) 流感病毒肺炎

流感病毒肺炎可在流感发病急性期或感染后 5~7 日才出现,体温持续在 39℃以上,呼吸困难,可进展为急性呼吸窘迫综合征,并且极易合并如肺炎链球菌、金黄色葡萄球菌、化脓性链球菌及流感嗜血杆菌等细菌感染,升高病死率。

(四) 腺病毒肺炎

腺病毒肺炎多见于 6 个月至 5 岁儿童,尤其 2 岁以下儿童,临床特点为起病急骤、稽留高热、喘憋明显,中毒症状重、易累及其他器官。肺部听诊早期多为干啰音,3~7 日后才出现湿啰音,可伴有哮鸣音,病变融合时局部可有实变体征,可见眼结膜充血、皮疹、扁桃体有分泌物等表现。

(五) 巨细胞病毒肺炎

先天性巨细胞病毒肺炎感染多见于 6 个月以下婴幼儿,是从被感染的母亲经胎盘传染获得,出生时即可出现症状,表现为持续性呼吸窘迫,偶闻肺部啰音,伴有肝脾肿大、黄疸、紫癜和中枢神经系统损害;获得性巨细胞病毒肺炎感染则主要经呼吸道或血液途径,早产儿多见,多在生后 4 个月内发病,发热、咳嗽较先天性明显,肺部听诊多无异常,但缺氧症状较突出。

三、治疗原则

不推荐利巴韦林常规用于抗呼吸道合胞病毒感染治疗;在抗感染、平喘、吸氧补液等常规基础治疗上,可试用干扰素 α 进行抗病毒治疗,干扰素 α1b: 2~4μg/(kg·次),一日 2 次,疗程 5~7 日;干扰素 α2b: 10 万 ~20 万 IU/(kg·次),一日 2 次,疗程 5~7 日。

推荐早期应用奥司他韦、扎那米韦和帕拉米韦等神经氨酸酶抑制剂治疗甲型、乙型流感病毒感染,尤其是发病 48 小时内给药。奥司他韦:口服常规剂量为 2mg/(kg·次),一日 2 次,疗程 5 日,重症患儿可适当延长。扎那米韦:可用于 7 岁以上的儿童和青少年患者,每次 10mg,一日 2 次,疗程 5 日,不建议用于重症、支气管哮喘和有并发症患者。帕拉米韦:推荐可用于儿童,根据年龄和肾功能剂量为 6~10mg/(kg·次)(最大剂量不超过成人用量 600mg),静脉滴注持续 15~30 分钟,一日 1 次,疗程 1~5 日,重症患儿可适当延长。

不推荐利巴韦林、阿昔洛韦、更昔洛韦用于腺病毒感染治疗;对伴有免疫低下的腺病毒肺炎儿童患者可试用西多福韦,5mg/(kg·周)×2 周,然后每 2 周 1 次,或 1mg/kg,每周 3 次,静脉滴注。

首选更昔洛韦用于巨细胞病毒感染治疗,可先作诱导治疗:5mg/(kg·次),每 12 小时 1 次,静脉滴注大于 1 小时,持续 2~3 周后再维持治疗:10mg/(kg·次),每周 3 次,持续 3 个月,或 5mg/(kg·次),每日 1 次,根据病情持续疗程 10 日以上。

第五节　疱疹性咽峡炎

一、疾病概述

疱疹性咽峡炎(herpetic angina)主要是由柯萨奇病毒 A 型和肠道病毒 71 型等肠道病毒感染引起的儿童急性上呼吸道感染性疾病。该病发病率高,四季均可发病,以春夏为主,一般呈散发流行或地区性暴发流行。6 岁以下学龄前儿童好发,患儿和隐形感染者是其重要传染源,可经粪 - 口途径、呼吸道飞沫、接触患儿口鼻分泌物以及被污染的手和物品而感染,潜伏期为 3~5 日。目前以对症治疗为主,预后良好,并且原发感染后可获得持久稳定的特异性免疫力,但对不同血清型的病毒间不能产生交叉免疫,尤其可先后或同时感染不同血清型的病毒,因此存在同一患儿重复感染发病的现象。此外,疱疹性咽峡炎与手足口病的病原存在交叉重叠,即柯萨奇病毒 A 型和肠道病毒 71 型既是疱疹性咽峡炎的病原,又是手足口病的病原,区别仅在于部分病毒的分型,因此该病存在发展成与手足口病相似的重症病例。

二、临床表现及评估

疱疹性咽峡炎属急性起病,常突发发热、咽痛、吞咽受累,多为低热或中度发热,部分患儿为高热,亦可高达 40℃ 以上,可引起惊厥,热程 2~4 日,可伴咳嗽、流涕、呕吐、腹泻,有时述头痛、腹痛或肌痛,咽痛重者可影响吞咽;发热期间年龄较大患儿可出现精神差或嗜睡、食欲差,年幼患儿因口腔疼痛出现流涎、哭闹、厌食,个别患儿症状重,多发生在 3 岁以下儿童,表现为持续发热且不易退、易惊、肢体抖动、呼吸、心率增快等类似重症手足口病临床表现。

检查可见咽部充血,咽腭弓、软腭、悬雍垂及扁桃体等处散在灰白色疱疹,2~4mm 大小,周围有红晕。2 日后疱疹增大到 4~5mm,并形成溃疡,其周围红晕也扩大,颜色加深。

全身和咽部症状体征绝大多数呈自限性过程,病程一般 4~6 日,预后良好,个别重症患儿会出现脑炎、无菌性脑膜炎、急性迟缓性麻痹、肺水肿和 / 或肺出血、心肌炎等并发症,甚至导致死亡,和重症手足口病类似。

三、治疗原则

疱疹性咽峡炎主要为对症治疗。目前尚无特效抗肠道病毒药物,不应使用阿昔洛韦、更昔洛韦、单磷酸阿糖腺苷等抗 DNA 病毒药物治疗;既往使用广谱抗病毒药物利巴韦林,早期使用可能有一定疗效,但因其不良反应和生殖毒性,不常规推荐。干扰素 α(INF-α)是皮肤黏膜局部抗感染免疫的关键调节因子,具有诱导产生抗病毒蛋白而抑制多种病毒复制的作用,黏膜给药可发挥抗病毒和免疫调节的效果,显著改善症状,缩短病程,安全有效,使用便捷。临床推荐使用 IFN-α 喷雾剂或雾化吸入,其给药剂量为,IFN-α2b 喷雾剂:100 万 IU/d,每 1~2 小时 1 次,疗程 3~4 日;IFN-α 雾化吸入:2~4μg/(kg·次)或 20 万 ~40 万 IU/(kg·次),1~2 次 /d,疗程 3~4 日。

第六节 带 状 疱 疹

一、疾病概述

带状疱疹(herpes zoster)是由水痘 - 带状疱疹病毒引起的皮肤及周围神经损害。该病毒经由呼吸道飞沫和密切接触传播,感染后长期潜伏于脊髓后根神经节或脑神经感觉神经节内,可在机体免疫力降低、机械性创伤、系统性疾病等各种诱因下被激活,以沿神经干形成带状分布的簇集性小水疱为特征,并具有明显的神经痛,常出现在年龄较大、免疫抑制或免疫缺陷的人群中,并且女性发生风险高于男性,严重影响患者的生活质量。

二、临床表现及评估

(一) 典型临床症状

发疹前可有轻度乏力、低热、纳差等全身症状,患处皮肤自觉灼热感或者神经痛,触之有明显的痛觉敏感,持续 1~3 日,亦可无前驱症状即发疹。好发部位依次为肋间神经、颈神经、三叉神经和腰骶部神经支配区域。患处常首先出现潮红斑,很快出现粟粒至黄豆大小丘疹,成簇状分布而不融合,继之迅速变为水疱,疱壁紧张发亮,疱液澄清,外周绕以红晕。皮损沿某一周围神经呈带状排列,多发生在身体的一侧,一般不超过正中线。神经痛为本病特征之一,可在发病前或伴随皮损出现,老年患者常较为剧烈。病程一般为 2~3 周,水疱干涸、结痂脱落后留有暂时性淡红斑或色素沉着。

(二) 特殊临床表现

(1) 眼带状疱疹:多见于老年患者,常单侧眼睑肿胀,结膜充血,疼痛剧烈伴同侧头部疼痛。

(2) 耳带状疱疹:常为外耳道疱疹及外耳道疼痛。

(3) 顿挫型带状疱疹:仅出现红斑、丘疹而不发生水疱。

(4) 无疹性带状疱疹:仅有皮区疼痛而无皮疹。

(5) 其他:常与患者机体免疫力差异有关,尚有传播性、大疱性、出血性、坏疽性等。

三、治疗原则

带状疱疹的治疗目标是缓解急性期疼痛,缩短皮损持续时间,防止皮损扩散,预防或减轻带状疱疹后神经痛等并发症。抗病毒药物作为其临床治疗的常用药物,能有效加速皮疹愈合,减少病毒播散到内脏,起到缩短病程的效果。目前批准使用的包括阿昔洛韦、伐昔洛韦、泛昔洛韦、溴夫定和膦甲酸钠。其中,阿昔洛韦禁用于肾功能不全患者;除溴夫定外,其余用于怀疑存在肾功能不全患者的初始给药前应检测肌酐水平。美国感染病学会脑炎管理的临床实践指南推荐阿昔洛韦治疗水痘 - 带状疱疹引起的脑膜炎 / 脑炎:轻中度病例,静脉滴注 10mg/kg,每 8 小时 1 次,连续治疗 10~14 日,而严重病例则持续治疗延长到 14~21 日。

第七节　肾综合征出血热

一、疾病概述

肾综合征出血热（hemorrhagic fever with renal syndrome），又称为流行性出血热，是由汉坦病毒引起的，以鼠类啮齿动物为主要传染源的一种自然疫源性疾病，流行于秋、冬季节。临床上以发热、出血、休克和肾损伤综合征为特征，最基本的病理变化是全身小血管内皮受损导致的血管通透性增加和出血，常伴灶性实质细胞坏死，间质内炎症较轻。有效循环血量减少、肾血流量不足，导致肾小球滤过率下降；肾素 - 血管紧张素增加、肾小球微血栓形成、抗原抗体复合物引起的基底膜损伤和肾小管损伤也是肾衰竭的重要原因。

二、临床表现及评估

肾综合征出血热一般为 4~45 日，多为 7~14 日。典型病例的病程可分为发热期、低血压休克期、少尿期、多尿期和恢复期共 5 期。

（一）发热期

急性起病，一般持续 4~6 日，大部分患者伴头痛、腰痛、眼眶痛、全身肌肉关节酸痛等各部位疼痛，部分患者有恶心、呕吐和腹痛等消化道症状。第 2~3 日起，患者可出现眼结合膜及颜面部、颈部和上胸部皮肤充血、潮红。常出现眼结合膜和颜面部水肿，可有渗出性腹水、胸腔积液和心包积液。大部分患者有肾区叩击痛。

（二）低血压休克期

发病第 3~7 日，常见于由汉坦病毒引起的肾综合征出血热患者，持续数小时至数日不等。表现为心慌气短、头昏无力、四肢发凉、脉搏细速，甚至意识障碍，渗出体征突出，出血倾向明显，可合并弥散性血管内凝血，少部分患者发生呼吸衰竭。

（三）少尿期

一般出现于第 5~8 日，持续 2~5 日，少数可达 2 周以上，此期最突出表现即为少尿或无尿。部分患者可出现高血容量综合征、严重氮质血症、代谢性酸中毒及电解质紊乱。皮肤、黏膜出血常加重，可伴有呕血、咯血、便血、血尿、脑出血和肾脏出血等。

（四）多尿期

多出现于第 9~14 日，持续 1~2 周，少数可达数月。随着肾功能恢复，尿量逐渐增多，尿毒症及相关并发症减轻。

（五）恢复期

多数患者病后第 3~4 周开始恢复，持续 1~3 个月，肾脏功能逐渐好转，精神、食欲和体力亦逐渐恢复，但是少部分患者遗留有高血压，个别患者可遗留有慢性肾功能不全。

三、治疗原则

目前无特效抗病毒药物，发病早期可选用利巴韦林治疗，每日 10~15mg/kg，分 2 次静脉滴注，每日总量不超过 1 500mg，一般疗程不超过 7 日。

第八节 麻 疹

一、疾病概述

麻疹（measles）是一种由麻疹病毒引起的传染性极强的严重疾病。在 1963 年引入麻疹疫苗和广泛接种疫苗之前，主要的流行病大约每 2~3 年发生一次，麻疹每年估计造成 260 万人死亡。尽管已具备安全有效的疫苗，但在 2017 年，全球仍有 11 万人死于麻疹，其中大多数是 5 岁以下儿童。

麻疹病毒一般通过直接接触和空气传播，是一种全身感染性传染病。病毒首先侵入易感宿主的呼吸道上皮细胞，潜伏期为 10~14 日，此期间，麻疹病毒在体内复制并扩散。呼吸道黏膜出现严重渗出性炎症，有充血、水肿及细胞浸润。随后病毒进入血液循环形成病毒血症，引起全身各器官病理变化。在接触病毒 10~12 日后宿主会出现高热症状，可持续 4~7 日，口腔黏膜出现柯氏斑，继而皮肤发生斑丘疹；皮疹持续 5~6 日后开始消退，平均在与病毒接触 14 日后出现。随着机体免疫力的增长，病毒逐渐从体内消失，患者康复。

与麻疹相关的死亡主要由其并发症引起，5 岁以下儿童和 30 岁以上成人常见，包括失明、脑炎、严重腹泻及其导致的脱水现象、耳部感染和严重呼吸道感染等。未接种过疫苗的幼儿患病风险最高，且任何未获得免疫的人均可能受到感染。

二、临床表现及评估

麻疹患者在临床上可出现不同的变现，按照病程一般分为潜伏期、前驱期、出疹期和恢复期。未接种疫苗的易感者常出现典型麻疹。

(1) 潜伏期：一般为 6~18 日，无明显症状，少数可有精神不振或烦躁等轻微症状。

(2) 前驱期：从发热开始到出疹前的 3~4 日，主要表现有咳嗽、上呼吸道炎症及结膜炎症。这些症状与重感冒相似。一般在发热的第 2~3 日开始,约有 90% 患者口腔两侧针对第一臼齿的颊黏膜可见灰色针尖大小的小点,周边有毛细血管扩张的柯氏斑,很快融合成片,似鹅口疮,持续 2~3 日消失,应及早发现,尽早诊断,阻断传播。

(3)出疹期:出疹前 2~4 日至疹后 4 日通常为传染期。发病后 3~4 日耳后发际开始出现直径 1~3mm 大小的淡红色斑丘疹,逐渐蔓延到头部前额、脸部、颈部、躯干、四肢,2~5 日达到高峰。少数皮疹呈出血性,病重者皮疹密集成暗红色,此期全身中毒症状加重,可出现惊厥、抽搐、谵妄、舌尖缘乳头红肿似猩红热样舌,一般 3~5 日。X 线胸片可见肺纹理增多或弥漫性肺浸润小点,重者肺部可闻湿啰音。

(4)恢复期:出疹后 3~4 日,体温开始下降,病情逐渐缓解,皮疹按照出疹先后顺序消退,1~2 周消失。麻疹在消失前由红变深棕,形成色素沉着斑,在麻疹后期有诊断价值。一般自然病程约为 10 日。

此外,由于机体免疫状态、病毒毒力等因素差异,临床上还会出现非典型麻疹,例如体内对麻疹病毒有一定免疫力会造成轻型麻疹,潜伏期延长 3~4 周,发病轻,呼吸道卡他症状轻,柯氏斑不典型或不出现,全身症状轻,不发热或者低中热,皮疹稀疏色淡。重型麻疹常见于全身状况差、继发严重感染或免疫功能异常的感染者,病死率高。异型麻疹主要发生在以往接种过麻疹灭活疫苗的人群中,在 4~6 年后接触麻疹急性期患者,可能引起感染。

麻疹的并发症主要有肺炎,喉、气管、支气管炎,心肌炎,神经系统并发症等。麻疹病毒引起的多为间质性肺炎,也可能合并细菌性肺炎或中耳炎。肺炎是 5 岁以下麻疹患儿最常见的并发症和死亡原因。麻疹脑炎是麻疹的严重并发症之一,多发生于出疹的 2~6 日,也可发生在出疹后的 3 周内,其发生率为 0.1%~0.2%,病死率约为 15%,存活者中 20%~50% 留有运动、智力或精神上的后遗症。其临床表现与其他病毒性脑炎相似。另外孕妇患麻疹可导致流产、死产或者胎儿先天性感染,并且病毒也可以经胎盘传给胎儿,使新生儿发生麻疹。

三、治疗原则

目前尚无特效治疗,抗病毒药物如利巴韦林对麻疹的临床疗效有待证实,主要以对症支持治疗,预防和治疗并发症为主。

第九节　流行性腮腺炎

一、疾病概述

流行性腮腺炎(epidemic parotitis)是由腮腺炎病毒引起的急性、全身性感染。主要发生于儿童及青少年。临床以单侧或双侧耳下腮部漫肿、疼痛为主要临床特征(偶也可无腮腺肿大),有时累及其他唾液腺,一年四季均可发病,高发于冬、春季节,其易感性随年龄的增加而下降,并青春期后男性发病率大于女性,病后可有持久免疫力。

二、临床表现及评估

发病初期可有发热、头痛、咽痛。腮腺以耳垂为中心非化脓性肿大,向前、后、下方扩大,边缘不清,表面皮肤不红,触之疼痛,有弹性感。常一侧先肿大,对侧亦可出现肿大。同侧腮腺管口可见红肿,或同时有颌下腺、舌下腺肿大。腮腺局部胀痛和感觉过敏,张口或咀嚼时更明显。常见合并症为脑膜炎、脑炎、睾丸炎、胰腺炎,而无并发症的流行性腮腺炎呈自限性病程,预后良好。

三、治疗原则

目前常采用中西医结合治疗,发病早期可用利巴韦林,1g/d,儿童 15mg/(kg·d),静脉滴注,疗程为 5~7 日。

第十节　常见处方审核案例详解

一、适应证不适宜

案例 1

【处方描述】

性别:男　　　年龄:5 个月 12 日(约 10.3kg)

临床诊断:疱疹性咽峡炎。

处方内容:

头孢泊肟酯干混悬剂	0.1g/包×6 包	50mg	q.12h.	p.o.
人干扰素 α2b 喷雾剂	20ml:200 万 IU	3 万 IU	t.i.d.	p.o.
布洛芬混悬液	100ml:2g	3ml	p.r.n.	p.o.

【处方问题】适应证不适宜。

【机制分析】疱疹性咽峡炎是由肠道病毒感染引起的儿童急性上呼吸道感染性疾病，常突发发热、咽痛、吞咽受累，大多数症状体征呈自限性过程，病程一般为4~6日，同时该处方中未有明确的细菌感染指征，因此该患儿无理由使用头孢泊肟酯干混悬剂这一抗菌药物。

【干预建议】提供细菌感染指征或停用抗菌药物头孢泊肟酯干混悬剂。

案例2
【处方描述】

性别：男　　　年龄：2岁

临床诊断：手足口病。

临床资料：患儿手部、口部疱疹，血常规示白细胞（WBC）9.2×10⁹/L，中性粒细胞百分比（NEUT%）35.2%，C反应蛋白（CRP）19mg/L。

处方内容：

注射用头孢呋辛钠	1.0g×1支	1.0g	q.d.	i.v.gtt.
氯化钠注射液	100ml：0.9g	100ml	q.d.	i.v.gtt.

【处方问题】适应证不适宜。

【机制分析】手足口病是由肠道病毒引起的发疹性传染病，以发热和手、足、口腔等部位皮疹或疱疹为主要特征，同时该患儿血常规正常，只有CRP偏高，而CRP不是细菌特异性感染的指征，病毒感染时也会升高，该患儿无明显细菌感染的征象，因此该患儿应用抗菌药物指征不足，注射用头孢呋辛钠无适应证。

【干预建议】提供细菌感染指征或停用抗菌药物。

二、抗病毒药物选择不适宜

案例3
【处方描述】

性别：男　　　年龄：24岁

临床诊断：流行性感冒。

处方内容：

利巴韦林片	0.1g/片×24片	0.15g	t.i.d.	p.o.
对乙酰氨基酚片	0.5g/片×10片	0.5g	p.r.n.	p.o.
咽立爽口含滴丸	0.025g/丸×100丸	0.1g	q.i.d.	p.o.

【处方问题】抗病毒药物选择不适宜。

【机制分析】利巴韦林为广谱抗病毒药,体外具有抑制呼吸道合胞病毒、流感病毒、甲肝病毒、腺病毒等多种病毒生长的作用,其机制不全清楚。药物进入被病毒感染的细胞后迅速磷酸化,其产物作为病毒合成酶的竞争性抑制药,抑制肌苷单磷酸脱氢酶、流感病毒 RNA 多聚酶和 mRNA 鸟苷转移酶,从而引起细胞内三磷酸鸟苷的减少,损害病毒 RNA 并抑制蛋白质合成,使病毒的复制与传播受阻,对呼吸道合胞病毒也可能具有免疫防御作用及中和抗体作用。另外,通过查阅 FDA 网站发现,虽然利巴韦林的体外实验显示其具有抗流感病毒作用,但由于其严重不良反应,临床关于利巴韦林治疗流感的研究资料较少,且现有的多数研究显示利巴韦林治疗流感疗效不确切。所以,目前我国利巴韦林片临床适用于呼吸道合胞病毒引起的病毒性肺炎与支气管炎,皮肤疱疹病毒肝炎。

与此同时,根据《流行性感冒诊疗方案(2020 年版)》明确,我国目前上市的抗流感病毒药物有神经氨酸酶抑制剂(奥司他韦、扎那米韦、帕拉米韦等)、血凝素抑制剂(阿比多尔)和 M2 离子通道阻滞剂(金刚烷胺、金刚乙胺)。FDA 目前批准用于治疗流行性感冒的药物仅有帕拉米韦、扎那米韦、奥司他韦和巴洛沙韦酯等 4 种,而金刚烷胺与金刚乙胺因对目前流行的流感病毒株耐药,也不建议使用。因此结合利巴韦林的严重不良反应和疗效不确切性,以及相关指南等文件推荐,建议将利巴韦林片替换为磷酸奥司他韦胶囊用于治疗流行性感冒。

【干预建议】建议将利巴韦林片替换为磷酸奥司他韦胶囊。

案例4
【处方描述】

性别:女　　年龄:33 岁

临床诊断:妊娠 8[+] 周,慢性乙型肝炎,肝硬化伴结节,腹腔积液。

临床资料:患者因"间断乏力 15[+] 年,加重伴腹胀 10 余日"入院。一般情况良好,妊娠 8[+] 周,乙肝小三阳 15[+] 年,否认结核或其他传染病史,否认过敏史,否认手术史。体检示体温 36.7℃,心率 86 次/min,呼吸 17 次/min,血压 112/67mmHg,腹部膨隆,全腹软,无压痛及反跳痛,双下肢轻度水肿,余无异常。腹部彩超检查提示肝硬化伴结节、门静脉栓塞、腹腔大量积液。肝功能检查提示白蛋白 32.4g/L,球蛋白 34.2g/L,总胆红素 12.7μmol/L,直接胆红素 4.9μmol/L,GPT 23U/L,GOT 42U/L,肾功能、血糖、电解质均正常。乙肝标志物提示"小三阳"。高精度 HBV 病毒载量

提示 $4.89×10^2$IU/ml。丙肝抗体阴性。凝血酶原时间 12.7 秒,国际标准化比值 1.15。

处方内容:

恩替卡韦片	0.5mg/片×7 片	0.5mg	q.d.	p.o.
呋塞米片	20mg/片×30 片	20mg	q.d.	p.o.
螺内酯片	20mg/片×60 片	20mg	t.i.d.	p.o.
注射用还原型谷胱甘肽	0.6g/支×1 支	1.2g	q.d.	i.v.gtt.
氯化钠注射液	100ml:0.9g	100ml	q.d.	i.v.gtt.

【处方问题】抗病毒药物选择不适宜。

【机制分析】由于该患者处于妊娠状态,而恩替卡韦被 FDA 列为妊娠分类 C 级药物(动物实验证明对胎儿有致畸作用,但并未在孕妇中进行研究),且其药品说明书表明"恩替卡韦对孕妇影响的研究尚不充分,只有当对胎儿潜在的风险利益作出充分的权衡后,方可使用本品"。因此建议患者将恩替卡韦替换为妊娠分类 B 级(动物实验中未发现对胚胎有任何危害,但尚缺乏在孕妇中的临床研究)的替诺福韦酯,如富马酸丙酚替诺福韦片进行抗病毒治疗,且如其药品说明书所示"大量关于孕妇的数据(超过 1 000 例暴露结局)表明未出现与富马酸替诺福韦酯相关的畸形或胎儿/新生儿毒性。如有必要,可考虑在妊娠期间使用富马酸丙酚替诺福韦片"。此外,也建议将妊娠分类 C 级的呋塞米替换为妊娠分类 B 级的氢氯噻嗪,同时减缓利尿效果过于剧烈而对患者胎儿带来潜在危险。

【干预建议】建议将恩替卡韦片替换为富马酸丙酚替诺福韦片进行抗 HBV 病毒治疗,将呋塞米片替换为氢氯噻嗪片进行利尿治疗。

案例 5

【处方描述】

性别:女   年龄:41 岁

临床诊断:系统性红斑狼疮,带状疱疹,急性肝肾功能损伤。

临床资料:患者因"系统性红斑狼疮"入院。体检示体温 36.6℃,心率 72 次/min,呼吸 19 次/min,血压 108/82mmHg,库欣面容,心肺听诊未闻及明显异常,腹部饱满,左腹部皮肤至肋间可见束带状疱疹分布,触摸时疼痛感加重,双下肢无水肿。肝功能检查提示 GPT 912U/L,GOT 817U/L,GGT 217U/L,肾功能检查提示血肌酐 280μmol/L,血尿素氮 11mmol/L,肌酐清除率 37ml/L。

处方内容：

甲泼尼龙片	4mg/片×30 片	12mg	q.d.	p.o.
双嘧达莫片	25mg/片×100 片	50mg	t.i.d.	p.o.
碳酸钙 D$_3$ 片	600mg/片×30 片	600mg	q.d.	p.o.
注射用阿昔洛韦	0.25g/支×1 支	1.0g	q.d.	i.v.gtt.
氯化钠注射液	250ml∶2.25g	250ml	q.d.	i.v.gtt.
加巴喷丁胶囊	0.1g/粒×50 粒	0.1g	t.i.d.	p.o.
双环醇片	25mg/片×30 片	50mg	t.i.d.	p.o.
异甘草酸镁注射液	10ml∶50mg	100mg	q.d.	i.v.gtt.
5% 葡萄糖注射液	100ml∶5g	100ml	q.d.	i.v.gtt.

【处方问题】抗病毒药物选择不适宜。

【机制分析】阿昔洛韦属于广谱高效抗病毒药物，血浆蛋白结合率低(9%~33%)，在肝内代谢，主要经肾由肾小球滤过和肾小管分泌而排泄，半衰期约为 2.5 小时。应用阿昔洛韦治疗时需避免剂量过大、滴注速度过快、浓度过高；需摄入充足的水，防止药物沉积于肾小管内；需仔细观测有无肾功能衰竭征兆和症状，并监测尿常规和肾功能变化，一旦出现异常应立即停药。急性或慢性肾功能不全者不宜用阿昔洛韦静脉滴注，因为滴速过快时可引起肾功能衰竭。根据《带状疱疹中国专家共识》(2018 年版)，肾功能持续下降者，应立即停用阿昔洛韦，改用泛昔洛韦或其他抗病毒药物继续治疗。因此，在该处方中，患者患有急性肾功能损伤，建议将注射用阿昔洛韦替换为注射用更昔洛韦，并且根据患者的肌酐清除率 37ml/L 调整用药剂量，同时应用后继续检测血清肌酐水平和肌酐清除率。

【干预建议】建议将注射用阿昔洛韦替换为注射用更昔洛韦，并且根据患者的肌酐清除率调整用药剂量。

三、用法、用量不适宜

案例 6

【处方描述】

性别：男 　　　年龄：36 岁

临床诊断：带状疱疹。

处方内容：

人干扰素 α 2b 喷雾剂	20ml∶200 万 IU	3 万 IU	t.i.d.	e.x.t.

泛昔洛韦胶囊	0.125g/粒×12 粒	0.25g	b.i.d.	p.o.
复方甘草酸苷胶囊	1粒×40 粒	2 粒	t.i.d.	p.o.
普瑞巴林胶囊	75mg/粒×32 粒	75mg	t.i.d.	p.o.

【处方问题】用法、用量不适宜：泛昔洛韦胶囊用量不适宜。

【机制分析】根据泛昔洛韦胶囊说明书，在肾功能正常的患者中，其用量为成人每次 0.25g，一日 3 次，连用 7 日，因此该处方中泛昔洛韦胶囊一日 2 次的服用频次是不够的，将直接影响药物的血药浓度，进而影响疗效。

【干预建议】建议将泛昔洛韦胶囊的用法、用量调整为 0.25g t.i.d. p.o.。

案例 7

【处方描述】

性别：男　　　年龄：51 岁

临床诊断：泛发性带状疱疹，尿毒症。

临床资料：患者因"泛发性带状疱疹"入院。一般情况良好，体检示：右下肢可见多处红色斑片，红斑基础上可见密集分布的小水疱，部分已干涸结痂，局部皮肤有轻度触痛。腹部、背部可见散在分布的小水疱，疱壁紧张，疱液清亮，疱周可见红晕。血常规提示：白细胞计数 $4.26×10^9$/L，血小板计数 $278×10^9$/L，血红蛋白 127g/L。肾功能检查提示：血肌酐 713μmol/L，血尿素氮 28.6mmol/L，肌酐清除率 9ml/L。肝功能检查未见明显异常。

处方内容：

复方 α - 酮酸片	0.63g/片×100 片	3.15g	t.i.d.	p.o.
叶酸片	5mg/片×100 片	5mg	q.d.	p.o.
维生素 B_1 片	10mg/片×100 片	10mg	t.i.d.	p.o.
甲钴胺片	0.5mg/片×20 片	0.5mg	t.i.d.	p.o.
阿昔洛韦片	0.2g/片×100 片	0.8g	q.i.d.	p.o.
布洛芬缓释胶囊	0.3g/粒×20 粒	0.3g	b.i.d.	p.o.

【处方问题】用法、用量不适宜。

【机制分析】阿昔洛韦属广谱高效抗病毒药物，血浆蛋白结合率低（9%~33%），在肝内代谢，主要经肾由肾小球滤过和肾小管分泌而排泄，半衰期约为 2.5 小时。应用阿昔洛韦治疗时需仔细观测有无肾功能衰竭征兆和症状，并监测尿常规和肾功能变化，一旦出现异常应立即停药。对肾功能有损伤的患者应调整用药剂量;对需要血液透析的患者,血透期间血浆中阿昔洛韦的半衰期约为 5 小时,6 小时的血液透析使血药浓度下降 60%,因此患者的用药剂量应在每次的透析后予以追加调整。因此该处方中,患者需对阿昔洛韦片进行剂量调整,而非使用常规剂量。

【干预建议】建议进一步结合患者血液透析情况以及肌酐清除率调整患者阿昔洛韦片服用剂量,而非使用常规剂量。

四、剂型与给药途径不适宜

案例 8
【处方描述】

性别:男　　　年龄:34 岁

临床诊断:病毒性角膜炎。

处方内容:

阿昔洛韦片	0.2g/片×25 片	0.6g	t.i.d.	p.o.
阿昔洛韦滴眼液	8ml:8mg	0.2ml	t.i.d.	滴眼
更昔洛韦眼用凝胶	5g:7.5mg	0.2mg	b.i.d.	涂眼
氧氟沙星滴眼液	5ml:15mg	0.2ml	t.i.d.	滴眼

【处方问题】给药途径不适宜。

【机制分析】根据更昔洛韦眼用凝胶的药品说明书,该药品应该是外用,滴入结膜囊中,并非像眼膏制剂那样涂于眼睑内,因此该处方中更昔洛韦眼用凝胶的给药途径不适宜。

【干预建议】不建议更昔洛韦眼用凝胶用于涂眼,建议改为滴眼,通过滴入结膜囊中使用。

五、联合用药不适宜

案例 9
【处方描述】

性别:男　　　年龄:37 岁

临床诊断:慢性乙型肝炎,肝硬化。

处方内容:

富马酸替诺福韦酯二吡呋酯片	300mg/片×30 片	300mg	q.d.	p.o.
熊去氧胆酸胶囊	250mg/粒×25 粒	250mg	b.i.d.	p.o.
阿德福韦酯片	10mg/片×28 片	10mg	q.d.	p.o.

【处方问题】联合用药不适宜。

【机制分析】替诺福韦与阿德福韦都是通过肾小球滤过和肾小管主动分泌相结合的方式经过肾脏被清除，因此两种药物联用会竞争同一消除途径，可能会引起替诺福韦和／或阿德福韦的血药浓度升高，因此该处方中富马酸替诺福韦酯二吡呋酯片不应与阿德福韦酯片联合给药治疗慢性乙肝，属于联合用药不适宜。

【干预建议】不建议富马酸替诺福韦酯二吡呋酯片与阿德福韦酯片联合使用，若需增加抗 HBV 的抗病毒活性，可考虑富马酸替诺福韦酯二吡呋酯片与核苷类 HBV 反转录酶抑制剂恩替卡韦片、拉米夫定片或替比夫定片联合使用。

案例 10

【处方描述】

性别：男　　年龄：20 岁

临床诊断：左眼急性视网膜坏死综合征。

临床资料：患者因"左眼突发视物不清 2 周"入院。一般情况良好，血肌酐 68.7μmol/L，总胆红素 23.6μmol/L，尿常规、泌尿系彩超正常。

处方内容：

注射用阿昔洛韦	0.25g/支×1 支	1.0g	t.i.d.	i.v.gtt.
氯化钠注射液	250ml：2.25g	250ml	q.d.	i.v.gtt.
注射用盐酸头孢替安	1.0g×1 支	2.0g	q.d.	i.v.gtt.
氯化钠注射液	100ml：0.9g	100ml	q.d.	i.v.gtt.

【处方问题】联合用药不适宜。

【机制分析】阿昔洛韦属于广谱高效抗病毒药物，是治疗单纯疱疹病毒感染的急性视网膜坏死的首选药物，血浆蛋白结合率低（9%~33%），在肝内代谢，主要经肾由肾小球滤过和肾小管分泌而排泄，半衰期约为 2.5 小时。与青霉素、头孢菌素和丙磺舒等联用可使其排泄减慢，半衰期延长，体内药物蓄积，进而导致肾小管急性坏死和肾内梗阻，引起急性肾功能衰竭。因此该处方中存在阿昔洛韦与头孢替安相互作用，联合用药不适宜。

同时,应用阿昔洛韦治疗时需避免剂量过大、滴注速度过快,浓度过高;需摄入充足的水,防止药物沉积于肾小管内;需仔细观测有无肾功能衰竭征兆和症状,并监测尿常规和肾功能变化,一旦出现异常应立即停药。静脉滴注时宜缓慢,否则可发生肾小管内药物结晶沉淀,引起急性肾功能衰竭。

【干预建议】目前该患者不存在使用抗菌药物的用药指征,尤其阿昔洛韦不可与头孢替安联合使用,因此建议停用头孢替安;同时处方中阿昔洛韦剂量过大,需按说明书中的每次 5~10mg/kg 重新调整。

六、溶媒选择不适宜

案例 11
【处方描述】

性别:女   年龄:43 岁
临床诊断:弥散型带状疱疹。
处方内容:

人干扰素 α2b 喷雾剂	20ml : 200 万 IU	3 万 IU	t.i.d.	e.x.t.
复方甘草酸苷片	25mg/片×50 片	50mg	t.i.d.	p.o.
普瑞巴林胶囊	75mg/粒×30 粒	75mg	t.i.d.	p.o.
注射用阿昔洛韦	0.25g/支×1 支	0.5g	q.d.	i.v.gtt.
10% 葡萄糖注射液	100ml : 10g	100ml	q.d.	i.v.gtt.

【处方问题】存在配伍禁忌。

【机制分析】实验资料显示,阿昔洛韦钠与 10% 葡萄糖注射液按临床常用浓度(2.5mg/ml)配伍后,溶液 pH 变化在 ±0.08 之内,24 小时内溶液外观澄明无色变,但药物含量变化大于 5%。因此阿昔洛韦钠静脉用药不宜与 10% 葡萄糖配伍。

【干预建议】建议将 10% 葡萄糖注射液替换为氯化钠注射液或 5% 葡萄糖注射液。

第十一节　小　　结

病毒是引起人类传染病的重要病原体之一。病毒侵入人体后通过直接破坏细胞和诱发免疫损伤导致感染性疾病。有的患者无明显症状,为隐形感染;而多数病患者呈显形感染,并表现为急性症状和自限性病程。有些感染无须抗病毒治疗,愈后可获持久性免疫;而有些感染则无特效治疗药物,临床多采用对症和支持治疗为主。少数病毒可引起持续性感染,需较长疗程或终身进行抗病毒治疗。目前为止,抗病毒治疗的药物多为抑制病毒复制,最终清除病毒还需依靠患者自身免疫系统。

　　本章主要介绍病毒感染的临床类型,并对常见病毒感染性疾病,如流行性感冒、病毒性肝炎、病毒性肺炎、疱疹性咽峡炎、带状疱疹、肾综合征出血热、麻疹、流行性腮腺炎等进行分类叙述,根据相关指南及共识,介绍疾病概述、临床表现及评估、治疗原则。一般而言,需根据患者的症状、体征、实验室检查或放射、超声等影像学结果,诊断为病毒感染者方有指征应用抗病毒药物,并严格谨慎联用抗菌药物,避免抗菌药物滥用。对于轻、中度感染的大多数患者,应予口服治疗,选取口服吸收良好的抗病毒药物品种,不必采用静脉或肌内注射给药,仅在特殊情况下予以注射给药,同时注意药物对肝肾功能异常、儿童、孕妇或哺乳期妇女及老年人患者的影响,注意调整用药剂量。除此之外,还需保证给药频次及抗病毒疗程适宜,使药物在体内能发挥最大药效,并尽量抑制病毒复制,减少或防止复发。

　　最后,通过常见处方审核案例的详解,以助于培养药师临床药学思维,切实提高药学监护能力。

(郭凯欣　王金平)

参考文献

[1] 颜青,夏培元,杨帆,等. 临床药物治疗学——感染性疾病. 北京:人民卫生出版社,2017.

[2] 中华医学会肝病学分会,中华医学会感染病学分会. 丙型肝炎防治指南(2009年版). 临床肝胆病杂志,2019,35 (12):2670-2686.

[3] 中华医学会,中华医学会杂志社,中华医学会全科医学分会,等. 慢性乙型肝炎基层诊疗指南(实践版·2020). 中华全科医师杂志,2021,20 (3):281-289.

[4] 陆伟. 病毒性肝炎问题与解答. 北京:人民卫生出版社,2015.

[5] 中华中医药学会儿童肺炎协同创新共同体,中华医学会儿科学分会临床药理学组,《中国实用儿科杂志》编辑委员会. 儿童病毒性肺炎中西医结合诊治专家共识(2019年制定). 中国实用儿科杂志,2019,34 (10):801-807.

[6] 国家呼吸系统疾病临床医学研究中心,中华医学会儿科学分会呼吸学组,中国医师协会呼吸医师分会儿科呼吸工作委员会,等. 儿童呼吸道合胞病毒感染诊断、治疗和预防专家共识. 中华实用儿科临床杂志,2020,35 (4):241-250.

[7] 中华医学会儿科学分会感染性组,全国儿科临床病毒感染协作组,《中华儿科杂志》编辑委员会. 儿童巨细胞病毒性疾病诊断和防治的建议. 中华儿科杂志,2012,50 (4):290-293.

［8］中华医学会儿科学分会感染性组, 国家感染性疾病医疗质量控制中心. 疱疹性咽峡炎诊断及治疗专家共识. 中华儿科杂志, 2019, 57 (3): 177-180.

［9］中国医师协会皮肤科医师分会带状疱疹专家共识工作组. 带状疱疹中国专家共识. 中华皮肤科杂志, 2018, 51 (6): 403-408.

［10］中华预防医学会感染性疾病防控分, 中华医学会感染病学分. 肾综合征出血热防治专家共识. 中华传染病杂志, 2021, 39 (5): 257-265.

［11］卢亦愚, 董红军. 麻疹. 北京: 人民卫生出版社, 2016.

［12］赵霞, 秦艳虹, 董盈妹, 等. 中医儿科临床诊疗指南·流行性腮腺炎 (修订). 中医儿科杂志, 2017, 13 (1): 1-4.

28